2017 北京医学科技发展报告

北京市科学技术委员会
北京市卫生和计划生育委员会　编著
北京城市系统工程研究中心

科 学 出 版 社
北 京

内 容 简 介

《2017 北京医学科技发展报告》作为北京医学科技领域年度进展的系列报告的第三部，介绍了北京各项医学科技工作，对国内外医学科技发展趋势及热点进行展望，同时全面回顾了近年来北京医学科技工作的进展，包括十大疾病领域和特色专科疾病领域的国内外医学科技最新进展。

本书可供医学科技相关领域的管理人员、科研人员和高校师生阅读和参考。

图书在版编目（CIP）数据

2017 北京医学科技发展报告 / 北京市科学技术委员会，北京市卫生和计划生育委员会，北京城市系统工程研究中心编著. —北京：科学出版社，2018.11

ISBN 978-7-03-059169-2

Ⅰ. ①2… Ⅱ. ①北… ②北… ③北… Ⅲ. ①医学–技术发展–研究报告–北京–2017 Ⅳ. ①R-121

中国版本图书馆 CIP 数据核字（2018）第 241846 号

责任编辑：丁慧颖　杨小玲 / 责任校对：张小霞

责任印制：赵　博 / 封面设计：陈　敬

科学出版社 出版

北京东黄城根北街 16 号

邮政编码: 100717

http://www. sciencep. com

北京通州皇家印刷厂 印刷

科学出版社发行　各地新华书店经销

*

2018 年 11 月第　一　版　开本：889×1194　1/16

2018 年 11 月第一次印刷　印张：19 1/2

字数：545 000

定价：88.00 元

（如有印装质量问题，我社负责调换）

《2017 北京医学科技发展报告》编委名单

主　　编　许　强　雷海潮

副 主 编　郑焕敏　郑晋普

编　　委　（按姓氏汉语拼音排序）

陈香美　杜　杰　纪立农　季加孚　贾继东　江　涛
李　宁　李　萍　李　庭　林剑浩　刘佰运　罗　毅
马　辛　马长生　倪　鑫　庞星火　沈余明　施焕中
唐神结　王　辰　王　磊　王朝东　王宁利　王晓民
王拥军　王永志　吴　昊　吴　疆　许绍发　杨新健
张　罗　张　伟　张澍田　邹　洋

编写人员　（按姓氏汉语拼音排序）

白　冰　贝承丽　步召德　蔡晓凌　曹　彬　曹若湘
陈　彪　陈　静　陈　亮　陈　凛　陈　婷　陈　禹
陈博文　陈朝霞　陈楚侨　陈国玺　陈晋峰　陈姝延
陈威震　陈益强　陈颖丽　程　琳　崔　瑷　董　忠
杜　昕　杜丽华　段姝伟　范吉星　方　芮　高　培
高家红　高蕾莉　高维娇　高雨农　桂晋刚　郭永丽
韩　巍　韩秀迪　韩学尧　胡爱莲　胡东亚　黄　伟
黄晓婕　焦　月　康旭琴　李　刚　李　辉[1]　李　辉[2]
李　静　李　鹏[3]　李　鹏[4]　李　巍　李儒军　李绍良
李太生　李绪言　李彦如　李宇能　李志刚　李子禹

---

①首都儿科研究所
②中日友好医院
③首都医科大学附属北京友谊医院
④军事科学院军事医学研究院卫生勤务与血液研究所

梁　阔　林　伟　林英翔　刘　博　刘　畅　刘　键
刘　伟　刘　蔚　刘　艳　刘　洋　刘剑锋　刘利锋
刘卫红　刘秀红　刘秀颖　陆小凡　卢红艳　逯　勇
罗　毅　罗樱樱　马　丹　马媛媛　米　杰　宁钧宇
潘丽萍　潘伟刚　齐可民　仇丽霞　任　倩　任艳萍
邵　兵　申阿东　申占龙　沈　琳　舒红梅　苏炳男
苏向前　粟　斌　孙　兵　孙　宁　孙铁铮　孙亚朦
覃凤均　田润发　佟　颖　万修华　王　峰　王　怀
王　杰　王　林　王　璐　王　陶　王　臻　王　政
王冰琼　王传跃　王春娟　王丹丹　王福生　王锦纹
王静雪　王明婕　王全意　王文化　王锡山　王业明
王引言　王永志　位少彬　温　艳　吴　杰　吴建新
吴曙霞　吴晓宁　武爱文　晓　牧　谢正德　邢　燕
邢西迁　杨　帆　杨　帅　杨　勇　杨　跃　杨汪洋
杨文嘉　杨小东　杨晓萌　杨媛华　杨新婷　姚宏伟
姚开虎　叶颖江　尹　凯　尤元刚　于　洋　张　音
张　放　张　健　张　晶　张　瑞　张　岩　张　洋
张　勇　张传宝　张福杰　张慧君　张立国　张连海
张林琦　张善渊　张思敏　张小田　张秀英　张延峰
张忠涛　赵　耀　赵桂平　赵京霞　赵性泉　郑　虹
周　兵　周　飞　周灵丽　周翔海　朱　宇　邹显彤
左　嵩　左惠娟　左西年

执行编辑　曹　巍　宋　玫　时艳琴　朱　伟

（按姓氏汉语拼音排序）

候　莉　吉荣荣　姜　昊　刘颖颖　卢明子　王岱娟
王冯彬　余　玥　张　迪　张　晓　张　旭　张　艳
张晓琨

前　言

健康是促进人类全面发展的必然要求，是经济社会发展的基础条件。科技创新在卫生与健康事业发展中发挥着越来越重要的引领与支撑作用。北京自2010年起，在市委市政府的指导下，北京市科委、北京市卫生计生委在卫生与健康科技创新领域启动了一系列组织工作，特别是北京作为全国科技创新中心以来，一方面高度重视具有原始创新的基础研究，另一方面重点支持以市民健康需求为导向的临床应用研究，为完善北京医学科技创新体系建设、建设健康北京提供了重要支撑。

《2017 北京医学科技发展报告》作为北京医学科技领域年度进展的系列报告的第三部，全面回顾了2015～2017年这三年来国际医学科技发展的趋势、研究热点与问题等，并以北京医学科技工作为主线，全面介绍了生命科学前沿领域、临床医学研究领域国内外和北京地区重要的研究进展，使得本报告内容更能展现北京医学科技工作的全貌。

本报告共八章：第一章介绍了国际上医学科技发展的趋势和当前热点问题；第二章介绍了生命科学前沿技术领域国内外研究进展；第三章回顾了2015～2017年十大疾病领域国内外研究进展，包括疾病最新流行概况及国内外和北京具有代表性的工作和成果；第四章回顾了2015～2017年呼吸科、儿科等北京地区特色专科疾病领域的国内外研究进展；第五章介绍了2015～2017年中医药学领域国内及北京的重点工作和成果；第六章介绍了2015～2017年公共卫生领域国内外研究进展；第七章介绍了近年来脑认知与脑医学领域国内外研究进展；第八章介绍了北京开展的各项医疗卫生科技组织工作的主要做法和成效。

本报告是由北京市科学技术委员会、北京市卫生和计划生育委员会、北京城市系统工程研究中心，联合多方专家共同努力完成的，对政府部门制定医学科技发展政策和策略，企业、高校和研发机构制定优先发展的重点方向等具有一定的参考价值。

《2017 北京医学科技发展报告》编委会

2018年8月30日

目　　录

第一章　国际医学科技发展趋势及热点

一、精 准 医 学

精准医学是随科技发展而衍生的一种新研究范式和医疗模式，是基于患者个体特征（遗传、环境和生活方式等），适时给予正确干预治疗的定制化医疗模式，以实现最优治疗效果。精准医学不仅是科学研究的前沿，也是医学科技未来的发展方向。2016 年度至 2017 年 5 月精准医学科技发展趋势及热点简述如下。

美国国会通过新法案重金资助精准医疗。美国国会通过一项名为《21 世纪治愈法案》的生物医学创新法案，旨在抑制药物滥用、深化对痴呆症和癌症等疾病的认识并加速新药的研发及审批流程。美国参议院以 94 票赞成、5 票反对通过《21 世纪治愈法案》。根据该法案，美国将向“精确医学计划”和“脑计划”等投资近 30 亿美元，以推动对阿尔茨海默病等疾病的研究。此外，该法案还将对“抗癌登月计划”、阿片类处方药滥用、精神健康，以及美国 FDA 药物开发流程的改进等领域进行资助。

美国“精准医学计划”中的 100 万人长期健康研究正式启动。这项由 100 万美国人参与的健康研究将着眼于基因组、生活方式因素与健康之间的相互作用。目前，大多数药物都是为“标准患者”设计的，用药“一刀切”，这会造成有效的药物对一些人无效。该项研究的目标是在 2019 年前招募 100 万名志愿者，收集他们的医疗记录、基因信息和生活方式等数据。为保证这一项目顺利开展，NIH 将资助范德比尔特大学开展试点项目，研究如何吸引志愿者参与进来，谷歌生命科学公司 Verily 将为这一试点项目提供咨询。

Science 刊登精准医学的重量级文章。为了找到罕见的疾病变异并将患者的 DNA 结果进行整合，美国宾夕法尼亚州的 Geisinger 医疗系统和纽约的 Regeneron Pharmaceuticals 公司对 50 726 名 Geisinger 患者的外显子组进行测序。研究数据表明，每 250 人中就有 1 人可能携带基因变异，进而使他们具有心脏病发作和卒中的风险，但没有得到充分的治疗。此前，欧洲和美国的几个项目已经分析了大样本人群的 DNA，并将数据与临床信息相结合，以分析基因突变与疾病和性状之间的联系。但这些研究迄今为止都在寻找常见的基因标记，而不是对疾病风险有更大影响的罕见变异。

哥伦比亚大学医学中心的研究者们开发了一套可以快速比对、筛选相关癌症基因，并搜索和建议针对这些基因的精准疗法——iCAGES。这不仅仅是同类型分析工具中提供信息最全面的，更是第一个提供简洁用户交互界面的分析工具。目前，没有任何一个临床使用的分析工具可以预测个人层面的癌症相关突变，iCAGES 填补了这一空缺。首先，它会分析患者的基因组，与肿瘤组织的测序信息相对比，来缩小筛查范围判断可能的诱发突变。接着，iCAGES 会将突变与已有的癌症突变数据库相对比，完成相应注释，并结合机器学习等统计分析方法来筛选出在这个患者体内最可能的引发癌症的基因。最后，根据筛查得到的突变类型，搜索所有的已经通过 FDA 批准的针对性疗法。

Illumina 联合 IBM、飞利浦攻克肿瘤精准医学壁垒。Illumina 推出最新测序仪 NovaSeq 系统，该系统最引人注目的特点莫过于将基因组测序价格降低至 100 美元（1 美元≈6.6 人民币）。该系统的使用场景为基因组测序、液体活检、肿瘤/正常组织对照测序、群体基因组测序（PopSeq），为比对肿瘤-健康组织的超级深度测序（ultra-deep sequencing），与复杂疾病相关的大规模基因变异分析等领域提供全新的市场。同时，Illumina 在肿瘤精准医疗领域做了另外的两个布局，旨在共同推进癌症基因组数据的分析和解释：携手飞利浦，在全球医疗系统中推广 Illumina 测序系统；携手 IBM，快速生成基因组改变的注释报告。

威康信托基金会桑格研究所引领的国际合作项目证明了一个概念——未来癌症患者有望得到真正的个性化治疗。该国际小组在 *Nature Genetics* 期刊上详细说明了如何利用“知识库”（knowledge bank）来为急性髓性白血病（AML）患者找到最佳治疗方案。利用来自德国和奥地利临床试验中的 1540 例 AML 患者数据，该研究小组建立了一个知识库，该知识库包含了患者的遗传特征信息、治疗进度和结果。他们还开发了一种工具，用于展示从知识库获得的经验：如何为新患者提供个性化治疗的信息或最佳治疗方案的信息。此外，研究人员探索了临床基因组数据匹配的“知识库”如何支持临床决策。他们用 The Cancer Genome Atlas 项目中的独立患者数据进行了验证，最后指出多级统计模型准确地预测病情缓解、复发和死亡的可能性。

美国哈佛大学医学院 Dana-Farber 癌症研究所的科学家们在 *Neuro-Oncology* 期刊发表了一项精准医学新成果。研究团队对儿童脑肿瘤样本进行基因测序，以期实现靶向异常基因的个性化治疗。研究人员对 200 多份肿瘤样本进行基因检测，发现 56%的肿瘤都存在基因缺陷，这些异常的基因有望成为儿童肿瘤诊断或治疗的靶向分子。他们使用了两种不同的基因测序方法分析大脑肿瘤样本，共发现了 44 种突变和 20 种基因重排。其中，89%的成神经管细胞瘤（一种常见的儿童脑肿瘤）都携带有可靶向的基因缺陷，BRAF 是最常见的突变基因——抗癌药物达拉非尼（dabrafenib）的靶向基因。研究人员认为，达拉非尼或许可以用于治疗儿童肿瘤。

为了指导医生利用生物标志物检测结果来推荐化疗方案以及根据患者的经历进行检测和最终决策。来自密歇根大学护理学院的研究人员调查了在2013年和2014年接受乳腺癌治疗的3880名女性。共有 1527 名早期乳腺癌患者回应了该调查研究，778 人接受了 21 基因复发评分（21-gene recurrence score assay，RS）测试，进行疾病复发风险以及雌激素受体阳性乳腺癌患者化疗效果的评估。整体来说，47.2%的患者得到的建议是不进行化疗，40.6%的患者建议进行化疗。患者得到的建议与 RS 结果有关：几乎所有高评分的患者都收到了化疗建议，而大多数得到低风险结果的患者都收到不进行化疗的建议。同时，大多数得到高评分的患者最终接受了化疗治疗，而得到低分数的患者几乎无人接受化疗。在检测和治疗方面不存在种族之间的实质性差别。大部分患者对于 RS 评分和化疗选择比较满意。研究人员建议，肿瘤学研究团体还需要做更多的工作帮助患者了解这些检测的目的，如何进行结果解读以及这些结果对于患者乳腺癌治疗有什么意义。

“‘十三五’脑血管疾病专病队列研究”正式启动。其中，脑血管病精准医学研究重点布局包括脑血管病精准医学队列、脑血管病发病和预后的组学研究、脑血管病药物基因组研究及脑血管大数据研究。目前，该研究中的脑血管病精准医学队列包括普通人群社区队列、专病队列和干预队列等。其中，开滦社区队列共 5 万例，通过生化指标、颈部超声、事件随访等手段，筛选脑血管病发病的危险因素，建立脑血管病发病的精准预测模型。丽水社区序列监测社区内年龄在 45 岁以上居民共 1000 例，通过高分辨 MRI 检查、长期随访心脑血管事件等，探讨普通人群颅内、外动脉狭窄与非狭窄性斑块发生率和特征及其对心脑血管事件的影响。清华社区的监测人群则共有 3000 例。疾病专病队列包含 15 000 例基于 MRI 的缺血性脑血管病队列、10 000 例基于影像的小血管病队列、10 000 例中国脑出血队列及 300 例非致残性缺血性脑血管病认知障碍研究。此外，该研究还设置了 13 796 例治疗干预队列。通过大样本的队列研究，医生们期待能为患者制订更加个体化的治疗方案，提高治疗效果。

在 2016 年，国家工信部、国家发改委、科学技术部、商务部、国家卫生和计划生育委员会、国家食品药品监督管理总局六部门联合发布了《医药工业发展规划指南》。有关精准医学方面，推进重点领域包括：①抗体药物，重点开发治疗肿瘤、免疫系统疾病、心血管疾病和感染性疾病的抗体药物，如针对 TNF-α、CD20、VEGF、Her2、EGFR 等靶点的产品；②疫苗，重点开发针对高致病性流感、疟疾、登革热、埃博拉、寨卡等重大传染病的疫苗，以及针对肿瘤、免疫系统疾病、感染性疾病的治疗性疫苗；③核酸药物和细胞治疗产品，重点发展 RNA 干扰药物、基因治疗药物以及干细胞和免疫细胞等细胞治疗产品，包括 CAR-T 等细胞治疗产品；④产业化技术，重点发展大规模、高表达抗体生产技术，抗体偶联药物、双功能抗体等新型抗体制备技术，重组蛋白质长效制剂技术等；⑤体外诊断产品，重点发展高通量生化分析仪、免疫分析仪、血液细胞分析仪、全实验室自动化检验分析流水线（TLA）及相关试剂，单分子基因测序仪及其他分子诊断仪器，新型即时即地检测设备（POCT）。

复旦大学牵头，联合北京大学、中南大学、首都医科大学、重庆医科大学和广州医科大学及10 家各高校附属医院启动了癫痫精准医学研究项目。该项目将搭建我国癫痫精准医学全国合作研究、数据共享平台，建立生物样本库和精细化测量标准化方案与路径，绘制我国癫痫疾病突变谱，发现并验证新的生物标志物，研发新的靶向药物，研究早期诊断、治疗选择、预后判断，以及减少不必要的医学诊疗，降低疾病费用，减少出生缺陷和并发症，改善预后，降低致残率等。研究人员将利用已有的癫痫大样本病例，选择与遗传相关的癫痫 2 万例（其中儿童和青少年 15 000 名，成人 5000 名），对所有病例的表型要素进行标准化精确测量和评估鉴定；对这 2 万个病例进行遗传代谢检测，从中获取遗传变异数据进行分析并绘制癫痫的基因突变谱；利用神经病学、分子遗传学、神经生理学、多模态脑影像和心理学，结合数理方法，发展大数据定量分析方法和计算神经网络数学模型，对特定症状表型的癫痫患者在多尺度上表现出的生物复杂现象进行跨层次大数据整合分析。

空军军医大学西京医院超声医学科牵头联合心脏外科、心脏内科、麻醉科等，采用国际首创超声引导下不开胸经心尖室间隔射频消融术，为两名严重梗阻性肥厚型心肌病患者实施精准微创治疗，突破了在跳动的心脏上精准消融这一世界性技术难关。经教育部科技查新工作站查新，该术式为国际首例。经过 3 年近百次动物实验，十余年超声引导下肝、胆、胰、脾肿瘤射频临床治疗，国际首例经皮心脏肿瘤射频消融术经验积累的基础上，西京医院专家团队在放置临时起搏器、测压导管、全麻监护确保治疗安全后，由超声医学科借助超声“慧眼”引导，在跳动的心脏上，将直径 1.6mm 的射频针经皮肤、肋间、心尖，精准穿刺至导致梗阻的心脏室间隔肥厚部位，进行 12min 热消融，实施国际首例超声引导下不开胸经心尖室间隔射频消融术。

中国科学院的重点部署项目“中国人群精准医学研究计划”正式启动。项目由北京基因组所牵头，中科院多个院所交叉学科团队参加。该研究将在 4 年内完成 4000 名志愿者的 DNA 样本和多种表现型数据的采集，并对其中 2000 人进行深入的精准医学研究，包括全基因组序列分析，建立基因组健康档案和针对一些重要慢性病的遗传信号开展疾病风险和药物反应的预警和干预研究。这一计划还包括进行糖尿病人群的表观基因组研究和肿瘤的早诊与治疗的精准医学方案等研究项目。考虑到职业人群稳定性强和良好的参与交流条件，这一精准医学计划将以中科院职业人群为队列研究基础，第一批志愿者的样本和基线数据采集工作已在北京基因组所员工中全面展开。

中科院生物物理研究所与佛山市中医院共建精准医学发展平台。该共建平台旨在创新精准医学与传统中医药相结合的跨界共赢运行模式，贯彻落实《“健康中国 2030”规划纲要》，加快现代化高水平医院建设的步伐，加速健康大数据和精准医学的研发和实施，对接佛山市精准医学的临床研发、转化、检验等。该共建平台包括：共建细胞与分子生物学实验室；共同开展“中医药-靶向”联合防治恶性肿瘤等重大疾病的精准诊断和治疗；共同研究中药传统名方的作用机制，开展个性化中药方剂的联合研发；共同申请转化医学与健康科学相关的国家与中科院重大科研项目。其中，重大疾病的精准诊治方面，共建平台将对以恶性肿瘤为代表的重大疾病和以糖尿病、帕金森等为代表的慢病及衰老性疾病展开联合研究，医院方面提供所需人份样本和样本技术数据，中科院负责完成数据检测。

河北燕达医院与北京天坛医院共同启动“国家脑血管病精准医学队列燕达临床资源与样本库”（简称“样本库”）和“神经系统疾病精准医学燕达实验室”（简称“精准医学实验室”）。未来，“样本库”将收集和保存大量脑血管病患者临床资料及生物遗传样本，为脑血管病大数据及精准研究做物质资源的基础保障；而“精准医学实验室”则对满足神经系统单基因病的精准诊断，尤其是对单基因导致的脑血管病的筛查和诊断以及指导个体化用药有着重大作用。“样本库”与“精准医学实验室”的启动将大大促进精准医疗在实体医院的实施，对精准医疗推进医疗质量和个体化治疗具有重要意义，并且对京津冀大医疗区域提供精准医疗起到重要的示范作用。

山西省人民医院与上海宝藤生物医药科技股份有限公司共建山西省内首个“精准医学诊断治疗中心”。“精准医学诊断治疗中心”依托山西省人民医院雄厚的临床诊疗和研究实力、丰富的疾病资源，以及上海宝藤生物医药科技股份有限公司的多组学技术平台、医学大数据平台及全国大型三甲医院联合实验室网络资源，致力于建成国内领先、国际一流的临床疾病精准医学平台以及覆盖全省的精准医学网络。该中心集精准医学临床应用、医学大数据集成分析体系、前沿研究和成果转化于一体，将为我国各类重大疾病的筛查、个体化诊疗和精确疗效评价等精准医学临床应用建立标准和起到示范应用。

重庆市精准医疗关键技术研发及示范推广主题专项启动。该专项针对重庆市精准诊疗存在的技术、人才、平台和机制等层面的现实障碍，将努力克服当前精准医疗领域普遍存在的研发力量分散、形式松散、成熟技术推广不力的行业问题，积极探索与开展疾病的早期精准诊断、精准分子分型、精准疗效评估 3 类“疾病精准诊断”上下游技术的研发与标准化；聚焦推动与开展疾病的药物个性化评价、精准微无创手术、精准放疗、精准生物治疗 4 类“疾病精准治疗技术”的研发与临床应用；建设 5～10 个精准医疗临床应用基地，最终形成“疾病精准诊疗”科技支撑体系，推动一批精准诊疗技术的应用示范，培养一批精准诊疗技术研发和示范人才团队，建立以精准医学为导向的疾病新型诊疗科学技术研究创新链，带动形成地方“精准医疗”的创新链、产业链、服务链。该专项拟在全市 38 个区县应用示范，辐射社区、乡镇医院 300 余家，惠及群众 2000 万人。

二、再 生 医 学

再生医学是指利用生物学及工程学的理论方法创造丢失或功能损害的组织和器官，使其具备正常组织和器官的结构和功能。再生医学代表了当代生命科学发展的前沿领域，在国际上已成为当今生物学和医学关注的焦点和研究热点，正在引领现有的临床医学模式发生重大变革，其有望成为继药物治疗、手术治疗后的第三种疾病治疗手段。

再生医学包括干细胞治疗、基因治疗、组织工程、器官移植等领域，近年来再生医学研究发展迅速，在治疗黄斑变性、糖尿病、心脏病、脑卒中等疾病方面取得的重大突破引起了全世界关注。再生医学能够得到广泛应用很大程度上将取决于干细胞研究的进展，各国研究机构高度重视，建立了多个研究中心，取得了一系列高水平科研成果。

随着再生医学领域的发展，其产业化和市场化也取得了较大发展。国际上，随着欧美在政策上的不断完善，各跨国公司纷纷统筹布局，争相大力发展再生医学，使全球干细胞治疗等再生医学市场多集中在欧美等地。目前国内已成立了数十家规模不等的干细胞研发公司，从事干细胞产品研制及干细胞储存等业务。越来越多的干细胞产品、组织工程产品获准上市，大批产品正在进行临床试验，未来再生医学的市场潜力巨大。

2016～2017 年，国内外在再生医学领域取得的主要成果包括：

美国加州大学等机构的研究人员首次用间充质干细胞成功治疗猫的慢性龈口炎。研究人员将猫自体脂肪来源的间充质干细胞进行处理后，对猫进行静脉注射导致机体炎性表现降低，表现在 $CD8^+$细胞、中性粒细胞数量下降、CD4/CD8 比率正常等。该技术动物模型将为治疗人类口腔炎症疾病提供依据，目前研究者已提交临床试验申请。相关成果于 2016 年 1 月发表在 *Stem Cells Translational Medicine* 上。

南京大学医学院等机构的研究人员成功开发出基于 hiHep 细胞生物人工肝系统。研究人员将该人工肝系统治疗急性肝衰竭猪，可显著提升肝衰竭猪的存活率，存活后各项指标逐步达到正常水平，且这一系统能够减少肝脏损伤、消退炎症并提供肝再生能力。该团队已完成了 hiHep 细胞生物人工肝的第一例临床治疗，成功救治了一位肝衰竭患者。相关成果于 2016 年 2 月发表在 *Cell Research* 上。

美国麻省理工学院等机构的研究人员利用经过 TMTD 修饰的藻酸盐包被 SC-β 细胞（利用人胚胎干细胞培育出的可以分泌胰岛素的 B 细胞），其后将该细胞植入小鼠体内，可以保证小鼠 174 天血糖持续稳定。目前 TMTD 修饰的藻酸盐已在啮齿目和灵长目动物中进行实验，结果表明均能避免人体免疫反应。这一研究成果证明了 SC-β 细胞治疗 1 型糖尿病的有效性。相关成果于 2016 年 3 月分别发表在 *Nature Medicine* 和 *Nature Biotechnology* 上。

美国路易斯维尔大学一项新的研究结果发现，在针对大鼠的实验中，心脏祖细胞（CPC）移植对左心室重构和功能的有益效果至少持续1年，因此有可能是永久性的。因为移植的CPC不分化为成熟的细胞，其主要作用机制必然包括旁分泌作用。这是第一次报道心脏细胞的移植将导致增殖反应至少持续 1 年，该研究结果有力地支持了 CPC 治疗的安全性和临床实用性。相关成果于 2016 年 4 月发表在 *Circulation Research* 上。

美国华盛顿大学医学院等机构的研究人员利用来源于 1 型糖尿病患者皮肤细胞的诱导多能干细胞分化得到具有胰岛素分泌功能的 B 细胞，这些细胞在体外和体内都能对葡萄糖产生应答。此外，研究人员用体外疾病模型证明了这些细胞对不同 B 细胞应激形式能够产生应答。这些具有胰岛素分泌功能的 B 细胞与正常人来源的 B 细胞相比没有明显差别，目前在小鼠模型中未观察到肿瘤形成。这项研究结果表明来源于 1 型糖尿病患者的 B 细胞对未来糖尿病的治疗具有重要意义。相关成果于 2016 年 5 月发表在 *Nature Communication* 上。

美国斯坦福大学医学院等机构的研究人员在利用骨髓来源的间充质干细胞治疗脑卒中的临床试验中取得进展。研究人员将能够持续表达 Notch1 蛋白的骨髓来源的间充质干细胞（SB623）移植到患者体内，能够明显提高患者行动能力及语言能力，一些患者甚至能够恢复行走能力。动物试验证明该移植细胞能够使脑细胞形成新的联结并且能够促进组织再生。相关成果于 2016 年 6 月发表在 *Stroke* 上。

比利时干细胞治疗公司 Promethera Biosciences 计划上市推进 HepaStem 的临床开发。HepaStem 是该公司一种干细胞疗法，通过从供体肝脏中提取肝源性祖细胞，重构后成为一种具有治疗多种肝脏疾病潜力的注射药品。目前正在进行该项目Ⅰ期和Ⅱ期临床试验。

美国埃默里大学医学院等机构报道了一项针对肌萎缩侧索硬化（ALS）患者进行的Ⅰ期及Ⅱ期临床试验，该试验目的是为了测试脊髓来源的神经干细胞移植治疗 ALS 患者的安全性。试验结果证明人脊髓来源神经干细胞的椎管内移植可以在高剂量下安全完成，但治疗对 ALS 的疾病进展并没有明显的减缓效果。相关成果于 2016 年 6 月发表在 *Neurology* 上。

美国罗切斯特大学医学中心等机构的研究人员利用来源于人胚胎干细胞的神经胶质祖细胞植入亨廷顿小鼠的纹状体，分化的星形胶质细胞能够替代原来的神经胶质细胞，使小鼠的神经元细胞保持更加健康的状态并能够延长小鼠存活时间。相反移植带致病突变的人神经胶质细胞，健康小鼠会出现亨廷顿病的症状。该研究有效缓解了亨廷顿病小鼠模型的疾病症状，为治疗亨廷顿病提供了新的方法。相关成果于 2016 年 6 月发表在 *Nature Communication* 上。

德国慕尼黑理工大学等机构的研究人员在寻找胰岛素 B 细胞细分的分子标志物时，发现以 FLTP 为标记可将 B 细胞分为维持葡萄糖代谢的 B 细胞和成熟 B 细胞。FLTP 在成熟 B 细胞中存在，FLTP 阴性细胞能够自我更新并补充成熟 B 胞。这项成果将对开发再生糖尿病疗法提供帮助。相关成果于 2016 年 7 月发表在 *Nature* 上。

美国斯坦福大学医学院的研究人员利用人诱导多能干细胞分化的心肌细胞反映供者的心脏组织中关键基因的表达模式。研究使用了 7 个人的诱导性多能干细胞制造心肌细胞，对这些细胞进行 RNA 测序并通过与体内结果比对研究基因表达模式。这些细胞可以用来在体外进行预测和验证特定患者的药物的安全性和有效性，将有助于精准心血管医疗的发展。相关成果于 2016 年 9 月发表在 *Cell Stem Cell* 上。

诱导多能干细胞（iPSCs）自体移植一直面临着巨大挑战。日本信州大学等机构的研究人员首次利用

iPSCs 修复心脏损伤。研究人员用食蟹猴建立同种异体移植模型，将猴成纤维细胞来源的 iPSCs 经诱导后生成心肌细胞。这些移植细胞能够改善食蟹猴的心脏功能，并未遭受免疫排斥反应。这项研究将为 iPSCs 来源的心肌细胞用于人类临床试验提供希望。相关成果于 2016 年 10 月发表在 *Nature* 上。

美国沙克生物研究所等机构的研究人员发现间歇性表达正常情形下与胚胎状态相关联的基因能够逆转衰老的特征。在来自患有早衰症的小鼠的皮肤细胞中，研究人员短暂地诱导 Oct4、Sox2、Klf4 和 c-Myc（OSKM）表达，发现能够改善老化的细胞及生理特点，并且能够延长小鼠寿命 30%，同时不会丧失它们的皮肤细胞身份。同样，这四种因子能够促进老年野生型小鼠代谢性疾病和肌肉损伤的恢复。这一抵抗衰老的迹象将为改善人类健康与寿命提供新的启示。相关成果于 2016 年 12 月发表在 *Cell* 上。

日本 RIKEN 实验室的研究人员报道了世界上首例 iPS 细胞移植成功治疗黄斑变性的临床病例。通过将患者皮肤成纤维细胞来源的诱导多能干细胞（iPSCs）分化为视网膜色素表皮细胞，移除黄斑变性患者视网膜上病变区域，将分化细胞植入到患者视网膜。在长达两年的术后观察，结果显示移植细胞有效遏制了病变引起的视力下降且没有疾病复发的迹象。相关成果于 2017 年 3 月发表在 *The New England Journal of Medicine* 上。

荷兰鹿特丹伊拉斯姆斯大学医学中心等机构研究人员设计了一种 FOXO4 肽，能够干扰 FOXO4 与 p53 的相互作用，导致衰老细胞凋亡。实验证明这种肽能够明显改善快速衰老和自然衰老小鼠的健康及皮毛密度等，因此在丧失健康条件下对衰老细胞的靶向治疗是可行的。这一疗法的人体安全研究已在计划中。相关成果于 2017 年 3 月发表在 *Cell* 上。

美国哈佛大学医学院等机构研究人员发现 DNA 损伤修复的关键步骤。研究人员鉴定出代谢物 NAD^+ 通过调控蛋白之间相互作用，在 DNA 损伤修复中发挥重要作用。动物实验证明 NAD^+能够修复小鼠由辐射或衰老导致的 DNA 损伤。这一研究成果将为开发修复 DNA 损伤、抗衰老的药物提供依据。相关临床试验将在近期开展。相关成果于 2017 年 3 月发表在 *Science* 上。

德国马克斯 · 普朗克进化人类学研究所等机构的研究人员利用生物工程人肝脏组织发现了的调控肝脏器官发育的分子-细胞网络。研究人员利用单细胞 RNA 测序监控细胞在三维环境中单个细胞的变化，发现肝细胞、血管细胞及结缔组织细胞之间会发生复杂的通信。这一结果使研究人员对发育中肝细胞之间的通信获得进一步理解，并且验证了能够产生接近于人自然发育胎儿细胞产生的肝芽的可能性，将促进利用多能性干细胞产生可应用于临床治疗的肝脏组织。相关成果于 2017 年 6 月发表在 *Nature* 上。

三、智 慧 医 疗

随着科技的不断进步，信息技术飞速发展，医疗卫生领域逐步走向信息化和智能化。智慧医疗是利用物联网技术，实现患者与医务人员、医疗机构、医疗设备之间的互动，推动医疗信息化模式创新，最终实现实时、智能、自动化、互联互通的动态服务。2016～2017 年，智慧医疗科技发展趋势及热点包括：

人工智能渐成新风口，芯片研发重点突破。《“互联网+”人工智能三年行动实施方案》提出，到 2018 年基本建立人工智能的产业、服务和标准化体系，实现核心技术突破，形成千亿级的人工智能市场应用规模。未来重点扶持的智能家居、智能汽车研发与产业化、智能无人系统应用、智能终端应用、智能机器人研发与应用等项目成为发展的重要内容。国务院刚刚发布了《“十三五”国家科技创新规划》，人工智能成为其中重中之重。规划中指出，发展自然人机交互技术的重点是智能感知与认知、虚实融合与自然交互、语义理解和智慧决策，要在基于大数据分析的类人智能方向取得重要突破，并在教育、办公、医疗等关键行业形成示范应用。

IBM Watson 再次进化。在全球人工智能的领域中，IBM Watson 可谓大名鼎鼎。作为认知计算系统的杰出代表，其十分善于信息分析，自然语言处理和机器学习。IBM Watson 之前就为医生提供过帮助，但通常只是通过分析数据库来提供建议，而现在能够看病了。此前，IBM 承诺过推出 Watson 医学影像评估系统，而这也是Watson所推出的首款基于图形认知计算的解决方案。目前，该系统可以通过筛选B超、X线检查和其他医疗数据对患者进行诊断，判断患者需要接受哪些治疗，并将其加入病例之中。该系统将会先应用于主动脉瓣狭窄的诊断，并把心脏医学影像和病例结合分析，确定患者可能会用到的后续治疗手段，用于诊断心脏病、心肌病、深静脉血栓和瓣膜病变等疾病。

谷歌 DeepMind 在美国建立首个研发团队。谷歌母公司 Alphabet 旗下的人工智能（AI）研究实验室 DeepMind 发布消息称，将在位于加州山景城的谷歌总部创建一个“小型团队”，并招聘首批数名员工从事“应用研究科学家职位”。据悉，这将是位于英国伦敦的 DeepMind 公司首次在海外设立研发基地，在此之前，DeepMind 在伦敦之外没有任何研究人员。DeepMind 分为两个部门，其中一个部门从事纯粹的计算机科学研究，而另一个被称为“应用分部”的部门，则试图构建基于人工智能的现实产品和服务。DeepMind 约有 350 名员工，其中 3/4 在研究部门工作，而其余的在应用分部工作。DeepMind 的应用分部已与英国的国家卫生服务机构展开两个试点开发项目合作，其中一项为利用人工智能读取眼睛扫描。

英特尔推动智慧医疗稳定发展。纳里健康云平台作为国内首家以分级诊疗为核心的移动智慧医疗云平台，创新“互联网+医生+医院”模式，通过移动化专业诊疗服务工具，为医生提供日常所需的诊疗辅助支持；为居民提供全方位健康服务：无论是诊前还是诊后，大众都可以随时随地通过平台进行健康咨询，还能通过手机等移动设备进行预约、挂号、付费、查报告、管理自己和家人的健康档案，享受全流程的医疗健康服务。通过英特尔联合纳里健康推出全新分级诊疗云平台，社区医生可以把需要专家会诊的患者通过纳里云平台推荐给三级医院，利用云影像功能邀请专家共同诊疗。云影像功能包括远程影像诊断、影像信息共享及调阅。居民在社区卫生服务中心拍的 X 线片信息，可以通过平台传送到影像中心，由医联体上级医院放射科医师阅片诊断并审核发布报告，之后报告便会传回社区医院，真正实现了资源下沉，达到了分级诊疗的目的。

人工智能首先会颠覆医疗与交通行业。Facebook 的人工智能研究实验室（FAIR）正在研究如何让机器更好地工作，大部分工作内容是深度学习，即如何通过搭建多个处理层的神经网络来增强人工智能。通过使用深度学习，帮助人工智能学会提取世界的表征。深度学习能有助于改善语音、物体识别之类的活动，在推进诸如医学、物理学和工程学等多种科学领域的研究中，也扮演着重要角色。FAIR 实验室主任指出，人工智能会给社会带来许多的改变。自动驾驶汽车、医学图像分析、更好的医疗诊断以及个性化医疗多有人工智能的用武之地。未来，它还会带来很多极具创造力的应用以及服务。

苹果正在致力于为 Apple Watch 开发新的心率追踪以及健身的应用程序。苹果公司 Apple Watch 的应用程序 App 是由 Cardiogram 开发出来的。这款 App 程序利用 Apple Watch 内置的心脏传感器给用户提供心脏健康方面的建议。与此同时，Cardiogram公司也会做一些研究，如关于非正常心率跳动的研究，并在由美国心律协会（Heart Rhythm Society）举办并且有心脏电生理学家参加的会议上发布了它的研究结果。此外，Cardiogram 还研发了一种基于 AI 技术的深度神经网络算法（一种可以从分析数据中学习的计算系统），该算法已经测量过几百万用户的心率情况。使用该网络的目标是识别出用户的心率颤动情况，通俗来说就是心跳不规律。上述研究发现，与医院使用的筛查试验相比，使用智能手表心率传感器进行测试的结果准确率高达 97%。

人工智能诊断皮肤癌准确率达 91%。斯坦福大学一个联合研究团队开发出了一个皮肤癌诊断准确率媲美人类医生的人工智能，在与 21 位皮肤科医生的诊断结果进行对比后，他们发现这个深度神经网络的诊断准确率与人类医生不相上下，在 91%以上。在测试中，人工智能被要求完成三项诊断任务：鉴别角化细胞癌、黑色素瘤，以及使用皮肤镜图像对黑色素瘤进行分类。研究者通过建构敏感性（sensitivity）-特异性（specificity）曲线对算法的表现进行衡量。敏感性体现了算法正确识别恶性病变的能力，特异性体现了算法正确识别良性病变，即不误诊为癌症的能力。在所有三项任务中，该人工智能表现与人类皮肤科医生不相上下，敏感性达到 91%。算法诊断不同数量的角化细胞和黑色素细胞图片时的敏感性，均在 91%以上。除了媲美人类医生的诊断敏感性之外，该算法还有一大亮点，它的敏感性是可以调节的。研究者可以依据想要的诊断效果对敏感性进行调整。

人工智能预测阿尔茨海默病风险，准确率超 84%。韩国高科技科学院（Korea Advanced Institute of Science and Technology）和 Cheonan 公共卫生中心的科学家们通过深度学习开发出一项技术，能以超过 84% 的准确度识别未来三年可能发展成为阿尔茨海默病的潜在患者。世界各地的阿尔茨海默病研究人员一直在建立一个健康人群与阿尔茨海默病患者脑图像的数据库，该数据集由 182 位 70 多岁的健康人大脑图像和 139 位相似年龄的确诊阿尔茨海默病患者大脑图像组成。研究人员使用这个数据库来训练卷积神经网络，并且在此基础之上识别它们之间的区别。结果显示，软件系统识别轻度认知障碍患者转化成为阿尔茨海默病的预测精度高达 84.2%，优于常规基于特征的人为量化方法（$p<0.05$），显示出了深度学习技术使用脑图像预测疾病预后的可行性。

自学习式人工智能可协助预测心脏病发作。《科学》上发表了一篇文章指出，研究人员对比了 ACC/AHA 指导方针和 4 个机器学习算法：随机森林（random forest）、logistic 回归（logistic regression）、梯度提升（gradient boosting）以及神经网络（neural networks）。为了在没有人类指示的情况下得出预测工具，所有这 4 项技术分析了大量数据，被分析的数据来自英国 378 256 名患者的电子医疗记录，目标是在与心血管疾病有关的记录之中找出发病模式。所有 4 种人工智能方法的表现都优于 ACC/AHA 指导方针。研究人员使用 AUC（其中 1.0 表示 100% 的精确度）的统计量，ACC/AHA 指导方针达到 0.728，而 4 种人工智能方法的精确度在 0.745～0.764。最好的神经网络方法的精确与测量不仅比 ACC/AHA 指导方针多出 7.6%，同时还减少了 1.6% 的错误预警。

人工智能走进ICU：可预测患者死亡，准确率达93%。在洛杉矶儿童医院，数据科学家Melissa Aczon 和 David Ledbetter 提出了一种人工智能系统，这个系统可以让医生们更好地了解儿科重症监护室（PICU）内哪些孩子的病情可能会恶化。Aczon 和 Ledbetter 都在一个名为“虚拟 PICU”的医院研究部门内工作。他们使用了 PICU 里超过 12 000 名患者的健康记录，机器学习程序在数据中发现了相关规律，成功识别出了即将死亡的患者。该程序预测死亡的准确率达到了 93%，明显比目前在医院 PICU 中使用的简单评级系统表现更好。他们实验的创新点是使用了一种叫作循环神经网络（RNN）的机器学习方法，这种方法擅长处理持续的数据序列，而不是从某一个时刻的数据点直接得出结论。

陆军军医大学利用人工智能 30s 内鉴定血型，超 99.9%准确率。陆军军医大学罗阳团队在 *Science Translational Medicine* 上发表文章指出，他们研发了一项技术，可以在 30s 内检测出 ABO 血型和 Rh 血型，仅用一滴血在 2min 内完成包括罕见血型在内的正向和反向同时定型（医生在输血前，为了减少错误，一般要做正反定型和交叉验血试验）。同时该团队还设计出一套智能算法，能够根据试纸的颜色变化读出血型，定型准确率超过 99.9%。罗阳团队的鉴定原理是抗原-抗体反应和 pH 试纸颜色反应。研究人员用 pH 指示剂染料浸渍后的特殊纸质材料，制成特殊形状的纸条。然后在每一张纸条的不同位置，固定不同的血清抗体，根据血液与抗体反应产生的不同颜色判断血型。值得一提的是，对于反应后颜色的识别不是人为地去看，而是机器自己识别。研发团队为了减少人为识别带来的误差，开发了一套机器学习算法自动识别颜色的变化，同时为了验证算法的准确性，研究人员先用经典凝胶卡片法鉴定 3550 例血液样本，再通过优化参数操作，算法模型准确地测出这 3550 例血液的血型。同时在另一项试验中，研究人员取 600 个血液样本，15 个无效样本（红色墨水之类），机器学习模型 100%识别出 15 个无效样本。这种方式不仅方便、快捷而且成本很低适宜推广，要想实现产业化，该方法稍加改造就可成为一个低成本和强大的通用血型鉴定平台。

谷歌研发人工智能眼科医生：用深度学习诊断预防失明。谷歌研究者在 *JAMA* 上发表的论文《用于检测视网膜眼底照片中糖尿病性视网膜病变的深度学习算法的开发和验证》（*Development and Validation of a Deep Learning Algorithm for Detection of Diabetic Retinopathy in Retinal Fundus Photographs*）中，提出了一种可以解读视网膜照片中 DR 发病迹象的深度学习算法，这有望能帮助资源有限地区的医生正确地筛选出更多的患者。研究人员使用了一种被称为深度卷积神经网络的专为图像分类而优化过的神经网络类型，该网络使用 128 175 张视网膜图像的可追溯的开发数据集进行了训练，其中的每一张图像都针对糖尿病性视网膜病变、糖尿病性黄斑水肿和图像等级进行了 3 到 7 次评估，评估者来自美国 54 个有执照的眼科医生和眼科学资深专家。所得到的算法使用 2016 年 1 月和 2 月的两个互相独立的数据集进行了验证，其中的每张图像都至少经过了 7 位美国认证的眼科医生的高 intragrader 一致性的评估。这种用于检测可发病的糖尿病性视网膜病（RDR/referable diabetic retinopathy，即中度和更糟糕的糖尿病性视网膜病）、可发病的糖尿病性黄斑水肿或同时两者的算法的灵敏度（sensitivity）和特异性（specificity）是基于眼科专家小组中大多数决策的参考标准。该算法在为两个开发集所选择的两个操作点上进行了评估，其中一个是为高特异性选择的，另一个则是为高灵敏度选择的。

人工智能加快乳腺癌风险预测。来自美国休斯敦的研究人员开发出一个人工智能软件能够准确解读乳腺 X 线影像结果，帮助医生快速准确预测乳腺癌风险。根据这项发表在国际学术期刊 *Cancer* 上的最新研究，这套计算机软件能够直观地将患者的图像结果翻译成诊断信息，速度是人类的 30 倍，准确率高达 99%。研究人员使用人工智能软件解读了 500 名乳腺癌病人的乳腺 X 线影像结果和病理报告。该软件能够扫描病人的影像结果，收集诊断特征和将乳腺 X 线影像结果与乳腺癌亚型进行关联。医生使用软件的分析结果来精确预测每个病人诊断为乳腺癌的可能性。研究人员希望这套人工智能软件能够帮助医生确定病人是否需要进行活检检查，为医生配备该工具能够减少不必要的乳腺活检。他们还表示人工回顾 50 份影像结果需要耗费两名医生 50～70h，而这套软件回顾 500 份只需要几小时，为医生节省了大量时间。

人工智能助力癌细胞活体检测。在捷克首都布拉格举行的国际生物医学成像国际研讨会上，一组来自哈佛大学的科学家，展示了他们最新的研究成果。该研讨会组织了一次利用计算机模型来进行病理检测的竞赛。组织者们选择的病理活体组织检测基于前哨淋巴结活检。哈佛大学组的基于机器学习模型的分辨方法，可以在人类乳腺癌细胞组织中，成功区分开正常的组织细胞和乳腺癌细胞，其分辨的成功率达到了惊人的 92%，远超出其他的机器学习模型。然而人类依然有着天然的优势。病原学专家进行活体组织检测，可以区分开正常组织细胞和癌细胞，其准确率则高达 96%。在该研讨会上，来自哈佛大学的研究人员还展示了机器学习的人工智能模型与人类专家的协作，在组织细胞活体检测上面能够有 99.5%的准确率。尽管目前来说，人工智能模型对于癌细胞的检测没有能够到达 100%，但是其效率惊人，如果能够和人类配合，检测的精度和速度将会比传统方法提高很多，或许机器终将逐步取代人类。

科大讯飞公司与北京协和医院共建智慧医疗平台。该共建平台将实现以上合作：①共建“医学人工智能联合研究中心”。双方将共同探索人工智能技术在医学中的应用，包括但不限于脑科学以及神经科学、儿童认知教育、医学知识工程化、基于人工智能的药物筛选、医疗影像辅助诊断、基于认知计算的辅助诊疗系统。②共同推动智能语音及人工智能在医疗教育中的应用并探索人才培养新模式。结合科大讯飞在教育产品上的长期积累，双方共同推进人工智能技术在医疗教学中的应用，包括但不限于语音交互及人工智能在医学课堂教学中的应用、MOOC 自动字幕、经典课程留存及经验传递等，探索新的医疗教学模式；并结合科大讯飞在人工智能上的储备以及北京协和医院在人才培养上的积累，双方积极探索医学和人工智能跨界人才培养的新模式。③共同推进人工智能研究成果在医疗方面的应用。结合北京协和医院具体需求，双方共同推进人工智能研究成果在协和所属医院的试点，并适时向全国推广。相关应用成果包括但不限于移动医生助手、语音电子病历、智能远程会诊系统等。

四、免疫治疗

肿瘤生物治疗是继手术、放疗、化疗外的另一种肿瘤治疗模式，主要包括免疫细胞治疗、基因治疗和抗体治疗等。近年随着转基因 CAR-T 细胞治疗与免疫检查点单抗治疗的迅猛发展，免疫治疗的疗效逐渐获得肯定，甚至被医学界认为肿瘤治疗领域最具前景及最有可能治愈癌症的方向。免疫细胞治疗尤其是 CAR-T 细胞治疗技术已经成为癌症综合治疗中最前沿的疗法之一。麻省理工科技评论公布了“2016 年十大突破技术”中，“免疫工程——杀伤性 T 细胞”位居榜首。2016 年 1 月，美国临床肿瘤学会（ASCO）年报将癌症免疫治疗当选为年度进展，美国《时代》周刊对肿瘤免疫治疗给予充分肯定，登于 2016 年 4 月杂志的封面上。

免疫治疗是指应用免疫学原理和方法，提高肿瘤细胞的免疫原性和对效应细胞杀伤的敏感性，激发和增强机体抗肿瘤免疫应答，并将免疫细胞或效应分子输入患者体内，协同机体免疫系统杀伤肿瘤细胞，抑制肿瘤生长的疗法。但无论采用何种治疗策略，免疫细胞是免疫治疗的关键，最终的落脚点均为特定类型的免疫细胞。嵌合抗原受体 T 细胞（CAR-T）疗法是近年来发展非常迅速的一种新的细胞免疫治疗技术，它将抗原抗体的高亲和性和T淋巴细胞的杀伤作用相结合，通过构建特异性嵌合抗原受体，经基因转导使 T 淋巴细胞表达这种嵌合抗原受体，特异性地识别靶抗原从而杀伤靶细胞。通过基因改造技术，效应T细胞的靶向性、杀伤活性和持久性均较常规应用的免疫细胞高，并可克服肿瘤局部免疫抑制微环境和打破宿主免疫耐受状态。

1. 肿瘤治疗进展

2016 年科学家们在 *Cell*、*Nature*、*Science*、*NEJM* 等期刊上发表了大量研究，揭示了肿瘤细胞“对抗”免疫细胞攻击背后的不同机制，找到了癌症免疫疗法有效的多项证据，发现了可用于免疫治疗的新靶点和改善免疫治疗的多种途径。

（1）血液肿瘤

CAR-T 细胞疗法在血液癌的治疗中已经取得惊人的效果，尤其是针对 B 细胞急性淋巴细胞白血病患者的初期缓解率可以达到 90%左右。研究人员也在积极设计开发新型的 CAR-T 疗法，期望在其他血液肿瘤以及实体瘤种发挥类似疗效。寻找 CD19 以外的新型的有潜力的抗原靶标，减少毒副反应，克服肿瘤微环境中的免疫抑制作用是目前亟须解决的问题。

2016 年 6 月，NIH 下属的重组 DNA 咨询委员会分析了 CRISPR 技术的潜力、安全性以及潜在的伦理问题后，一致批准它应用于人体。宾夕法尼亚大学 Carl June 教授团队将开展美国首个基于 CRISPR 的 I 期临床试验，用于治疗骨髓瘤、黑色素瘤和肉瘤，这是美国首个 CRISPR-Cas9 疗法临床试验。中国科学院上海生命科学研究院研究团队发现，“代谢检查点”可以调控T细胞的抗肿瘤活性，并鉴定出了肿瘤免疫治疗的新靶点——胆固醇酯化酶 ACAT1 以及相应的小分子药物前体。研究证明了细胞代谢对肿瘤免疫应答起到了关键作用，开辟了肿瘤免疫治疗研究的一个全新领域。

（2）实体肿瘤

CAR-T 细胞治疗最早是在实体瘤上进行，其治疗实体瘤最大的问题是合适的靶抗原的鉴定。血液系统肿瘤的分类常规靠细胞表达的表面标志物来进行，而实体肿瘤主要靠组织定位、组织学、免疫组织化学染色、特殊信号分子突变的组合来进行分类，然而这些方法不直接决定 CAR-T 的靶点。有时 CAR-T 细胞转移到肿瘤部位虽然容易，但是相比使用同样的可溶性抗体而言，CAR-T 细胞更容易发生脱靶效应。

四川大学华西医院肿瘤学家卢铀教授研究小组在国际上率先开展了利用 CRISPR 技术编辑的 T 细胞治疗化疗、放疗以及其他疗法治疗无效的转移性非小细胞肺癌患者的临床试验。2016 年 10 月，首名患者接受了经 CRISPR 技术改造的 T 细胞治疗。*NEJM* 刊载了美国希望之城国家医疗中心等机构的研究，报道了一名患致命脑癌（已扩散到脊柱）患者在接受了 CAR-T 疗法治疗后肿瘤显著缩小，且有一段时间，肿瘤完全消失了。虽然，又有新的肿瘤出现在患者大脑和脊柱的不同位置（目前正在接受放射治疗），但他对 CAR-T 疗法的响应持续了 7.5 个月。Carl H. June 教授也取得了攻克实体瘤的突破进展，利用基因工程改造人类 T 细胞，使其能够产生一种能够识别特定糖肽的 CAR-T，这类糖肽在多种癌细胞中表达，但不存在于正常细胞中，研究小组在白血病和胰腺癌小鼠模型中证明了这一新型 CAR-T 疗法的有效性。NCI 癌症研究中心研究小组从患者肺部肿瘤结节（结直肠癌细胞扩散到肺部形成肺转移）中分离出了靶向 KRAS G12D 突变的肿瘤浸润淋巴细胞（TILs），然后将 TILs 在实验室中扩增到一定的数量后，通过静脉注射回输到患者体内。结果发现，在 TILs 回输后，患者所有 7 个转移性肺结节消退，研究表明过继 T 细胞转移免疫疗法能够针对表达 KRAS G12D 突变的癌症。

2. 免疫细胞治疗产品研发

基于 CAR-T 在治疗血液恶性肿瘤中展现了突出的效果，包括辉瑞、安进、新基、诺华在内的各大制药巨头纷纷进入 CAR-T 领域。CAR-T 治疗产品是一种有生命的药物，原理在于经嵌合抗原受体修饰的 T 细胞，可以特异性地识别肿瘤相关抗原，使效应 T 细胞的靶向性、杀伤活性和持久性均较常规应用的免疫细胞高，从而发挥抗癌作用。

（1）两项产品已提交 FDA 生物制品许可申请

瑞士制药巨头诺华（Novartis）2017 年 3 月宣布，美国食品与药物监督管理局（FDA）已受理 CAR-T 细胞疗法 CTL019（tisagenlecleucel-T）治疗复发性/难治性 B 细胞急性淋巴细胞白血病儿科患者及年轻成人患者的生物制品许可申请（BLA），同时还授予了优先审查资格，其审查周期将由常规的 10 个月缩短至 6 个月。此前，FDA 已授予 CTL019 治疗复发性/难治性 B 细胞急性淋巴细胞白血病的突破性药物资格。CTL019 BLA 的提交以及 FDA 授予优先审查资格，是基于首个全球性 CAR-T 临床研究 ELIANA 的数据。该研究招募的患者来自横跨美国、欧盟、加拿大、澳大利亚、日本的 25 个治疗中心。数据显示，CTL019 输注后 3 个月，82%（n=41/50）的患者实现完全缓解或伴有不完全血液计数恢复的完全缓解。

Kite Pharma 公司的 CAR-T 疗法产品 KTE-C19 已经完成四项关键性临床试验。2016 年 9 月公布的中期分析结果显示，KTE-C19 达到了客观反应率的主要临床终点，约为 76%，同时完全缓解率也达到了 47%。2017 年 3 月，Kite Pharma 宣布正式向 FDA 完成提交 CAR-T 疗法 KTE-C19（后改名为“axicabtagene ciloleucel”）的生物制品许可申请（BLA），适应证为不适合自体干细胞移植的复发/难治性 B 细胞非霍奇金淋巴瘤（NHL）。

（2）多项在研产品继续前进

Kite Pharma 和 Juno Therapeutics 等公司的在研产品链不仅覆盖了几乎所有类型的血液恶性肿瘤。而且 CAR-T 及相关创新疗法未来还可能进入实体瘤治疗领域。

Juno Therapeutics 公司的以 CD19 为靶点的 JCAR017 的Ⅰ期临床试验结果显示，JCAR017 在治疗复发性或难治性急性淋巴细胞白血病儿童患者上达到了 91%的完全缓解率。传统在研疗法均需要对源自患者的 T 细胞进行改造。相比之下，Cellectis 正在开发的通用嵌合抗原受体 T 细胞免疫疗法（UCART）则是与众不同，能够以被改造过的异体细胞用于治疗，无需对患者本人取样。如能成功，这类疗法将可有效地解决规模化和标准化的问题。以 CD19 为靶标的 UCART19 疗法已在Ⅰ期临床阶段，有望用于治疗急性 B 淋巴细胞白血病（B-ALL）的儿童患者，而辉瑞（Pfizer）和施维雅（Servier）作为合作方也加入到了这一创新疗法技术的研发中。

在实体瘤领域，总部位于休斯敦的 Pharmaceuticals 公司目前正在开发独特的 GoCAR-T 疗法，其代表产品 BPX-601 将启动针对胰腺癌的 1 期临床试验。GoCAR-T 有着较好的可控性，其中被改造的治疗性 T 细胞只有在特定肿瘤抗原和小分子 rimiducid 同时存在时才会被激活，而 rimiducid 则是由人为施用于患者的，从而成了治疗性 T 细胞免疫活性的一套“开关”。Kite Pharma 公司的 T 细胞受体嵌合型 T 细胞疗法

MAGE A3/A6 目前正处于临床 2 期阶段，适应证就是实体瘤。Juno Therapeutics 公司的 TCR-T 疗法 JTCR016 的适应证包括 WT1 阳性非小细胞肺癌和间皮瘤，也已进入 1/2 期临床阶段。

3. 免疫治疗的制约因素与展望

（1）风险制约因素

随着免疫细胞治疗研究应用的日益增多，与 CAR-T 免疫细胞疗法相关的严重毒性风险控制也越来越重要。临床数据表明 T 细胞的扩增与持续存在是 CAR-T 治疗中获得肿瘤有效清除的关键因素，除此之外 CAR-T 的设计、回输中 T 细胞组成比例、肿瘤类型、肿瘤微环境和患者的预处理情况都影响着后续的治疗效果。在实现最大抗肿瘤效力的情况下平衡副作用主要需要考虑 3 个方面的风险因素，一是细胞因子释放综合征（CRS）的毒性和相应的管理。CRS 的症状包括低血压、发热和可逆的神经系统并发症，如神经错乱等；二是 mRNA 介导的 CAR 瞬时表达，靶向新抗原的 CAR-T 细胞的安全性最初可借助瞬时的基因改造 T 细胞来评估；三是消除基因的表达，高剂量的 lymphotoxic 类固醇能够限制 CAR-T 细胞介导的毒性，但也会消除 CAR-T 细胞，对患者的临床结果产生不利影响。这一现状的一个潜在改善策略是表达一个消除基因，使它能够特异性的消除 CAR-T 细胞。

（2）免疫治疗发展机遇与挑战并存

癌症免疫疗法作为一种新的治疗肿瘤的手段，发展迅猛且令人振奋，CAR-T 细胞治疗 B 细胞肿瘤取得的成效证明了这一方法的可行性，并对其他手段治疗后复发肿瘤的治疗产生深远影响。CAR-T 细胞治疗相比于单抗治疗有许多优势，如显著的体外扩增能力将许多潜在反应放大，其体内存留时间长的优点可以提供持续的治疗。过去几年使用 CAR-T 细胞的临床试验给肿瘤治疗提供了宝贵的经验。但对于实体瘤的治疗，挑战依然巨大，它们所处的微环境不利于 T 细胞的生长，肿瘤细胞存在其配体 PD-L1 和 PD-L2，可抑制 T 细胞增殖和细胞因子产生，降低对肿瘤细胞的杀伤能力。因此，在研究 CAR-T 细胞的同时，还要考虑对 T 细胞的进一步改造，以彻底摆脱肿瘤细胞的免疫逃逸。科学家们开发了多种改善 CAR-T 疗法抗肿瘤效力的途径。包括改装 CARs，将 CAR-T 细胞进一步修饰，使其能够分泌促炎细胞因子，从而在抑制性的肿瘤微环境中保护 CAR-T 细胞。

（王　磊　张　音　吴曙霞　王静雪）

参考文献

规划司，2017.《医药工业发展规划指南》正式发布. http://www.miit.gov.cn/n1146290/n4388791/c5343514/content.html [2017-6-10].

国务院，2017. 国务院关于印发“十三五”国家科技创新规划的通知. http://www.most.gov.cn/mostinfo/xinxifenlei/gjkjgh/201608/t20160810_127174.htm [2017-6-10].

Baar MP，Brandt RM，Putavet DA，et al，2017. Targeted apoptosis of senescent cells restores tissue homeostasis in response to chemotoxicity and aging. Cell，169（1）：132-147.

Bader E，Migliorini A，Gegg M，et al，2016. Identification of proliferative and mature β-cells in the islets of Langerhans. Nature，535（7612）：430-434.

Brown CE，Alizadeh D，et al，2016. Regression of glioblastoma after chimeric antigen receptor T-cell therapy. N Engl J Med. 375（26）：2561-2569.

Camp JG，Sekine K，Gerber T，et al，2017. Multilineage communication regulates human liver buddevelopment from pluripotency. Nature，546（7659）：533-538.

Christopher R，2017. Chemotherapy decisions and patient experience with the recurrence score assay for early-stage breast cancer. http://

onlinelibrary.wiley.com/doi/10.1002/cncr.30324/abstract；jsessionid=262EEA88BD883C2B03CE298FF0B1E011.f04t03 [2017-6-10].

DANA-FARBER CANCER INSTITUTE，2017. Precision medicine advances pediatric brain tumor diagnosis and treatment. https://www.eurekalert.org/pub_releases/2017-01/dci-pma011717.php [2017-6-10].

Esteva A，2017. Dermatologist-level classification of skin cancer with deep neural networks. https://www.ncbi.nlm.nih.gov/pubmed/28117445 [2017-6-10].

Gerstung M，2017. Precision oncology for acute myeloid leukemia using a knowledge bank approach. http://europepmc.org/abstract/MED/28092685 [2017-6-10].

Gulshan V，2017. Development and validation of a deep learning algorithm for detection of diabetic retinopathy in retinal Fundus Photographs. https://www.ncbi.nlm.nih.gov/pubmed/27898976 [2017-6-10].

Hollie JJ，2016. Sarwish Rafiq et al. Driving CAR T-cells forward. Nature Reviews Clinical Oncology，13：370-383.

Hongyoon Choi，2017. Predicting cognitive decline with deep learning of brain metabolism and amyloid imaging. https://arxiv.org/abs/1704.06033 [2017-6-10].

Jocelyn K，2017. Analysis of more than 50, 000 genomes hints at new disease-causing genes. http://www.sciencemag.org/news/2016/12/analysis-more-50000-genomes-hints-new-disease-causing-genes [2017-6-10].

Jocelyn K，2017. Blueprint in hand，NIH embarks on study of a million people. http://www.sciencemag.org/news/2015/09/blueprint-hand-nih-embarks-study-million-people [2017-6-10].

Mandai M，Watanabe A，Kurimoto Y，et al，2017. Autologous induced stem-cell-derived Retinal cells for macular degeneration. N Engl J Med，376（11）：1038-1046.

MARK PRIGG，2017. Facebook reveals plans for artificial intelligence software that can run your life and ‘help you understand the world’. http://www.dailymail.co.uk/sciencetech/article-3302538/Facebook-reveals-plans-artificial-intelligence-software-run-life-help-understand-world.html [2017-6-10].

Matsa E，Burridge PW，Yu KH，et al，2016. Transcriptome profiling of patient-specific human iPSC- cardiomyocytes predicts individual drug safety and efficacy responses in vitro. Cell Stem Cell，19（3）：311-325.

Matthew Hutson，2017. Self-taught artificial intelligence beats doctors at predicting heart attacks. http://www.sciencemag.org/news/2017/04/self-taught-artificial-intelligence-beats-doctors-predicting-heart-attacks [2017-6-10].

Morikawa Y，Heallen T，Leach J，et al，2017. Dystrophin glycoprotein complex sequesters Yap toinhibit cardiomyocyte proliferation. Nature，doi：10.1038/nature22979.

Ocampo A，Reddy P，Martinez-Redondo P，et al，2016. In vivo amelioration of age-associated hallmarks by partial reprogramming. Cell，167（7）：1719-1733.

Posey AD Jr，Schwab RD，et al，2016. Engineered CAR T cells targeting the cancer-associated tn-glycoform of the membrane mucin MUC1 control adenocarcinoma. Immunity，44（6）：1444-1454.

Sheridan C，2017. CRISPR therapeutics push into human testing. Nat Biotechnol，35（1）：3-5.

Shiba Y，Gomibuchi T，Seto T，et al，2016. Allogeneic transplantation of iPS cell-derived cardiomyocytes regenerates primate hearts. Nature，538（7625）：388-391.

Tran E，Robbins PF，et al，2016. T-Cell transfer therapy targeting mutant KRAS in cancer. N Engl J Med，375（23）：2255-2262.

Vegas AJ，Veiseh O，Doloff JC，et al，2016. Combinatorial hydrogel library enables identification ofmaterials that mitigate the foreign body response in primates. Nat Biotechnol，34（3）：345-352.

Vegas AJ，Veiseh O，Gurtler M，et al，2016. Long-term glycemic control using polymer-encapsulated human stem cell-derived beta cells in immune-competent mice. Nat Med，22（3）：306-311.

Yang W，Bai Y，et al，2016. Potentiating the antitumour response of CD8（+）T cells by modulating cholesterol metabolism. Nature，V531（3）：651-655.

Zhang H，2017. A dye-assisted paper-based point-of-care assay for fast and reliable blood grouping. http://stm.sciencemag. org/content/9/381/eaaf9209 [2017-6-10].

本章更多参考文献获取

第二章　生命科学前沿技术领域国内外研究进展

一、生命组学/生物信息大数据

生命组学的蓬勃发展直接产生了海量多样的生物信息大数据。生命组学主要包括基因组学（genomics）、蛋白组学（proteinomics）、代谢组学（metabolomics）、转录组学（transcriptomics）、脂类组学（lipidomics）、免疫组学（immunomics）、糖组学（glycomics）和 RNA 组学（RNomics）等。生命组学正在为当代生命科学带来新的大发现。20 世纪末，基因组学书写了“生命天书”，蛋白质组学随即解读这部伟大天书，RNA 组学、糖组学、代谢组学等也相继蓬勃兴起。

组学的发展引领了 20 世纪末至今的生命科学大发现。1953 年，沃森和克里克发现碱基的排列顺序就是携带遗传信息的密码；1977 年，桑格测定了第一个基因组序列，并以此为开端步入基因组学时代。2000 年，国际人类蛋白质组组织（human proteome organization，HUPO）宣告成立；2001 年，人类蛋白质组计划（human proteome project，HPP）即宣布启动，从此蛋白质组学取得了快速发展。2000 年“RNA 组学”概念问世，非编码 RNA 对于 DNA、mRNA、蛋白质的调控作用以及非编码 RNA 之间的相互调控引起了广泛关注。几乎同时，系统研究组织、细胞全部寡糖或聚糖的结构、糖链结构其宏观和微观的不均一性、糖链与糖识别分子的相互作用与其功能的“糖组学”，以及整体定量描述生物内源性代谢物质及其对内外因应答规律的“代谢组学”等，最近 10 年均取得长足发展，并在大发现时代的生命科学中发挥了生力军的作用。

伴随着测序技术的发展，生命组学的研究产生数量庞大、形式多样的生物信息大数据。组学数据是生命科学研究中的一类极其重要的大数据，特别是 2005 年前后二代测序技术的发展推动了组学大数据的爆炸式增长。从 1982 年至今，GenBank 中的数据几乎每 18 个月翻一番。华大基因是世界上最大的基因组数据产生者之一，每天都会产生 6 TB 的基因组数据。“千人基因组计划”仅仅测序产生的原始数据量就会接近 PB 的级别。著名的蛋白质结构数据库 PDB 数据库，包含有近 10 万条生物大分子的数据信息，而每条信息的数据量达到 GB 级别。

生命组学研究产生大量的原始数据，由于数据庞大，需要用计算机进行搜集、组织、处理、维护、存取和分析。这就衍生出运用计算机贮存、采用和分析基因序列数据和蛋白质结构数据的生物信息学。生物信息大数据的处理涉及云计算、数据挖掘等技术，具体的大数据技术包括大数据采集、大数据预处理、大数据存储及管理、大数据分析及挖掘、大数据展现和应用等。计算机的庞大内存与在网络上的交换功能，有助生物信息学的发展，从而推动生命组学的发展。

基因组学作为迈进生命组学领域的敲门砖，研究历史最为久远，不论是研究层面还是应用层面，目前都已经取得大量可喜的进展。

美国西北太平洋国家实验室（PNNL）和约翰霍普金斯大学（JHU）等机构的研究人员研究了 169 名卵巢癌患者的肿瘤蛋白质组以便鉴定她们所患肿瘤中存在的关键性蛋白。通过将这些卵巢癌蛋白质组方面的发现与已知的这些肿瘤的基因组数据整合在一起，研究人员报道了对最为恶性的卵巢癌——浆液性卵巢癌（serous ovarian cancer）的潜在新认识。他们的发现说明了将基因组数据和蛋白质组数据结合在一起——一种被称作蛋白质-基因组学（proteogenomics）的方法——能够提供浆液性卵巢癌的更加完整的生物学特征。相关研究结果发表于 2016 年 6 月 29 日 *Cell* 期刊上。

美国弗吉尼亚大学医学院谢仲秋（Zhongqiu Xie）和李辉（Hui Li）从间充质干细胞 MSCsg 骨骼肌分化发生的融合基因事件入手，采用生物信息学和分子生物学等研究手段，提供了横纹肌肉瘤细胞起源的线索。在 MSCs 干细胞骨骼肌分化样品中发现这些时间点样品和横纹肌肉瘤细胞 RH30 类似的融合基因组，这些肿瘤标志性融合基因如 PAX3-FOXO1 等都在干细胞分化过程中瞬时表达，而且至少有 18 种融合基因几乎在同一时间点发生，这种瞬时的融合基因组发生事件提供了肿瘤细胞起源的新线索。这项研究于 2016 年发表在第 46 期《美国科学院院刊》上。

中国科学院生物物理研究所蛋白质科学研究平台抗体工程实验室李翀与中国科学院微生物研究所、深圳大学的研究人员合作，采用单细胞测序技术对肿瘤干细胞进行基因组学层面的探索，并进行了功能性实验验证。通过进化分析发现：膀胱癌干细胞起始于膀胱上皮干细胞或膀胱癌非干细胞。对膀胱癌干细胞中发生突变的 21 个关键基因进行鉴定后发现，有 6 个基因未曾在膀胱癌中报道（ETS1、GPRC5A、MKL1、PAWR、PITX2、RGS9BP）。ARID1A、GPRC5A 和 MLL2 联合突变可显著增强“膀胱癌非干细胞”转化成“膀胱癌干细胞”能力。这一研究成果利用单细胞 MALBAC 扩增技术结合全外显子测序技术详细描绘了膀胱癌干细胞的基因组学概况，实验性证实了“膀胱癌干细胞”起源于“膀胱癌非干细胞”这一科学问题，揭示了人类膀胱癌干细胞起源的遗传学基础，阐明了癌变细胞中关键突变（driver mutation）如何调控膀胱癌干细胞的自我更新机制，对于人类膀胱癌的防治具有重要意义。这一研究成果发表在国际泌尿科学学术刊物《欧洲泌尿学》上。

中国科学院昆明植物研究所伊廷双研究员作为成员参加的国际豆科系统发育工作组（Legume Phylogeny Working Group，LPWG）基于叶绿体 matK 序列数据，构建了一棵迄今为止取样最全（约 91% 的属和 20%的种）的豆科系统发育树，并结合形态证据，提出了六个亚科的新分类系统。该分类系统中，仅原蝶形花亚科 *Papilionoideae DC.* 被保留；原含羞草亚科不复存在，而成为新云实亚科 *Caesalpinioideae DC.* 一个分支 mimosoid clade；除保留在新云实亚科中的类群，原云实亚科其余四个分支新拟为四个亚科：紫荆亚科 *Cercidoideae LPWG*（*stat. nov.*）、甘豆亚科 *Detarioideae Burmeist.*、酸榄豆亚科 *Dialioideae LPWG*（*stat. nov.*）和山姜豆亚科 *Duparquetioideae LPWG*（*stat. nov.*）。新的分类系统对豆科分类学、基因组学、发育生物学和进化生物学研究将会产生重要影响。该研究以 *A new subfamily classification of the Leguminosae based on a taxonomically comprehensive phylogeny* 为题发表在 2017 年第 1 期 *Taxon* 上。几乎同期，有研究发现原含羞草亚科的一些种也存在叶绿体结构变异，中国科学院昆明植物研究所中国西南野生生物种质资源库伊廷双研究组与李德铢研究组和王红研究组合作，对原含羞草亚科三个族 14 属 14 种的叶绿体进行了深入的研究，发现含羞草分支区段的序列分化有很大的差异，叶绿体基因组能有效解决含羞草分支的系统发育关系。该研究为进一步研究含羞草分支乃至整个豆科系统发育基因组学提供了重要基础。研究结果以 *Plastomes of Mimosoideae：structural and size variation，sequence divergence，and phylogenetic implication* 为题发表在 2017 年第 2 期 *Tree Genetics & Genomes* 上。

2017 年 6 月 16 日，北京大学生命科学学院生物动态光学成像中心汤富酬课题组在国际上率先发展了对一个单细胞同时进行染色质状态、DNA 甲基化、基因组拷贝数变异，以及染色体倍性的全基因组测序（single-cell COOL-seq），并采用这一技术在单细胞分辨率上系统、深入地解析了小鼠着床前胚胎发育过程中表观基因组重编程的关键特征，以及染色质状态与 DNA 甲基化之间的互动关系。该研究系统地描绘了高度特化的配子在受精后重编程到具有发育全能性的受精卵，以及进一步发育成多能性胚胎的过程中，DNA 甲基化和染色质状态发生的精准、有序的变化，各个组学层面之间的互动关系，以及父母源基因组在着床前胚胎发育中 DNA 甲基化和染色质状态的重编程过程。该工作为今后人们继续研究哺乳动物早期胚胎细胞全能性和多能性的开启奠定了基础，同时为体细胞克隆效率的提高以及早期胚胎发育异常的诊断与治疗提供了新思路。

过去 5 年，国际基金组织已经投资了超过 1 亿美元的项目来推动非洲基因遗传学研究，有望借此改善对非洲人以及在欧洲和美洲的非洲人后裔的治疗手段。现在，第一轮 7000 万美元资助发放完毕后，英美两国共同发起的“非洲人类遗传与健康计划项目”第二轮 6400 万美元项目资金正在接受申请。《自然》报道称，是一场公共卫生危机使非洲国家政府重新认识了基因组学研究。人类基因组学缺少非洲拼图。但迄今为止，大多数基因组研究集中在欧洲血统的白种人身上。去年发表在《自然》上的分析显示，只有 3%的全球基因组关联研究（将遗传性状与健康、疾病或耐药性模式联系起来）涉及非洲人，同比针对欧洲人的研究比例高达 81%。此外，非洲人是世界上最具有遗传多样性的人群。非洲人类遗传与健康计划项目针对临床医生面临的困扰，如非洲人患慢性肾病的风险较高等，鼓励科学家和临床研究人员寻找与基因变异之间的联系。为了找到导致临床多样性遗传变异的样本，该计划项目还创建了一个快速评估非洲人基因变异的芯片，现已确定了 270 万个以前未有记录的单核苷酸多态性变体目录。总之，非洲国家逐渐转向支持对基因组学的研究，这是一个好的开始。

英特尔联合博德研究所开发了“博德-英特尔基因组学堆栈”（BIGstack），英特尔以先进的分析流程参与和推动了基因组学研究。隶属于麻省理工学院和哈佛大学的博德研究所开源了 GATK4 的源代码，这一全球最受欢迎的基因组分析软件，如今又实现了重大进步。英特尔和博德研究所开发的“博德-英特尔基因组学堆栈”的突破性参考架构方案，采用英特尔处理器、Omni-Path Fabric 和固态盘等技术，使得博德基因组学分析流程的性能提升了 5 倍。这个堆栈还包括针对即将发布的英特尔 CPU+FPGA 集成产品的优化。中国基因组学研究领域的领导者华大基因宣布采用最新的 GATK 工具，包括博德和英特尔的优化方案。在快速发展的基因组学领域，这是迈向全球化联盟的突破性一步。BIGstack 相关内容于 2017 年 5 月 26 日正式发布。

医疗大数据公司生命奇点自主创新研发的核心产品 Vitark16 已布局 100 多家医疗中心。Vitark16 是一个汇集临床信息、组学信息、生物样本的大数据平台，从多个异构的数据源汇集信息。平台将诊断、手术操作、病理、影像、实验室、随访整合成统一规范的模型，并且内置基因组测序分析和解读在内的生物组学数据处理引擎。Vitark16 是一个智能型的大数据平台。通过建立在强大云计算技术之上的深度学习算法，平台能对海量数据进行二次分析挖掘，形成了同时具备深度、广度和时间跨度，可支撑临床实证分析的精准医疗大数据“宝藏”，以支持临床发现和科研转化，最终构建新一代的学习型智能医疗体系。

蛋白质组学是对细胞以及组织内所有蛋白质进行大规模分析的一种手段，相比于基因组学来说，蛋白质组学能够即时反映患者在疾病状态下的蛋白表达谱，医生可以利用这一信息进行精准诊断和治疗。蛋白质组概念由澳大利亚科学家 Wilkins 和 Williams 在 1994 年意大利科学会议上首次提出，指基因组表达的所有相应的蛋白质，即细胞、组织或机体全部蛋白质的存在及其活动形式。蛋白质组与基因组相对应，也是一个整体的概念。基因组是静态的，一个生物体的基因组在其一生中基本上是稳定不变的，但基因组内各个基因表达的条件和程序则是随时间、地点和环境条件而变的，因而其表达产物的种类和数量随时间、地点和环境条件而变化。所以说蛋白质组是一个动态的概念，它是在组织、细胞的整体蛋白质水平上，探索蛋白质作用模式、功能机制、调节控制以及蛋白质群体内的相互关系，从而获得对疾病过程、细胞生理病理过程及调控网络的全面而深入的认识，以揭示生命活动的基本规律。同时也为临床诊断、药物筛选、新药开发和个性化医疗等诸多应用领域提供理论依据。

美国爱荷华大学的研究人员在精准医学实践方面取得重要进展，他们应用个体化蛋白组学为一位患有眼部疾病的患者成功制订了精准治疗策略。在这项研究中，该患者患上一种叫作葡萄膜炎的眼部疾病，这种疾病可能导致患者失明，而引起这种疾病的原因比较多，这也使得疾病的诊断和治疗更加困难。该患者的一只眼睛由于视网膜反复发生炎症以及肿胀形成瘢痕组织而丧失视力，但病因仍不明确。随后研究人员对从患者眼部取出的液体进行了蛋白组学分析，并将分析结果与其他病人眼部液体的蛋白表达谱进行了对比，结果发现该患者的蛋白表达谱与另外两名已知患有自身免疫紊乱，产生抗体攻击视网膜的患者非常相似。随后医生对病人进行了手术，将一种能够持续释放类固醇入眼的装置移植到了患者体内，患者的视力得到改善，同时也没有出现复发。相关研究结果发表在 2016 年第 4 期 *JAMA*

Ophthalmology 上。

苏州大学与帕诺米克合作，利用 Label free 蛋白质组学平台进行了大鼠皮肤纤维化组织蛋白质的分析，在这项研究中，研究者们建立了一个辐射诱导皮肤纤维化的大鼠模型并研究其蛋白质组学概要以及可能的对策。研究者们选取 30Gy 或 45Gy 电子束辐射的大鼠。采用 Label free 蛋白定量手段对大鼠皮肤纤维化和临近正常组织的蛋白表达定性和定量。人类皮肤细胞 HaCaT 和 WS-1 进行了 X 线的辐射处理，蛋白酶的活性采用荧光探针的方法获得。蛋白酶抑制剂对 TGF-β 信号的影响采用 WB 和免疫荧光法测定。硼替佐米在大鼠皮肤创伤愈合的功效用于评价皮肤损伤的程度。研究者们发现辐射诱导了大鼠、人类皮肤表皮和真皮的畸形生长。在被辐射的纤维化皮肤中鉴定出 196 个优先表达和 80 个唯一蛋白质。通过生物信息学分析，泛素蛋白酶体具有明显的倍性变化同时进行了更加详细的研究。在体外实验中，研究者们发现辐射会导致人类皮肤细胞蛋白酶体活性逐渐衰弱。HaCaT 和 WS-1 细胞被辐射刺激后中蛋白酶体抑制剂硼替佐米抑制了纤维化 TGF-β 下游信号但不是 TGF-β 分泌物。此外硼替佐米改善了辐射诱导的损伤同时减弱了表皮增生。该研究结果表明辐射诱导的皮肤纤维化期间分子机制发生变化，同时阐明了泛素蛋白酶复合体系统将是一个有效的途径。该文章发表于 2016 年第 2 期 *International Journal of Radiation Oncology*，*Biology*，*Physics* 上。

瑞士联邦理工学院教授（ETH Zurich）Ruedi Aebersold 领导的一个专门从事蛋白质组学研究的团队和由瑞士洛桑联邦理工学院（EPFL）教授 Johan Auwerx 领导的一个专门从事线粒体生理学与肝脏疾病研究的团队合作开展了这项突破性的研究项目。科学家们通过对小鼠开展大规模蛋白质组学研究获得脂肪和能量代谢的分子遗传背景方面的新认识。研究人员将来自一个大型小鼠群体的综合性蛋白数据汇集在一起，从而有助于他们解释额外的代谢差异。他们采用一种被称作 SWATH-MS 的质谱测量技术，这种技术是由 ETH Zurich 的 Aebersold 团队最近开发出来的。它允许研究人员测量这种实验性小鼠肝脏中一系列蛋白质的浓度。为了进行评估，研究人员将这些生理学数据与基因组、转录组和蛋白质组数据结合在一起。从这些结合的数据中，他们能够更加准确地描述几种特定的蛋白质在脂肪和能量代谢中的作用。相关研究结果发表在 2016 年 6 月 10 日的 *Science* 上。

Haraszti RA 等分别利用蛋白质组学和脂质组学对现今医学研究的热点——外泌体及细胞微泡（合称细胞外囊泡）的生化组成进行分析，对其中的蛋白质与脂质进行了全面的定性定量分析，发现蛋白质种类与脂质类别都与其来源细胞存在关联性。他们的研究为外泌体生物标志物研究及其临床应用提供了强有力的理论支撑。研究背景：细胞外囊泡（extra cellular vesicles，包括外泌体和细胞微泡）广泛存在于体液和细胞培养液中，其内涵的 RNA 被认为是一种新型的生物标志物，而且某些特定类型的胞外囊泡还被用于临床治疗。通过详细了解细胞外囊泡的生化组成（蛋白和脂质），界定可反映原细胞组成的囊泡内容物范围将进一步推动其在临床诊断治疗中的应用。

转录组学（transcriptomics）是一门在整体水平上研究细胞中基因转录的情况及转录调控规律的学科，也就是说，转录组学是从 RNA 水平来研究基因的表达情况。转录组即一个活细胞所能转录出来的所有 RNA 的总和，是研究细胞表型和功能的一个重要手段。

2016 年，表观转录组分析（epitranscriptome analysis）荣膺 *Nature Methods* 年度生命科学技术。epitranscriptome 一词使用希腊语“epi”作为前缀，它指的是添加到核糖核苷酸中的任何修饰，但不考虑该修饰的已知功能或遗传性。科学家们越来越意识到，对核糖核苷酸的化学修饰对调控细胞特性有重要作用。表观转录组学检测方法也越来越高效。

瑞典卡罗琳斯卡研究所和皇家理工学院等机构的研究人员开发出一种新的被称作空间转录组学（spatial transcriptomics）的高分辨率方法研究一种组织中哪些基因是有活性的。这种方法能够被用于所有类型的组织中，而且在临床前研究和癌症诊断中是有价值的。在这项新的研究中，科学家们开发出一种新的方法，能够分析所有 RNA 分子的数量，并且利用显微镜提供它们的空间信息。这种方法能够用于所有类型的组织和疾病中。它也能够提供关于癌症诊断中的疾病异质性的信息，就像在研究人乳腺癌样品时所证实的那样。相关研究结果发表在 *Science* 上。

中国科学院生物化学与细胞生物学研究所细胞生物学国家重点实验室景乃禾研究组基于最新研究成果发表了 *Spatial transcriptomic analysis of cryosectioned tissue samples with Geo-seq*。研究工作建立了一种可以获得具有空间位置信息的少量细胞转录组图谱的技术方法。通过整合与优化单细胞测序和激光显微切割技术，构建了一种能够获得少量细胞转录组信息、同时保留细胞原有位置信息的测序方法：Geo-seq。相关研究成果发表在 2017 年第 3 期 *Nature Protocols* 上。

2016 年，由北京大学（Peking University）的化学家 Chengqi Yi、Rechavi 与 He 共同领导的两个课题小组使用抗体技术，对小鼠和人的细胞系，以及组织进行了 N1-甲基腺苷（N1-methyladenosine，m1A，早在 20 世纪 60 年代初就已经发现了这种化学修饰物）的作图研究。他们使用了多种不同的方法，来防止逆转录反应干扰 RNA 中的 m1A。他们都发现，m1A 位于 mRNA 的翻译起始位置。应激条件会改变 m1A 的位置，这也说明这种化学修饰是一个动态调控的过程。2016 年 10 月，美国国立卫生研究院（NIH）给 He 和 Pan 提供了一个为期 5 年，总金额为 1060 万美元的资助，以帮助他们建立一个新中心，用于开发与 RNA 修饰研究有关的新技术。其中有一项任务就是找到一种在修饰位点引入突变，并且大量扩增这些突变的方法。其他方面的工作还包括开发新的 RNA 直接测序技术，以替代传统的 RNA 测序方法。例如英国牛津纳米孔技术公司（Oxford Nanopore Technologies in the United Kingdom）的科研人员就曾经报道他们已经成功地将 DNA 纳米孔测序技术拓展成 RNA 纳米孔测序技术。美国加利福尼亚州门罗公园的太平洋生物科技公司（Pacific Biosciences in Menlo Park，California）也成功地利用自己的单分子实时测序技术（single-molecule real-time，SMRT）直接对 RNA 进行了测序。

复旦大学生命科学学院丁琛研究员课题组与国家蛋白质科学中心（北京）秦钧课题组合作在 Nature Communications 杂志上发表了题为 *A Mouse Tissue Transcription Factor Atlas* 的研究论文，研究人员利用串联转录因子反应元件（concatenated tandem array of the consensus TFREs，catTFRE）技术应用于小鼠 32 个组织和器官的转录因子鉴定中，绘制了整个小鼠在组织器官水平上的转录因子定量图谱。通过对大规模数据的整合与生物信息学分析，发现了在各个层次中起重要功能的转录因子，包括普遍表达转录因子，组织保守性转录因子以及组织决定性转录因子（ttmTF）。研究人员利用小鼠 2/3 肝切除再生实验证实，在器官组织发生剧变时，ttmTF 会显著下调，丧失一部分器官原有的特性。揭示了转录因子在小鼠各个不同器官的表达情况，为整个蛋白质组学研究填补了这一领域的空白。研究对于理解转录因子调控基因表达以及开展相应的基础和转化医学具有重要的理论指导和应用价值。

基因组学及转录组学描述的是机体可能发生改变的生理指标，而代谢物则是存在于信号通路的终端产物，反映的是机体当时的生理状态。与其他组学相比，代谢组学由于与表型更为接近，因此更适于疾病分型和标志物发现的研究。代谢组学是继基因组学和蛋白质组学之后新发展起来的一门学科，它通过对人体内小分子代谢物（50～1500Da）进行精准定性定量，分析代谢物与人体生理病理变化的关系，研究疾病发生发展、寻找疾病生物标志物（biomarker）、预测疾病预后等。代谢组学在临床诊断上将有广阔的发展前景，主要应用有四个方面：在临床诊断中的应用、在病因与病理机制中的研究应用、在临床用药指导中的应用、在临床前动物模型筛选上的应用。

2016 年，国内首批大样本代谢组学研究利用 LC-MS 代谢组学研究平台，筛选出 12 组灵敏度高、专属性强的生物标志物，可用于临床冠心病的快速诊断以及不同分型的区分诊断。2017 年，一个被称为“代谢组学”的代谢动态图像已被用来识别能区分胰腺癌和慢性胰腺炎的新的血液代谢物生物标志物，与传统诊断方法相比具有较高的灵敏度且适用于疾病更早期阶段。研究者报道，生物标志物特征区分胰腺癌与慢性胰腺炎，假设累积发病率为 1.95%，曲线下面积为 0.96，敏感性为 89.9%，特异性为 91.3%。这成功地验证了生物标志物的特征相关研究成果发表在 *Gut* 上。

生命组学的各个分支都是人类探索生命奥秘不可或缺的部分，它们共同推动着生命科学的大发现。生命组学带来的生物信息大数据的研究是解释分析预测生命现象的重要方面。

来自巴斯克地区大学的研究者开发了一种名为 WREGEX 的软件，其可以帮助预测并自动搜寻功能性的基序；研究者检测了这种软件预测基序的能力，基序可以将蛋白质从细胞核移动到细胞质中；研究人员感兴趣的哪种蛋白质氨基酸序列中含有功能性的癌症突变基序。刊登在 *Scientific Reports* 期刊上的一篇研究论文中，研究人员结合 COSMIC 目录中所有已知的人类蛋白质序列信息，并对相关信息进行了分析，COSMIC 目录中收集了和癌症相关的突变，因此，基于最新版本的 WREGEX 2.0 软件，研究者就可以将正常蛋白质同相同的突变体进行对比来帮助预测可以被修饰的蛋白质功能基序以及和癌症相关的功能基序。文章中研究人员开发的新型工具结合了三种类型的信息，即蛋白质序列、功能基序及癌症突变，WREGEX 2.0 软件的一个主要特性就是其可以同时研究携带大量蛋白质信息的高度复杂的蛋白质组，并且结合相关的信息，如癌症突变信息等。利用新型软件的优势就是可以在 1min 之内完成对 4 万个蛋白质的分析，而其他软件程序分析单一蛋白质都需要花费几分钟时间。利用这种新型软件科学家们或许可以预测蛋白质的改变如何影响多种疾病的发生，而不仅仅是癌症。截至目前，来自中国、日本、德国等地的 13 个研究团队已经开始使用这种计算机工具，同时研究者希望后期可以进行更为深入的研究来改善这种工具的工作效率。

美国约翰斯霍普金斯大学的科学家们自行设计了生物信息学软件对目前一些发现促癌突变和区分癌细胞内良恶性突变的策略进行评估，这篇题为 *Evaluating the evaluation of cancer driver genes* 的文章发表在 2016 年第 50 期 *PNAS* 上。研究人员表示由于遗传学研究方法在开发抗癌策略方面有潜在价值，因此对这些方法进行评估有非常重要的意义。Tokheim 和他的同事开发出了一个基于计算机的方法预测促癌基因，也构建了一个评估和对比其他预测方法的体系。他们在这项研究中利用该工具对八种促癌基因预测方法进行了评估。

2016 年底，专业做基因测序的美吉生物将基因检测技术与生物信息分析、云计算技术融合，开发出了 I-Sanger 生物信息云。在这个云平台上，科研工作者不需要与美吉生物工作人员联系，也不需要花费额外的费用，在家里就可以通过点击鼠标，完成生物信息数据的分析。有了这个平台，科研工作者按照自己的实际需求，自主进行生物信息分析，挖掘数据意义。I-Sanger 生物信息云平台是开放的，接受主流数据的自行上传，最重要的一点是这些都是免费的。美吉生物依托在基因测序行业里的多年经验积累，将基因检测技术、生物信息技术和云计算技术完美结合，帮助科研工作者跨越计算机语言障碍，实现了人与计算机、人与生物大数据的高效互动。将传统的 PDF 版数据报告搬到了交互式平台上，这种交付模式打破了传统思维限制，也重新定义了生物科研服务行业的产品理念和服务标准。进入交互时代，I-Sanger 生物信息云可以提供更多更全的参数设置、统计算法和分类水平，科研工作者自主在平台上筛选样本、进行配色，轻触鼠标随即可呈现专业期刊水准的结果，真正实现分析内容多而全、大而精。

深圳国家基因库开业仪式于 2016 年 9 月 22 日隆重举行。深圳国家基因库于 2011 年 1 月获得国家发改委批复，依托深圳华大基因研究院组建，是我国唯一一个获批筹建的国家基因库。国家基因库由基因信息数据库和生物样本资源库组成。国家基因库数字化平台，装备了 150 台 BGISEQ-500 型测序仪和 1 台 Revolocity^{TM} 测序仪，总数据产量将达到每年 5Pb，相当于 1 年 5 万人全基因组或 1000 万产前筛查的数据产出规模，升级后的系统预计年产数据可达 10Pb，将成为全球最大的数据产出平台。同时，宣布启动的国家基因库开放数据中心，已经建成了 20Pb 数据的可访问能力，并规划在二期完成 500Pb 的可访问能力，在能力上超越了国际三大基因数据中心，填补了我国长期缺少国家级基因数据中心的空白。该数据中心首批将对公众开放 1Pb 的非冗余数据的检索和比对服务，涵盖罕见病、癌症、肠道菌群、农业、物种多样性等 13 个高质量的数据库，将大大促进全球生命科学领域的发展，在疾病诊断和治疗、农业新资源的开发和利用、物种和生态多样性保护等基因相关产业的发展中也将起到重要的推动作用。此外，深圳国家基因库也是世界上最大的基因库。在世界范围内，之前最大的是美国的 NCBI。在欧洲有 EBI、日本有 DDBJ，但在国家基因库正式投入使用后，吞吐量将达到美国的 NCBI 同等规模，不过考虑到国家基因库兼具的数据库、干库和湿库样品库，以及活体库等，国家基因库将成为全球第一家综合性基因库，并且从样品保存的规模、存储量和可访问的数据量来看也将是全球最大的。国家基因库将继续以服务国家战略需求作为出发点，融合近年来生命科学学科的国际前沿动向，进一步完善“三库两平台”的业务结构，扮演好公共服务平台的角色，形成从资源到科研、产业的全贯穿全覆盖的模式，实现大资源、大数据、大科学、大产业的联动。

我国建成全球第四个综合基因组权威数据库。这是我国首次以数据中心为模式整体发布我国生命组学数据资源建设情况，标志着我国建设综合性基因组数据资源获得国际同行认可。生命与健康大数据中心建成面向国家大数据发展战略的多层次生物组学数据资源系统，包括基于高通量测序的原始组学数据归档库（Genome Sequence Archive，GSA），围绕国家重要战略生物资源的基因组数据库（Genome Warehouse，GWH）、基于测序数据的基因表达数据库（Gene Expression Nebulas，GEN）、基于中国人群以及国家重要物种群体的基因组变异数据库（Genome Variation Map，GVM）、基于全基因组 DNA 甲基化图谱的表观基因组数据库（Methylation Bank，MethBank）以及基于大众审编（Community Curation）的生命科学维基知识库（Science Wikis），初步形成我国生命与健康数据汇交与共享平台，具备可服务于全球的基因组数据共享网络。国际三大数据中心（NCBI、EBI、DDBJ）对全球生物数据长期占据着主导地位，北京基因组所生命与健康大数据中心（BIG Data Center），作为北京基因组所的重要研究单元，承担相关公共数据库资源体系的研究与建设，面向我国人口健康和社会可持续发展的重大战略需求，围绕国家精准医学和重要战略生物资源的组学数据，建立海量生物组学大数据储存、整合与挖掘分析研究体系，发展组学大数据系统构建、挖掘与分析的新技术、新方法，建设组学大数据汇交、应用与共享平台。

二、基因编辑技术

基因编辑技术是一项对基因进行精确定点修饰的技术，可对生物体特定基因组 DNA 片段进行敲除、加入和替换等。该技术提供了可“人工设计”的高效、精确改变生物体遗传信息的手段。近年来，随着 CRISPR/Cas9 系统等基因编辑技术的成熟与广泛应用，人类开始利用基因编辑技术进行疾病防治并取得了许多突破性的进展，与此同时，人们不断地在寻找和研发可以用于基因编辑的新工具。2016 年和 2017 上半年的主要进展如下：

美国天普大学的研究者们成功使用 CRISPR 基因编辑工具将整个 HIV 病毒从病人被感染的免疫细胞中去除。研究人员从病人体内提取了受感染的 T 细胞，使用专门以 HIV-1 DNA 为靶标的 CRISPR 进行了实验，最终成功降低了细胞内的病毒载量。相关研究结果于 2016 年 2 月发表于 *Scientific Reports* 上。

来自斯坦福大学医学院的研究人员利用 CRISPR/Cas 技术与传统手术、放疗和（或）TKI 治疗相结合，在来自患者活检标本的肿瘤中去除了 EGFR 基因突变，他们发现，EGFR 突变基因可被 CRISPR/Cas 系统修复或破坏。该研究将有可能显著提高携带 EGFR 突变的非小细胞肺癌患者的生存率。相关研究结果在 2016 年 2 月发表于 *EMBO Molecular Medicine* 上。

法国 Aix-Marseille 大学的科学家 Didier Raoult 等在一种巨型病毒（giant viruses）中意外地发现了一种类似于 CRISPR 的潜在基因编辑新技术 MIMIVIRE（mimivirus virophage resistance element），并且已经对巨型病毒的 MIMIVIRE 做了基本的研究。研究结果表明，MIMIVIRE 极有可能成为一种新的基因编辑工具。相关研究成果于 2016 年 3 月发表在 *Nature* 上。

哈尔滨工业大学的黄志伟团队首次揭示了 CRISPR-Cpf1 识别 crRNA 的复合物结构，并且揭示了“CRISPR-Cpf1”识别“CRISPRRNA”以及 Cpf1 剪切“pre-crRNA”的分子机制，这对认识细菌如何通过 CRISPR 系统抵抗病毒入侵的分子机制具有十分重要的科学意义。Cpf1 的结果并不是此前人们推测的二聚体状态，它本身是一个呈三角形的单体，位于该结构中间是一个带有正电荷的凹槽。这些研究为成功改造 Cpf1 系统，使之成为特异的、高效的全新基因编辑系统提供了结构基础。相关研究成果于 2016 年 4 月发表于 *Nature* 上。

来自加州大学圣地亚哥分校医学院的科学家设计了一种短核苷酸 PAMmer，使引导 RNA 能将 Cas9 靶向目标 RNA 分子，从而实现了 CRISPR-Cas9 对 RNA 进行编辑。为了验证该系统，研究人员对编码 ACTB、TFRC 和 CCNA2 蛋白的 mRNA 进行了编辑，并对融合了荧光蛋白的 Cas9 进行观察，发现 RNA 进入了与神经退行性疾病有关系的应激蛋白颗粒。该系统为研究人员提供了在活细胞内追踪 RNA 运输的工具。相关研究结果于 2016 年 4 月发表在 *Cell* 上。

伦敦大学癌症研究所的研究人员使用 TALEN 基因编辑和过继 T 细胞疗法进行肿瘤治疗研究。研究人员首先从老鼠黑色素瘤细胞中分离肿瘤反应的 T 细胞，通过电转使 TALEN（靶向 PD-1）进入 T 细胞，再转回老鼠体内，鉴定 PD-1 失活的 T 细胞是否消除肿瘤。研究人员发现，数据显示灭活的 PD-1 可以保护的 T 细胞，而且 T 细胞可以有效地消除肿瘤。当老鼠被进一步注射入肿瘤细胞，肿瘤不生长了。相关结果于 2016 年 4 月发表在 *Cancer Research* 上。

中国科学院广州生物医药与健康研究院赖良学课题组利用精确基因编辑技术对猪胰岛素基因进行了无痕定点修饰，使猪胰岛素基因编码生产人胰岛素，成功建立了完全分泌人胰岛素的基因编辑猪。研究中，将 TALENs 及 CRISPR 技术与单链寡核苷酸结合，建立了猪基因组无痕定点编辑技术，利用该技术在体细胞中将猪胰岛素基因编码 B 链第 30 位丙氨酸的密码子 GCC 修改为编码苏氨酸的 ACG，并获得了纯合子细胞株。同时，研究人员利用该细胞株作为核供体，通过体细胞核移植技术成功构建了人源化胰岛素克隆猪，利用高分辨率液相色谱串联质谱仪检测证实，从该基因修饰猪胰腺中提取的胰岛素完全为人胰岛素，而不含猪胰岛素。

来自麻省理工学院的研究人员利用 CRISPR/Cas9 系统，对受到 HBV 感染的哺乳动物肝细胞进行基因组编辑，从中删除了乙肝病毒（HBV）DNA。他们靶向切割了 HBV 病毒共价闭合环状 DNA（cccDNA）中的一些特异性位点。研究结果发现，细胞中 HBV 的总 DNA 和 cccDNA 逐渐减少，在 36 天时 cccDNA 下降了 92%，而且 HBV 病毒基因表达和复制水平显著减少。相关结果于 2016 年 6 月发表在 *Scientific Reports* 上。

来自荷兰乌德勒支大学医学中心的研究人员设计出特异性的向导 RNA（gRNA），即与疱疹病毒基因组的关键部分互补的且发挥着分子地址作用的短 RNA 片段。这些 gRNA 当与 CRISPR/Cas9 系统中发挥着分子剪刀作用的 Cas9 结合在一起时，应当能够诱导在疱疹病毒 DNA 的特定位点上发生切割，随后诱导它们的 DNA 发生突变，从而破坏这些病毒。研究人员证实将靶向特异性 EBV DNA 序列的 gRNA 导入这些淋巴细胞中能够在特定位点引入突变。这些突变能够破坏 EBV 病毒的功能，并且让病毒 DNA 分子去稳定化。相关结果于 2016 年 6 月发表在 *Plos Pathogens* 上。

来自美国马萨诸塞大学医学院的研究人员开展首次利用 CRISPR/Cas9 筛选出寨卡病毒和登革热病毒复制所需要的人体蛋白。这项研究揭示出的新进展有可能被用来阻止寨卡病毒、登革热病毒和其他新发的病毒感染。相关研究结果于 2016 年 6 月发表在 *Cell Reports* 上。

来自美国加州大学圣地亚哥分校等机构的研究人员发现 ADAR1 能够对微 RNA（microRNA，miRNA）序列进行编辑，方式仅仅是将一种 miRNA 中的一个碱基交换为另一个碱基。随后研究人员利用人急性转化期慢性粒细胞白血病（chronic myeloid leukemia，CML）干细胞和接种这些细胞的小鼠，确定了 ADAR1 在控制白血病干细胞中的作用。研究人员还通过利用小分子化合物抑制 ADAR1，抵消 ADAR1 对白血病干细胞自我更新的影响，因而能够恢复 let-7 的作用。相关研究结果于 2016 年 6 月发表在 *Cell Stem Cell* 上。

来自美国华盛顿大学医学院和宾夕法尼亚大学等机构的研究人员发现一种潜在的方法阻止寨卡病毒和类似的病毒在体内扩散的方法。研究人员在现在已知的 1.9 万个基因中，发现了 9 个关键基因是这些病毒感染或扩散所依赖的。这 9 个基因都与宿主处理病毒颗粒的一种重要组分相关联，其中一个是 SPCS1

基因，当其失去功能时，不仅会降低黄病毒感染率还不会对细胞产生副作用。相关研究结果于 2016 年 7 月发表在 *Nature* 上。

来自美国马萨诸塞大学医学院的研究人员揭示出 CRISPR/Cas9 系统在活细胞中的内部工作机制的重要新细节。这一发现可能对人们利用这种强大的基因编辑工具开发治疗方法产生影响。研究人员利用不同的荧光分子对 gRNA 和 Cas9 进行标记，从而能够同时追踪它们。研究结果发现当 Cas9 与 gRNA 组装在一起时，复合物更加稳定，并且 Cas9-gRNA 复合物在靶位点上的停留时间决定着 DNA 是否将被切割。当 gRNA 序列与靶 DNA 序列完美匹配时，Cas9-gRNA 复合物可与靶 DNA 序列结合长达 2 小时，并完成 DNA 剪切。当 gRNA 序列与靶 DNA 序列存在错配时，Cas9-gRNA 复合物与靶 DNA 结合仅为数分钟，因而不能完成 DNA 剪切。相关研究结果于 2016 年 8 月发表在 *Journal of Cell Biology* 上。

广州医科大学附属第三医院的孙筱放团队通过 CRISPR/Cas9 基因编辑技术，成功纠正 β-地贫 iPSCs（诱导多能干细胞）中的 β-珠蛋白基因（HBB）突变，使其诱导分化出正常的造血干细胞，为没有骨髓移植匹配捐赠者的患者提供了一种新的自体移植治疗选择。

来自美国加州大学伯克利分校的研究人员研究发现，只要与 CRISPR/Cas9 分子一起被导入人细胞中的短片段 DNA 不与人基因组中的任何 DNA 序列相匹配，能让 CRISPR/Cas9 切割靶基因并使其失去功能的效率提高 2.5～5 倍。利用这种更高的基因编辑效率，研究人员将会更加有效地构建所需的基因敲除细胞系，随后利用其进行基因功能研究。相关研究结果于 2016 年 8 月发表在 *Nature Communications* 上。

来自美国布罗德研究所的张锋（Feng Zhang）、NIH 的 Eugene Koonin、罗格斯大学新伯朗士威校区的 Konstantin Severinov 等组成一个合作小组，鉴定出一种 RNA 引导的能够靶向结合和降解 RNA 的酶 C2c2，并且证实 C2c2 经基因编程后能够切割细菌细胞中的特定 RNA 序列。随后，研究人员利用 C2c2 精确地靶向结合和移除特异性 RNA 序列，降低该 RNA 制造的蛋白的表达水平。这提示 C2c2 可能代表着 siRNA 的一种替代性方法，弥补基于 CRISPR 的 DNA 编辑方法的特异性和简单性问题。相关研究结果于 2016 年 8 月发表在 *Science* 期刊上。

来自美国怀特海德研究所的研究人员利用基因编辑技术对刚地弓形虫进行首次全基因组筛选。研究人员构建出“诱饵”单向导 RNA（gRNA）从而有效地降低 Cas9 在刚地弓形虫基因组上的过强活性。利用这种这种 CRISPR/Cas9 系统，研究人员研究了弓形虫的 8158 个基因，鉴定出紧密连接蛋白样顶复门微线蛋白（claudin-like apicomplexan microneme protein，CLAMP）基因等约 200 个基因在寄生虫感染人类细胞期的适应性中起着重要的作用。相关研究结果于 2016 年 9 月发表在 *Cell* 上。

来自美国杜克大学的研究人员开发出一种不再需要导入外源基因进行细胞类型转化的方法。研究人员利用经过基因修饰的 CRISPR/Cas9 技术准确地激活三种基因 Brn2、Ascl1 和 Myt1l 来自然地产生这些控制神经元基因网络的主转录因子，将这种经过基因修饰的 CRISPR/Cas9 系统注射到小鼠胚胎成纤维细胞中，一旦这种系统激活便可以激活神经元基因，从而实现了小鼠胚胎成纤维细胞直接转化为神经元细胞。相关研究结果于 2016 年 9 月发表在 *Cell Stem Cell* 上。

日本神户大学和东京大学的研究人员研发出一种能够提高基因编辑技术效率的全新手法——Target-AID。研究人员从特殊蛋白质和七鳃鳗（lamprey）中抽取出酶等物质，Target-AID 正是通过让这些物质在细胞内活动来改变遗传基因的，能够在不切断 DNA 的情况下进行基因编辑，将会被应用在植物品种改良、制药及遗传基因治疗等领域。相关结果于 2016 年 9 月发表在 *Cell* 上。

来自英国剑桥大学韦尔科姆基金会桑格研究所的研究人员和他们的合作者对 CRISPR 基因编辑技术进行改进，并利用它发现大约 500 个基因是急性髓细胞白血病（AML）细胞存活所必需的，包括 200 多个可能被用于药物设计的基因。研究人员选择 KAT2A 基因开展进一步研究，发现通过抑制该基因会降低 AML 细胞的生长和存活，但是对正常的血细胞没有影响。相关研究结果于 2016 年 10 月发表在 *Cell Reports* 上。

来自美国加州大学旧金山分校等机构的研究人员利用一种新开发的基因编辑系统发现让人免疫细胞抵抗 HIV 感染的基因突变。研究人员首先对 CRISPR 技术加以改进：设计一种自动化系统对 T 细胞进行高通量的和平行的基因编辑。这种新方法允许研究人员让来自健康志愿者体内的上万个T细胞中的不同候选基因发生突变，随后感染HIV病毒以筛选哪些突变能够阻断HIV感染。相关研究于2016年10月发表在*Cell Reports*上。

来自美国斯坦福大学医学院的研究人员利用CRISPR/Cas9技术对从镰状红细胞疾病患者的血液中获得的造血干细胞进行基因编辑，之后将浓缩后的获得校正的造血干细胞注射到年轻的小鼠体内，16周后，小鼠骨髓里的得到校正的造血干细胞已经开始能够制造血细胞。相关研究结果于2016年11月7日在线发表在*Nature*上。

来自北京大学魏文胜教授和哈佛大学刘小乐教授的联合团队以慢病毒为载体构建出pgRNA库，在全基因组范围内对人源肝癌细胞系Huh7.5OC中的近700个癌症或其他疾病相关长链非编码RNA（lncRNA）的基因进行了功能筛选。最终筛选出了43种和8种在敲除后分别抑制（即负向选择）和促进（即正向选择）细胞增殖的lncRNA基因。相关结果于2016年10月发表在*Nature Biotechnology*上。

来自成都市四川大学华西医院的卢铀团队于2016年10月28日首次将利用CRISPR/Cas9进行过基因编辑的免疫细胞注射到一名患者体内，开展人体临床试验。临床试验的招募对象是患有非小细胞肺癌，且癌症已经发生扩散，化疗、放疗及其他治疗手段均已无效的患者。研究人员从招募的患者体内分离出T细胞，并利用CRISPR技术对这些细胞进行基因编辑，敲除这些细胞中抑制免疫功能的PD-1基因，并在体外进行细胞扩增。当细胞达到一定量后，将其输回患者体内，并希望它们能对肿瘤进行杀伤。研究人员将首先确定这些接受过基因编辑的细胞是否会产生不良影响，随后会着重关注这些细胞是否会延缓或逆转癌症生长。相关结果于2016年12月发表在*Nature*上。

来自四川大学华西生物治疗国家重点实验室的魏于全院士课题组利用带正电的氟原子修饰的聚乙烯亚胺（PF33）与质粒DNA混合，通过正负电荷相互作用形成人工病毒（PF33/Cas9-hMTH1），并且采用多功能高分子RGD-R8-PEG-HA对人工病毒进行修饰得到了靶向MTH1的多功能核壳结构CRISPR/Cas9输送人工病毒（RRPHC/Cas9-hMTH1），研究人员采用该系统进行了CRISPR/Cas9基因编辑系统输送，成功在小鼠肿瘤模型中完成了靶基因编辑，达到了较好的肿瘤治疗效果。相关结果于2017年1月发表在《美国化学学会·纳米》上。

来自美国Salk研究所的研究人员研发的一种利用CRISPR/Cas9系统的创新型基因编辑技术，可以高效地对不分裂细胞进行基因编辑，为基因缺陷疾病治疗打开了一扇全新的大门。研究者们首先创建了一个由核酸混合物组成的插入包——“不依赖同源性的靶向整合”（homology-independent targeted integration，HITI），然后利用CRISPR/Cas9系统对非同源末端连接（non-homologous end joining，NHEJ）机制进行优化，使DNA可以精确地插入到基因组的目标位置，最后利用失活的病毒将含有遗传指令的HITI插入包递送到由人胚胎干细胞分化的神经元中，插入的基因成功地在神经元细胞中表达。研究人员又用同样的方法将含有正常Mertk基因的HITI插件包递送至3周大的小鼠眼睛中，在小鼠长到7～8周的时候视力得到部分恢复。HITI技术的优势在于它几乎适用于所有的靶向基因工程系统。相关结果于2016年12月发表在*Nature*上。

来自美国马萨诸塞大学医学院和加拿大多伦多大学的研究人员首次发现CRISPR/Cas9的活性“关闭开关”，这些具有阻断Cas9切割DNA能力的蛋白被称作抗CRISPR的蛋白，其发现为CRISPR/Cas9编辑提供了更好的控制。相关研究结果于2016年12月发表在*Cell*上。

来自瑞典隆德大学糖尿病中心的研究人员利用CRISPR/Cas9系统成功地“关闭”调节糖尿病相关基因TXNIP的关键酶——HAT酶。研究人员对来自2型糖尿病患者和健康人的胰岛进行比较，发现糖尿病患者B细胞中的HAT基因活性比健康人B细胞高出2倍。随后，研究人员利用CRISPR/Cas9，移除HAT酶的基因序列，导致TXNIP基因活性下降，因而降低细胞死亡并增加了胰岛素产生。相关研究结果发表在2016年12月的*International Journal of Biochemistry & Cell Biology*上。

来自英国韦尔科姆基金会桑格研究所和剑桥大学的研究人员构建出一种更加高效的和可控的CRISPR

基因组编辑平台：sOPTiKO。这种新方法将有助科学家们开展发育生物学、组织再生和癌症研究。sOPiTKO 是一种通过破坏 DNA 关闭基因的敲除系统。sOPTiKD 是一种通过破坏 RNA 沉默基因作用的敲低系统。利用这两种方法，科学家们能够在任何一种细胞类型中的任何发育阶段进行关闭或沉默一个以上的基因。这将允许全世界的科学家们快速地和准确地研究细胞分化为肝脏、皮肤或心脏等组织时基因所发挥的作用，并且发现这如何促进健康和疾病产生。相关研究结果发表在 2016 年 12 月 1 日的 *Development* 上。

来自加拿大西安大略大学的研究人员利用分子乐高（molecular-Lego），通过将一种被称作 I-Tevl 的酶加入到核酸酶 Cas9 上从而构建出 TevCas9，加入这种酶会使得基因编辑更加高效且更具特异性，TevCas9 与 Cas9 的不同之处在于其在两个位点而不是在单个位点切割 DNA。相关研究结果于 2016 年 12 月发表在 *PNAS* 上。

中科院生物物理研究所王艳丽课题组成功解析了结合有 sgRNA 的 C2c1 晶体结构。该结构显示 C2c1 由两个区域构成，分别是具有识别 sgRNA 功能的 REC 区域和具有核酸酶功能的 NUC 区域。sgRNA 是由 crRNA 和 tracrRNA 人工嵌合而成，其中，crRNA 结合在 C2c1 的中心孔道内，tracrRNA 则被安置在 C2c1 外表面的凹槽中。C2c1 对应的 sgRNA 呈现出一种与 Cas9 对应的 sgRNA 和 Cpf1 所对应的 crRNA 显著不同的结构。此外，目的序列的单个碱基突变可以显著降低C2c1 剪切活性，表明C2c1 对靶定的目的序列有极其严格的要求，这一研究结果有助于开发新的基因组编辑工具，降低基因编辑过程中的脱靶现象。相关结果于 2016 年 12 月 15 日发表在 *Molecular Cell* 上。

美国加州大学伯克利分校的研究人员 Jennifer A. Doudna 和 Jillian F. Banfield 研究了地下水、底下沉积物、酸性矿山废水、土壤和婴儿肠道等其他环境中的微生物，运用宏基因组学的手段从“不可培养的细菌”中找到了能够进行基因编辑的新系统 CRISPR/CasX 和 CRISPR/CasY。其中，CasX 是从生活在地下水和沉积物中的细菌中发现的，CasY 是从生活在喷泉和地下几英尺的土壤中被 Banfield 称之为候选门辐射群（candidate phyla radiation，CPR）的细菌中发现的。相关研究结果于 2016 年 12 月 22 日在线发表在 *Nature* 上。

美国加州大学旧金山分校的 Joseph Bondy-Denomy 等发现了两种蛋白抑制剂——AcrIIA2 和 AcrIIA4，可以阻碍化脓性链球菌（*Streptococcus pyogenes*）中的 Cas9 酶，从而阻止细菌和人类细胞中的 CRISPR 基因编辑活性。研究人员先假设细菌基因组可能含有一种抑制剂来阻止 CRISPR 切割其自身基因组中的靶标，然后通过在细菌基因组中寻找 CRISPR 序列和它的靶标而发现这些 Cas9 抑制剂。相关成果于 2016 年 12 月发表在 *Cell* 上。

来自加拿大多伦多大学的研究人员在RNF43 突变的胰腺导管腺癌（PDAC）细胞中进行了全基因组范围的 CRISPR/Cas9 筛选，找到了可以用于治疗该类型癌症的潜在抗体药物。研究人员发现特异性结合 FZD5 和 FZD8 的抗体能够大大抑制 RNF43 突变的 PDAC 细胞的体外增殖，并且在肿瘤异种移植模型中也有类似作用。携带 RNF43 突变患者来源的 PDAC 细胞系也会受到 FZD5 抗体的抑制，进一步表明这种抗体可以用做治疗 PDAC 的潜在靶向疗法。研究人员还在肿瘤类器官培养实验中发现携带 RNF43 突变的结直肠肿瘤也对 FZD5 抗体敏感，说明基于 PDAC 发现的现象存在更广泛的潜在价值。相关结果于 2017 年 1 月发表在 *Nature Medicine* 上。

来自美国怀特海德研究所、拉根研究所和布罗德研究所的研究人员利用 CRISPR 对源自 HIV 敏感性的 CD4 阳性 T 细胞的一种细胞系进行筛选，鉴定出 5 个基因，当其失活时，会让细胞免受 HIV 感染，5 个基因中的 3 个在早前的利用 RNA 干扰（RNAi）的研究中并未被鉴定出，因此有望成为用于治疗 HIV 感染的新靶标。这 5 个基因包括：CD4、CCR5、两种酶的基因——TPST2 和 SLC35B2（它们对 CCR5 进行修饰从而与 HIV 结合）、ALCAM（其参与细胞间黏附，ALCAM 缺失与显著地抵抗 HIV 感染相关联）。他们的方法日后也能够被用来鉴定出针对其他病毒病原体的治疗性靶标。相关研究结果于 2017 年 2 月发表在 *Nature Genetics* 上。

来自美国斯隆凯特林癌症纪念中心的研究人员利用 CRISPR/Cas9 的力量构建出更加强效的嵌合抗原受体的 T 细胞（CAR-T 细胞），并且证实了 CRISPR/Cas9 技术能够运送 CAR 基因到 T 细胞基因组中的特定位点上，从而能够持续更长的时间杀死肿瘤细胞。相关研究结果于 2017 年 3 月发表在 *Nature* 上。

来自清华大学与美国俄亥俄州立大学的研究人员研发出一种新型 CRISPR/Cas9 递送系统，其能够在体内递送 CRISPR/Cas9 至肝脏，并在单链引导 RNA（sgRNA）的引导下靶向切割外源或内源致病基因从而达到治疗肝病的目的。该种新型递送系统为 CRISPR/Cas9 这一强有力的基因编辑工具，在临床上的实际应用开辟了新途径。相关研究结果于 2017 年 3 月发表在 *Cell Research* 上。

来自美国国家卫生研究院过敏症和传染病研究所（NIAID）、MaxCyte 公司和 Leidos 生物医学研究公司的研究人员利用基因编辑工具 CRISPR/Cas9 特异性地靶向修复从两名 X 连锁慢性肉芽肿病（X-linked chronic granulomatous disease，X-CGD）患者体内分离出的造血干细胞中的 CYBB 基因突变。当细胞移植到小鼠体内后，这些经过修复的造血干细胞产生功能正常的白细胞，提示着这一策略可能潜在地被用来治疗 X-CGD 患者。相关研究结果于 2017 年 1 月发表在 *Science Translational Medicine* 上。

来自韩国基础科学研究所基因组工程中心的研究人员采用 Cas9 蛋白的一种变体：切口酶 Cas9（nickase Cas9，nCas9），同时让 Cas9 与一种被称作胞苷脱氨酶（cytidine deaminase，CD）的蛋白融合在一起。CRISPR-nCas9-CD 能够将一种核苷酸替换另一种核苷酸，因而也被称作碱基编辑器（base editor）。研究人员在小鼠体内成功地校正了 Dmd 基因（编码抗肌萎缩蛋白，与肌肉肌营养不良疾病相关）和 Tyr 基因（编码酪氨酸酶，与白化症相关）。相关研究结果于 2017 年 5 月发表在 *Nature Biotechnology* 上。

来自美国国家过敏症与传染病研究所、斯克里普斯研究所、蒙大拿州立大学、加州大学旧金山分校和加拿大多伦多大学的研究人员首次解析出病毒抗 CRISPR 系统的作用机制。他们发现抗 CRISPR 蛋白的作用机制是封锁 CRISPR 识别和攻击病毒基因组的能力。一种抗 CRISPR 蛋白甚至“模拟”DNA，让这种 crRNA（CRISPR 经转录产生的 RNA）引导的检测机器脱轨。相关研究结果于 2017 年 3 月发表在 *Cell* 上。

来自美国伊利诺伊大学和新加坡科学技术研究机构的研究人员使用 CRISPR 技术，在链霉菌属（Streptomyces）中开启了未表达的或“沉默的”基因簇，促使细胞产生天然产物，从而用于新药的发现。链霉菌属是一类常见的细菌，它们自然状态下能够产生许多已经用作抗生素、抗癌剂和其他药物的化合物。研究人员首先使用计算工具来识别沉默的生物合成基因簇，然后使用 CRISPR 技术在每个要激活的基因之前插入一个强启动子序列，促使细胞产生基因簇编码的天然产物。相关结果已于 2017 年 4 月发表在 *Nature Chemical Biology* 上。

来自美国 Broad 研究所、McGovern 研究所等机构的张锋等研究人员改造了靶向 RNA 的 CRISPR 系统，使其成了快速、便宜且高度灵敏的诊断工具，并将其命名为 SHERLOCK（Specific High-sensitivity Enzymatic Reporter unLOCKing）。这一系统能够指示出目标 RNA 或 DNA 分子中单分子的存在，有望为科学研究以及全球公共卫生带来变革性的影响。相关研究结果于 2017 年 4 月发表在 *Science* 上。

来自同济大学医学院、昆明理工大学的研究人员利用 TALEN 基因编辑技术，构建了食蟹猴神经发育性疾病 Rett 综合征模型，这有助于科学家们深入探讨 Rett 发病机制，临床治疗方法等。该研究还证实了 TALEN 技术可以成为非人类灵长类动物模型建立的有效工具。相关研究成果于 2017 年 5 月发表在 *Cell* 上。

来自美国斯坦福大学的研究人员对受过 CRISPR 基因编辑的小鼠进行了全基因组测序查找 CRISPR 引起的所有突变。结果发现，CRISPR 确实成功纠正引发失明的基因，但两只接受了基因治疗的小鼠的基因组中存在超过 1500 个单核苷酸突变以及超过 100 处更大片段的缺失和插入，并且这些 DNA 突变都没有被计算机预测出来。这提示科学界应该考虑由 CRISPR 导致的所有脱靶突变（包括单核苷酸突变和基因组非编码区域的突变）的潜在危害。相关结果于 2017 年 5 月发表在 *Nature Methods* 上。

三、脑与认知神经科学

脑与认知神经科学涉及神经科学、认知科学、控制科学、医学、计算机科学和心理学等多个学科，是新兴的、多学科交叉的前沿研究方向。脑科学研究计划旨在了解大脑结构和功能及二者之间的相互关系，是基础科学的重大命题之一，也是当前最活跃的重点、热点前沿学科领域。美国出台“脑科学研究计划”拉开了全世界进行脑科学研究的大幕，之后，日本、英国、俄罗斯等国家和组织先后启动了各自脑计划，并将脑计划上升到国家战略层面，各个国家的军方也迅速投入人员和经费积极参与其中，可见脑计划的国防和军事战略意义非同一般，是各个国家抢占战略制高点，积极开展脑计划研究的契机，对于推动和部署控脑权和脑控权具有重大现实意义。

除此之外，各国也期望通过“脑科学研究计划”，能加深对人类大脑近千亿神经元的理解，大大加深对人类感知、行为和意识的认识，而这将有助于对阿尔茨海默病、帕金森症、癫痫和创伤性脑损伤等重大疾病的认识，并最终找到一系列神经疾病的新疗法，还有望为人工智能领域的发展铺平道路，脑计划因而被认为是可与“人类基因组计划”相媲美的重大科研战略计划。

（一）脑科学研究启动与部署情况

1. NIH 资助新一轮脑计划研究

2016 年 10 月 13 日，美国国立卫生研究院（NIH）宣布第三轮支持“通过推进创新神经元技术开展大脑研究”（BRAIN）计划的研究资助，此次资助包括一百多项新项目，总计超过 7000 万美元，将 2016 年 NIH 在此方面的总投资提升到 1.5 亿美元。覆盖了 60 个机构的 170 多名研究人员。这些项目将帮助 NIH 进一步开发新的工具和技术，了解神经回路功能，捕获大脑动态图谱。项目包括开发可帮助研究人员通过大脑扫描检测来诊断自闭症和阿尔茨海默病的计算机程序，建立使用超声波精确刺激脑细胞的帽子，创建由微小电传感器制成的“神经末梢”系统以用于无线记录大脑活动，改善目前的康复技术以帮助脑卒中患者的生活，以及研究大脑如何“指挥”阅读和说话。迄今为止，NIH BRAIN 计划取得的突破如下：①脑扫描头盔方案：研究人员制造了可穿戴的正电子发射断层扫描仪，允许医生在更自然的状态下观看病人大脑的活动。②绘制鱼脑活动：研究人员绘制了数百个微小的斑马鱼大脑的活动，科学家可以免费获得扫描的图谱，这些图谱和用来绘制它们的技术可以在未来帮助科学家扫描人类大脑的活动。③开启或关闭神经元的新型药物：研究人员更新了名为 DREADD（只由新药物激活的新受体）的工具包，帮助研究人员利用新型药物控制神经元。④干细胞遗传学、寨卡病毒和人类进化：研究人员开发了装配线系统，用于快速分析数千个新生儿脑细胞的基因。通过这种方法，发现了寨卡病毒感染神经元的可能方式和人类大脑的进化方式方面的线索。⑤一次性测序上万个大脑细胞的基因：研究人员开发了一种称为“Drop-seq”的方法，用于在试验中同时测序数万个神经元的基因。这项技术可能会允许科学家创建人类大脑中每个细胞的数据库。此轮新资助的主要研究方向如下：①细胞和脑回路工具：设计新的工具和方法，用于快速识别控制特定脑回路的细胞和基因，包括使用超声波打开和关闭脑回路。②大规模记录与调制的新技术：探索创造性的方法来监测和操纵大脑活动，包括设置大规模灵活的探头记录大脑内部活动。③大规模记录与调制的优化：改进当前监测和操纵大脑活动的方法，包括使用照亮浮游生物的基因点亮神经元。④大规模记录与调制的新概念和早期研究：设计新的方法来监测和操纵大脑活动，包括创建由微型电传感器组成的“神经末梢”系统来无线记录大脑活动。⑤下一代人体成像：测试用于扫描大脑活动的新方法，包括试图区分神经元相对于同样常见的神经胶质细胞的活动。⑥下一代人体入侵设备：测试使用深部脑刺激治疗各种疾病的新方法。⑦非侵入性神经调节：创建新的非侵入性脑刺激技术，测试使用现有设备治疗各种疾病的新方法。这些项目包括使用超声波精确控制大脑的不同部位，加强肢体刺激技术以恢复脑卒中患者的运动能力。⑧理解神经回路：探索分析海量人脑数据的新技术，并在各种条件下使用侵入性技术分析人脑。⑨技术传播和培训：使用项目开发的工具研究各种新想法，包括测试防止癫痫发作的高度精确的方法。

2. 美军启动靶向神经可塑性训练计划

2016 年 4 月，美国国防高级研究计划局（DARPA）生物技术办公室（BTO）宣布正式启动“靶向神经可塑性训练”（Targeted Neuroplasticity Training，TNT）项目，旨在探索神经可塑性在智能增强（intelligence augmentation，IA）中的作用。

智能增强是指通过脑生物节律调节技术来干预并提升大脑能力，已成为美军军事脑科学研究的一项重要内容。目前的多样化军事任务要求美军现役士兵必须具备大脑高速运转能力，包括敏锐的感知能力、快速和准确的判断能力，以及高效的思维整合和问题解析能力。尽管美军已开展了大量耗时、高强度的训练，但效果往往并不尽如人意。

为了应对这一挑战，美国国防高级研究计划局启动了针对健康成年人的靶向神经可塑性训练项目，希望以此来加速大脑的学习能力、认知能力和识别能力，即采用一些方法来提升大脑能力超过正常水平。此前，美国国防高级研究计划局资助的军事脑科学研究项目均是针对阿尔茨海默病等患病人群，以保护或恢复神经受损为目的而开展的相关研究。靶向神经可塑性训练项目为期 4 年，研究目标包括：①阐明调节神经可塑性的外周神经系统的解剖学结构和功能学机制；②分析外周神经刺激对大脑支配学习能力、认知能力和识别能力等区域的影响；③优化非侵入性外周神经刺激方法以及靶向神经可塑性训练计划，消除潜在的副作用。基于上述目的，靶向神经可塑性训练项目将聚焦 2 个技术领域：靶向神经可塑性训练的生物学功能和靶向神经可塑性训练在健康成年人中的应用。

靶向神经可塑性训练的生物学功能的研究重点：①证明外周神经刺激能够通过改变大脑神经活性以及神经化学物质来提升神经可塑性；②证明与对照组相比，靶向神经可塑性训练能够将大脑神经生理学、学习速率和效果提升至少 15%；③优化对动物模型的刺激方法和训练计划，尽可能消除潜在的副作用。

靶向神经可塑性训练在健康成年人中的应用的研究重点：①阐明外周神经刺激对人体神经可塑性的调节机制；②参照动物实验数据和指标，开发简单、易操作的人体外周神经刺激方法；③评价靶向神经可塑性训练对学习速率及记忆力维持时间的提升作用。

3. 中国启动脑科学研究计划

2016 年 11 月，中国科学院神经科学研究所、中国科学院脑科学与智能技术卓越创新中心、香港科技大学生命科学部和分子神经科学国家重点实验室、中国科技大学自动化研究所在 *Cell* 上联合发表了一篇综述 *China Brain Project：Basic Neuroscience，Brain Diseases，and Brain-Inspired Computing*，介绍了“中国脑计划”（The China Brain Project）在基础神经科学、脑疾病和脑启发计算上的研究进展。中国脑计划涵盖了对神经机制的基础研究和对脑疾病的诊断干预以及对脑启发智能技术的转化型研究。

（二）基础脑科学研究领域

1. 美国绘制出了最新的人类大脑皮层图谱

2016年7月，圣路易斯华盛顿大学医学院的研究人员宣布绘制出了最新的人类大脑皮层图谱。其中，皮层是大脑最外层的神经组织，就像一张揉皱的纸一样将大脑的其余部分包裹住，它在感官知觉、注意力以及语言、使用工具和抽象思维等人类的特有功能中发挥着重要作用。研究者利用磁共振扫描 210 名健康成年男女大脑的静息状态以及大脑执行简单任务（如听故事）时的状态，在测量大脑皮层厚度的同时还测量了神经元电缆周围的绝缘程度，最终基于物理差异（如皮层厚度）、功能特性（如哪些区域对语言刺激产生反应）和大脑各区域连接上的差异，将左脑半球和右脑半球都划分为 180 个区域。这幅新图谱上极其详尽地标明了大脑的各种特征，将为研究自闭症、精神分裂症、阿尔茨海默病和癫痫等大脑疾病的研究人员带来福音，他们将可以利用这幅新图谱来了解患有这些疾病的人的大脑与健康成年人的大脑之间的差异。这幅新图谱将加快揭示健康大脑工作机制的研究，并阐明人类之所以成为一个独特物种的原因所在。研究人员表示，这幅新图谱所标出的区域数量并不一定是最终的数量，随着数据和技术的完善，有些皮层部分还有进一步细分的可能性。

2. 艾伦脑科学研究院绘制出人脑微观解剖学结构图谱

2017 年 1 月，美国艾伦脑科学研究院绘制出迄今为止最完整的数字版的人脑微观解剖学结构图谱，将成为研究人员进行人脑研究的最新指南和脑结构“导航图”，相关研究成果刊登在 2016 年第 9 期的 *The Journal of Comparative Neurology* 上。

作为脑科学基础研究领域，获得高清人脑解剖学结构图谱为更深层次的研究大脑结构功能提供基础数据支撑和研究领域规划。对于研究人员而言，脑解剖学结构图谱对研究工作的重要性和导航地图对于驾驶人员的重要性一样，能为研究人员提供脑解剖整体结构图，便于研究人员整体掌握大脑微观结构。因此，此次人脑图谱的最大特点在于，将宏观高清人脑成像数据和能解释大脑结构的细胞水平数据结合在一张图中，可为脑科学研究提供导航，从宏观层面进入细胞层面，更深刻地认识大脑。

3. 科学家研究根据大脑活动来识别身份的技术

2016 年 6 月，纽约宾汉姆顿大学科研人员日前研究出一种根据大脑活动来识别身份的技术。他们通过记录浏览特定图片和信息时人脑产生的特殊波形，对待检测人员的身份信息进行识别，目前身份识别准确率高达百分之百。

“脑纹”是基于特定脑电波信号的特征复合图。“脑纹”识别技术主要依靠提取人脑在浏览识记特定信息时产生的脑电波信号，进行特征提取和身份识别。作为人体独有的“身份”信息，“脑纹”未来将在身份识别领域发挥重要作用。随着研究的深入展开，“脑纹”将改变人们的生活，或许在不久的将来，大脑就是直接验证身份信息的“密码”。

宾汉姆顿大学的研究人员要求志愿者浏览经过特殊设计的 500 幅图片，并通过脑电图头套记录他们的大脑活动信息，建立“脑纹”数据库，50 名志愿者的身份识别准确率达到了百分之百。同时，当志愿者阅读单词时，计算机处理系统可根据每个人阅读单词时脑电波反应直接识别出身份信息，准确率高达 94%。此外，柏克莱大学的科学家也通过记录人们专心思考不同事件时的脑电波活动，建立独特的个人“脑纹”识别特征库，同样具有较高的身份识别率。

目前，美国陆军正在加紧生物监测识别系统（TBS）的研制工作，通过搜集人员的生物信息，对敌我和危险分子进行快速准确判断。依托“脑纹”建立的敌我身份认知系统，将大大提升战场辨别和侦察能力，由此构建的数字化士兵系统也将成为未来智慧军营和军事物联网的重要组成部分。

（三）应用脑科学研究领域

1. 欧盟人脑计划取得阶段性成果

2016 年 3 月 30 日，欧盟人脑计划（Human Brain Project）公布了重要的阶段性成果，信息及通信技术平台（ICT）的最初六个版本公开发布，号召广大神经科学领域的研究者使用他们的软硬件平台，这将有助于促进神经科学、医学和计算机学的合作研究。这一举动标志着人类大脑计划历经 30 个月的预热阶段后终于结束，接下来将进入实际运营环节。

该计算平台包括大脑仿真工具、可视化软件和一对可远程访问的超级计算机，由原型硬件、软件工具、数据库和编程界面组成，将以一种与用户合作的方式继续提升和扩展，并且在欧洲科研基础设施的框架内协调整合。以便于实时研究大脑活动，而让我们有能力实时研究大脑活动正是 HBP 开发计算的目标之一。

这六大平台是，用于登记、搜索、分析神经科学数据的神经信息平台；重建并模拟大脑的大脑模拟平台；用计算和储存设备去运行复杂的仿真计算并分析大量数据集的高性能计算平台；搜索真实的患者数据，从而理解不同大脑疾病的异同的医学信息平台；借助计算机系统，模仿大脑微回路并应用类似于大脑学通联方式的原则的神经形态计算平台；通过将大脑模型与仿真机器人体和周围环境连接起来，来对其进行测试的神经机器人平台。这些平台将最终形成一个面向全欧洲的永久性的研究基础架构。类似的案例就是欧洲生物样本库和分子生物学资源研究基础架构，它是一个分布式的中心网络，让研究人员获得生物样本和相应数据。

2. DARPA 通过促进突触可塑性来加速学习

具体内容见前面提到的“靶向神经可塑性训练计划”项目。

如果研究取得成功的话，靶向神经可塑性训练项目除了被用于培训外语专业人员、情报分析员、密码破译员外，还将被广泛用于美军士兵的各类训练，以实现在未来智能化军事作战中军人效能的革命性跃升。

（四）脑控与控脑领域

1. 可植入的神经接口

2016年1月，美国国防高级研究计划局（DARPA）启动新项目——神经工程系统设计（NESD），旨在开发可植入的神经接口，该接口提供前所未有的高信号分辨率和数据传输带宽，将人脑和数字世界桥接起来。它的作用是一个翻译器，将神经元的电化学信息，转换为由 0 和 1 所构成的信息技术学信息。项目的目标是在不超过 $1cm^3$ 大小（大约是两个一分硬币贴在一起的大小）的可植入生物兼容设备上，实现上述通信链接。此项目意味着神经学技术的巨大进步，并能为新的治疗方法奠定基础。

目前获准用于人类使用的神经接口只有100个通道，大量信息拥挤不堪，每个通道每一时刻都要汇集来自数以万计的神经元信号，其结果是充满噪声，信号不准确。与其相比，NESD 项目要开发的系统，它可以与给定大脑区域的任意数目神经元（1～1 000 000 个）进行清晰、单独的通信。

2. 基于脑机接口的飞行模拟训练

2016年5月，约翰·霍普金斯大学进行了基于脑机接口的飞行仿真控制试验研究（图 1），试验所用的脑机接口系统包含了可植入到设定目标运动皮层中的 2 组 96 个微电子阵列，研究结果有助于揭示脑机接口系统在飞行模拟器环境中能否灵活地控制飞机。

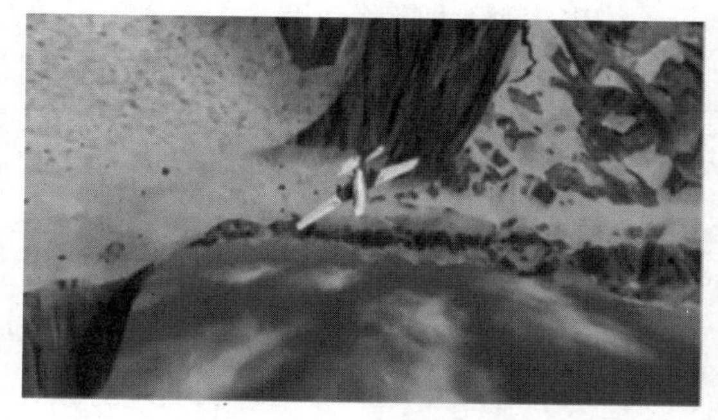

图 1　脑控飞行控制系统界面

3. 美军首例人机交互实验成功

DARPA 资助的一个研究团队在人类历史上首次演示了一项技术，它允许个人通过一个连接到机器人手臂的神经接口系统来直接在大脑中体验触觉。通过实现大脑和机器之间的双向交流——运动的输出信号和知觉的输入信号——该技术最终可能使人与人、人与世界之间以一种全新的方式建立关系。

这项工作是由 DARPA 的“革命性假肢”（Revolutionizing Prosthetics）项目支持，并由匹兹堡大学和匹兹堡大学医学中心执行。该研究结果在 2016 年 10 月 19 日在线发表于《科学 · 转化医学》杂志，并在白宫前沿会议（White House Frontiers Conference）中向奥巴马总统进行了展示。

该研究的一位志愿者 Nathan Copeland 在 2004 年的一起车祸中摔断了脖子并弄伤了脊髓，导致他的身体从胸部以下瘫痪。距离事故发生将近 10 年后，Nathan 同意参加临床试验并接受了手术，让四个微电极阵列——每个大约为衬衫纽扣的一半大小——放在他的大脑中，两个在运动皮层，两个在对应于手指和手掌感觉区域的感觉皮层。研究人员将这些微电极阵列引出的电线布到由约翰 · 霍普金斯大学的应用物理实验室（Applied Physics Laboratory，APL）开发的一支机器人手臂上。这支 APL 手臂包含了先进的扭矩传感器，可以检测到施加在他的任何一根手指上的压力，还可以将那些身体的“感觉”转换成电信号，由电线传输回 Nathan 大脑的微电极阵列中，来向他的感觉神经元提供刺激的精确模式。

在最初的一组测试中，研究人员轻触了机器人的每根手指，在 Nathan 被蒙着眼睛的情况下指出被触碰手指的准确度将近 100%。他说这种感觉就像是自己的手被碰了似的。

4. 智能机械臂上市销售

2016 年 12 月，美军“革命性假肢”计划（Revolutionizing Prosthetics Program）上市销售。该手臂已经改造多款世界上最先进的假肢，如 DEKA 公司帮助其研制的下一代机械臂 LUKE 手臂（LUKE arm 或 DEKA arm）。LUKE 手臂能监测截肢患者断肢处的肌肉电，经过处理器计算后转化成可被机器执行的指令，以此来控制假肢的动作。据悉，这款机械臂将于 2016 年晚些时候上市。2014 年美国食品与药品监督管理局（FDA）批准了 LUKE 手臂的使用和销售。

LUKE（Life Under Kinetic Evolution）手臂的核心控制技术存在已有几十年，通过肌电图（EMG）电极传输信号来控制动作的义肢，按照大脑指令收缩而产生电信号，这种义肢装置可将肌肉电信号“翻译”成多达 10 种的肢体动作。

LUKE 手臂制造商表示，这款机械臂将能完成一些新的动作指令，包括从地板上拿起购物袋、喝水，甚至还能握住重物或鸡蛋等易碎物品。此外，该系统还配备一个能将“握力”信息反馈给患者的传感器，提供的反馈让患者知道如何才能紧紧抓住东西。

（五）类脑科学研究领域

1. 美国研发出类似人脑的小型芯片或将使无人机会思考

2016 年 2 月，五角大楼将研发一种小型芯片，这种芯片不仅有着类似人类大脑的人工智能，而且它很小，可以安装到大量移动设备上。这种手掌大小的处理器叫作 Eyeriss。它有着令人吃惊的 168 个内核，并基于“神经网络”来工作。它的“神经网络”是在模拟人类大脑的基础上建成的。

这一技术可能以无人机或机器人的形式用于战场。这样，无人机或机器人可以进行实时学习，而不需要借助人类的分析。例如，装有 Eyeriss 的无人机一旦发现了目标，它就可以提醒驻扎在地面上的军人。这样，无人机将比监视图像的人类更高效。在现代战争中，这是一种令人满意的技术。

这款芯片是由美国麻省理工学院、DARPA 和显卡企业英伟达公司联合研发的。在这项最新突破中，科学家首次设法将神经网络缩小，这样它将使用较少电力，并能装到较小的设备中去。Eyeriss 的效率是一个移动 GPU 效率的 10 倍，因此它可以让智能手机和平板电脑在本地运行强有力的人工智能算法，而不必将数据上载到云中进行处理。该技术将有助于加快应用软件的速度，因为这种芯片有自己的记忆。这种技术还会让工作量保持在最少。这意味着，你未来的掌上设备不会太倚重互联网。

2. IBM 发明世界首个人造神经元

2016年8月，IBM官方宣布了他们的最新成果——首个人造神经元，可用于制造高密度、低功耗的认知学习芯片。

IBM苏黎世研究中心制成了世界上第一个人造纳米尺度随机相变神经元。IBM已经构建了由500个该神经元组成的阵列，并让该阵列以模拟人类大脑的工作方式进行信号处理。

该技术突破具有重要意义，因为相变神经元具有传统材料制成的神经元无法匹敌的特性——其尺寸能小到纳米量级。此外，它的信号传输速度很快，功耗很低。更重要的是，相变神经元是随机的，这意味着在相同的输入信号下，多个相变神经元的输出会有轻微的不同，而这正是生物神经元的特性。

IBM 相变神经元由输入端（类似生物神经元的树突）、神经薄膜（类似生物神经元的双分子层）、信号发生器（类似生物神经元的神经细胞主体）和输出端（类似生物神经元的轴突）组成。信号发生器和输入端之间还有反馈回路以增强某些类型的输入信号。

人工神经元到底有何意义？首先，人工神经元采用了成熟的材料，历经几十亿次工作而不损坏（寿命长），体积极小，因此，这是一种性能非常棒的器件。其次，人工神经元与生物神经元的工作方式非常类似。当大批人工神经元组成并行计算机后，它也许可以和人类一样进行决策和处理感官信息。目前，IBM 制造了 10×10 的神经元阵列，将 5 个小阵列组合成一个 500 神经元的大阵列，该阵列可以用类似人类大脑的工作方式进行信号处理。事实上，人工神经元已经表现出和人类神经元一样的“集体编码”特性。此外，它的信号处理能力已经超过了奈奎斯特-香农采样定理规定的极限。

（六）未来趋势

随着人们对脑功能认识的不断深入，近 20 年来，脑科学相关技术得到了蓬勃发展。脑机接口是脑科学研究的热点领域，脑机接口是指在人或动物的大脑与外部设备间建立直接连接通路，能够不依赖于神经和肌肉，实现大脑与外界联系，它是大脑和外部环境之间的一种直接信息交流和控制通道，通过这个通道，可以将大脑活动的信息直接提取出来，并由此实现对外部设备的控制；也可以让外界信息直接传入大脑或直接刺激大脑的特定部位来调控其行为，即实现脑控和控脑。

四、干 细 胞

干细胞的研究是20世纪90年代以来在生物医学领域中最引人注目的热点之一。干细胞是具有增殖和分化潜能的细胞，具有自我更新复制的能力，能够产生高度分化的功能细胞。作为人体各种组织细胞的祖细胞，干细胞未来有望在人类几乎所有重大疾病中发挥关键作用，其具有非常重要的理论研究意义和巨大的临床应用价值。干细胞治疗具有广阔的应用前景，无论是国外还是中国，市场增速和前景都是极其可观的。

近年来，从胚胎干细胞到造血干细胞、神经干细胞及间充质干细胞等成体干细胞，进一步到诱导多能干细胞（iPSCs）的基础研究，都取得了令人瞩目的进展。自 2007 年 iPSCs 在日本被提出以来，因其是由体细胞诱导形成而避免了获取干细胞的伦理问题，且其是性质最接近胚胎干细胞的一类干细胞而广受关注和研究。利用 iPSC 在治疗视网膜疾病、心血管系统疾病、血液系统疾病及自身免疫系统疾病等领域的基础研究或临床试验取得重要进展，为进一步实现治愈疾病带来了希望。但因 iPSCs 可能会导致基因突变和肿瘤的产生，使干细胞疗法真正迈向大众，还有很长的路要走。

在国际干细胞研究领域，美国一直保持绝对领先的优势。欧洲和亚洲各国也在不断加快干细胞各个方面的研究。日本在 iPSC 领域处于世界领先地位。我国的干细胞研究也在蓬勃发展，各大主流研究院所和医学院校纷纷成立干细胞与再生医学研究机构，在国家各项政策和基金的扶持下，我国在 iPSC 和成体干细胞的研究方面接近或达到国际先进水平，也取得了一系列重要成果。

2016～2017 年，国内外在再生医学领域取得的主要成果包括：

美国哥伦比亚大学等机构的研究人员利用 CRISPR/Cas9 基因编辑技术修复诱导多能干细胞（iPSCs）中导致视网膜色素变性的基因突变。这一研究结果将有助于解决利用患者自身成纤维细胞来源的 iPSCs 移植治疗视网膜疾病中的突变问题，支持基于 iPSCs 移植治疗视网膜疾病的个性化治疗。相关成果于 2016 年 1 月发表在 *Scientific Reports* 上。

中国科学院生物物理研究所等机构的研究人员发现 SIRT6 与转录因子 NRF2 共同激活抗氧化基因表达，维持人间充质干细胞稳态的新机制。研究发现缺失 SIRT6 的人间充质干细胞衰老加速，且受 NRF2 调控的一系列抗氧化基因在 SIRT6 缺失的间充质干细胞中的转录被抑制。这一结果揭示了 SIRT6 在人间充质干细胞中能够辅助 NRF2 激活抗氧化基因，将对进一步阐述 SIRT6 对衰老的调控机制及探索衰老相关疾病的治疗方法提供依据。相关成果于 2016 年 2 月发表在 *Cell Research* 上。

中国科学院研究人员发现在尿细胞重编程过程不同时间点添加 TGF-β 信号通路抑制剂 A8301 可分别将尿细胞重编程为 iPSCs 或转分化为神经前体细胞。研究发现 TGF-β 添加在早期将通过促进 EMT 而抑制尿细胞重编程，基于此在不同时间点调控 TGF-β 活性以有效控制尿细胞重编程为 iPSCs 或转分化为神经前体细胞。这一研究将对储存不同遗传背景的人 iPSCs 或神经前体细胞提供帮助。相关成果于 2016 年 3 月发表在 *Scientific Reports* 上。

日本庆应大学医学院的研究人员发现葡萄糖和谷氨酰胺对人多能干细胞（hPSC）的生存是不可或缺的，二者缺乏会导致 hPSC 因为 ATP 的匮乏而迅速死亡。另外研究发现 hPSC 对丙酮酸的利用能力差。这项研究结果将有助于清除干细胞治疗残留的多能干细胞，以防止肿瘤形成。相关成果于 2016 年 4 月发表在 *Cell Metabolism* 上。

中国清华大学研究人员利用 9 个小分子化合物将人成纤维细胞转分化为具有体内功能的心肌样细胞。化学诱导的心肌样细胞均匀收缩，在转录组学、表观遗传学和电生理学特性方面类似人类心肌细胞。将经过 9 个小分子化合物处理的成纤维细胞移植到心肌梗死小鼠中，其能有效地转化为心肌样细胞。这种谱系特异性重编程方法在进一步优化产生成熟心肌细胞后将具有重要的治疗意义。相关成果于 2016 年 6 月发表在 *Science* 上。

中国科学院生物物理研究所等机构研究人员通过高通量 siRNA 筛选发现转录因子 NRF2 抗氧化信号通路可以调控儿童早衰症细胞衰老。进一步研究发现激活 NRF2 可以延缓间充质干细胞衰老过程，并提高其体内活性。研究结果将为抗衰老研究提供新的靶标和方法，相关成果于 2016 年 6 月发表在 *Cell* 上。

中国上海交通大学生物医学工程学院等机构的研究人员开展小鼠雌性生殖干细胞表观遗传修饰谱研究，发现 DNA 甲基化通过抑制体细胞发育过程来决定雌性生殖干细胞的发育单能性。另外研究人员发现 Prmt5 能够维持雌性生殖干细胞未分化状态。基因组表观遗传标记和转录调控因子的发现为了解小鼠雌性生殖系干细胞的基本特征提供了重要的资源。相关成果于 2016 年 7 月发表在 *Genome Biology* 上。

美国圣裘德儿童研究医院等机构的研究人员报道了干细胞功能对肿瘤发生风险的影响。研究发现肿瘤的发生率取决于突变细胞的终身繁殖能力，在分裂活跃的细胞中发生的突变会导致肿瘤产生。以肝脏为模型，研究人员进一步证明损伤诱导激活的干细胞功能将显著增加肿瘤风险。研究结果认为肿瘤是由干细胞突变及其他外在因素结合共同激活细胞增殖所导致的结果。相关成果于 2016 年 8 月发表在 *Cell* 上。

中国北京大学口腔医院研究人员发现 miR-34a 通过调控人脂肪来源干细胞（hASCs）信号通路促进骨生成。研究发现 miR-34a 在 hASCs 的成骨分化过程中表达上调，在 hASCs 中过表达 miR-34a 后进行异位移植会提高体内骨形成能力。这一研究结果将为深入探究 hASCs 向成骨分化的分子调控机制提供基础，并为 hASCs 的临床应用提供方向。相关成果于 2016 年 8 月发表在 *Stem Cell Reports* 上。

美国南卡罗莱纳医科大学等机构的研究人员报道了一种更有效纯化由诱导多能干细胞分化的肝细胞

的方法。研究人员使用的是一种化学蛋白质组细胞表面捕获的新技术，鉴定了300个肝脏表达的糖蛋白，利用成熟肝细胞表面高表达糖蛋白进行流式细胞术分选，得到同质的肝细胞。这一技术能够用于体外准确建立疾病模型。相关成果于2016年9月发表在 *Stem Cell Reports* 上。

日本九州大学等机构的研究人员报道了第一次在实验室通过重编程小鼠胚胎干细胞和诱导多能干细胞培育出了功能完整的卵母细胞。此外，多能干细胞系能够从体外培育的卵母细胞中重新获取，重构了完整的雌性生殖周期。这一研究成果将为阐明干细胞全能性分子机制以及培育其他哺乳动物卵母细胞提供平台。相关成果于2016年10月发表在 *Nature* 上。

瑞典卡罗林斯卡学院等机构的研究人员用单细胞 RNA 测序法检测人和小鼠中脑腹侧神经的发育，鉴定出多巴胺能神经元，并开发出一种在单细胞水平上定量评估体外培养的多能干细胞来源的多巴胺能神经元的质量的方法。这一研究结果将对由中脑内多巴胺能神经元发生丢失而造成的帕金森病研究提供帮助，研究人员希望未来能够利用干细胞来源的多巴胺能神经元替换丢失的多巴胺能神经元的细胞疗法进行临床治疗。相关成果于2016年10月发表在 *Cell* 上。

中国军事医学科学院研究人员利用 8 个小分子化合物将人胃上皮细胞诱导至人内胚层祖细胞（hiEndoPCs）。hiEndoPCs能够进一步分化为肝细胞、胰腺内分泌细胞及肠上皮细胞。由hiEndoPCs分化的肝细胞移植能够挽救肝衰竭小鼠，并且不形成畸胎瘤。因为人胃上皮细胞很容易从不同年龄供体获取，这一方法可以产生多种应用潜能的细胞群，包括用于个性化的药物筛选和治疗肝衰竭和糖尿病。相关成果于2016年10月发表在 *Cell Stem Cell* 上。

美国萨克研究所等机构的研究人员开发了一种在体外培养肾祖细胞（NPCs）的方法，发现适当的三维培养条件能够支持原代小鼠细胞、人类胎儿 NPCs 以及由诱导多能干细胞分化而来的 NPCs 长期扩增并维持祖细胞状态。这些三维培养的 NPCs 转移到其他环境或移植到小鼠体内可以形成具有功能的肾单位样结构。该三维培养方法将有可能应用于其他类型的祖细胞培养。相关成果于2016年10月发表在 *Cell Stem Cell* 上。

美国宾夕法尼亚州立大学的研究人员利用人多能干细胞培育出人心外膜细胞。通过对多能干细胞工程化操作使其转变成为心外膜细胞时表达荧光蛋白，当 Wnt 信号激活子处理细胞时，细胞表达荧光蛋白证明诱导成功。另外，当研究人员用转化生长因子 β（TGF-β）抑制剂处理细胞时，这些细胞能够保持增殖。通过形态学评估和功能分析，培育出的人心外膜细胞同人体中心外膜细胞非常相似。目前研究人员正在探索如何将心脏祖细胞诱导分化为心内膜细胞。这一研究成果能够为整个心脏壁再生提供帮助。相关成果于2016年12月发表在 *Nature Biomedical Engineering* 上。

美国辛辛那提儿童医院医学中心等机构的研究人员用人多能干细胞培育出产生胃酸和消化酶的人胃底组织。研究人员发现 Wnt/β-catenin 信号通路在调控小鼠胚胎的胃底区域发育中发挥关键作用，在培养皿中对 Wnt/β-catenin 通路进行调控来诱导人多能干细胞形成人胃底类器官。这一结果证明研究人员已能够培养出人胃的部分区域，将为开发新的治疗胃相关疾病的方法提供帮助。相关成果于2017年1月发表在 *Nature* 上。

人间充质干细胞（hMSCs）的聚集悬浮培养已被证明能够显著提高其在干细胞治疗中的应用潜能。美国佛罗里达州立大学的研究人员研究了 hMSCs 多细胞聚集和干性增强之间关联的机制，发现线粒体和代谢过程对 hMSCs 在培养过程中维持细胞干性非常重要。细胞聚集会改变线粒体形态，降低线粒体膜电位，导致代谢重构，糖酵解增强，细胞自噬激活。对 hMSCs 机制进行的深入研究，将有助于维持 hMSCs 干性，使其更具临床应用价值。相关成果于2017年2月发表在 *Stem Cells* 上。

美国波士顿儿童医院等机构的研究人员首次利用人胚胎干细胞和人诱导多能干细胞生成具有功能的人造血干细胞。研究人员指出生成的细胞是人造血干细胞和造血祖细胞的混合物，但移植到小鼠体内后能够产生多种类型的人血细胞。这一研究进展为使用患者自身细胞产生用于临床治疗的免疫匹配性血细胞带来新的希望。相关成果于2017年5月发表在 *Nature* 上。

五、生物医学材料

生物医学材料是人体组织和器官诊断、修复和增进功能的一种高技术材料，由于其优良的性能可以实现替代功能，可达到理想的治疗效果。它是研究人工器官和医疗器械的基础，已成为当代材料学科的重要分支，尤其是随着生物技术的蓬勃发展和重大突破，生物医用材料已成为各国科学家竞相进行研究和开发的热点。随着生物技术的不断发展，3D 生物打印器官、蜘蛛丝、骨替代材料等新型材料不断涌现，2016～2017 年生物医学材料主要研究热点如下。

中国香港理工大学的研究人员开发出了一种新型的、用于进行流感和其他病毒快速检测的纳米生物传感器，可以将试验时间从原先的1～3天缩短到2～3小时，相比传统临床方法而言速度要快10倍以上，同时每份样品仅需要花费 20 元港币，相比传统检测费用降低了 80%。因此这种新型技术就可以被广泛用于检测不同种类的病毒，为后期开发低成本、快速且超灵敏的病毒检测技术提供了新的思路。相关研究成果于 2016 年 1 月发表在 *Nature Communications* 上。

湖南成立仿骨生物材料研发孵化平台。2016年4月，“高性能仿骨生物工程材料”湖南省工程实验室在中南大学湘雅医院成立。该实验室致力于研发具有我国自主知识产权的高性能仿骨生物工程材料，实现其临床应用和产业化。这是湖南省首个仿骨生物工程材料领域的专业研发及产业孵化平台，也是湘雅医院推进多学科交叉融合、协同创新的重要成果。该实验室将开展材料成型与制备、表面改性处理、生物安全性评估及临床应用等研究，拟在两年内形成以材料制备、表面改性与修饰为核心的关键技术，完成医用材料的生物相容性的基础研究，并制订相关的技术标准。

奥地利科学家团队开发出了一种新型的光电子管和感光元件，具有超薄的特性，同时还有很好的机械柔性和可延展、拉伸的特点，这种材料被证明非常耐用。该材料不仅可以收集人体的信息，还可以将收集到的信息用于直观的数据输出，做到了身体信息在体表的可视化。科学家们应用该材料已经做到了可以监测手术后患者血液中的氧含量，这也成了该有机光电子管的第一个实际应用，未来基于该原理的可穿戴、可植入设备应该会越来越多。相关研究成果于 2016 年 4 月发表在 *Science Advances* 上。

英国诺丁汉大学科学家们发现了一种能够人工合成具有抗生素活性的蜘蛛丝的方法，这种蛛丝能够帮助运送药物到开放性的伤口处，并最终降低感染的风险。这一种新型的材料主要由一种大肠杆菌表达产生的丝状物以及附着在上面的黏性分子构成，可以在原有的蛛丝材料上增加不同的活性成分，从而能够用于不同的用途。目前已研究出富含抗生素活性的蛛丝绷带。相关成果于 2016 年 4 月发表在 *Advanced Materials* 上。

美国桑福德伯纳姆医学研究所（Sanford Burnham Prebys Medical Discovery Institute）的科学家开发了一种用于创伤性脑损伤治疗的新技术。该研究为将药物送达脑部损伤部位提供了一种新方法。科学家还通过将这种多肽与一些成像仪器能够检测到的成像材料结合在一起开发出鉴定脑损伤的新工具。目前该研究团队正在动物模型上进行该技术的进一步验证。相关研究结果于 2016 年 6 月发表在国际学术期刊 *Nature Communications* 上。

英国布里斯托大学（University of Bristol）的科学家开发出了一种新型的生物墨水，这种墨水最终可能 3D 打印出可作为手术植入物的复杂组织，可以用来 3D 打印活组织。这种新型生物墨水包含两种不同的聚合物成分，从海藻中提取的天然高分子材料和可用于医疗行业的损耗型合成聚合物，而且这两种成分都能够发挥作用。目前该团队已经能够将干细胞分化为软骨细胞和成骨细胞，从而可以开发出 3D 打印组织结构。相关研究成果于 2016 年 7 月作为封面文章发表在 *Advanced Healthcare Materials* 上。

加拿大多伦多市的几家研究机构的研究人员利用量子点、金纳米颗粒和二氧化硅纳米颗粒，开展器官水平和亚器官水平的体外和体内计算研究，以便更好地理解单核-吞噬细胞系统和纳米颗粒被捕获的机制。研究人员发现肝脏中的血流速度、细胞表型和物理位置在纳米颗粒摄取中发挥着作用。相关研究结果于 2016 年 8 月 15 日在线发表在 *Nature Materials* 上。

明尼苏达大学的研究人员取得一项突破进展，将实验室内通过生物工程技术开发的人造血管成功地移植到小羊羔体内，并且移植血管自身还能够继续生长。如果该结果能够在人体上得到证实，这些人造血管可以使一些患有先天性心脏缺陷的儿童避免进行重复手术。这项研究于 2016 年 9 月发表在国际学术期刊 *Nature Communications* 上。

加州大学圣地亚哥分校和拉荷亚大学的创业公司 Nanovision Biosciences 的一个工程师团队已经开发了一种新型视网膜假体的纳米技术，可恢复视网膜神经元的能力以响应光。该技术可以帮助全球患神经退行性疾病的数千万人，包括黄斑变性、色素性视网膜炎和糖尿病导致的视力丧失。相关研究成果于 2016 年 10 月发表在 *Journal of neural engineering* 上。

西班牙马德里卡洛斯三世大学（UC3M）和格雷戈里奥-马拉尼翁综合大学医院的研究人员与 BioDan 集团（BioDan Group）合作，开发出一种三维生物打印机原型，从而能够制造出完全功能性的人类皮肤。这种皮肤适用于移植到患者体内或用于研究或测试化妆品、化工产品和药用物品。生物墨水（bioink）是三维生物打印的关键。当前，这种制造方法正在接受不同的欧洲监管机构的审批以便确保制造出的这种皮肤适用于移植到烧伤患者和具有其他皮肤问题的那些患者体内。相关研究成果于 2016 年 11 月发表在 *Biofabrication* 上。

美国西北大学的科学家 Guillermo Ameer 和孙成共同合作，使用 3D 打印技术开发出了能够根据患者身体情况进行定制的可生物降解弹性支架，科学家使用了一种被称为投影微立体光刻（projection micro-stereo-lithography）的 3D 打印技术，结合实验室之前开发的一种聚合物，打印出了支架。该 3D 打印技术主要用光来固化液体树脂或聚合物来打印对象。这项研究得到了美国心脏协会的支持，其研究结果于 2016 年 12 月已经被在线发表在 *Advanced Materials Technologies* 上。

北卡罗来纳大学教堂山分校与北卡罗来纳州立大学的顾臻教授、朱勇教授建立的团队研发出了一款“智能抗血栓”贴片，为血栓症的预防与治疗提供了一种新策略。科研人员们利用这套系统，制造了一层布满“微针”的贴片，这些微针由通过特异多肽链接枝上肝素的透明质酸高分子构成。这一成果于 2017 年 1 月在线刊登在了材料科学领域顶尖学术刊物 *Advanced Materials* 上。

中国科学院过程工程研究所生化工程国家重点实验室生物材料与生物剂型课题组通过与哥伦比亚大学教授周如鸿课题组的合作发现，修饰 PEG 后的氧化石墨烯（nGO-PEG）可以借助表面摩擦和嵌插入膜两种方式与巨噬细胞发生相互作用，最终活化巨噬细胞。该研究不仅发现了活化巨噬细胞的全新机制，也再次提示二维纳米材料特殊的维度可能引发截然不同的纳米-生物界面效应。相关研究成果于 2017 年 2 月发表在《自然 · 通讯》上。

伍斯特理工学院（WPI）科学家领导的团队通过使用植物中已存在的微小的静脉网络，将菠菜叶成功地转化为活的心脏组织。该团队通过在叶子中循环一种洗涤剂溶液来将植物细胞冲走，这个过程称为脱细胞。该团队还剥离了欧芹和甜蒿的叶子，并在花生植物毛根中也用了此技术。到目前为止，这项研究只是一个概念证明，而且该团队仍在寻找将其与活的人体组织结合在一起的方式。目前尚不清楚植物脉管系统如何融入人身上的脉管系统，以及是否存在免疫反应。相关研究于 2017 年 3 月发表在《生物材料》上。

中国科学院上海应用物理研究所物理生物学研究室与加州大学圣地亚哥分校合作，发展了一种基于金纳米粒子的荧光-纳米等离子体双模态成像 fPlas 探针，并对其在胞内运输中的聚集过程及聚集态对其传输动力学的影响开展研究，发现其聚集状态对相关囊泡的运动状态有重要影响。这一研究结果揭示了纳米粒子在细胞内的运输与其聚集状态直接相关，为设计新型纳米药物提供了新的思路和靶点。相关结果于 2017 年 3 月发表在《自然 · 通讯》上。

在中国科学院北京纳米能源与系统研究所王中林和胡卫国的共同指导下，北京纳米能源所蒲雄等研究人员，将弹性体和离子水凝胶相结合，研制出了一种全新的仿皮肤式纳米摩擦发电机（STENG），该器件首次实现兼具高透明度和超高可拉伸性，同时能够实现生物机械能收集、触觉感知等功能。STENG具有广阔的市场前景，它可以直接黏附在人体的皮肤上，驱动许多可穿戴电子产品等。在智能人造皮肤、自驱动软体机器人、柔性显示屏和可穿戴电子设备中有潜在的应用价值。研究成果于 2017 年 3 月发表在《科学进展》上。

中国科学院深圳先进技术研究院医药所研究员喻学锋和暨南大学化学与材料学院教授陈填烽合作，在肿瘤治疗纳米药物研究领域取得新进展。他们设计合成了一种金/硒核壳结构的靶向纳米复合体系，从而实现了肿瘤靶向的放化疗法。这项研究为肿瘤靶向放化疗提供了一种有效的临床可行的技术。此项研究成果于 2017 年 3 月发表在纳米期刊 *ACS Nano* 上。

日本东北大学和筑波大学一个共同研究小组在 2017 年出版的《自然 · 生物医学工程》上发表论文，首次成功开发出一种可长期植入的人工玻璃体，由一种含水率极高的高分子凝胶材料制成，通过新的分子设计，可直接注入人体内。这种材料今后可用来治疗视网膜等眼科系统疾病，还可用作防粘连剂、止血剂以及再生医疗的辅助材料。在动物实验中，研究小组利用这一技术首次实现了视网膜剥离的水凝胶治疗，并确认了使用人工玻璃体一年以上未出现任何副作用，开辟了一种划时代的治疗方法。

中国科学院半导体研究所半导体超晶格国家重点实验室沈国震课题组与解放军总医院教授姜凯开展深入的合作，开发了一种可直接贴附在人体表面的超薄高像素柔性电子皮肤阵列。这项研究发展了一种制备方法简单、环境友好、成本低廉、适宜大规模生产的超薄电子皮肤的制备途径，其高柔性及弹性也符合模拟人体皮肤的需求，因此具有重要的应用价值，有望作为一种新型的人造电子皮肤服务于未来机器人、义肢使用者和可穿戴设备上。该项工作得到了国家杰出青年科学基金、北京市自然科学基金以及中科院前沿科学重点研究项目等项目的支持。研究成果发表在《纳米能源》上。

中国科学院地质与地球物理研究所中-法生物矿化与纳米结构联合实验室潘永信研究组工程师张同伟、博士研究生杨彩云等在优化人源磁性铁蛋白合成研究中取得了进展。通过大量的实验研究，成功实现对铁蛋白外壳进行聚乙二醇（PEG）修饰，构建了新的功能化纳米反应器。改善了人源磁性铁蛋白的部分性能，为该材料在生物医学领域的应用奠定了基础。以上研究成果分别发表在国际期刊《纳米技术》和《纳米粒子研究杂志》上。

日本京都大学的研究人员使用生物 3D 打印机创建管状导管，可以促进受损的神经细胞再生。该研究小组使用的来自 Cyfuse Biomedical 的 Regenova 3D 生物打印机，打印出生物 3D 导管，完全由纤维细胞组成的无支架的生物 3D 导管可以促进大鼠坐骨神经模型中的神经再生。该项目预期在 2019 年进行临床试验，相关成果于 2017 年 4 月发表在 *PLoS One* 上。

中国科学院上海微系统与信息技术研究所传感技术联合国家重点实验室研究员陶虎带领团队，通过传统纺织业的蚕丝最新研发了一种可降解且降解速度可控的生物医疗器械。该生物材料除了具备精确可控的降解功能外，还具备包裹药物、微整形、信息隐藏、食品保鲜、药物储藏等多方面功效。目前，该项技术已经完成动物实验阶段，下一步将开展临床研究，进而形成产、学、研一体化创新发展。该项技术一旦成型问世，有望将传统的低附加值的产业变成高科技高附加值的生物医药产业。相关成果于 2017 年 4 月发表在《先进材料》上。

中国科学院苏州纳米技术与纳米仿生研究所研究员王强斌运用 DNA 折纸术首次获得一系列金纳米棒-金纳米粒子手性螺旋超结构，可有效调制金纳米棒-金纳米粒子超结构手性光谱的强度。该策略为“自下而上”构筑复杂的功能纳米自组装系统提供了全新思路。相关研究成果于 2017 年 4 月发表在《先进材料》上。

美国梅奥诊所等研究机构的研究人员开发出一种新的旨在让乳腺瘤萎缩同时阻止其复发的抗癌纳米颗粒。接受这种纳米颗粒注射的小鼠的肿瘤大小下降了 70%～80%。这种新开发的纳米颗粒对 HER2 阳性乳腺癌产生强效的抗肿瘤免疫反应。相关研究结果于 2017 年 5 月 1 日在线发表在 *Nature Nanotechnology* 上。

中国科学院上海硅酸盐研究所研究员朱英杰带领的科研团队研制出具有良好柔韧性和优异力学性能

的新型羟基磷灰石超长纳米线基生物纸。该生物纸以羟基磷灰石超长纳米线作为构建材料，与具有良好生物相容性的天然生物高分子如壳聚糖或胶原蛋白复合制备而成。所制备的生物纸具有诸多优点，如柔韧性好、生物相容性和生物活性高、力学性能优异等，相关研究结果受到审稿专家的高度评价，作为外封面论文和重要论文发表在国际学术期刊《欧洲化学》上；另一篇论文发表在《亚洲化学》并入选封面论文。另外，研究团队成功研制出羟基磷灰石超长纳米线/硅酸镁/壳聚糖复合多孔骨缺损修复支架，可装载治疗药物和生长因子，促进新骨和血管形成，在药物缓释和骨缺损修复等生物医学领域具有良好的应用前景。

美国西北大学费恩柏格医学院、麦考密克工程学院的研究人员研究出一种 3D 打印的微孔明胶支架，用以支持小鼠卵泡细胞发育，也可用于恢复手术绝育小鼠的卵巢功能。通过移除雌性小鼠的卵巢，并且利用 3D 打印卵巢（卵巢假体）替换它，小鼠不仅能够排卵而且也能够产下健康的幼鼠。这些卵巢假体是由容纳着未成熟的卵子的三维打印支架构造而成，成功地促进小鼠体内的激素产生，并且恢复它们的生育力。相关研究结果于 2017 年 5 月 16 日在线发表在 *Nature Communications* 上。

美国亚利桑那州立大学的科学家们开发出一种快速的廉价的基于纳米颗粒的胰腺癌诊断方法，该方法是基于胰腺癌释放的囊泡表面上的一种生物标志物而开发的。在研究中研究人员描述了如何在活细胞内合成 DNA 马达，能够通过检测荧光强度判断哪些细胞是癌细胞，这项技术在疾病早期诊断领域具有巨大的潜力。相关研究成果于 2017 年 5 月发表在 *Nature Communications* 上。

上海交通大学医学院药理学与化学生物学系高小玲课题组，通过构建内核包载 siRNA 的重组高密度脂蛋白纳米载体，将 RNAi 药物安全递送入脑，并借助 Ras 激活的肿瘤细胞依赖于巨胞饮“营养蛋白”维持生长和生存的特征，高效靶向 Ras 激活依赖型脑胶质母细胞瘤，实现精准靶向治疗。该纳米载体克服了 RNAi 药物易降解、体内循环时间短、靶细胞导向性差、难以通过细胞膜屏障并实现胞质释放等递送难题，具有进一步开发应用前景，目前已申请国家发明专利。相关成果于 2017 年 5 月在线发表在 *Nature Communications* 上。

布莱根妇女医院的研究人员开发了一种新方法，利用 3D 打印斑块灌入细胞就能够有效促进健康血管的生长。研究者所开发的这种斑块在促进新生血管生长的同时，还能够避免其他方法所产生的问题。目前这种方法仍然处于早期研究阶段，后期将进行更为深入的研究来提高这种 3D 打印斑块的可扩展性。相关研究于 2017 年 6 月发表在国际期刊《自然生物医学工程》上。

空军军医大学西京医院完成世界首例通过组织工程方法修复长度超过 10cm 的负重骨骨缺损病例，实现了国际性难题组织工程再生骨修复大段骨缺损的重大突破。该技术通过采集患者自身细胞，培养获得足够细胞数量后，复合到能与人体相容的多孔生物材料上形成组织工程骨复合物，再植入患者体内骨缺损处进行修复。2015 年 8 月，空军军医大学西京医院骨科裴国献教授团队采用该技术，为一名患者实施右胫骨骨缺损组织工程再生骨移植修复术，成功修复长达 12cm 的大段骨缺损。2017 年 6 月 13 日，该患者骨缺损已完全修复。该技术的成功，标志着应用组织工程技术修复大段骨缺损成为可能，是组织工程骨这项再生医学技术从实验室研究走向临床应用的重要开端。

中国科学院深圳先进技术研究院微纳中心研究员吴天准及其研究团队成功研发出一种具有纳米结构的高性能氧化铱/铂纳米锥复合镀层。这种高性能复合镀层有效解决了随着电极阵列化和集成化带来的高电化学阻抗、低电荷存储能力及低电荷注入能力的问题，并显著提高了神经电极的电刺激性能。该研究成果有效解决了现有技术短板，可操作性强，对微电极表面修饰材料的开发和以人造视网膜为代表的神经电极刺激/记录具有重要指导意义，有望广泛应用于神经假体和高效刺激/记录电极等领域。相关研究成果已在线发表于电化学期刊 *Electrochimica Acta*。同时该工作的阶段性成果被 IEEE NEMS 2017 收录，并入围最佳会议海报奖（Finalist of Best Conference Poster Award）。

六、合成生物学

合成生物学涵盖的研究内容可以大体分为三个层次：一是利用已知功能的天然生物模体或模块构建成的新型调控网络并表现出新功能；二是采用从头合成的方法人工合成基因组 DNA 并重构生命体；三是在前两个研究领域得到充分发展之后，创建完整的全新生物系统乃至人工生命体。近年来，随着基因合成技术的发展，关于合成基因组染色体和创造有生命活力的生物个体的研究进展迅速，2016 年和 2017 上半年，全球在合成生物学上取得的主要成果如下。

来自加利福尼亚大学的研究人员建立了一个只有 473 个基因的细菌，称为 JCVI-syn3.0，是在以 JCVI-syn1.0（901 基因）为基础建立的。这是迄今为止自由生活的细胞中携带最小的遗传基因。这样的“最小基因组”细胞可能最终作为实验室生物制药模板，为工业和农业创造创新的化学品，或大量产生尚未构象到的其他分子。该项目还确定了对于微生物生存至关重要的基因，相关成果于 2016 年 5 月发表于 *Science* 上。

来自美国哈佛大学的一个研究团队发现一种合成新型大环内酯类抗生素的方法。研究人员首先构建出小分子化学物模块，然后将这些小分子化学物模块“焊接”在一起。迄今为止，利用这种技术，研究人员合成出 300 种新的大环内酯类药物，其中的一些大环内酯类药物已经用来检测是否可以抵抗细菌感染，并已取得初步的成功。相关研究结果于 2016 年 5 月发表在 *Nature* 上。

2016 年 5 月 10 日，来自全球的大约 150 名科学家、律师和企业家举行了一次闭门研讨会，探讨从头合成人类基因组的可能性，并且启动人类基因组编写计划（HGP-write）。人类基因组编写计划的首要目标是在 10 年内把合成大型基因组的成本降低为现在的千分之一，还希望在 10 年内从头合成一条完整的人类基因组，其近期目标是合成 1%的人类基因组。科学家们还列出了人类基因组编写计划的一系列潜在应用，包括培育可移植给人类的器官、通过全基因组重编码赋予细胞对病毒的免疫力、通过细胞工程技术赋予细胞抗癌能力、加速疫苗和药物的研发进程、构建特定染色体或复杂癌症基因型等。相关情况于 2016 年 7 月发表在 *Science* 上。

来自约翰霍普金斯大学的研究人员在细菌内构建基因回路，控制细菌的基因表达，使其能反复且同步地将药物递送到小鼠肿瘤处，从而实现杀伤肿瘤的目的。早先已有研究人员使用了合成生物学构建了大肠杆菌中的“群体感应”基因电路，此研究使用该基因回路，控制鼠伤寒沙门菌的细菌毒素释放。这些细菌在抵达目标位置时，会同步自发地裂解自杀并释放药物，一方面最大化药物递送效率，另一方面最小化药物毒性。为了证实疗效，研究人员使用这种细菌治疗肿瘤小鼠，发现细菌确实显示出同步周期性动态变化，且无论单用还是与化疗联用，都具有一定疗效。相关研究结果于 2016 年 8 月发表在 *Nature* 上。

铁皮石斛是我国传统名贵中药材，具有益胃生津和滋阴清热之功效。为揭示铁皮石斛多糖生物合成代谢调控的分子机制，中国科学院华南植物园生物技术育种研究组的段俊团队通过转录组测序与分析，构建了铁皮石斛不同发育阶段的基因表达信息库，确定了铁皮石斛中果糖和甘露糖的代谢途径及参与其中的 135 个基因，筛选鉴定了 430 个糖基转移酶、89 个纤维素合成酶基因和 627 个参与铁皮石斛次生代谢的转录因子；其中 37 个差异表达的纤维素合成酶基因在铁皮石斛的甘露聚糖合成中起着重要作用；克隆分析了多糖合成途径中的关键酶基因 DoPMM 和 DoCSLA6，发现它们除直接参与了铁皮石斛多糖合成代谢途径之外，还与铁皮石斛的抗逆性有关。相关研究结果于 2017 年 2 月发表在 *Frontiers in Plant Science* 上。

来自美国斯克里普斯研究所（TSRI）的研究人员开发出首个稳定的半合成有机体。他们制造出一种含有 4 个天然碱基（A、T、C 和 G）和两个配对的合成碱基：X 和 Y 的新细菌，并且证实了细胞在进行分裂时，它能够无限期地保持这个合成碱基对。相关结果于 2017 年 2 月发表在 *PNAS* 上。

美、中、英、澳大利亚和新加坡的科学家形成国际联盟，共同开展第一个真核生物——酿酒酵母基因组的重新设计与建造，该项基因组工程被简称为 Sc2.0。该工程强调对基因组的整体设计，包括消除基因组中的转座子、重复序列等可能的冗余元件，同时加入一些特定的元件，如可以使基因组发生大规模变化的 loxP 序列等。Sc2.0 计划基于“构建以助于理解”的合成生物学理念，通过对酿酒酵母基因组的设计、合成以及改造，以期能从全基因组水平更透彻地理解遗传物质发挥功能的生物学机制、遗传信息的传递与调控，从而帮助人类有目的地设计和改造生命体，实现预设功能，有效解决目前面临的环境污染、粮食短缺等重大挑战。包括由清华大学主要完成的 12 号染色体、由美国纽约大学主要完成的 6 号染色体、华大基因和英国爱丁堡大学共同完成的 2 号染色体、天津大学主要完成的 5 号染色体以及法国巴斯德研究所主要完成的合成染色体 3D 结构等系列研究工作。

其中，来自清华大学生科院戴俊彪研究组实现酿酒酵母（*Saccharomyces cerevisiae*）12 号染色体的人工合成。天然的酿酒酵母 12 号染色体长度约为 250 万个碱基对，包括长约 109 万个碱基对的染色体以及一个由约 150 个重复单元组成的 rDNA 区域。后者形成了细胞核内一个特殊结构——核仁。研究人员也对 12 号染色体上编码核糖体 RNA 的 DNA 序列（rDNA）开展了一系列工程化改造，基于原始碱基序列设计出新的碱基序列，并通过自主开发的分层组装和后续改造方案最终获得可在酿酒酵母体内正常发挥功能的合成 12 号染色体（synⅫ），这是目前世界上最长的真核线性染色体，全长为 976 067 个碱基。为了获得具有完整生物学功能的酿酒酵母染色体，synⅫ的合成首次采用了分级组装的策略：首先，通过大片段合成序列，在6个菌株中分别完成了对染色体不同区域内源 DNA 的逐步替换；然后，利用酵母减数分裂过程中同源重组的特性，将多个菌株中的合成序列进行合并，获得完整的合成型染色体。相关结果于 2017 年 3 月发表在 *Science* 上。

来自深圳华大基因研究院与英国爱丁堡大学共同完成 2 号染色体的从头设计与全合成（长 770 kb），合成酵母菌株展现出与野生型高度相似的生命活性。科研人员使用“贯穿组学（trans-omics）”方法，从表型、基因组、转录组、蛋白质组和代谢组 5 个层次系统地进行基因型-表现型的深度关联分析，证明了人工设计合成的酿酒酵母基因组可增加、可删减的高度灵活性。相关结果于 2017 年 3 月发表在 *Science* 上。

天津大学完成了 5 号和 10 号染色体的合成，建立了基于多靶点片段共转化的基因组精确修复技术和 DNA 大片段重复修复技术，解决了超长人工 DNA 片段的精准合成难题，首次实现了真核人工基因组化学合成序列与设计序列的完全匹配，系统性支撑与评价了当前真核生物的设计原则。该技术的突破为研究人工设计基因组的重新设计、功能验证与技术改进奠定了基础。研究人员利用化学合成的酵母 5 号染色体定制化建立了一组环形染色体模型，通过人工基因组中设计的特异性水印标签实现对细胞分裂过程中染色体变化的追踪和分析，为研究当前无法治疗的环形染色体疾病、癌症和衰老等发生机制和潜在治疗手段提供了了研究模型。此外，研究人员还发展了多级模块化和标准化基因组合成方法，创建了一步法大片段组装技术和并行式染色体合成策略，实现了由小分子核苷酸到活体真核染色体的定制精准合成。相关结果于 2017 年 3 月发表在 *Science* 上。

中国科学院武汉病毒研究所研究员胡志红课题组联合运用 PCR 及酵母转化相关的同源重组（transformation associated recombination，TAR）技术，首次合成了杆状病毒模式种 AcMNPV 的全基因组，并通过转染细胞成功拯救出了有感染性的人工合成病毒。研究人员首先利用 PCR 扩增覆盖 AcMNPV 全基因的 45 个片段，每个片段约 3kb，相邻片段之间有大于 60bp 的重叠序列。然后利用 TAR 技术，在酵母细胞内进行了三次重组，依次获得了 9 个约 15kb 的片段、3 个约 45kb 的片段和全基因组（145 299bp）。将合成的病毒基因组进行了 454 测序验证，通过转染昆虫细胞成功获得了有感染性的人工合成病毒 AcMNPV-WIV-Syn1。电镜、一步生长曲线和生物测定等结果表明，合成病毒与亲本病毒具有相似的生物学特性。该技术的建立，不仅为杆状病毒的基础研究提供了有力工具，还可以用于改良杆状病毒的表达系统和杀虫性能。研究成果于 2017 年 4 月发表在 *ACS Synthetic Biology* 上。

来自剑桥大学的研究人员首次在体外合成了人造小鼠胚胎。研究人员利用小鼠的胚胎干细胞、滋养干层细胞以及细胞质基质，通过使用转基因干细胞和特异性抑制剂，在培养基中成功地诱导合成了类小鼠胚胎结构。相关结果 2017 年 4 月发表在 *Science* 上。

（王 磊 陈 婷 李 鹏 王静雪 刘 伟 康旭琴 杨 帅）

参考文献

唐嘉，张乃千，2017. 美国欧盟启动大脑相关技术研究项目：利用脑纹识别战场身份. http://military.people.com.cn/n1/2017/0210/c1011-29072091.html[2017-02-10].

Abudayyeh OO，Gootenberg JS，Konermann S，et al，2016. C2c2 is a single-component programmable RNA-guided RNA-targeting CRISPR effector. Science，353（6299）：aaf5573.

BIG Data Center Members，2017. The BIG Data Center：from deposition to integration to translation. Nucleic Acids Res，45（D1）：D18-D24.

Boeke JD，Church G，Hessel A，et al，2016. Genome engineering：the genome project-write. Science，353（6295）：126.

Burstein D，Harrington LB，Strutt SC，et al，2016. New CRISPR–Cas systems from uncultivated microbes. Nature，542（7640）：237-241.

Cao N，Huang Y，Zheng J，et al，2016. Conversion of human fibroblasts into functional cardiomyocytes by small molecules. Science，352（6290）：1216-1220.

Chang Y，He L，Li Z，et al，2017. Designing core-shell gold and selenium nanocomposites for cancer radiochemotherapy. ACS Nano，11（5）：4848-4858.

Chen J，Suo S，Tam PPL，et al，2017. Spatial transcriptomic analysis of cryosectioned tissue samples with Geo-seq. Nature Protocols，12（3）：566.

Cyranoski D，2016. CRISPR gene-editing tested in a person for the first time. Nature，539（7630）：479.

Dever DP，Bak RO，Reinisch A，et al，2016. CRISPR/Cas9 β-globin gene targeting in human haematopoietic stem cells. Nature，539.

DOD-Department of Defense（DARPA-BAA-16-24），2016. Targeted neuroplasticity training. http：//www.northeastern.edu/resdev/ funding-announcement/targeted-neuroplasticity-training/html[2016-06-02].

Dong D，Ren K，Qiu X，et al，2016. The crystal structure of Cpf1 in complex with CRISPR RNA. Nature，532（7600）：522.

Harrison SE，Sozen B，Christodoulou N，et al，2017. Assembly of embryonic and extraembryonic stem cells to mimic embryogenesis in vitro. Science，356（6334）：eaal1810.

He FC，2013. "Life Omics" in grand discovery era. Sci China Life Sci，56.

Hikabe O，Hamazaki N，Nagamatsu G，et al，2016. Reconstitution in vitro of the entire cycle of the mouse female germ line. Nature，539（7628）：299-303.

JH，2016. BCI Control for flying. http://www.jhuapl.edu/prosthetics/program/news.asp/html[2016-09-14].

Kubben N，Zhang W，Wang L，et al，2016. Repression of the antioxidant NRF2 pathway in premature aging. Cell，165（6）：1361-1374.

La Manno G，Gyllborg D，Codeluppi S，et al，2016. Molecular diversity of midbrain development in mouse，Human，and Stem Cells. Cell，167（2）：566-580.

Lee Bell For Mailonline，2016. Drones that 'think' like humans could be heading for war zones：Darpa chip uses 'neural networks' to act like the human brain. http://www.dailymail.co.uk/sciencetech/article-3436954/Drones-think-like-humans-heading-war-zones- Darpa-chip-uses-neural-networks-act-like-human-brain.html[2016-02-08].

Luo N1，Weber JK，Wang S，et al，2017. PEGylated graphene oxide elicits strong immunological responses despite surface passivation. Nat Commun，8：14537.

McCracken KW，Aihara E，Martin B，et al，2017. Wnt/β-catenin promotes gastric fundus specificationin mice and humans. Nature，541（7636）：182-187.

NIH，2016. NIH nearly doubles investment in BRAIN initiative research. https://www.nih.gov/news-events/news-releases/nih-nearly-doubles-investment-brain-initiative-research/hmtl [2016-10-13].

Pawluk A，Amrani N，Zhang Y，et al，2016. Naturally occurring off-switches for CRISPR-Cas9. Cell，167（7）：1829.

Rafal K，Chen Y，Tracy F，et al，2016. Elimination of HIV-1 genomes from human T-lymphoid cells by CRISPR/Cas9 gene editing. Scientific Reports，6：22555.

Rd HC，Chuang RY，Noskov VN，et al，2016. Design and synthesis of a minimal bacterial genome. Science，351（6280）：aad6253.

Shen Y，Wang Y，Chen T，et al，2017. Deep functional analysis of synII，a 770-kilobase synthetic yeast chromosome. Science，355（6329）：eaaf4791.

Sidik SM，Huet D，Ganesan SM，et al，2016. A genome-wide CRISPR screen in toxoplasma identifies essential apicomplexan Genes. Cell，166（6）：1423.

Sugimura R，Jha DK，Han A，et al，2017. Haematopoietic stem and progenitor cells from human pluripotent stem cells. Nature，545（7655）：432-438.

Suzuki K，Tsunekawa Y，Hernandez-Benitez R，et al，2016. In vivo genome editing via CRISPR/Cas9 mediated homology-independent targeted integration. Nature，540（7631）：144.

Tokheim CJ，Papadopoulis N，Kinzler KW，et al，2016. Supplementary materials：evaluating the evaluation of cancer driver genes. PNAS，113（50）：14330.

Tsang MK，Ye W，Wang G，et al，2016. Ultrasensitive detection of Ebola virus oligonucleotide based on upconversion nanoprobe/nanoporous membrane system. ACS Nano，26；10（1）：598-605.

Velez G，Roybal CN，Colgan D，et al，2016. Precision medicine：personalized proteomics for the diagnosis and treatment of idiopathic inflammatory disease. JAMA Ophthalmology，134（4）：444-448.

Williams EG，Wu Y，Jha P，et al，2016. Systems proteomics of liver mitochondria function. Science，352（6291）：aad0189-aad0189.

Xie Z，Babiceanu M，Kumar S，et al，2016. Fusion transcriptome profiling provides insights into alveolar rhabdomyosarcoma. Proceedings of the National Academy of Sciences of the United States of America，113（46）：13126.

Yokota T，Zalar P，Kaltenbrunner M，et al，2016. Ultraflexible organic photonic skin. Science Advances. Sci Adv，2（4）：e1501856.

Yurie H，Ikeguchi R，Aoyama T，et al，2017. The efficacy of a scaffold-free Bio 3D conduit developed from human fibroblasts on peripheral nerve regeneration in a rat sciatic nerve model. PLoS One，12（2）：e0171448.

Zeeshan S，Jay R，Matthew L，et al，2016. Tranquillo. Tissue engineering of acellular vascular grafts capable of somatic growth in young lambs. Nature Communication，7：12951.

Zhang R，Miner JJ，Gorman MJ，et al，2016. A CRISPR screen defines a signal peptide processing pathway required by flaviviruses. Nature，535（7610）：164.

Zhou S，2016. Synthetic biology：Bacteria synchronized for drug delivery. Nature，536（7614）：33.

Zhu L，Finkelstein D，Gao C，et al，2016. Multi-organ mapping of cancer risk. Cell，166（5）：1132-1146.

本章更多参考文献获取

第三章　十大疾病领域国内外研究进展

第一节　病毒性肝炎领域国内外研究进展

一、最新流行概况

病毒性肝炎呈全球性流行，目前分为甲、乙、丙、丁、戊 5 型，每年导致约 140 万人死亡，其中 90%以上死于乙型或丙型肝炎所导致的肝硬化和肝细胞癌。2016 年 5 月，世界卫生大会（World Health Assembly，WHA）发布了全球病毒性肝炎战略（2016～2021 年），提出到 2030 年消除病毒性肝炎所导致的公共卫生威胁，使病毒性肝炎新发感染率下降 90%，死亡率下降 65%，其中重点是乙型肝炎和丙型肝炎。

（一）甲型肝炎流行在全国得到有效控制，北京报告发病率处于全国最低水平

我国甲型肝炎的发病率已经明显降低，特别是进入 21 世纪以来甲型肝炎更是呈现快速下降趋势。国家疾病预防与控制中心联合厦门大学等报道，我国甲型肝炎发病率由 1991 年的 55.7/10 万下降到 2014 年的 1.9/10 万，下降率为 96.6%。2016 年国家疾病预防与控制中心在《中华流行病学杂志》报道了中国 2～29 岁人群甲型肝炎疫苗接种率和甲型肝炎报告发病率。该报道基于 2014 年全国乙型肝炎血清流行病学调查数据库中甲型肝炎疫苗接种史信息，共调查全国 2～29 岁人群 29 058 人，甲型肝炎疫苗接种率为 44.6%，年龄越小，甲型肝炎疫苗接种率越高，其中 2～6 岁、7～14 岁人群甲型肝炎疫苗接种率分别为 91.2%、76.0%；2004～2014 年全国甲型肝炎报告发病率逐年下降，其中 2～6 岁、7～14 岁人群和全人群 2007～2013 年甲型肝炎报告发病率分别下降 82.5%、90.6%和 72.1%。

北京市的甲型肝炎报告发病率已由 1990 年的 59.41/10 万下降到了 2012 年的 0.41/10 万，2014 年的 0.68/10 万，2016 年的 0.65/10 万，持续稳定处于全国最低水平之一。与 20 世纪末甲型肝炎流行呈现明显的夏秋高峰相比，目前北京甲型肝炎无季节分布，仍呈现全年零星散发状态。从年龄结构上来看，20 岁以下年轻人发病率下降明显。在 21 世纪初，甲型肝炎的主要发病人群集中在 20 岁以下人群，其发病构成在 2000 年为 22.46%，到 2012 年已下降到 3.66%，2014 年进一步下降到 2.1%，到 2016 年无 20 岁以下甲型肝炎病例报告（北京市疾病预防与控制中心提供数据）。

（二）乙型肝炎预防控制效果显著，北京市传播模式和防治工作重点转移

世界卫生组织在 2017 年 4 月 21 日发布的《2017 年全球肝炎报告》显示，至 2015 年全球约 2.57 亿慢性乙型肝炎感染者，约占世界总人口的 3.5%，西太平洋、非洲和东南亚是感染人数最多的地区，其中西太平洋地区和非洲占总感染人数的 68%。全球疫苗接种覆盖率由 2014 年的 82%提高至 2015 年的 84%，5 岁以下儿童慢性感染率，从实施免疫接种规划前的 4.7%下降到 2015 年的 1.3%。

中国国家疾病预防与控制中心最近报道了 2014 年全国乙型肝炎血清流行病学调查数据，并与 1992 年和 2006 年的全国流行病学调查结果进行了比较。在 1～29 岁人群中，乙型肝炎表面抗原（hepatitis B surface antigen，HBsAg）阳性率从 1992 年的 10.1%，下降到 2006 年的 5.5%，又进一步下降到 2014 年的

2.6%。在 15 岁以下人群中，HBsAg 阳性率从 1992 年的 10.5%，下降到 2014 年的 0.8%。在 1992 年调查的 1～29 岁各年龄组人群 HBsAg 阳性率均在 10%左右，而到 2006 年 1～4 岁、5～14 岁和 15～29 岁人群 HBsAg 阳性率分别降到 0.7%、1.5%和 5.0%，2014 年又进一步下降到 0.3%、0.9%和 4.4%。由此可见中国乙型肝炎预防控制效果显著。

北京市人群乙型肝炎报告发病率也明显下降，由 1990 年的 14.90/10 万下降到 2014 年的 0.1/10 万，2016 年的 0.35/10 万。北京市人群 HBsAg 的携带率由 1992 年的 5.76%下降到了 2013 年的 2.73%，25 岁以下（1992 年以后出生）人群 HBsAg 阳性率已下降到了 1%以内。在北京常住人口中乙型肝炎传播模式由母婴传播为主向水平传播过渡，北京地区的乙型肝炎防治工作也从预防为主，向预防和抗病毒治疗并重、降低病死率、提高存活率和生活质量过渡（北京市疾病预防与控制中心提供数据）。

（三）丙型肝炎流行率世界各地分布不均，北京报告发病率趋于平稳

世界卫生组织《2017 年全球肝炎报告》中，2015 年估算丙型肝炎病毒（hepatitis C virus，HCV）新发感染者约 175 万人（全球发病率为 23.7/10 万），超过了丙型肝炎终末期疾病死亡患者（39.9 万人）和已经治愈患者（84.3 万人）数的总和，提示现存感染患者总数有所增加。据估算全球共约 7100 万 HCV 感染者，各地区和各国家内部之间流行率差异很大，感染高发区分布在东地中海地区（62.5/10 万，最常见感染方式为不安全医疗操作）和欧洲（61.8/10 万人，最常见感染方式为静脉注射毒品）。

我国大陆公布的一般人群 HCV 感染率最新数据仍为 2006 年的 0.43%。但上述调查中有偿献血人群、透析人员、血友病患者、静脉吸毒者及男同性恋者等 HCV 高危人群并未包括在研究样本中，考虑到上述因素，有专家估计我国大陆地区 HCV“真实”的流行率约为 1%。虽然我国 HCV 感染率并不高，但由于人口基数大，感染人数仍为世界第一。

北京市丙型肝炎的报告发病率 5 年来趋于平稳，2012 年丙型肝炎报告发病率为 2.10/10 万，2014 年为 0.4/10 万，2016 年为 0.29/10 万（北京市疾病预防与控制中心提供数据）。

（四）丁型肝炎

丁型肝炎病毒（hepatitis D virus，HDV）为缺陷病毒，需要以 HBsAg 作为其外壳才能生存。因此，只有 HBsAg 阳性者才会感染丁型肝炎。尽管我国乙型肝炎感染率较高，但除个别地区外，我国丁型肝炎感染率很低。

（五）戊型肝炎仍有流行或散发，基因型分布有地区差异性且与病情相关

世界卫生组织《2017 年全球肝炎报告》显示，有 1/3 世界人口暴露于戊型肝炎病毒（hepatitis E virus，HEV），每年有 2000 万人发生 HEV 感染，其中 330 万人为急性肝炎病例。急性戊型肝炎暴发流行主要见于亚洲和非洲的发展中国家，发达国家以散发病例为主。中国戊型肝炎的发病率由 1997 年的 0.21/10 万升高到 2014 年的 1.99/10 万。北京地区在 21 世纪初戊型肝炎报告发病率曾由 2003 年的 1.56/10 万上升到 2006 年的 4.37/10 万；之后逐步回落并趋于平稳，2012 年戊型肝炎报告发病率为 1.74/10 万，2014 年为 1.56/10 万，2016 年为 1.12/10 万（北京市疾病预防与控制中心提供数据）。

目前已在哺乳动物和鸟类 HEV 变种中识别出 8 个基因型，人类中常见的感染为基因 1 型、2 型、3 型、4 型。基因型的分布具有明显地域差异性：基因 1 型主要分布于亚洲和非洲，基因 2 型局限分布在墨西哥和非洲，基因 3 型广泛分布于世界各地，基因 4 型主要分布于亚洲国家。

我国流行的 HEV 基因型主要为基因 1 型、3 型、4 型：基因 1 型主要分布在新疆和北京地区；基因 3 型分布在上海及邻省江苏；基因 4 型是 HEV 优势基因型，4a、4d 和 4h 亚型是最优势的亚型，地理分布尤为广泛，主要分布地区包括东北、华中、西北和华东。HEV-1 和 HEV-2 感染的一个显著特征是，如在怀

孕期间感染，可导致很高的病死率。一般认为，免疫抑制的个体慢性 HEV 感染似乎仅限于 HEV-3；而最近也报道了一例肝移植患者因长期饮用骆驼奶而感染骆驼的 HEV-7 并形成慢性 HEV 感染者。

二、国际最新研究进展

（一）欧洲肝病学会更新慢性乙型肝炎指南

时隔 5 年，欧洲肝病学会（European Association for the Study of the Liver，EASL）在 2017 年年会期间发布了更新的慢性乙型肝炎（choronic hepatitis B，CHB）管理指南。新版指南中：①自然史不再采用免疫耐受期、免疫清除期（HBeAg 阳性慢性乙型肝炎）、免疫控制期（非活动性 HBsAg 携带者）和免疫逃逸期（HBeAg 阴性慢性乙型肝炎）分期命名，代之以 HBeAg 阳性的慢性感染、HBeAg 阳性的慢性肝炎、HBeAg 阴性的慢性感染和 HBeAg 阴性的慢性肝炎；②提出了 5 个抗病毒治疗适应证，拓展了治疗指征；③新增一线用药磷丙替诺福韦（TAF）；④提出了 4 个治疗终点，即主要终点、有价值终点、附加终点和理想终点；⑤核苷（酸）类似物停药指征改动较大，特别是对于 HBeAg 阴性的 CHB 患者，提出经核苷（酸）类似物治疗 3 年以上且病毒得到抑制，在能够长期密切随访的前提下，可以考虑停药。新指南的发布，标志着 CHB 的诊断技术、新药研发、疾病自然史以及患者管理等方面又取得了长足的进步。

（二）乙型肝炎新药研究为实现“治愈”带来希望

目前指南推荐的 CHB 治疗仍局限于核苷（酸）类似物和长效干扰素，虽然多数患者可获得病毒学抑制，但需长期服药，且 HBsAg 阴转率较低，难以实现功能性治愈（HBsAg 清除，伴或不伴抗-HBs 血清学转换）和完全性治愈[清除共价闭合环状 DNA（covalently closed circular DNA，cccDNA）]。因此，为进一步寻找新的治疗靶点，近年研究人员对乙型肝炎病毒（hepatitis B virus，HBV）复制周期和病毒-宿主相互作用进行了深入的探讨。

目前的新药研究涵盖了病毒复制周期及与宿主间相互作用的各个环节。①阻止 HBV 进入肝细胞：通过与肝细胞 HBV 受体，即钠离子牛磺酸盐共转运多肽结合，阻止 HBV 感染肝细胞，如 Myrcludex B、Cyclosporin A 和 Ezetimibe。②HBV cccDNA 抑制剂：包括阻止 rcDNA 进入细胞核、抑制 rcDNA 转化为 cccDNA、清除已有 cccDNA 和抑制 cccDNA 转录，如 BSBI-25、CCC-0975 和 TALEs 等。③RNA 干扰（RNAi）：体外研究和动物研究表明 RNAi 可进一步抑制 HBV 的复制，目前新药主要包括 ARC-520、TKM-HBV 和 ALN-HBV 等。④抑制 HBV 核衣壳的组装：HBV 核心蛋白参与病毒核衣壳的组装，因此 HBc 变构调节因子（CpAM）成为潜在的治疗靶点，如 BAY41-4109、NVR 3-778、GLS-4 等。⑤宿主靶向药物：通过恢复宿主对 HBV 的先天性或获得性免疫应答，清除乙型肝炎病毒，包括免疫刺激因子（如 GS9620）、治疗性疫苗（如 TG-1050、GS4774）等。新药研究网站可参考 http：//www. hepb. org/treatment-and-management/drug-watch/。

（三）丙型肝炎新药研发迅速，欧美进入泛基因型时代，亚太推进小分子抗病毒药物组合方案

目前欧美慢性丙型肝炎抗病毒治疗已经进入泛基因型、短疗程方案时代。2016 年吉利德开发的丙型肝炎鸡尾酒疗法（sofosbuvir/velpatasvir，Epclusa）成为全球首个全口服、泛基因型、单一片剂的丙型肝炎治疗方案。

多种小分子直接抗病毒药（direct antiviral agent，DAA）类药物组合方案在亚太地区的最新注册临床

研究数据显示，此类方案比长效干扰素联合利巴韦林方案持续病毒学应答率（sustained virus response，SVR）更高、安全性和耐受性更好。但目前亚太地区慢性丙型肝炎的诊治仍存在许多挑战，如对疾病的认知度较低，筛查率、诊断率和治疗率低，药物的可及性差等。

（四）DAA在丙型肝炎难治人群和特殊人群中逐渐安全推广

肝硬化患者、基因3型感染和既往治疗失败等被认为是丙型肝炎难治人群。对于肝功能代偿较好的肝硬化患者，应该首先选择无干扰素的DAA治疗方案。另有研究观察了GLE/PIB治疗基因3型、既往治疗失败或肝硬化人群的安全性和有效性，发现SVR均在90%以上，且安全性良好。即使在中晚期肝硬化患者，DAA也可以清除丙型肝炎病毒并改善肝脏功能，延长存活期。

最新临床试验表明，在伴有慢性肾病4～5期的HCV基因型1型和4型患者中，grazoprevir/elbasvir的SVR12高达99%。同时感染了HBV和HCV的患者，抗HCV治疗（长效干扰素联合利巴韦林或者口服DAA）可能导致HBV再激活，且HBV再激活与HCV基因型或DAA类别无关，故需注意检测HBV感染标志物，并及时发现和治疗HBV再激活。

（五）丙型肝炎的国际指南不断更新

2016年EASL对丙型肝炎治疗的推荐意见进行了修订更新。新版指南强调了无干扰素方案有更好的病毒学应答、耐受性和安全性、疗程更短、服用更方便等优势，是欧洲地区治疗丙型肝炎的首选推荐。与2015年版指南相比，新版指南增加了两种丙型肝炎新药，Epclusa和Zepatier（grazoprevir/elbasvir）。前者适用于所有基因型，后者适用于GT1/4。

WHO于2016年4月发布了WHO丙型肝炎治疗指南（2016年更新版）。与上一版（2014年版）指南相比，更新版指南强力推荐丙型肝炎病毒感染者使用不良反应少、安全性好、疗程更短和疗效更佳的直接抗病毒药物；已经不再推荐使用普通干扰素或聚乙二醇化干扰素联合利巴韦林方案，而且也不推荐使用第1代蛋白酶抑制剂博赛普韦和特拉普韦。

（六）丁型肝炎新药研究尚在进行中

慢性丁型肝炎的治疗尚不满意，经干扰素治疗仅25%的患者可获得SVR。目前新药研究主要集中于以下几个方面：①阻止HDV进入肝细胞：因HDV与HBV有相同的宿主受体，因此认为阻止HBV进入肝细胞同时可阻止HDV，目前有关Myrcludex B的Ⅱ期临床试验结果表明，多数患者治疗24周后可实现HDV RNA的下降。②抑制HBsAg分泌：因HDV需利用HBsAg作为其外壳，因此可通过减少HBsAg分泌清除HDV，目前有关REP2055和REP2139-Ca的临床试验表明，两者在降低HBsAg的同时，可以降低HDV RNA水平。③异戊烯化抑制剂：通过抑制HDV大抗原的异戊烯化，抑制病毒组装，目前有关lonafarnib的2a期临床试验表明，lonafarnib治疗28天可以降低HDV RNA水平，且下降程度与lonafarnib在患者体内药物浓度相关。④pegIFN-λ：IFN-λ受体在肝细胞高度表达，且比pegIFN-α耐受性好，相关临床试验正在进行中。

（七）戊型肝炎慢性化和肝外表现是HEV感染面临的新问题

免疫力损伤人群有HEV感染风险，但有研究表明HIV人群HEV阳性率与一般人群相比并不高。有人认为，HIV感染的危险因素不是获得HEV，而是由HEV引发的慢性感染。实体器官移植受者通常有免疫抑制，除粪口途径传播HEV外，还可通过输血及血液制品和移植器官受到感染，发展成为慢性戊型肝炎是现在面临的新问题。

近年报道了大量由 HEV 感染所致的肝外表现，尽管多为个案报道或小样本病例分析，但也反映出人们对 HEV 肝外表现认识的增强。在人胎盘和神经源性组织中观察到 HEV 复制，是肝外表现直接机制的一个佐证；间接机制有交叉免疫反应、免疫复合物的产生和继发性细菌感染，如神经感染，很可能由交叉免疫反应引起，而肾脏损伤通常与病毒抗原和抗体所形成的免疫复合物沉积有关。对 HEV 肝外表现的研究有助于治疗方案的确立。例如，有急性重型肝炎基础的急性胰腺炎的死亡率取决于肝炎而不是胰腺炎的严重程度。

（八）HEV 感染治疗的新型药物疗效有待验证

利巴韦林是唯一被作为超说明书使用治疗 HEV 的广谱抗病毒药物，但其治疗 HEV 感染的效果有限。干扰素 α 也疗效有限、副作用较多。体外研究显示，索非布韦可抑制病毒复制，与利巴韦林联合治疗能增加抗病毒作用，但尚无对 HEV 复制作用的体内研究资料。

肽共轭吗啉低聚物是一种新型抗 HEV 化合物，它能靶向作用于不同基因型 HEV 的高度保守 5′UTR；体外研究表明，它能针对多个 HEV 基因型，是特异的 HEV 抑制剂。另外，对准包膜 HEV 病毒的包膜起源和结构、参与 eHEV 释放和重返细胞宿主因素/途径等的研究，将有利于找到治疗 HEV 方法。

（九）APASL 更新肝纤维化有创及无创诊断指南

2016 年 APASL 发表了《肝纤维化有创和无创评估共识指南》，就肝纤维化肝穿刺活检、血清学指标和影像学方法等进行了推荐。其主要内容包括如下几个。①肝穿刺活检：仍然被认为是肝纤维化评估的金标准，但需考虑到样本误差、观察者自身和观察者之间的差异对判读结果的影响。②血清学指标：根据是否能直接反应细胞外基质的变化，分为 Ⅰ 级血清学指标（如 MP3 和 ELF）和Ⅱ级血清学指标（如 Fibrostest 和 APRI），可以较好地用于诊断或排除显著肝纤维化和肝硬化，其中，Fibrostest 和 APRI 被作为诊断肝硬化的首选血清学指标，APRI 则更适用于资源相对匮乏的地区。③影像学检查：包括传统的影像学方法（腹部超声、CT 和 MRI 等）及弹性成像，瞬时弹性成像应作为显著肝纤维化和肝硬化的初始评估，可用于预测肝硬化并发症及其预后，磁共振弹性成像在肝纤维化评估的应用也日渐广泛。

（十）Baveno VI 和 AASLD 2016 肝硬化门静脉高压诊疗共识

Baveno 共识是国际上较有影响力的门静脉高压临床诊疗共识，从 1990 年起每 5 年更新一次。2015 年更新的 Baveno VI 以门静脉高压风险评估及个体化管理为主题，重点探讨了门脉高压和食管胃底静脉曲张的有创及无创评估和监测、肝硬化的病因治疗、失代偿的初级预防、急性静脉曲张出血的处理和再出血的预防等方面，对肝硬化患者的个体化治疗和临床科研设计具有重要指导意义。

2016 年 AASLD 发表了肝硬化门脉高压危险度分层、诊断和治疗共识。除肝静脉压力梯度和胃镜评估门脉高压和静脉曲张外，也可结合肝脏弹性和血小板等无创指标，用于判断有临床意义的门脉高压及静脉曲张。此外，对非选择性 β 受体阻断剂（特别是卡维地洛）、内镜下曲张静脉套扎术及血管活性药物在静脉曲张出血的初级预防、治疗和次级预防等方面，进行了较为详细的阐述和推荐。

三、国内最新研究进展

（一）提出乙型肝炎病毒生活周期的三阶段假说

复旦大学上海医学院袁正宏教授课题组与复旦大学附属公共卫生临床中心，成功建立了一种能够在组织水平显示 cccDNA 分布的原位杂交技术。该技术还能显示 HBV 的其他复制中间体，如前基因组 RNA （pgRNA）、松弛环状 DNA（rcDNA）在单细胞水平的分布情况。研究组将该原位杂交与 HBV 主要抗原的免疫组织化学染色结合，获得了病毒核酸与蛋白质的综合图像，并提出在单细胞水平 HBV 存在“抗原富集期”、“DNA 富集期”和“潜伏期”的三阶段假说，推测患者体内肝细胞生理水平和病毒复制活跃度的变化可以导致这三个阶段的相互转换。该假说在单细胞水平描述了病毒生活周期的复杂变化模式，丰富了学术界对乙型肝炎病毒肝内生活史的认识，为进一步针对患者不同病情设计清除乙型肝炎病毒 cccDNA 的新策略提供了理论基础。

该研究结果作为“亮点论文”于 2016 年发表在 *Journal of Clinical Investigation* 进行重点推荐，并邀请了国际著名肝病专家 Stephen Locarnini 和 Peter Revill 教授作专题评论。

（二）延长长效干扰素治疗时间未提高 HBeAg 阳性慢乙型肝炎患者治疗应答率

南方医科大学南方医院侯金林教授的研究团队开展了一项关于 HBeAg 阳性慢乙型肝炎患者长效干扰素 PEG-IFN α-2a 应答指导治疗的全国多中心临床研究，于 2016 年发表在 *J Hepatol*。该研究根据 PEG-IFN α-2a 治疗 24 周时 HBsAg 及 HBV DNA 应答情况，将患者分为早期应答者（即 HBsAg ＜1500IU/ml 且 HBV DNA ＜10^5copies/ml）和非早期应答者，对后者又按 1：1：1 随机分为继续 PEG-IFN α-2a 治疗 24 周、72 周和 PEG-IFN α-2a 治疗 72 周联合阿德福韦酯治疗 36 周。结果表明，实现早期应答患者在干扰素治疗结束时有较好的血清学和病毒学应答；对非早期应答患者，延长 PEG-IFN α-2a 治疗时间并未提高患者的血清学和病毒学应答率，因此，对没有达到早期应答的 HBeAg 阳性慢乙型肝炎患者，不推荐延长 PEG-IFN α-2a 治疗时间。

（三）骨髓来源间充质干细胞治疗可提高 HBV 相关慢加急性肝衰竭患者生存率

中山大学附属第三医院高志良教授的研究团队开展了一项关于 HBV 相关慢加急性肝衰竭的随机对照研究，于 2017 年发表在 *Hepatology* 上。该研究共入组 110 例 HBV 相关慢加急性肝衰竭的患者，其中 54 例患者接受传统治疗方案作为对照组，56 例患者接受异体骨髓来源间充质干细胞（bone marrow-derived mesenchymal stromal cell，MSC）治疗并随访 24 周。结果显示，随访结束时，与对照组相患者相比，MSC 治疗患者的胆红素和 MELD 评分得到显著改善，且严重感染的发生率降低，从而提高了 24 周生存率。

（四）中国乙型肝炎随访与临床科研平台（CR-HepB）的影响进一步扩大

中国肝炎基金会协调中华医学会肝病学分会，为推动各级医疗单位对乙型肝炎患者的规范化管理和长期随访，于 2012 年 6 月 30 日正式启动中国乙型肝炎随访与临床科研平台（China Registry of Hepatitis B，CR-HepB）项目，该项目至今已历时 5 年。截至 2017 年 5 月 20 日，已有 47 家分中心加入，注册病例 141 414 例，随访 514 344 人次。该数据库 5 年初步分析结果在 2017 年第 26 届 APASL 年会上进行大会发言交流。对数据库中的 17 809 名 CHB 患者进行分析，发现 50 岁以前肝硬化患者中以男性为主，而 50 岁以后肝硬化患者中女性比例增加超过男性，提示绝经期后妇女对肝硬化的保护作用消失。

（五）丙型肝炎病毒基因工程疫苗研发取得进展

在“艾滋病和病毒性肝炎等重大传染病防治”国家科技重大专项支持下，由中国科学院上海巴斯德研究所金侠研究组和吉林大学第一医院牛俊奇研究组合作，系统地鉴定了丙型肝炎病毒 1b 亚型特异性 T 细胞表位；并以 HCV 包膜蛋白 E2 为疫苗靶点，利用果蝇 S2 重组表达体系制备了可溶性 E2 蛋白（sE2），并且系统评价了 sE2 疫苗的免疫原性、诱导广谱中和抗体能力及其在小鼠感染模型上的保护作用，以此为基础的疫苗研发正在深入进行。

（六）丙型肝炎全口服新药在中国获批上市

2017年4月盐酸达拉他韦片（百立泽®）和阿舒瑞韦软胶囊（速维普®）作为全口服直接抗丙型肝炎病毒联合治疗方案，获得国家食品药品监督管理总局（CFDA）批准，用于治疗成人基因 1b 型慢性丙型肝炎（非肝硬化或代偿期肝硬化）。此外，盐酸达拉他韦片同时被批准与其他药物，如索磷布韦联合，用于治疗成人泛基因型（即基因 1～6 型）慢性丙型肝炎病毒感染，这也是被中国 2015 年版《丙型肝炎防治指南》推荐用于治疗泛基因型的全口服联合治疗方案。

（七）戊型肝炎传播的传染源和传播途径有新发现

食源性人畜共患病是发达国家 HEV 流行的主要传染源，如未煮熟的猪肉制品。近年来人们发现食用野生动物（猪、鹿、骆驼）肉或奶也能传染 HEV，据报道兔子、山羊和狗也容易感染 HEV，其中屠宰场运货卡车对 HEV 的传播也起着重要作用。我国昆明学者研究了中国云南大理地区在家与其他家畜混养的 140 头奶牛，52 头奶牛的粪便和牛奶中发现病毒 HEV-RNA 阳性，并证明其能将疾病传播给恒河猴，系统进化分析显示牛血清中所有 HEV 分离株属于基因型 4 型和亚型，提示新的人畜共患传染源及传播给人类的高风险性，该成果 2016 年发表在 *Hepatology* 上。山东烟台进行的一项横断层面调查表明，在直接接触生海鲜产品加工人员的血清中抗-HEV IgG 阳性率较高，提示直接接触受污染的食物和水可能会带来 HEV 感染风险。

四、北京最新研究进展

（一）乙型肝炎母婴阻断研究取得重要进展

乙型肝炎疫苗及时接种是母婴阻断的首要措施。中国国家疾病预防与控制中心报道，2014 年全国乙型肝炎血清流行病学调查中 645 例 HBsAg 阳性母亲所生的 1～14 岁儿童中 HBsAg 阳性率为 3.41%，多因素分析结果显示住院分娩和首针乙型肝炎疫苗及时接种能够提高新生儿乙型肝炎母婴阻断率（中华流行病学杂志，2017）。北京大学医学部庄辉教授团队的前瞻性研究结果显示，对于 HBsAg 阳性但 HBeAg 阴性孕妇的新生儿，给予乙型肝炎免疫球蛋白（HBIG）和乙型肝炎疫苗联合免疫或乙型肝炎疫苗单独免疫，对 7 月龄时母婴阻断成功率分别为 97.7%和 98.5%，12 月龄时分别为 97.4%和 98.3%。因此，该研究认为对于 HBsAg 阳性但 HBeAg 阴性孕妇的新生儿，乙型肝炎疫苗单独免疫也能获得较为满意的母婴阻断成功率。

美国纽约大学潘启安教授与首都医科大学附属北京佑安医院段钟平教授团队联合国内多家单位开展了一项随机对照临床试验，将 200 名 HBsAg 阳性、HBeAg 阳性且 HBV DNA 高于 200 000IU/ml 的孕妇，随机分为自妊娠30～32周开始替诺福韦酯治疗组及对照组，其新生儿均给予标准的乙型肝炎疫苗加HBIG联合免疫程序；意向治疗人群（ITT）分析表明，出生后 28 周时母婴阻断失败率在治疗组和对照组分别为 5%和 18%（P=0.007），而符合方案人群（PP）分析显示两组的失败率分别为 0 和 7%（P=0.01）；两组的出生缺陷率相似。该项研究结果2016年发表在*N Engl J Med*上，受到国内外学术界及世界卫生组织的高度关注，为进一步提高乙型肝炎母婴阻断成功率提供了高级别的循证医学依据。

（二）聚乙二醇化干扰素治疗可提高非活动性 HBsAg 携带者 HBsAg 阴转率

首都医科大学附属北京佑安医院陈新月教授团队研究发现，使用聚乙二醇化干扰素（PEG-IFNα）单药或联合阿德福韦酯治疗能够提高非活动性 HBsAg 携带者的 HBsAg 阴转率，与未抗病毒患者相比，在治疗 48 周时（2.4% *vs.* 29.8%）及治疗 96 周时（2.4% *vs.* 44.7%）都有显著性差异。

（三）HBV 前基因组 RNA 可能与乙型肝炎患者停药后病毒学复发风险相关

北京大学医学部基础医学院鲁凤民教授课题组与国内多个单位联合研究发现，HBV 感染者血清中可检测到 HBV 前基因组 RNA（pregenomic RNA，pgRNA）；同时 HBV pgRNA 与乙型肝炎患者停止核苷（酸）类似物后病毒学复发风险相关，因此作者认为，血清 HBV pgRNA 检测有可能用来指导安全停药。

（四）乙型肝炎肝硬化患者长期抗病毒治疗队列初见成效

首都医科大学附属北京友谊医院肝病中心团队在北京市科委重大项目支持下，成功建立了 622 例代偿期乙型肝炎肝硬化受试者队列。至 2016 年年底，治疗 1 年、2 年和 3 年的所有肝病相关终点事件（肝硬化失代偿或肝细胞癌或死亡）累积发生率分别为 3.0%、5.3%和 8.4%，与非抗病毒治疗历史对照相比，所有终点事件 1 年、2 年和 3 年的发生率分别下降 40%、54%和 52%（2017 年 APASL 年会报告）。

（五）在国际上提出肝纤维化/肝硬化评价的病理新分类（北京标准）

首都医科大学附属北京友谊医院肝病中心团队，在国家“十二五”传染病重大专项资助的研究队列中，提出了评估肝纤维化/肝硬化逆转的病理新分类，即 P-I-R 分类，并据此提出了肝纤维化评价的新标准。该标准包含了炎症活动度、肝纤维化分期和 P-I-R 三部分。该标准为评估肝纤维化的动态变化提供了方便，有助于评估治疗前后 Ishak 分期无法反映的变化，进一步拓展了肝纤维化逆转的定义。2017 年 5 月 *Hepatology* 发表了该研究成果，并同期配发了由国际著名肝脏病理专家 Kleiner 教授撰写的述评；后者指出 P-I-R 评分能为肝纤维化的病理评估提供更多的组织学信息，是对传统肝纤维化分级系统的有益补充。

（六）发现了评估慢性乙型肝炎患者疾病进展的相关指标

北京大学第一医院王贵强教授课题组在国家“十二五”传染病重大专项和北京市科委重大项目支持下，在完成一项大型慢性乙型肝炎患者横断面研究中发现，血清血小板衍生生长因子 BB（PDGF-BB）水平与肝纤维化呈负相关，有望作为肝纤维化的无创诊断指标。首都医科大学附属北京友谊医院赵新颜等通过横断面研究发现，慢性乙型肝炎病毒感染患者的血维生素 D 水平随肝功能储备下降而下降，但与病毒复制水平无关。北京大学医学部基础医学院鲁凤民教授课题组通过大系列回顾性分析发现，HBsAg 阳性患者肝细胞癌（hepatocellular carcinoma，HCC）的 AFP 水平高于 HBsAg 阴性的 HCC 患者；AFP 诊断 HBsAg 阳性 HCC 的敏感性高于 HBsAg 阴性 HCC 者，而且在 HBsAg 阳性 HCC 患者中 AFP 水平和预后有关。

（七）丙型肝炎临床研究初见成效

北京大学人民医院魏来教授牵头完成了一项针对慢性丙型肝炎的国际多中心临床研究，结果显示对于不适合干扰素治疗或不耐受的基因 1b 型丙型肝炎患者，在接受 2 个口服抗病毒治疗药物（盐酸达拉他韦片和阿舒瑞韦软胶囊）联合治疗 24 周后，91%～99%的患者在停药后 24 周可获得持续的病毒学应答（SVR24），且无论是否存在肝硬化，疗效基本不受影响。该成果发布使得达拉他韦和阿舒瑞韦作为第一批获得国家食品药品监督管理总局批准的小分子抗病毒药在中国上市。

中国人民解放军第 302 医院陈国凤教授团队正在进行一项长期观察性研究，对所纳入的 1195 例经聚乙二醇化干扰素联合利巴韦林（PR）或直接抗病毒药物（DAA）治疗获得 SVR 者，进行了平均 33 个月的随访。结果显示 PR 组和 DAA 组分别 40 例（10%，中位时间 18 个月）和 13 例（2%，中位时间 6 个月）患者发生肝细胞癌，两组间未见显著差异；高年龄、男性与肥胖是发生肝细胞癌的高危因素（APASL，2016 年大会发言）。

首都医科大学附属北京佑安医院张晶教授团队已经建立了超过 2000 人的丙型肝炎队列，该队列为 20 世纪 90 年代单采血浆集中感染患者，全部患者临床资料收集已经完成，大部分患者完成了干扰素/利巴韦林或者直接抗病毒药物治疗，形成了两个治疗方案的自然队列，有关干扰素诱导的跨膜蛋白 3 与疾病进展关系的文章已经投往国际杂志。

（贾继东　吴　疆　李　宁　吴晓宁　张　晶　刘秀红　孙亚朦　王冰琼　陈姝延
高　培　王　怀　林　伟　仇丽霞）

参 考 文 献

Cui Y，Jia J，2013. Update on epidemiology of hepatitis B and C in China. J Gastroenterol Hepatol，28（Suppl 1）：7-10.

de Franchis R，Baveno VI Faculty，2015. Expanding consensus in portal hypertension Report of the Baveno VI Consensus Workshop：Stratifying risk and individualizing care for portal hypertension. J Hepatol，63（3）：743-752.

Donnelly MC，Scobie L，Crossan CL，et al，2017. Review article：hepatitis E-a concise review of virology，epidemiology，clinical presentation and therapy. Aliment Pharmacol Ther，46（2）：126-141.

Durantel D，Zoulim F，2016. New antiviral targets for innovative treatment concepts for hepatitis B virus and hepatitis delta virus. J Hepatol，64（1 Suppl）：S117-131.

Elazar M，Glenn JS，2017. Emerging concepts for the treatment of hepatitis delta. Curr Opin Virol，24：55-59.

European Association for the Study of the Liver，2017. EASL 2017 Clinical practice guidelines on the management of hepatitis B virus infection. J Hepatol，DOI:10.1016/j.jhep.2017.03.021.

European Association for the Study of the Liver，2017. EASL Recommendations on treatment of hepatitis C 2016. J Hepatol，66（1）：153-194.

Garcia-Tsao G，Abraldes JG，Berzigotti A，et al，2017. Hypertensive bleeding in cirrhosis：risk stratification，Diagnosis and management-2016 practice guidance by the American Association for the study of liver diseases. Hepatology，65（1）：310-335.

Levrero M，Testoni B，Zoulim F，2016. HBV cure：why，how，when? Curr Opin Virol，18：135-143.

Mizokami M，Yokosuka O，Takehara T，et al，2015. Ledipasvir and sofosbuvir fixed-dose combination with and without ribavirin for 12 weeks in treatment-naive and previously treated Japanese patients with genotype 1 hepatitis C：an open-label，randomised，phase 3 trial. The Lancet Infectious Diseases，15（6）：645-653.

Nan Y，Ma Z，Kannan H，et al，2015. Inhibition of hepatitis E virus replication by peptide-conjugated morpholino oligomers. Antiviral Res，120：134-139.

Ren X，Wu P，Wang L，et al，2017. Changing epidemiology of hepatitis A and hepatitis E viruses in China，1990-2014. Emerg Infect Dis，23（2）：276-279.

Roth D，Nelson DR，Bruchfeld A，et al，2015. Grazoprevir plus elbasvir in treatment-naive and treatment-experienced patients with hepatitis C virus genotype 1 infection and stage 4-5 chronic kidney disease（the C-SURFER study）：A combination phase 3 study. Lancet，386（10003）：1537-1545.

Shiha G，Ibrahim A，Helmy A，et al，2017. Asian-Pacific Association for the Study of the Liver（APASL）consensus guidelines on invasive and non-invasive assessment of hepatic fibrosis：a 2016 update. Hepatol Int，11（1）：1-30.

WHO，2017. Global health sector strategy on viral hepatitis 2016-2021. http://www.who.int/hepatitis/strategy2016-2021/ghss-hep/en/[2016-4-30].

WHO，2017. Global hepatitis report，2017. http：//www.who.int/hepatitis/publications/global-hepatitis-report2017/en/ [2017-12-20].

World Health Organization，2016. Guidelines for the screening care and treatment of persons with chronic hepatitis C infection：updated version. http://www.who.int/hepatitis/publications/hepatitis-c-guidelines-2016/en/[2016-4-30].

第二节　艾滋病领域国内外研究进展

一、最新流行概况

（一）国际艾滋病流行情况

根据联合国艾滋病规划署（UNAIDS）的最新估计，截至 2016 年年底，感染人类免疫缺陷病毒（HIV）的总人数达 3670 万（3080 万～4290 万），2016 年全球共有 180 万（160 万～210 万）新发 HIV 感染者，平均每天有 5000 人感染 HIV，其中 64%的感染发生在撒哈拉以南的非洲地区。与 2010 年相比，新发感染人数已经下降了 16%。但是这与 2016 年联合国艾滋病大会制定的目标——到 2020 年每年新发感染人数小于 50 万还相差甚远。艾滋病相关疾病的死亡人数为 100 万（83 万～210 万）。虽然目前已有大约 1950 万患者得到了抗病毒治疗，但这只占需要治疗人数的 53%。联合国艾滋病规划署在 2014 年发起的 90-90-90 的倡议，即到 2020 年，所有 HIV 感染者中 90%的人能够得到诊断，90%已经诊断的感染者能够得到持续的抗病毒治疗，90%接受治疗的感染者达到病毒学抑制。如果达到这一目标，将意味着至少 73%的 HIV 感染者达到病毒学抑制，这是目前达到病毒学抑制的 HIV 感染者的 2～3 倍。并且有助于在 2030 年之前结束艾滋病的全球流行。

（二）国内艾滋病流行情况

根据国家卫生计生委公布的数据，截至 2016 年 9 月，我国报告现存活 HIV 感染者和患者 65.4 万例，累计死亡 20.1 万例。2016 年前 9 个月，全国对 1.2 亿人次进行了艾滋病检测，新诊断发现艾滋病感染者 9.6 万人，94.2%是经性途径传播，异性性接触感染人数最多，占比 66.7%，男男同性性接触感染者占比 27.5%。从性别和年龄来看，男性感染者明显多于女性，男女性别比为 3.7：1。我国艾滋病疫情在青年学生和老年人等重点人群中上升较快。2017 年 1～9 月，新发现 15～24 岁青年学生感染者和 60 岁以上老年男性感染者分别为 2321 例和 1.3 万例，分别是 2010 年同期的 4.1 倍和 3.6 倍。

根据北京市卫计委公布的数字：2016 年 1～10 月北京新增 3135 例艾滋病毒感染者，较 2015 年同期的 3181 例略有下降。性传播是北京艾滋病传播的首要途径。全部艾滋病毒感染者中，经性传播 19713 例，从 2011 年的 87.1%增至 2016 年 10 月底的 96.9%，其中同性传播 14 451 例，超过 60%；已从 2011 年的 61.7%上升到 2016 年 10 月底的 73.9%。异性传播 5262 例，占 24.0%；注射吸毒传播 1134 例，占 5.2%；其他传播途径共 1039 例，占 4.7%。青年感染者病例数增幅较高，2016 年前 10 个月，15～24 岁年龄组感染者 647 例，青年学生感染同样以性传播为主，占全部学生病例的 95.5%，男男性接触传播占全部学生病例的 88.6%。此外，艾滋病感染者及患者的病死率明显下降，接受抗病毒治疗的艾滋病患者病死率降至 0.18%，远低于全国平均水平。

二、国际最新研究进展

（一）科学家发现潜伏 HIV 的“藏身处”

最近，加拿大蒙特利尔大学医院研究中心（CRCHUM）的研究人员确定了某种细胞，可在 ART 过程中为 HIV 提供“安全藏身之处”。研究人员已经证明，携带艾滋病毒的细胞有共同的免疫学特性，已经确定了代表这些细胞池的三个细胞标记。这些蛋白质分别称为 PD-1、LAG-3 和 TIGIT，在携带持久性病毒的细胞表面表达。研究人员将在实验室中测试特异性结合这些标记的抗体。这一发现开辟了新的治疗视角，来消除这些病毒库，也许有一天能够治愈 HIV 病毒感染者。

（二）发现 CD4 T 细胞 HIV 病毒库的标志物——CD32a

在一项 2017 年新发表的研究中，法国研究人员发现一种方法能够在服用抗 HIV 药物的人体内精确地找到 HIV 储藏库。在利用 HIV 感染者的血液进行测试时，这些研究人员成功地观察到存在于被 HIV 感染的病毒库细胞表面上的蛋白 CD32a。这种蛋白在健康的 $CD4^+$ T 细胞中是缺乏的。但是 CD32a 仅在大约一半的 $CD4^+$ T 细胞病毒库中发现。为了根除潜伏的 HIV 还需要靶向剩下的不含这种标志物的 $CD4^+$ T 细胞病毒库。仍然需要观察的是 CD32a 是否也适合作为淋巴结、骨髓、肠道和其他可能成为病毒库的组织中的 $CD4^+$ T 细胞（而不是来自血液中）的一种标志物。这一发现为更好地理解病毒库铺平道路，就长期而言，它有助于人们开发出旨在清除这种潜伏病毒的治疗策略。

（三）靶向疗法能够有效清除 HIV 储藏库

Gladstone 研究所的科学家们最近发现了一种称为 SMYD2 的酶，这种酶可能是一种新的能够将隐藏的 HIV 暴露出来的治疗靶点。虽然药物疗法能够让 HIV 患者过上正常人一样的生活，但它具有明显的副作用。此外，患者需要持续性的接受药物治疗才能够避免隐藏在机体中的病毒重新激活。在感染的早期，HIV 隐藏在 T 细胞储藏库中，这种隐藏的病毒会在停止药物治疗之后重新激活。为了消除 HIV 储藏库，科学家们开发出了“刺激-杀伤”技术，这一技术结合了唤醒病毒功能的药物并且能够进一步刺激机体的免疫系统对这些受到感染的细胞进行杀伤。

（四）科学家发现 HIV-1 感染的细胞在体内持续存在的机制

人体中的大多数细胞具有有限的寿命，通常在几天或几周后死亡。然而，HIV-1 感染的细胞成功地在人体中持续存在几十年。当前的 ART 疗法能够非常有效地抑制这种病毒，但不能完全清除这种疾病，因此停止治疗，它能够快速地复发。来自美国布莱根妇女医院的研究人员揭示出尽管接受抗病毒治疗，但是 HIV-1 感染的细胞有在体内持续存在的机制。通过采用一种新的病毒测序方法来跟踪 CD4 T 细胞不同亚型的 HIV 感染，这些研究人员发现为数不少的 HIV 感染的细胞含有在完整的全长病毒序列上都完全相同的序列。这些数据提示携带着相同病毒序列的细胞都来自一种特定的 CD4 T 细胞，而且这种 T 细胞很可能在接受抗病毒治疗之前就已被 HIV 感染。该细胞每当分裂时就进行传播，并扩大 HIV 感染的细胞群体。这种 T 细胞在分裂时通过一种被称作“克隆性增殖”的过程，将病毒遗传物质传递到它的子细胞中。通过这种机制，单个 HIV 感染的细胞能够仅通过分裂 10～20 次，就将 HIV 感染的细胞数量扩大高达 100 万倍。这项研究表明 HIV 能够有效地利用人细胞正常的增殖行为扩散和传播 HIV 基因组。

（五）科学家发现 HIV 不只是以 T 细胞为靶点，还会靶向作用于巨噬细胞

美国北卡罗来纳州大学医学院的研究人员通过研究发现，HIV 可以感染巨噬细胞并在巨噬细胞内进行繁殖，该研究发现或可帮助开发治疗 HIV 感染的新型疗法。巨噬细胞是一种髓系细胞，可以作为 HIV 的复制场所，为了确定组织中的巨噬细胞是否可以被 HIV 感染繁殖，研究者利用一种人源化的髓系小鼠模型进行研究，结果发现，在 T 细胞不存在的情况下，巨噬细胞可以维持 HIV 的复制，而 HIV 感染的巨噬细胞可以分布在机体多个组织中，如大脑等。具有复制潜能的病毒可以通过来自模型中感染的巨噬细胞来募集，同时受感染的巨噬细胞也可以在新的宿主中建立新型的感染，相关研究结果表明，巨噬细胞或许可以作为 HIV 感染的真正靶点来维持并且传递这种感染。

（六）科学家发现 90%以上的潜伏性 HIV 存在缺陷，不能复制

在一项新的研究中，来自美国约翰霍普金斯大学医学院的研究人员对来自 19 名接受治疗的 HIV 感染者的潜伏性HIV“前病毒”基因组进行完全测序，发现即便在非常早地开始治疗的患者体内90%以上的潜伏性 HIV 前病毒发生突变，甚至在感染的初期以至于它们不再能够复制。这些发现提示着迫切需要新的方法只对能够复制的 HIV 前病毒进行计数，这是因为准确地计数是指导和测量针对潜伏性 HIV 前病毒库的实验性疗法有效性的关键。

（七）科学家揭示 HIV 广泛中和抗体 3BNC117 的强效作用

在 2016 年 5 月 5 日 *Science* 上的两项最新研究揭示，给予一种能与 HIV 结合的、强效广谱艾滋病抗体可以在人体内激发强烈的免疫反应，甚至加速清除受到感染的细胞。在第一项研究中，Till Schoofs 等分析了来自一项临床试验的结果，在这项试验中 15 名 HIV 患者接受了单次注射广谱中和抗体（bNAb）3BNC117，几乎所有人均经历了病毒载量下降。在第二项研究中，Ching-Lan Lu 等通过独立分析 3BNC117，揭示出这一抗体不仅阻断了感染新细胞，还加速清除了感染细胞。

（八）新型 HIV 免疫疗法：注射抗体有望取缔服用药物

近期在 *NEJM* 期刊发表一篇文章揭示了免疫治疗在艾滋病领域的最新突破。来自于美国宾夕法尼亚大学 Perelman 医学院、阿拉巴马大学和美国国家卫生研究院（NIH）的科学家们筛选了一种广泛性中和抗体 VRC01，通过注射发现它可以在患者体内高表达，从而控制病毒“反弹”。目前，大多数艾滋病患者每日仅需服用一次复合型 ART 药物，它可以延长患者寿命，并提升整体健康指标。但是，ART 药物不能根除潜伏的HIV，坚持每日服用抗逆转录病毒药物对于很多患者，特别是医疗水平有限地区的患者，依然是个问题。一旦停止用药，绝大多数艾滋病患者体内的病毒都会“反弹”，加重患者病情。虽然目前的研究结果表明，这种抑制能力不超过 8 周。但是它预示着，HIV 特异性抗体能够长效抑制甚至消灭 HIV，有望取缔患者对抗逆转录病毒药物（ART）的依赖，从而迈出长效抑制病毒的重要一步。

（九）科学家分离出可有效杀灭 HIV 的环状结构抗体

来自美国范德堡大学的研究人员就分离出了一种携带环状结构的特殊抗体，这种抗体可以同 HIV 紧密结合并且使得病毒失活，甚至在那些从未感染过病毒的个体机体中也能够发挥出应有的效用，利用计算机模拟技术，研究者们就可以对这些抗体进行重新设计并且优化其中和效应。科学家们或许就有可能通过利用一种基于结构化的疫苗设计方法来在从未暴露过 HIV 的个体机体中快速诱导其产生针对 HIV 的广谱中和性的抗体。

（十）MRI 扫描可以帮助识别大脑中 HIV

最近，来自 UCL 的科学家们成功地利用 MRI 扫描的方式识别药物治疗后大脑中存留的 HIV。研究结果显示 AIDS 患者即使在经过药物治疗之后，大脑中仍旧存在 HIV 病毒颗粒。此前需要通过穿刺的手段经脊髓液从脑部吸出，并检测其中 HIV 的含量。研究者们分析了 146 名患有认知障碍的 HIV 感染者，在其中 22 名患者的脑部检测到了 HIV 的存在。扫描结果显示这些患者脑部的白质区域与正常脑部存在明显的区别。大脑中的这些改变，即扩散性白质信号异常，与认知障碍的产生有很大的关系，它能够由脑部的 HIV 感染引发。如今，这项新的技术表明 MRI 扫描同样能够帮助鉴定高危患者，并给予持续性的治疗。HIV 感染的治疗是一个十分漫长的过程，药物治疗后虽然患者体内的 HIV 载量降低到可控制的水平，但大脑的 HIV 引发的炎症反应会造成严重的认知障碍。对此，MRI 扫描技术能够起到很大的帮助作用，不

论是确定 HIV 的影响，还是找到其他能够治疗的致病原因等。

（十一）利用 CRISPR 鉴定出潜在的 HIV 治疗靶标

在一项新的研究中，来自美国怀特海德研究所、拉根研究所和布罗德研究所的研究人员利用 CRISPR-Cas9 基因编辑技术鉴定出三个有望用于治疗 HIV 感染的新靶标。利用 CRISPR 对源自 HIV 敏感性的 CD4 阳性 T 细胞的一种细胞系进行筛选，研究人员鉴定出 5 个基因：当让它们失活时，会让细胞免受 HIV 感染，同时不会影响细胞存活。除了 CD4 和 CCR5 之外，这种筛选方法鉴定出编码两种酶的基因——TPST2 和 SLC35B2：它们对 CCR5 进行修饰以便 HIV 结合。另一个被鉴定出的基因是 ALCAM，它参与细胞间黏附。当 CD4 阳性 T 细胞接触低水平 HIV 时，正如在自然传播中可能观察到的那样，ALCAM 缺失与显著地抵抗 HIV 感染相关联。他们的方法也能够被用来鉴定出针对其他的病毒性病原体的治疗性靶标。

（十二）科学家开发出一种利用 U 盘就能够快速检测 HIV 感染的新设备

来自伦敦帝国理工学院的研究者们通过研究开发出了一种在 U 盘中检测 HIV 的新设备，该设备利用一滴血就能够检测 HIV 的存在，随后研究者们利用计算机和手提设备对设备产生的电信号进行读取，这种一次性的检测手段就能够用来监测 HIV 感染者疾病治疗的状况。此外，该技术还能够帮助偏远地区的 HIV 感染者对疾病进行有效的管理，研究者开发的新型设备不仅非常精确，而且能够在 30min 内得出结果；其能够监测血液中 HIV 的含量，这对于间接反映患者的治疗情况至关重要。当前常规进行 HIV 感染者机体病毒载量的方法往往会花费几天时间，有时候甚至会花费更长时间，这其中就包括了从运送患者血液样本到实验室的时间等，在世界上很多地方，尤其是那些 HIV 感染高发地区，常规的检测方法完全不能满足日常的疾病监测需求。

三、国内最新研究进展

（一）科学家发现 I 型干扰素是 HIV 致病的帮凶

近日中国科学院生物物理研究所张立国教授和美国北卡罗来纳州立大学苏立山教授发现 I 型干扰素（简称为干扰素）在 HIV 感染中具有抑制病毒和破坏免疫的双重作用。在该研究中，他们首先研制了能够阻断干扰素作用的单克隆抗体。在 HIV 感染的人源化小鼠模型中，他们发现抗病毒治疗的同时阻断干扰素，可以降低非特异性免疫活化、提高抗 HIV 免疫应答水平、降低病毒储藏库和抑制停药后病毒反弹。该研究有助于深入理解 HIV 感染致病的免疫学机制，也为艾滋病的免疫治疗提供了新思路。

（二）山东大学药学院发现新一代高效抗耐药性 HIV-1 抑制剂

以最新一代抗艾滋病药物依曲韦林为先导化合物，山东大学药学院药物化学研究所的刘新泳教授课题组与比利时 Leuven 大学医学院微生物与免疫学研究所合作，发现了一类对 HIV-1 野生株及多数临床常见突变株均优于上市药物依曲韦林的噻吩并嘧啶类化合物，化合物 25a（DK5-1）具有抑制 HIV-1 野生株和多种临床常见突变株的活性，较先导化合物 K-5a2 和依曲韦林均有大幅度提高。其中，抑制临床最常见的突变株 K103N 的活性（EC_{50}= 0.908nmol/L）是 K-5a2 的 3 倍；尤其是抑制临床严重的双突变株 RES056（EC_{50} = 5.50nmol/L）的活性是 K-5a2 的 6 倍、依曲韦林的 3 倍。对单突变株 L100I、Y181C、Y188L 和 E138K，25a 的 EC_{50} 值均小于 5.5nmol/L，远优于上市药物依曲韦林。

（三）中国科学院昆明动物研究所郑永唐学科组发现免疫衰老是老年艾滋病进展的关键因素

近日中国科学院昆明动物研究所动物模型与人类疾病机理院重点实验室郑永唐学科组研究发现免疫衰老是老年艾滋病进展的关键因素，郑永唐学科组使用 SIVmac239 病毒感染老年中国猕猴的方法首次建立了老年 AIDS 动物模型，发现免疫衰老在老年艾滋病的发展过程中起关键作用。感染后的老年中国猕猴血浆病毒载量快速上升，CD4/CD8 值严重倒置，$CD4^+$ T 细胞迅速减少，表明其疾病进展更快和发展为 AIDS 的风险更高。

（四）我国研发长效抗艾滋病药物，每周仅注射一次

由国家千人计划科学家谢东博士带领的团队研制的 HIV 融合抑制剂艾博卫泰，通过阻断病毒与靶细胞膜的融合而抑制病毒进入靶细胞，能在感染初始环节阻断病毒复制周期。从有效性和安全性来看，艾博卫泰比发达国家普遍采用的二线药物的疗效还好，毒副作用小，特别是对肾的损害大为减轻，并且将患者每天服药改变为每周 1 次注射，这个成果是世界抗艾药物研发领域的重大突破。

四、北京最新研究进展

2010年至今，北京市科委在艾滋病领域搭建了北京艾滋病科技支撑体系，包括三级医院5家、疾病预防控制中心 2 家等在内的 7 家机构。建立了北京市艾滋病临床数据和样本资源库，实现了病例资料的数字化管理，制定了一系列的标准操作规范，为北京市艾滋病临床研究、新药开发等提供了研究平台。目前，该领域主要进展有如下几个。

（一）建立艾滋病机会性感染及危重症救治体系

艾滋病机会性感染是艾滋病患者就诊、死亡的重要原因。尸检结果表明，死亡的艾滋病患者中，90%死于机会性感染。艾滋病的机会性感染病原多样，涉及多脏器、多系统，治疗难度大。随着艾滋病感染者及患者生存期的延长，药物副作用、心脑血管疾病、肾脏疾病、肝脏疾病、肿瘤以及眼科、口腔科等问题日渐凸现。艾滋病的治疗已经不仅仅局限于传染病的领域。不可否认，目前社会对艾滋病感染者的歧视问题依然较严重，很多艾滋病感染者的跨学科的临床问题处理还存在困难。在积极治疗机会性感染，提高危重症救治水平的同时，急需搭建一个艾滋病多学科医疗服务平台。首都医科大学附属北京佑安医院艾滋病专业充分依托医院的诊疗优势，与外科、妇产科、口腔科、耳鼻喉科等合作平台的建立初见成效。

（二）建立数据平台

2006 年开始，北京市科委启动了“艾滋病急性期控制与治疗研究”重大项目。经过 10 年的努力，已获得北京市艾滋病高危人群及 HIV 急性感染者流行病学、临床资料、基础研究数据库，掌握了高危人群艾滋病流行病学特点及同性恋人群的新发感染情况、急性期感染者疾病进展情况等；确定了国产及进口抗病毒药在我国 HIV 感染者/AIDS 患者中的药代学和药动学实验，获得了安全有效的血浆药物浓度范围，以及血药浓度与不良反应的相关性；并在国内首次完成了一线药物的药代动力学-药效相关性分析，获得了相应的药代动力学曲线，对临床用药进行指导。这些数据平台的建立都将为指导临床治疗，控制艾滋病病毒的流行和传播提供依据。

（三）研究成果

1. 过继免疫治疗有助于全面改善难治性艾滋病患者的免疫功能

接受 CCR5 delta32 纯合子突变骨髓移植治疗的“柏林患者”是目前唯一治愈的艾滋病患者，随后的“波士顿患者”因大大延长了 HIV 停药后病毒反弹时间，为探索艾滋病功能性治愈提供了可能。目前极晚期艾滋病患者和免疫重建失败患者是艾滋病治疗的难点。王福生院士领导的课题组，成功地创立了同种异体过继免疫细胞治疗艾滋病的新型治疗方法，与 ART 联合在短期内能有效控制严重机会性感染、快速提高 $CD4^+$ T 细胞数量，促进患者的免疫重建。该项研究得到国家科技重大专项的资助，正在开展多中心临床研究。

2. HIV 感染通过依赖 pDC 的机制耗尽人 $CD34^+$ $CD38^-$造血祖细胞

中国人民解放军第三〇二医院课题组在 HIV 感染者及人源化小鼠上的研究均表明 HIV 感染优先消耗 $CD34^+CD38^-$早期造血祖细胞，而 HIV 感染早期 $CD34^+CD38^+$中期造血祖细胞相对未受影响。进一步的研究发现，删除 pDC 能够防止 HIV 感染引起的 $CD34^+CD38^-$造血祖细胞的耗竭和功能异常。这项研究表明 pDC 促进了早期 HIV 感染引起的造血异常，为 HIV 感染引起的造血异常提供了靶点。

3. 少量的双阴性（$CD3^+$ $CD4^-$ $CD8^-$ T）T 细胞与免疫无应答者 $CD4^+$ T 细胞的恢复不良和更强的免疫激活相关

北京佑安医院吴昊教授等研究发现免疫无应答者经过长期的 ART 治疗后双阴性 T 细胞的数量仍然较少，并且与 $CD4^+$ T 细胞计数正相关，通过测定免疫无应答者双阴性 T 细胞的百分率可以发现，抗病毒治疗不能完全抑制免疫无应答者的免疫激活，同时双阴性 T 细胞与免疫激活具有很强的负相关。在免疫无应答者中可以发现较低比例的 TGF-β1 双阴性 T 细胞。进一步研究表明在 ART 之后产 TGF-β1 的双阴性 T 细胞与免疫激活负相关。可以得出双阴性 T 细胞控制着 HIV 感染者的免疫应答。这些研究结果增加了我们对免疫重建机制的理解，并有助于开发特定的治疗方法，使 HIV-1 感染者的免疫功能在治疗后恢复到稳态。

4. 中间型单核细胞亚群的频率与产 IFN-γ 和 IL-4 的 $CD4^+$ T 细胞数量正相关

北京佑安医院吴昊教授等研究了急慢性 HIV 感染时单核细胞亚群及其表面标志物的动态变化，单核细胞亚群与产生 IFN-γ、IL-4、IL-17 和 TNF-α 的 $CD4^+$T 细胞的联系，研究发现在急性 HIV-1 感染的个体中，中间型 $CD14^{++}$ $CD16^+$单核细胞亚群的频率，中间型 $CD14^{++}$ $CD16^+$单核细胞上的 CD163 浓度和 HLA-DR 浓度以及血浆中可溶性 CD163（sCD163）的浓度显著高于健康对照人群。在 HIV-1 感染者中与非经典的 $CD14^+$ $CD16^{++}$和经典的 $CD14^{++}$ $CD16^-$单核细胞亚群相比，中间 $CD14^{++}$ $CD16^+$单核细胞的频率与产 IFN-γ 和 IL-4 的 $CD4^+$ T 细胞的数量正相关。该项研究提供了对单核细胞亚群在 HIV 发病机制中的作用的新认识，特别是在 AHI 期间，并且可能有助于用于治疗 HIV 相关的免疫激活。

5. EK-16A 能够显著激活潜伏的 HIV-1 储藏库

北京佑安医院和复旦大学合作发现从中药甘遂中分离出的一种名为 EK-16A 的巨大戟二萜醇衍生物，在重新激活潜伏的 HIV-1 储藏库方面显示出巨大的潜力。一项用来评估 EK-16A 对潜伏的 HIV-1 储藏库重新激活潜能的剂量比较试验显示 EK-16A 对潜伏 HIV-1 储藏库的激活是蛋白激酶激活剂 prostratin 的 200 倍。对于来自 HIV-1 感染个体的离体细胞的研究也发现，EK-16A 在维持细胞活性的最小毒性反应方面和对 T 细胞的活化作用均优于 prostratin。此外，EK-16A 与其他的潜伏病毒储藏库激活药物在重新激活潜伏病毒储藏库方面表现出协同作用。研究发现EK-16A是PKC γ 激活剂，其通过NF- κ B促进HIV-1转录起始和通过P-TEFb信号途径转录延长。将EK-16A用于HIV治愈药物的研究还在继续进行中。

6. 发现免疫无应答者 $CD4^+$ T 细胞恢复障碍的机制

北京佑安医院吴昊教授等在一项研究中科研人员发现与感染HIV的免疫应答者和健康受试者相比，感染HIV的免疫无应答者血浆中抗CD4 IgG显著升高。较高的血浆抗CD4 IgG水平与$CD4^+$ T细胞功能恢复的下降相关。此外一项体外实验表明，从感染HIV免疫无应答者体内纯化的抗CD4 IgG能够诱导自然杀伤细胞产生抗体依赖的细胞介导的细胞毒性作用（ADCC）。同时，抗CD4 IgG介导的ADCC作用引起幼稚$CD4^+$ T细胞凋亡显著强于记忆$CD4^+$ T细胞。体外试验发现免疫无应答者与免疫应答者和健康对照相比，$CD107a^+$ NK细胞的频率更高以及幼稚$CD4^+$ T细胞的显著降低。这些数据表明，尽管进行了有效的抗病毒治疗，自反应性抗CD4 IgG的存在可能是$CD4^+$ T细胞恢复的主要障碍。

7. 发现超级 HIV 和超级中和抗体

清华大学张林琦教授团队通过系统分析我国 HIV 和广谱中和抗体的相互作用，发现多株能够逃逸包括VRC01、3BNC117、N6等在内的所有抗CD4bs广谱中和抗体的超级艾滋病病毒。这些毒株来源于从未接受过广谱中和抗体治疗的感染者。揭示超级艾滋病病毒在自然界普遍存在的现象，对单一广谱中和抗体的临床应用提出了严峻的挑战。通过系统点突变和结构分析，发现这些超级病毒在CD4bs抗体结合的共同位点产生自然突变或在周边改变糖基化位点以逃逸识别，这些共同位点主要位于HIV-1包膜蛋白gp120的279～283、455～460及470～476三个区段内（均以HXB2为参照）。为了有效抑制超级艾滋病病毒的复制，研发成功对HIV-1所有流行株均具有中和能力的双价超级中和抗体，克服了单一广谱中和抗体单打一的局限。通过系统分析，超级抗体展示出对所有艾滋病病毒强有力的中和能力和广谱性，包括对发现的抗CD4bs广谱中和抗体的超级艾滋病病毒。现阶段正在开展对超级抗体的进一步体外分析、批量生产及临床前研究，为艾滋病的预防、治疗乃至根治的临床研究，提供了全新的手段和策略。

8. HIV-HBV 共感染方面取得的研究进展

经北京协和医院多科室协作联合攻关，历时长达10年的研究发现HIV-HBV共感染与更为显著的$CD4^+$ T淋巴细胞减少相关，是肝纤维化评分升高的独立危险因素。同时也发现HIV-HBV共感染状态对HIV感染者ART后的$CD4^+$ T淋巴细胞重建和HIV抑制没有影响。

（吴　昊　黄晓婕　卢红艳　李太生　张福杰　张林琦　张立国　王福生　杨小东　陆小凡　刘利锋　粟　斌）

参考文献

Bar KJ，Sneller MC，Harrison LJ，et al，2016. Effect of HIV antibody VRC01 on viral Rrebound after treatment interruption. N Engl J Med，375（21）：2037-2050.

Boehm D，Jeng M，Camus G，et al，2017. SMYD2-mediated histone methylation contributes to HIV-1 latency. Cell Host Microbe，21（5）：569-579. e6.

Bruner KM，Murray AJ，Pollack RA，et al，2016. Defective proviruses rapidly accumulate during acute HIV-1 infection. Nat Med，22（9）：1043-1049.

Chen P，Su B，Zhang T，et al，2017. Perturbations of monocyte subsets and their association with T helper cell differentiation in acute and chronic HIV-1-infected patients. Front Immunol，8：272.

Cheng L，Ma J，Li J，et al，2017. Blocking type I interferon signaling enhances T cell recovery and reduces HIV-1 reservoirs. J Clin Invest，127（1）：269-279.

Descours B，Petitjean G，Lopez-Zaragoza JL，et al，2017. CD32a is a marker of a CD4 T-cell HIV reservoir harbouring replication-competent proviruses. Nature，543（7646）：564-567.

Fromentin R，Bakeman W，Lawani MB，et al，2016. $CD4^+$ T，cells expressing PD-1，TIGIT and LAG-3 contribute to HIV persistence during ART. PLoS Pathog，12（7）：e1005761.

Gurrala R，Lang Z，Shepherd L，et al，2016. Novel pH sensing semiconductor for point-of care detection of HIV-1 viremia. Sci Rep，6：36000.

Honeycutt JB，Wahl A，Baker C，et al，2016. Macrophages sustain HIV replication in vivo independently of T cells. J Clin Invest，126（4）：1353-1366.

Kang D，Fang Z，Huang B，et al，2017. Structure-based optimization of thiophene[3，2-d]pyrimidine derivatives as potent HIV-1 non-nucleoside reverse transcriptase inhibitors with improved potency against resistance-associated variants. J Med Chem，60（10）：4424-4443.

Kugathasan R，Collier DA，Haddow LJ，et al，2017. Diffuse white matter signal abnormalities on magnetic resonance imaging are associated with human immunodeficiency virus type 1 viral escape in the central nervous system among patients with neurological symptoms. Clin Infect Dis，64（8）：1059-1065.

Lee GQ，Orlova-Fink N，Einkauf K，et al，2017. Clonal expansion of genome-intact HIV-1 in functionally polarized Th1 $CD4^+$ T cells. J Clin Invest，127（7）：2689-2696.

Li G，Zhao J，Cheng L，et al，2017. HIV-1 infection depletes human CD34+CD38-hematopoietic progenitor cells via pDC-dependent mechanisms. PLoS Pathog，13（7）：e1006505.

Lu CL，Murakowski DK，Bournazos S，et al，2016. Enhanced clearance of HIV-1-infected cells by broadly neutralizing antibodies against HIV-1 in vivo. Science，352（6288）：1001-1004.

Lu X，Su B，Xia H，et al，2016. Low double-negative $CD3^+$ $CD4^-$ $CD8^-$ T cells are associated with incomplete restoration of $CD4^+$ T cells and higher immune activation in HIV-1 immunological non-responders. Front Immunol，7：579.

Luo Z，Li Z，Martin L，et al，2017. Pathological role of anti-CD4 antibodies in HIV-Infected immunologic nonresponders receiving virus-suppressive antiretroviral therapy. J Infect Dis，216（1）：82-91.

Ma Y，Wang M，Li W，et al，2017. Live cell imaging of single genomic loci with quantum dot-labeled TALEs. Nat Commun，8：15318.

Park RJ，Wang T，Koundakjian D，et al，2017. A genome-wide CRISPR screen identifies a restricted set of HIV host dependency factors. Nat Genet，49（2）：193-203.

Schoofs T，Klein F，Braunschweig M，et al，2016. HIV-1 therapy with monoclonal antibody 3BNC117 elicits host immune responses against HIV-1. Science，352（6288）：997-1001.

Wang P，Lu P，Qu X，et al，2017. Reactivation of HIV-1 from latency by an ingenol derivative from Euphorbia Kansui. Sci Rep，7（1）：9451.

Willis JR，Finn JA，Briney B，et al，2016. Long antibody HCDR3s from HIV-naive donors presented on a PG9 neutralizing antibody background mediate HIV neutralization. Proc Natl Acad Sci U S A，113（16）：4446-4451.

第三节 结核病领域国内外研究进展

一、最新流行概况

2016 年 10 月 14 日，WHO 发布了 2016 年全球结核病报告，数据涵盖了 202 个国家和地区的 99%人口的结核病病例。与往年相比，2015 年全球结核病负担并没有较大的改变。2015 年，世界范围内估计有

1040万新发病例，男性590万，女性350万，儿童100万，其中120万为肺结核合并HIV感染者。印度、印度尼西亚、中国、尼日利亚、巴基斯坦和南非这 6 个国家占了新发病例总数的 60%。结核病发病率在2014～2015 年期间仍以 1.5%的速度缓慢下降。2015 年全球估计有 48 万新发的耐多药结核病例，其中印度、中国和俄罗斯 3 个国家占到新发病例的 45%。2015 年有 140 万人死于结核病，另外 40 万死亡病例是TB/HIV 双重感染人群。虽然在 2000～2015 年间，结核病死亡以 22%的速度下降，但 2015 年结核病仍然排在全部死亡原因的前十名。

我国的结核病防控形势仍然严峻。根据 2016 全球结核病报告，我国不仅是全球 30 个结核病高负担国家之一，也是 30 个 TB/HIV 合并感染高负担国家之一，同时又是全球 30 个耐药结核高负担国家之一。2015 年全国新发结核病病例约 92 万，在发病绝对数上仅次于印度和印度尼西亚。2015 年全国新发病例和复发病例中耐药结核病比例分别为 6.6%和 30.0%，高于 30 个耐药结核高负担国家的平均水平（4.3%和22.0%）和全球平均水平（3.9%和 21.0%）。

北京是全国结核病疫情最低的地区之一。2011～2016 年间的肺结核报告数据表明，北京市的肺结核报告发病率从41.3/10万降至31.0/10万，显著低于全国平均水平。2016年，北京市医疗机构共报告肺结核患者 6731 人，较 2015 年同期 6879 例有所下降，肺结核发病率由 2015 年的 31.9/10 万下降到 31.0/10 万，仍呈高发态势。北京市肺结核流行病学特征主要有以下几点：各区差异较大，前 5 名分别为门头沟区、丰台区、昌平区、西城区和通州区。另外，流动人口比例逐年增加，北京市老年人口比例的上升、耐多药结核病的传播流行、糖尿病患者众多、HIV 传播流行等因素，都对首都结核病防控提出挑战。

二、国际最新研究进展

随着WHO发布2015年以后二十年全球终止结核病的目标、策略和行动，并相继出台一系列相关的技术策略、技术指南、标准，各个国家在新的诊断技术、疫苗和治疗各方面也积极开展了很多探索性的研究工作。

（一）结核病诊断方法和技术进展

1. 结核病的细菌学诊断

国外学者研究显示，自动化显微镜观察药敏试验（microscopic observation drug susceptibility，MODS）进一步改进了生物安全性及效率，使其在资源有限的国家或地区更值得推广。其他如一种新的噬菌体生物扩增法、微孔板法等也受到了关注。发光二极管（light emitting diodes，LED）荧光显微镜有助于痰标本中结核分枝杆菌检查，对HIV感染阳性结核病患者是一种很好的筛查工具。最近又发展了建立在荧光染色基础上的全自动化读片系统 TBDx（Applied Visual Sciences Inc，USA），可自动读取并报告检验结果，每小时能处理 10～12 张涂片，其诊断准确率与专业人员判断结果无显著差异。

2. 结核病的分子生物学诊断

目前分子生物学诊断技术多在 PCR 基础上发展而来，已然成为未来结核病诊断的主力。宿主水平的分子生物学诊断在结核病领域已初现端倪。

（1）Gene Xpert MTB/RIF 检测

Gene Xpert MTB/RIF 是结核分枝杆菌分子诊断技术标志性的突破。截止到 2015 年底，在 48 个结核病高负担国家中，已经有 15 个国家使用了 WHO 推荐的 Xpert MTB/RIF®诊断技术，检测了全球 11%的肺结核病例和全球 10%的结核病发病患者，已成为快速检测结核分枝杆菌和利福平耐药结核病（rifampicin resistance-tuberculosis，RR-TB）的有效工具，减少了 MDR-TB 开始治疗的中位数时间。

（2）分子线性探针技术（line-probe assay，LPA）

比较有代表性的线性探针技术有 INNO-LPA、GenoType MTBdrPLUS、GenoType MTBDRsl、AID 等。2016 年 WHO 推荐在确诊的 RR-TB 和 MDR-TB 中使用 Genotype MTBDRsl-LPA 技术替代原有的培养-药敏试验检测二线抗结核药物的耐药性。同时推荐了两款新型的 LPA 检测技术（MTBDRplus Version 2 和 Nipro NTM+MDR-TB detection kit 2）用于结核病的检测和异烟肼/利福平的耐药检测。

（3）基因芯片法

该技术具有快速、准确、高通量、自动化程度高等优点。9GDNA 基因芯片技术、VerePLEX 生物系统检测准确率高，检测速度快。但因仪器平台要求高，操作复杂而开展有限。

（4）环介导等温扩增法

环介导等温扩增法（loop mediated isothermal amplification，LAMP）是一种快速、简便、有效的 DNA 扩增方法。系统评价显示该方法其特异性强、敏感度高，并具有操作简单快速、技术水平要求相对较低及对实验室基础设施和生物安全要求低等优点，非常适合作为资源匮乏国家基层医疗机构筛选新结核病患者的检测方法。2016 年，在经过了将近 10 年的临床研究后，WHO 推荐 LAMP 作为痰涂片显微镜镜检的替代检测方法，用于疑似结核病的诊断（条件推荐，证据有限），同时推荐 LAMP 可用作具有肺结核症状和体征的成人痰涂片显微镜检的后继检测，尤其当痰涂片检测为阴性的标本，需要进一步检测时有必要使用（条件推荐，证据有限）。

（5）高分辨率熔解曲线

高分辨率熔解曲线（high-resolution melting，HRM）是一种基于单核苷酸熔解温度不同而形成不同形态熔解曲线的基因分析新技术，具有极高的敏感度，可以检测出单个碱基的差异。

（6）全基因组测序

全基因组测序（whole genome sequencing，WGS）是可以检测结核菌株的药物敏感度、遗传背景、流行病学数据和提示实验室交叉污染风险的“一体化”方法。从 MGIT 检测阳性后约 72h 可获得 WGS 报告，并能够预测所有一线和二线结核病治疗药物耐药性（或持续存在敏感度）的常见和罕见突变类型，实现了快速有效的个体化治疗。

（7）RNA 技术

利用 qRT-PCR 平台检测这些基因的表达量，得到类似于 RNA 测序的预测效果，这些基因标识能提前一年预测结核病的发病人群（即亚临床患者），这项研究是第一次将鉴别结核菌潜伏感染与活动性结核的视角转变为鉴定即将发病的潜伏感染者，极大地提高了预防性治疗在高负担国家或地区的可行性。

3. 结核病免疫学诊断

已有 20 多个国家将 γ-干扰素释放试验写入结核病诊疗指南中，推荐替代结核菌素试验作为潜伏结核感染检测的实验室检测方法。国外学者对 IGRA 进行了方法学改良，拓宽了其应用范围，对 γ-干扰素释放试验在特殊人群的结核病筛查作用及对肺外结核的辅助诊断价值均有了进一步的评价，并将其用于评估预防性治疗的疗效及再燃的风险等。

4. 结核病的影像学诊断

X线胸片检查可以筛查出需要进行细菌学检测的目标人群，而且在细菌学检查无法给出准确诊断的时候起到重要作用。2016 年 WHO 发布了《影像学在结核病诊断中的应用》建议广泛使用质量可靠的 CR 结合实验室诊断进行结核病的综合诊断。在 DR 胸片的基础上建立了计算机辅助图像分析系统，直接通过软件对 DR 图像进行分析，有助于结核病的早期诊断，弥补当前结核病例发现的不足。

5. 结核病的病理学诊断

国际上对结核病病理学进展主要在疑难性结核病的诊断与鉴别诊断、结核病病因探索、结核病病理学诊断及新技术研究等方面。有些国家的结核病病理学诊断已经普遍形成将形态学、特殊染色及分子病理三种层面的诊断手段融为一体的综合诊断模式。质谱影像学（mass spectrometry imaging，MSI）技术是近年应用于结核病病理学研究的重要新技术，不需要对药物做任何修饰或标记，就可对药物在组织病灶内的代谢情况进行实时三维检测，该技术为我们更深入了解抗结核药物在动物体内的代谢分布特点，研发更有效的抗结核新药提供了很好的技术平台。采用 Xpert MTB/RIF 技术和环介导等温扩增方法等分子生物学方法与病理学技术相结合，大大提高了结核病的病理学诊断阳性率。

6. 结核病的介入诊断学

超声内镜引导下的经支气管针吸活检（endobronchial ultrasound-guided transbronchial needle aspiration，EBUS-TBNA）、支气管超声下经引导鞘管肺活检术（endobronchial ultrasonography with a guide sheath，EBUS-GS）明显提高了纵隔淋巴结肿大和肺外周病变的诊断阳性诊断率。高端的电磁导航支气管镜（electromagnetic navigation bronchoscopy，ENB）技术集螺旋 CT 仿真支气管镜与传统可弯曲支气管镜的优点于一身，可进行实时引导定位，准确到达常规支气管镜技术无法到达的肺外周病灶并获取标本行病理检查，创伤小、诊断率高。对于诊断不明的胸腔积液，内科胸腔镜确诊率高且安全、并发症少。通过超声消化内镜技术可以对胰腺、肝脏等腹部脏器的肿块及腹腔淋巴结进行穿刺，从而提高了诊断符合率。介入技术联合分子生物学检查在肺结核诊断与鉴别诊断中发挥着巨大优势。

（二）结核病疫苗

长期以来，研究者们试图研制出取代目前保护效果存在争议的卡介苗的新型结核病疫苗，目前共有 13 个结核病疫苗正在进行临床试验（表 1），其中有 4 个病毒载体疫苗（Ad5Ag85A、ChAdOx1.85、MVA85A、TB/TLU-04L），4 个重组亚单位疫苗（H1/H56、H4、ID93、M72），2 个非结核分枝杆菌疫苗（DAR-901、Vaccae），1 个重组结核分枝杆菌疫苗（MTBVAC），1 个重组 BCG 疫苗（VPM1002），1 个结核分枝杆菌提取物疫苗（RUTI），其中进入临床Ⅲ期试验的只有我国研发的注射用母牛分枝杆菌（微卡）。

表 1　全球结核病疫苗名称及研究进展

临床试验类型	疫苗名称
Ⅰ	DAR-901，MTBVAC，Ad5 Ag85A，ChAdOx1.85A / MVA85A，MVA85A / MVA85A
Ⅱa	RUTI，H1/H56:IC31，H4:IC31，ID93 + GLA-SE
Ⅱb	VPM1002，M72 + AS01E
Ⅲ	Vaccae™

国际上已经进行了宿主导向治疗（host directed therapy，HDT）的尝试，并将纳米技术应用到免疫制剂的研发中，提出了药用植物、新型的非结核分枝杆菌菌苗等新颖的免疫治疗方法，如新西兰 Ag 研究公司团队最近研发出一种以“生物链球”为平台的新型结核病疫苗，该平台可以把结核分枝杆菌抗原呈递到人体免疫系统，小鼠体内实验证实该疫苗可有效激发细胞免疫应答。

（三）结核病治疗进展

1. 结核病化疗的研究

（1）抗结核新药

近两年来，抗结核新药的研制和开发犹如大浪淘沙，很多药物在临床前研究期就已经因为种种原因被舍弃。目前有 4 类抗结核新药最有希望上市或已批准上市。

1）贝达喹啉：是 40 多年以来第一种以新机制上市的抗结核药物，也是首个被美国食品与药品监督管理局（Food and Drug Administration，FDA）批准上市的治疗耐多药结核的药物。自 2012 年 12 月，FDA 加速审批了贝达喹啉后，它正在多个国家开展耐多药肺结核（MDR-TB）治疗方面的临床研究，这些研究进一步评估了贝达喹啉的疗效、安全性及疗程。

2）德拉马尼（delamanid，OPC-67683）：是为克服硝基咪唑类化合物的致突变性，而对该类化合物进行结构修饰开发得到的硝基二氢咪唑并噁唑类化合物，它对结核分枝杆菌敏感型和耐药型菌株均有良好的活性，耐药突变率也大大降低。2014 年 5 月，德拉马尼获得欧盟委员会的上市许可后，该药在临床上的应用得到广泛的探索，目前日本大冢公司正准备开展Ⅲ期临床研究（NCT01424670）。同年 WHO 出台了《德拉马尼治疗耐多药结核病指南》，明确指出在其他疗法因耐药或耐受性原因而无效的情况下，该药可以作为适当的联合治疗方案的组成部分用于成人 MDR-TB 的治疗；并可被建议使用在 WHO 推荐的更长期的儿童方案中，适用此建议的人群是患有耐利福平或耐多药的 6～17 岁儿童和青少年，不符合 WHO 推荐的较短耐多药结核病方案。

3）pretomanid（PA-824）：是目前比较有希望上市的药物，它是二环硝基咪唑类的一个代表药物，具有半衰期长，体内蓄积等特点。体外试验证实 PA-824 即使对耐药菌株也具有高度活性。临床研究显示，PA-824 加上新药贝达喹啉和吡嗪酰胺、氯法齐明进行 14 天早期杀菌活性研究方案的耐受性和安全性良好。

（2）敏感结核病治疗新方案

近两年国际上进行的用于敏感结核病化疗新方案的研究主要有含复方磺胺甲噁唑方案、含高剂量利福平方案、含利福喷汀加莫西沙星方案、含利奈唑胺联合美罗培南/克拉维酸方案，但均未获得成功。

（3）耐药结核病化疗的研究

2016 年，WHO 推出了耐药结核病治疗指南，更新了 RR-/MDR-TB 治疗药物的分组；系统地提出了传统 RR-/MDR-TB 个体化方案和短程 RR-/MDR-TB 标准化方案的概念以及选择 RR-TB 和 MDR-TB 治疗药物的优先原则；强调了在特定条件下推荐使用短程 MDR-TB 标准化方案的重要性，以及对所有 RR-TB 患者，无论其是否耐异烟肼，均推荐使用 MDR-TB 方案；同时肯定了外科手术在 RR-/MDR-TB 治疗中的作用。该指南无疑对全球耐药结核病的防治工作起着重要的指导和推动，值得学习和参考。

2. 免疫治疗

宿主导向治疗对 MDR/XDR-TB 患者可能提供新的治疗方法。国际上已经启动了数个较大的基金支持宿主导向治疗临床试验研究。T 细胞治疗在传统抗结核治疗失败后耐多药肺结核的治疗中具有潜在的应用前景。以纳米技术为先导的药物转运方法，能够提高药物的转运、维持并控制药物分子的释放、减少毒副作用，可作为 MDR-TB 和 XDR-TB 全新免疫治疗的佐剂。此外，使用全肺组织转录分析、蛋白质组学技术应用到结核分枝杆菌抗原的筛选，为治疗性疫苗的研制提供了新的思路。

3. 外科治疗的研究

外科治疗关注的焦点则是 MDR-TB 的外科干预。WHO 在 2016 指南中推荐，在 MDR-TB 化学治疗的同时，选择肺部分切除术（肺叶切除或楔形切除），可以清除难以吸收的病灶、减少细菌负荷，从而改善预后。

4. 介入治疗

多种手段综合介入治疗技术发挥着越来越大的作用。气管支气管结核介入治疗仍是介入治疗重点，冷冻治疗术、球囊扩张术、气道支架置入术、高频电凝治疗是良性气道狭窄的首选介入治疗手段。新型吸入抗结核药物剂型——脂质体抗肺结核药物吸入疗法为结核病尤其是气道结核病的治疗提供了帮助。支气管动脉栓塞已成为咯血治疗的首选措施之一。此外，经胸腔镜肺叶切除术、经内科胸腔镜治疗难治性结核性胸膜炎均取得了良好的临床效果。

三、国内最新研究进展

（一）结核病诊断方法和技术进展

1. 结核病的分子生物学诊断

国内结核病分子生物学诊断研究主要集中在诊断技术的临床应用评价。仍以 DNA 检测技术为主，包括 Xpert MTB/RIF 线性探针技术、恒温扩增技术、荧光实时定量 PCR 技术、基因芯片技术、全基因组测序、高分辨率熔解曲线等，在痰液标本、纤支镜灌洗液、胸腔积液、脑脊液、病理组织等多方面获得应用和推广。国内宿主水平的分子生物学诊断研究以 microRNA 最受关注，多项研究发现了很多 miRNA 在结核杆菌与宿主相互作用中特异表达并发挥相关调节作用，可能成为结核病的诊断依据。

2. 结核病免疫学诊断

IGRAs 作为一种新型的细胞免疫检测技术，已广泛应用于临床检验。国内学者研究显示，IGRAs 可用于诊断潜伏结核感染，并用于菌阴结核病、肺外结核病、儿童结核病的辅助诊断和鉴别诊断。

3. 结核病的影像学诊断

影像学诊断是结核病的一种重要诊断手段。国内学者不断对其深入研究，取得了进展：①CT 扫描在颅脑结核、骨关节结核、腹腔结核、泌尿生殖系结核等肺外结核中发挥着较大作用。②研究发现，脑膜结核及脑实质结核的 MRI 影像表现具有特征性，大脑基底池脑膜增厚为主，合并簇状分布的脑膜结节，结节在 T_2WI 上出现低信号，增强扫描结节呈环形及分隔状强化等征象以及继发性脑积水、脑内前循环血管炎、脑梗死等继发改变对脑膜结核的诊断均具有一定价值。增强扫描脑实质结核表现为均匀强化、环形强化和不均匀强化。③PET/CT 在胰腺结核的诊断、鉴别诊断以及抗结核治疗的疗效评估方面均具有重要价值。

4. 结核病的病理学诊断

目前国内结核病的病理学诊断主要依靠形态学及抗酸染色，无论敏感度还是特异度都有待提高。国内学者研究显示，对于病理标本采用厚切片法抗酸染色的阳性率明显高于常规切片法。免疫组织化学是检测组织标本蛋白表达及分布的有效手段，为结核病诊断发病机制及其转归的研究提供了很好的方法学支持。分子病理学诊断技术已经为结核病病理学诊断的准确性开辟了新的途径。

5. 结核病的介入诊断学

超声支气管镜检技术包括 EBUS-TBNA、EBUS-GS 等，近年来在国内已广泛开展，以及内科胸腔镜对结核性胸腔积液诊断率高并可协助治疗。消化道超声内镜引导下细针穿刺活检（endoscopic ultrasound-guided fine-needle aspiration，EUS-FNA）对纵隔和腹腔淋巴结结核的诊断安全、有效。虚拟导航联合支气管超声、C 型臂引导下气管镜检查、经皮肺穿刺活检术以及胸（腹）腔镜技术等在结核病诊断中的作用都进行了研究，并获得了较好的诊断效果。

（二）结核病治疗进展

1. 结核病化疗的研究

（1）抗结核新药

2016 年 11 月，我国 FDA 批准将富马酸贝达喹啉片作为联合治疗的一部分，用于成人（≥18 岁）耐多药结核病（multi-drug resistant tuberculosis，MDR-TB）的治疗，将为我国的 MDR-TB 患者带来福音。拟于 2017 年在全国多家结核病医院展开Ⅲ期药物临床试验，进一步验证贝达喹啉对 MDR-TB 患者的治疗作用和安全性，并为评价利益与风险关系提供依据，最终为药物注册申请获得批准提供充分依据。

（2）初治肺结核超短程化疗的研究

我国“十二五”2015 课题也已启动了初治涂阳肺结核四个半月超短程化疗的研究。其目的旨在进一步提高结核病的治愈率，降低结核病的发病率和死亡率。

（3）复治复发肺结核化疗新方案的研究

我国“十一五”“十二五”连续资助了复治复发肺结核化疗新方案的研究，2016～2017 年这些课题陆续得到验收，初步验收结果显示，一些新方案可能会提高复治肺结核的治愈率。

（4）耐药结核病化学治疗

2015 年中国防痨协会推出了《耐药结核病化学治疗指南》，对耐药结核病尤其是利福平耐药结核病、耐多药结核病和广泛耐药结核病提出了当前相对成熟的抗结核药物的应用和有效规范治疗方案制定的建议。

2. 外科治疗的研究

外科手术治疗在我国仍然是结核病的重要治疗手段。耐多药肺结核是手术适应证之一，国内小样本量观察性研究表明外科治疗对于耐多药结核病有积极意义。经胸腔镜或电视胸腔镜技术进行楔形切除、单肺叶切除术、简单的段切除术和肺叶切除并楔形切除或段切除术治疗肺结核取得了满意的临床疗效。电视胸腔镜下胸膜纤维板剥脱治疗包裹性结核性胸腔积液，手术创面小、术后恢复快。

3. 介入治疗的研究

国内介入治疗取得了进展，气管支气管结核介入治疗仍是介入治疗重点。国内学者提出在全身抗结核化学治疗的基础上，综合使用球囊扩张术、热消融术、冷冻消融术、支架置入术等经多种技术联合应用治疗不同类型的气管支气管结核，称之为经支气管镜综合介入治疗术，其中硅酮支架在国内使用的经验及相关报道逐渐增多，支气管镜氩等离子体凝切术联合 CO_2 冷冻术治疗结核性大气道狭窄效果明显，安全性好，有利于改善患者肺功能水平，提高患者生存质量，值得关注。在经支气管镜介入治疗外科术后并发症、空洞性及耐药肺结核的介入治疗、胸膜胸壁结核的介入治疗、气道-胸膜病变的介入治疗、结核性脑膜炎的介入治疗等方面也进行了深入的研究，并取得了可喜的进展。

四、北京最新研究进展

（一）北京地区结核病样本资源信息库建设

北京结核病临床数据和样本资源库经过Ⅰ期和Ⅱ期的建设，目前软、硬件条件提升到了一个新水平。场地、储存设备以及环境控制设施等硬件建设方面完全满足资源库发展的需求；样本采集和样本管理软件的研发以及配套的科研管理软件的配置为全面的现代化管理提供了保障。已制订完成的一套标准操作程序为保持资源库建设的高标准、高质量以及稳定性和可持续性奠定了基础。目前在多中心的协助和支持下，库内的样本数量达到 3 万多例，近 5 万份。样本种类以结核分枝杆菌临床分离株和结核病人的血浆/血清数量居多，此外还包括一定数量的痰液、胸水、胸包积液以及骨结核的样本等。

（二）结核病诊断新技术评估和应用

1. 细菌学诊断技术评估和应用

传统的细菌学诊断技术对于临床上大量存在的菌阴肺结核患者的诊断受限。改良抗酸染色方法是北京胸科医院近几年新推出的一种细菌学检测改良技术，主要通过离心沉淀、固定等方法增加结核分枝杆菌的检出率，在结核性脑膜炎诊断中呈现了较好的诊断性能。BACTEC Myco/F Lytic 技术是一种新型的全封闭无放射性、全自动化分枝杆菌液体培养系统，最初用于血行播散型肺结核的血液诊断，在肺外结核体液中应用较少。

2. 分子生物学诊断技术评估和应用

由于胸腔积液中结核分枝杆菌含量特别低，因此分枝杆菌培养和常见分子检测方法（如 GeneXpert）阳性率都很低，培养阳性率仅为10%左右，GeneXpert 阳性率在30%～40%，而常用的生化指标ADA特异性不高。北京胸科医院首次建立了一种在体液中检测结核分枝杆菌游离 DNA 的新型检测方法，该方法在诊断结核性胸膜炎的敏感性达到 70%，特异性达到 95%以上，显著优于目前常见的诊断方法，有效提高了结核性胸膜炎的诊断准确性。

3. 病理学诊断技术评估和应用

近年来应用分子诊断方法检测病理组织中结核分枝杆菌特异基因用于诊断结核病的研究越来越多。北京胸科医院评估了骨结核石蜡组织中应用荧光定量 PCR 技术进行结核病诊断的意义。在 93 例病理形态学符合结核的石蜡包埋标本中，荧光定量 PCR 方法检出率为 82.8%，显著高于传统的抗酸染色方法（68.8%），而且在不同发病部位中具有同样的优势。

（三）分子菌种鉴定技术平台的建立

临床常见的能够致病的分枝杆菌有几十种，其中以结核分枝杆菌最为常见，其引起的疾病就是通常所说的结核病。结核分枝杆菌以外的分枝杆菌（麻风分枝杆菌除外）统称为非结核分枝杆菌（简称NTM），其引起的感染与结核病在症状、影像学和抗酸染色性上都高度相似，难以区分，但二者的治疗方案却大相径庭。北京胸科医院结合自身丰富的实践经验和所掌握的大量临床数据，自主开发了国内首个专用于分枝杆菌菌种鉴定的软件/网站（http://111.207.168.134/NLC），面向全国为临床和科研提供技术支撑服务。此软件解决了先前以基因测序为基础的分枝杆菌菌种鉴定需要登录美国 NCBI 网站进行序列比对的问题，不仅有利于保护我国物种信息资源的安全，而且为我国分枝杆菌的基础研究与临床诊疗提供了更专业、更便捷、更准确的服务，有助于提高我国非结核分枝杆菌感染的诊疗水平。

（四）重组结核疫苗 AEC/BC02 治疗结核病完成动物实验

由中国食品药品检定研究院研发的重组结核疫苗 AEC/BC02 完成了在豚鼠结核病模型中的治疗效果评价。皮下注射结核分枝杆菌菌液构造豚鼠结核病模型，然后给予结核重组疫苗 AEC/BC02 单独治疗、异烟肼（INH）单独治疗、重组疫苗合并异烟肼治疗，以生理盐水治疗为对照组。结果提示 AEC/BC02+INH 组整体脏器综合病变评分均显著低于 INH 单独治疗组和 AEC/BC02 单独治疗组；AEC/BC02+INH 组肺、脾脏活菌载量明显低于 INH 单独治疗组和 AEC/BC02 单独治疗组，AEC/BC02 重组疫苗合并异烟肼联合使用优于单一治疗方式，能够明显减轻动物脏器病变，降低肺脏、脾脏的活菌载量。

（许绍发　唐神结　刘　洋　潘丽萍　杨新婷　陈国玺　贝承丽　陈　禹）

参考文献

唐神结，李亮，高文，等，2016. 中国结核病年鉴 2015. 北京：人民卫生出版社.

唐神结，李亮，高文，等，2017. 中国结核病年鉴 2016. 北京：人民卫生出版社.

Alsaad N，Dijkstra JA，Akkerman OW，et al，2016. A pharmacokinetic evaluation of sulfamethoxazole 800 mg once daily in the treatment of tuberculosis. Antimicrob Agents Chemother，60（7）：3942-3947.

Dawson R，Diacon AH，Everitt D，et al，2015. Efficiency and safety of the combination of moxifloxacin，pretomanid（PA-824），and pyrazinamide during the first 8 weeks of antituberculosis treatment：a phase 2b，open-label，partly randomised trial in patients with drug-susceptible or drug-resistant pulm. Lancet，385（9979）：1738.

Guglielmetti L，Jaspard M，Le DD，et al，2017. Long-term outcome and safety of prolonged bedaquiline treatment for multidrug-resistant tuberculosis. Eur Respir J，49（3）：1601799.

Hoff ST，Peter JG，Theron G，et al，2016. Sensitivity of C-Tb：a novel RD-1-specific skin test for the diagnosis of tuberculosis infection. Eur Respir J，47（3）：919-928.

Jayakumar A，Savic RM，Everett CK，et al，2016. Xpert MTB/RIF assay shows faster clearance of mycobacterium tuberculosis DNA with higher levels of rifapentine exposure. J Clin Microbiol，54（12）：3028-3033.

Mail NA，Omar SV，Lewis JJ，et al，2015. Performance of a novel algorithm using automated digital microscopy for diagnosing tuberculosis. Am J Respir Crit Care Med，191（12）：1443-1449.

Marakalala MJ，Raju RM，Sharma K，et al，2016. Inflammatory signaling in human tuberculosis granulomas is spatially organized. Nat Med，22（5）：531-538.

Milstein M，2016. Evaluation of high-dose rifampin in patients with new，smear-positive tuberculosis（HIRIF）：study protocol for a randomized controlled trial. BMC Infect Dis，16（1）：453.

Moodley R，Godec TR，Team ST，2016. Short-course treatment for multidrug-resistant tuberculosis：the STREAM trials. Eur

Respir Rev，25（139）：29-35.

Pym AS，Diacon AH，Tang SJ，et al，2016. Bedaquiline in the treatment of multidrug- and extensively drug-resistant tuberculosis. Eur Respir J，47（2）：564-574.

WHO，2016. Chest radiography in tuberculosis detection：Summary of current WHO recommendations and guidance on programmatic approaches. WHO/HTM/TB/2016.20 Geneva：World Health Organization.

WHO，2016. Multidrug-resistant tuberculosis（MDR-TB）2016 update. WHO/HTM/TB/2016.04. Geneva：World Health Organization.

WHO，2016. The use of delamanid in the treatment of multidrug-resistant tuberculosis in children and adolescents：interim policy guidance. WHO/HTM/TB/2016.14. Geneva：World Health Organization.

WHO，2016. The use of loop-mediated isothermal amplification（TB-LAMP）for the diagnosis of pulmonary tuberculosis：policy guidance. WHO/HTM/2016. T Geneva：World Health Organization.

WHO，2016. The use of molecular line probe assays for the detection of resistance to second-line anti-tuberculosis drugs：policy guidance. WHO/HTM/2016.7 Geneva：World Health Organization.

WHO，2016. World Health Organization：Global Tuberculosis Report 2016. WHO/HTM/TB/2016.13. Geneva：Geneva：World Health organization.

Zak DE，Penn-Nicholson A，Scriba TJ，et al，2016. A blood RNA signature for tuberculosis disease risk：a prospective cohort study. The Lancet，387（10035）：2312-2322.

Zheng LH，Jia HY，Liu XJ，et al，2016. Modified cytospin slide microscopy method for rapid diagnosis of smear-negative pulmonary tuberculosis. Int J Tuberc Lung Dis，20（4）：456-461.

第四节　新发突发传染病领域国内外研究进展

一、最新流行概况

2003 年严重急性呼吸窘迫综合征病毒（SARS-CoV）在我国暴发流行，随后其他新型呼吸道病毒如流感病毒（新型甲型 H1N1 流感病毒，H5N1、H7N9 及 H10N8 禽流感病毒，变异 H3N2 流感病毒），人腺病毒 14 型及中东呼吸综合征病毒（MERS-CoV）相继出现。2013 年初，中国首次报道人感染 H7N9 禽流感疫情，至今已有五波流行，截止到 2017 年 5 月，我国内地 25 个省共报告病例 1486 例，其中 586 例死亡，病死率约 40%。第五波 H7N9 感染疫情较以往明显提前，感染人数明显增加，波及范围更广，来自农村地区感染人数比例增加。同时 H7N9 禽流感病毒对禽类感染性出现由低向高转变，亦监测到对神经氨酸酶抑制剂类药物耐药突变。2012 年 9 月至今，世界卫生组织报道实验室确诊 MERS-CoV 患者中 2040 人，其中至少 710 人死亡，共计 27 个国家曾报道出现 MERS-CoV 患者，近两年新增病例近 500 人，死亡率超过 35%。埃博拉疫情自 2014 年暴发，1 年多时间就已造成超过万人死亡，目前疫情已全面控制。而在埃博拉疫情尚未结束时，美洲即出现了蚊媒传染病毒寨卡病毒的传播和流行，已经有超过 80 个国家报道出现寨卡病毒感染病例。因此，H7N9 禽流感病毒、冠状病毒面、埃博拉病毒及寨卡病毒受到了全球研究者的重视。

二、国际最新研究进展

（一）H7N9 禽流感病毒研究进展

葛兰素史克、诺华等疫苗公司以及美国过敏症和传染病研究所等机构已申请了人用 H7N9 禽流感疫苗的临床试验。诺华公司率先完成了 H7N9 VLPs 疫苗一期临床剂量研究，同时也完成了 H7N9 VLPs 疫苗佐剂 Matrix-M1TM 的临床一期、二期研究。葛兰素史克公司则完成了其疫苗在 18～49 岁人群中免疫原性及安全性临床一期试验，进入一期临床试验的受试者使用的H7N9 禽流感减毒活疫苗由俄罗斯RUDENKO 等的研发小组研发，在一期临床试验中，免疫组发生不良反应的概率与安慰剂组无差异，疫苗中的减毒活毒不会从疫苗接种人群传至未接种人群，证明疫苗具有较高的安全性。该减毒活疫苗第 1 剂免疫后血清抗体阳转率可达 48%，第 2 剂免疫后血清抗体阳转率可达 93%。大部分受试者在接受两剂免疫后，其体内病毒特异的 $CD4^+$和 $CD8^+$细胞比例明显增加，预示受试者可能对 H7N9 野毒株具有抵抗力。

（二）新型 H1N1 流感病毒研究进展

美国埃默里大学研究人员开发出一种贴片式疫苗，该贴片有上百个毛发粗细的可穿透皮肤表面的微针用来接种疫苗。该疫苗不必冰箱保存，使用极为方便而且无痛。研究人员将其与传统注射式疫苗和安慰剂进行对照后显示，该疫苗与注射式疫苗的免疫效果相似，而仅有少数人出现一过性的轻微皮肤红肿、瘙痒等不良反应。该贴片疫苗将大大简化疫苗接种流程，不需要专业医务人员接种，方便储存，利于在发展中国家推广和使用。

（三）中东呼吸窘迫综合征病毒（MERS-CoV）和严重呼吸窘迫综合征病毒（SARS-CoV）研究进展

目前骆驼是该病毒主要的储存宿主，德国和荷兰研究人员将表达 MERS 病毒棘突蛋白的基因引入到痘病毒中，随后对痘病毒进行修饰使其表达 MERS 蛋白，并基于这种工程化的痘病毒开发出新型疫苗。研究结果显示，利用 MVA-MERS-S 进行免疫不仅可以帮助抵御 MERS 病毒的感染，而且还帮助抵御骆驼发生骆驼痘。在感染 MERS 病毒的骆驼中，其机体的症状仅限于上呼吸道，疫苗可以诱导大量抗体的产生，使骆驼获得黏膜免疫从而帮助抑制病毒的复制以及感染性症状的发生。研究结果表明，MVA-MERS-S 疫苗可以明显帮助减少骆驼鼻上皮中病毒的存在。

（四）埃博拉病毒研究进展

美国陆军感染性疾病研究所研究人员筛选出一种小分子化合物 GS-5374，该化合物是一种胆酸腺苷酸的一种单磷酸酯，是一种新的核酸类似物前体药物。该化合物在基于细胞培养的研究中展现出良好的抗病毒作用，在人类多种细胞内可生成其活性物核苷三磷酸。该产物可作为替代底物及 RNA 链的终止子，抑制病毒复制过程。给予非人类灵长类动物静脉注射该药物，可在眼、睾丸和大脑等埃博拉病毒聚集复制部位的细胞中观察到高水平的核苷三磷酸。连续 12 天给药可 100%保护恒河猴免受致死量病毒的攻击。该药物在体外实验中还展现出对其他 RNA 病毒如脊髓灰质炎病毒、沙粒病毒及冠状病毒等的广谱抗病毒活性。

（五）寨卡病毒研究进展

研究人员观察到寨卡病毒特异性中和抗体在血浆中的大量出现可在 7～10 天内清除恒河猴外周血中病毒，但在脑脊髓液中未检测到相关抗体，因此，病毒能够在脑脊液中持续存在长达 42 天，在淋巴结和结肠直肠活检中检测亦可长达 72 天。寨卡病毒长期感染脑脊髓液、淋巴结和结肠直肠组织，导致组织中 mTOR 信号通路激活。mTOR 信号通路激活之前已被证明可能造成过免疫反应和脑畸形的发展有关。因此，寨卡病毒在人类中枢神经系统中的持续存在除了可引起小头症外，亦可造成淋巴、免疫系统疾病。波多黎各国家艾滋病毒/艾滋病中心的研究人员报道血中寨卡 RNA 转阴时间的中位数、第 95 百分位数分别为 14 天和 54 天，尿液中转阴时间的中位数、第 95 百分位数分别为 8 天和 39 天，精液中转阴时间的中位数、第 95 百分位数分别为 34 天和 81 天，少数参与者在唾液或阴道分泌物中检测到 ZIKV RNA。研究中 95%的男性在暴露后约 3 个月时精液中已无寨卡 RNA 存在，对目前指南中男性患者 6 个月内禁止性行为的推荐有修正意义。

三、国内最新研究进展

（一）人感染 H7N9 禽流感研究进展

上海生物制品研究所研究人员发现黏膜免疫调节剂壳聚糖经鼻给药小鼠后，可刺激固有免疫系统，能保护小鼠免受致死量甲型 H7N9 流感病毒的攻击，且效果可持续 10 天左右。接种后小鼠肺泡灌洗液中白细胞浸润明显增多，促炎因子水平明显升高，显示出明显的黏膜免疫作用。研究者同时发现，此免疫调节剂还能保护小鼠免受 PR8 、H1N1 和 H9N2 流感病毒的致死量攻击。这种广泛且高效的抗病毒作用或可使壳聚糖成为一种普遍且通用的抗病毒药物。该研究为预防流感病毒感染提供了新策略。

（二）新型甲型 H1N1 流感病毒研究进展

上海巴斯德研究所研究人员发现 3E1 抗体与多株 H1、H5 亚型毒株的 HA 的亲和力达到 nmol/L 级别并且 3E1 可中和 H1、H5 亚型的多株毒株。在小鼠中 3mg/kg 的 3E1 即可对 H1N1 及 H5N6 起到完全的预防效果。结构解析显示，3E1 通过其重、轻链靶定到血凝素的保守区域 F-亚结构域、融合肽及外缘 β 折叠上，构成其识别表位，进一步抑制低 pH 诱导的血凝素构象变化，抑制病毒包膜与宿主细胞膜融合，从而阻止病毒的侵入细胞。该研究为开发新型抗流感病毒药物及基于流感血凝素结构的通用流感疫苗设计提供了新思路。

（三）埃博拉病毒研究进展

以腺病毒为载体的埃博拉疫苗在南京完成 I 期随机对照临床试验。研究者募集 120 名健康成人，每组 40 人，分别接种高剂量（1.6×10^{11} 病毒颗粒）、低剂量（4×10^{10} 病毒颗粒）疫苗及安慰剂，在接种 6 个月后再次复种疫苗。研究显示，复种后患者的不良反应率较高（78/110），均为轻到中度。高剂量疫苗组具有很好的免疫原性及安全性，低剂量组疫苗由于体内腺病毒抗体的存在可能导致疫苗的免疫作用减低。高剂量疫苗的诱导免疫作用更强且持续时间更长。在该项目的Ⅱ期临床实验中，研究者募集了 500 名健康志愿者，并以 2∶1∶1 比例分别接种高剂量（1.6×10^{11} 病毒颗粒）、低剂量（8×10^{10} 病毒颗粒）疫苗及安慰剂。研究显示，高剂量组、低剂量组及安慰剂分别有 53%、48%和 43%患者出现了轻度或有自限性的不良反应，高剂量与低剂量组均可达到较好的免疫水平。综合考虑有效性及安全性，认为低剂量（8×10^{10} 病毒颗粒）疫苗是较为合适的接种剂量。

（四）寨卡病毒研究进展

中国科学院武汉病毒研究所研究人员对 Zika 病毒（ZIKV）感染后宿主细胞进行分析，发现了 200 种受到 ZIKV 感染调控的宿主蛋白。研究显示参与内质网未折叠蛋白反应（unfold protein response）、泛素-蛋白酶体系统以及天然免疫系统等过程的宿主蛋白在 ZIKV 感染后发生了明显的变化。泛素-蛋白酶体系统在 ZIKV 的侵入过程中起重要作用，针对泛素-蛋白酶体的 FDA 成品药 bortezomib 能够在 nmol/L 级别有效抑制 ZIKV 复制，小鼠活体实验表明 bortezomib 能够在体内降低 ZIKV 的载量并缓解 ZIKV 引起的病理损伤。为阻断 ZIKV 的转播以及治疗 ZIKV 感染提供了一个候选药物。

四、北京最新研究进展

（一）人感染 H7N9 禽流感病毒

1. 人感染 H7N9 禽流感流行病学变化

从 2013 年至 2017 年我国已经历五波疫情，较以往呈现散发程度高、分布范围广、疾病进展迅速等特点。中国疾控中心周蕾等首先报道第五波 H7N9 感染疫情变化及流行病学特征：疫情较以往明显提前，既往疫情于 12 月底至次年 1 月呈明显增加趋势，而第五波流行期起始早于往年，且在 12 月初就呈现病例数明显增加态势。第五波流行的感染人数明显增加，波及范围明显扩大，来自农村地区感染人数比例增加。前四波流行期间，疫情涉及我国 13 个省，而第五波流行期间，新增 23 个省出现了人感染 H7N9 禽流感病例。将第五波流行期患者人口学资料和既往流行期资料进行对比后发现，此次疫情患者绝大多数仍以肺炎为主要临床表现，患者自发病到就诊时间、确诊时间、抗病毒治疗时间较前无明显变化，仅有 5%患者在症状出现 48 小时内进行了抗病毒治疗。此次疫情中仅有两起人群聚集病例出现，且仅涉及 4 名患者，说明 H7N9 禽流感病毒的人际间传播能力仍十分有限。患者多来自农村，且有禽类接触史。从患者分离出的 H7N9 禽流感病毒与前四波无明显变化。该研究在我国 H7N9 禽流感疫情流行期间，率先总结了第五波疫情的流行情况及患者特点，为制定防控政策，更新诊疗共识提供了重要数据。

2. H7N9 禽流感病毒变异情况

近年来 H7N9 禽流感病毒出现了致病性及耐药性变化，致病性变化体现在对禽低致病性向高致病性转变，耐药性变化体现在多耐药突变并对多个抗病毒药物同时耐药。第五波 H7N9 禽流感感染患者中首次分离到高致病性 H7N9 禽流感（HPAI）病毒。中国疾病预防控制中心舒跃龙团队从第五波流行中 2 例 H7N9 患者中分离得到的高致病性 H7N9 流感病毒（HPAI）A/Guangdong/17SF003/2016（SF003）和 A/Guangdong/17SF006/2017（SF006），与低致病 H7N9 病毒（LPAI）不同，其在没有 TPCK 胰酶的条件下仍能高效复制，证明 4 个氨基酸（KRTA）的插入导致了 H7N9 病毒由低致病性到高致病性表型变化，使病毒对于禽类易感。此外，含有 NA-R292K 突变的 HPAI H7N9 病毒呈现出多重耐药特征，表现为对金刚烷胺及现有神经氨酸酶抑制剂类药物耐药，病毒耐药突变的出现预示着感染 H7N9 禽流感患者的抗病毒治疗可能会面临越来越多的挑战。

3. 人感染 H7N9 禽流感病毒的治疗

神经氨酸酶抑制剂主要是通过抑制病毒神经氨酸酶（NA）与宿主细胞膜受体结合来阻断病毒的释放。然而，病毒突变可导致神经氨酸酶抑制剂与病毒 NA 的亲和力下降，进而产生耐药。中国科学院微生物研究所高福课题组针对流感病毒 NA 的四聚体结构，借助计算机辅助系统设计并合成了一种四价扎那米韦化合物。该化合物上的四个扎那米韦药效团可同时与 NA 四个活性位点稳定结合，形成 1∶1 的稳定结合结构，产生高效的抗病毒作用，在蛋白质、细胞及动物实验中，该化合物均展现出了良好的抗病毒活性，且疗效优于传统扎那米韦。对感染流感病毒的小鼠进行滴鼻，仅一次即可有效保护所有小鼠。研究进一步发现，该四价化合物对神经氨酸酶抑制剂耐药的 H1N1、H3N2 及 H7N9 病毒株亦有较强的抗病毒作用。该研究为高效的多价抗病毒药物提供了新的研究思路和设计方法，是对基于病毒靶蛋白抗病毒药物研发的重要补充。

人感染 H7N9 禽流感通常为重症病例，激素的使用备受争议。中日友好医院曹彬教授团队对 288 名 H7N9 禽流感患者进行了分析。研究者首先分析了影响 H7N9 禽流感患者的死亡因素。结果显示在整体人群中，激素治疗增加患者 60 天病死率而对患者 30 天病死率无影响。亚组分析显示，中低剂量激素（甲强龙，25～150mg/d）并不增加患者病死率，而使用大剂量激素（甲强龙，＞150mg/d）时不论患者是否存在急性呼吸窘迫综合征，均明显增加患者 30 天及 60 天病死率。为了避免研究中存在的偏倚，研究者利用倾向性评分进行了病例匹配。在匹配的 65 对患者中，使用大剂量激素将增加患者 30 天及 60 天病死率，而中小剂量激素则对患者 30 天及 60 天病死率无明显影响。面对极具争议的激素治疗重症呼吸道感染、激素治疗病毒性肺炎的问题，该研究通过目前最大样本量人感染 H7N9 禽流感病例，证实了大剂量激素的有害作用，对指导临床治疗提供了重要询证医学证据。

（二）新型甲型 H1N1 流感病毒

周德敏教授/张礼和院士课题组题发明了一种全新的流感疫苗制备技术，人工控制病毒复制从而将病毒直接转化为疫苗。动物实验证明，这种方式保留了病毒感染机体引发的体液免疫、鼻腔黏膜免疫和T细胞免疫，并且对现有的流感毒株都表现出良好的保护效果。此方法完全不同于当前使用的仅部分免疫的灭活疫苗，也不同于仍然保留弱复制能力而有毒性危险的减活疫苗。该疫苗保留了野生流感病毒的完整结构和感染力，研究者仅突变病毒基因组的一个三联码，使流感病毒由致命性病原体变为具有预防性的安全疫苗，使病毒在感染人体后不能在细胞内复制。因此，该方法保留了病毒的所有免疫原性。这种设计几乎可应用于所有病毒，如人获得性免疫缺陷病毒、严重急性呼吸综合征病毒、埃博拉病毒等的疫苗开发，这一发现开创了新的病毒疫苗设计体系，在预防和治疗病毒性传染病方面的重要医学价值和社会意义。

（三）H5N1 禽流感病毒

H5N1 感染人数已达七百多例，其中死亡病例高达四百多，致死率接近 60%，因此高致病性禽流感病毒 H5N1 是当前公共健康面临的严峻威胁。了解人类对高致病性禽流感病毒 H5N1 的保护性抗体识别机制，对于开发有效的治疗和疫苗是至关重要的。季节性流感病毒的血凝素蛋白是保护性抗体识别的关键部分，但目前对于 H5N1 禽流感病毒感染者体内抗体识别的靶点、靶点结构及其功能尚不清楚。清华大学医学院张林琦教授和生命学院王新泉教授团队对 H5N1 禽流感抗毒患者血清抗体进行了分析，利用酵母表面展示技术、基因定点突变技术、结构生物学和生物信息学技术，揭示了 H5 特异性的人单克隆抗体所结合 H5 血清素蛋白球状头部的晶体结构、不同表位抗原特异性等，并首次定义了保护性抗体识别 HA 表面的四个薄弱位点。随后，研究者利用重组病毒技术，证明康复者血清中多克隆抗体识别主要针对这 4 个薄弱位点，而不是位于 H5 血凝素蛋白颈部 HA2 的其他位点，为高效流感疫苗和治疗性抗体的研发提供了精确靶点。

（四）中东呼吸窘迫综合征冠状病毒

选择能有效抑制 MERS-CoV RBD 和 DPP4 结合的药物为治疗提供了新的希望。其一旦被抗体阻断，便会使病毒无法侵入细胞。我国学者在 RBD 疫苗研制已取得一定成果。中国科学院微生物研究所严景华课题组用 MERS-CoV 病毒 S 蛋白受体结合域来免疫小鼠，分离到两株抗 MERS-CoV RBD 的具高效中和能力的单克隆抗体 4C2 和 2E6，并可与 MERS-CoV 受体结合域结合。为了进一步明确中和抗体的作用机制，研究人员解析了抗体 Fab 片段与 MERS-CoV 病毒受体结合域的晶体结构，明确了 4C2 单克隆抗体 Fab/MERS-CoV 病毒受体结合域复合物的结构。结果显示，该抗体识别的表位与病毒受体结合域的“footprint”存在部分重叠，因此，单克隆抗体可通过阻位作用和竞争作用有效地阻断（MERS）RBD 结合受体。2E6 同样有相类似的作用。研究人员保留了抗体的配位基并用人球蛋白的相应部分代替了单克隆抗体除配位基的其他部分，生成了人源化的单克隆抗体 4C2（4C2h），并用小鼠模型证明了人源化的 4C2（4C2h）同样能有效清除病毒。4C2（4C2h）可能成为预防和治疗 MERS-CoV 感染的有效药物。

病毒的亚单位疫苗通常含有免疫显性的非中和抗原表位，中和了宿主的免疫反应。因此在疫苗的设计中，常需要将此类抗原消除。但目前尚无任何一种有效且可靠的方法用以评估一种抗原表位诱导中和抗体的能力，因此军事医学科学院微生物流行病研究所周育森团队开发出一套评估抗原表位中和免疫原性的有效方法，称之为“中和免疫原性指数”（neutralizing immunogenicity index，NII），该评估方法首先利用糖链探针封闭一个抗原表位，从而评估此表位在诱导抗体过程中的作用，并逐个评估 MERS-CoV 上抗原表位的抗体诱导能力，并据此评估 NII。根据评估，研究人员设计出了一种变体形式的疫苗，该疫苗掩盖住了NII评分阴性即无有效诱导作用的抗原表位。这种新式疫苗对感染致死量METS-CoV病毒的小鼠显示出了显著的保护作用，较以往疫苗作用显著增强。该研究为指导设计合理、高效的病毒亚单位疫苗提供了新的思路和有效的设计方法。

（五）严重呼吸窘迫综合征冠状病毒

中国科学院研究人员利用单颗粒冷冻电镜技术解析了近原子分辨率的 MERS-CoV 和 SARS-CoV 棘突蛋白（S 蛋白）三聚体融合前构象结构。这两种病毒 S 蛋白结构与其他冠状病毒类似，但受体结合区（RBD）与其他冠状病毒有明显差异。既往报道的冠状病毒 RBD 几乎都是包埋状而 MERS-CoV 和 SARS-CoV 还存在暴露状，此状态的 RBD 更易于结合受体。此外，研究人员对 MERS-CoV 和 SARS-CoV 的 S 蛋白 N 端结构域进行了结构分析。结果显示，不同于其他冠状病毒，MERS-CoV 和 SARS-CoV 的 S 蛋白 N 端结构域的糖结合区并不能与糖分子有效结合，因此并不能通过与糖结合的方式增加对宿主细胞的黏附作用。研究人员进一步对感染人的六种冠状病毒序列保守性分析发现，融合肽、七肽重复区 1（HR1）以及中心螺旋作为相对保守且易于接近的区域，是开发中和性抗体和抗病毒药物的潜在位点。此研究揭示了 MERS-CoV 和 SARS-CoV 更加自由的受体结合区，有利于 S 蛋白和宿主受体的结合，为抗体和疫苗设计提供了重要的 S 蛋白三维结构图谱。

SARS-CoV 病毒侵入细胞需要由病毒表面三聚体棘突介导，三聚体由 S1 和 S2 亚单位构成。清华大学研究人员揭示了 SARS-CoV 在不同构象状态下病毒表面三聚体棘突的外功能区结构。SARS-CoV 入侵宿主细胞过程中必需的四种动态结构变化。其中构象一为三重对称的结构为非激活状态，分辨率达到了 4.3Å。在该构象条件下，S1 亚单位的三个受体结合末端区域 1 处于“向下”位置，由于空间位阻，SARS-CoV 棘突无法与细胞受体 ACE2 结合，提示此构象状态下为非激活状态。另三种棘突构象的分辨率分别达到了 7.3、5.7 和 6.8Å，此三种构象均为非对称性，一个受体结合域以不同的角度旋转，由“向下”位置转变为“向上”位置。此构象暴露了 AEC2 的结合位点，失去空间位阻，因此呈激活状态。同样这种空间结构变化也是中和性抗体与棘突的结合所必需的，该研究的发现可推广到 MERS-CoV 等其他类似的冠状病毒。该研究对理解冠状病毒侵染宿主细胞的分子机制，寻找特异性抗病毒药物药物和疫苗的开发提供了重要指导。

（六）埃博拉病毒

Niemann-Pick 病是一类脂类代谢失常而导致的罕见遗传疾病，NPC1 蛋白在胆固醇的胞内运输中发挥了重要的作用，NPC1 功能异常是 C 型 Niemann-Pick 病的主要因素。近年来研究发现 NPC1 在埃博拉病毒的入侵过程中发挥了重要作用，是细胞内的埃博拉病毒受体。清华大学与中科院研究人员合作，首次解析出人源胆固醇转运蛋白 NPC1 和埃博拉酶切后糖蛋白 GPcl 复合物的结构。NPC1 全长包括 1278 个氨基酸，含有 13 次跨膜螺旋的膜蛋白和 3 个不同腔域（A、C 和 I）。跨膜片段 2～13 表现出典型的 RND（resistance-nodulation-cell division）折叠，其中片段 3～7 构成了固醇敏感区，并以保守结构形式的存在于介导胆固醇代谢通路的几个蛋白质内。研究人员还发现，一个 NPC1 蛋白单体可与一个 GPcl 三聚体通过一个单一界面互相识别并结合。NPC1 蛋白是埃博拉病毒受体，在病毒侵入过程中所必需的蛋白，该结构的解析提供了有关埃博拉病毒进入晚期内吞体的结构机制，为研发抑制病毒侵入细胞的抗病毒药物提供了分子基础。

（七）寨卡病毒研究进展

中国医学科学院研究人员发现，寨卡病毒感染后，机体细胞内胆固醇-25-羟化酶的表达水平升高，促进25-羟基胆固醇的表达。25-羟基胆固醇可插入被病毒感染的细胞膜上，降低细胞膜的流动性，阻断病毒介导的细胞与细胞之间的膜融合，最终抑制病毒进入细胞。25-羟基胆固醇可显著抑制小鼠和恒河猴体内寨卡病毒感染的复制，并能够有效阻止小头症的发生。25-羟基胆固醇是目前为止发现的第一个能在猴体中抑制寨卡病毒复制的小分子，也是第一个能在小鼠中防止寨卡病毒感染引起的小头症的化合物。

（王　辰　曹　彬　周　飞　王业明　李　辉　陈　亮　舒红梅　韩秀迪　邢西迁）

参考文献

Cao B，Gao H，Zhou B，et al，2016. Adjuvant corticosteroid treatment in adults with influenza A（H7N9）viral pneumonia. Crit Care Med，44（6）：e318-328.

Du L，Tai W，Yang Y，et al，2016. Introduction of neutralizing immunogenicity index to the rational design of MERS coronavirus subunit vaccines. Nat Commun，7：13473.

Fu L，Bi Y，Wu Y，et al，2016. Structure-based tetravalent zanamivir with potent inhibitory activity against drug-resistant influenza viruses. J Med Chem，59（13）：6303-6312.

Gong X，Qian H，Zhou X，et al，2016. Structural Insights into the Niemann-Pick C1（NPC1）-mediated cholesterol transfer and Ebola infection. Cell，165（6）：1467-1478.

Gui M，Song W，Zhou H，et al，2017. Cryo-electron microscopy structures of the SARS-CoV spike glycoprotein reveal a prerequisite conformational state for receptor binding. Cell Res，27（1）：119-129.

Haagmans BL，Van Den Brand JM，Raj VS，et al，2016. An orthopoxvirus-based vaccine reduces virus excretion after MERS-CoV infection in dromedary camels. Science，351（6268）：77-81.

Li C，Deng YQ，Wang S，et al，2017. 25-Hydroxycholesterol protects host against Zika virus infection and its associated microcephaly in a mouse model. Immunity，46（3）：446-456.

Li Y，Wan Y，Liu P，et al，2015. A humanized neutralizing antibody against MERS-CoV targeting the receptor-binding domain of the spike protein. Cell Res，25（11）：1237-1249.

Paz-Bailey G，Rosenberg ES，Doyle K，et al，2017. Persistence of Zika virus in body fluids - preliminary report. N Engl J Med，NEJMoa1613108.

Rouphael NG，Paine M，Mosley R，et al，2017. The safety，immunogenicity，and acceptability of inactivated influenza vaccine delivered by microneedle patch（TIV-MNP 2015）：a randomised，partly blinded，placebo-controlled，phase 1 trial. Lancet，390（10095）：649-658.

Rudenko L，Isakova-Sivak I，Naykhin A，et al，2016. H7N9 live attenuated influenza vaccine in healthy adults：a randomised，double-blind，placebo-controlled，phase 1 trial. Lancet Infect Dis，16（3）：303-310.

Si L，Xu H，Zhou X，et al，2016. Generation of influenza A viruses as live but replication-incompetent virus vaccines. Science，354（6316）：1170-1173.

Wang W，Sun X，Li Y，et al，2016. Human antibody 3E1 targets the HA stem region of H1N1 and H5N6 influenza A viruses. Nat Commun，7：13577.

Warren TK，Jordan R，Lo MK，et al，2016. Therapeutic efficacy of the small molecule GS-5734 against Ebola virus in rhesus monkeys. Nature，531（7594）：381-385.

Xin QL，Deng CL，Chen X，et al，2017. Quantitative proteomic analysis of Mosquito C6/36 cells reveals host proteins involved in Zika virus infection. J Virol，91（12）：pii：e00554-17.

Yuan Y，Cao D，Zhang Y，et al，2017. Cryo-EM structures of MERS-CoV and SARS-CoV spike glycoproteins reveal the dynamic receptor binding domains. Nat Commun，8：15092.

Zheng M，Qu D，Wang H，et al，2016. Intranasal administration of chitosan against influenza A（H7N9）virus infection in a mouse model. Sci Rep，6：28729.

Zhu FC，Wurie AH，Hou LH，et al，2017. Safety and immunogenicity of a recombinant adenovirus type-5 vector-based Ebola vaccine in healthy adults in Sierra Leone：a single-centre，randomised，double-blind，placebo-controlled，phase 2 trial. Lancet，389（10069）：621-628.

本节更多参考文献获取

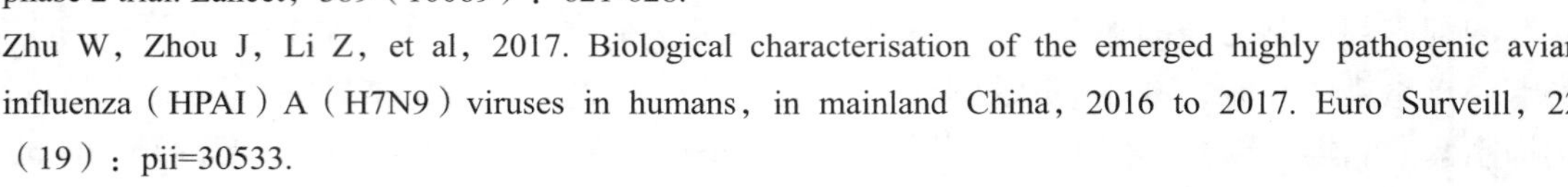

Zhu W，Zhou J，Li Z，et al，2017. Biological characterisation of the emerged highly pathogenic avian influenza（HPAI）A（H7N9）viruses in humans，in mainland China，2016 to 2017. Euro Surveill，22（19）：pii=30533.

Zuo T，Sun J，Wang G，et al，2015. Comprehensive analysis of antibody recognition in convalescent humans from highly pathogenic avian influenza H5N1 infection. Nat Commun，6：8855.

第五节　慢性肾脏病领域国内外研究进展

一、最新流行概况

美国学者 Katherine T. Mills 等荟萃分析全球 33 项慢性肾脏病（chronic kidney disease，CKD）流行病学研究显示，CKD 的患病率在男性中约为 10.4%（95%置信区间 9.3%～11.9%），在女性中约为 11.8%（95%置信区间 11.2%～12.6%），全世界约 3/4 的 CKD 患者生活在中低收入国家，提示中低收入国家 CKD 负担更重。全球 6 个地区开展的横断面调查显示，中低收入国家 CKD 患病率为 14.3%，知晓率仅为 6%，同样提示中低收入国家更应加强 CKD 防治力量。

美国健康与人类服务部、疾病预防控制中心、国家卫生统计中心共同开展的“美国全国健康和营养检查调查”显示：自 2003 年起，直至 2012 年，美国 CKD 3～4 期的患病率在近 10 年的时间里并没有继续保持增长趋势，而是稳定在 6.9%左右。我国 CKD 1～5 期患病率为 10.8%，且随着人口老龄化和高血压、糖尿病患病率增加，CKD 患病率正在进一步上升。

二、国际最新研究进展

（一）新发布的慢性肾脏病领域重要诊疗指南与专家共识

（1）肾脏病理是CKD诊断与评估的“金指标”，国际肾脏病理学家和肾病学家共同制定了《梅奥诊所及肾脏病理学会关于肾小球肾炎病理分类、诊断及报告的共识》，根据病因学和发病机制将增殖性肾小球肾炎分为 5 类，并提出病理诊断应包括主要诊断和次要诊断，对光镜、免疫荧光、电镜和其他辅助诊断的报告模式进行了规范，为病理报告的标准化做出了贡献。

（2）骨髓瘤相关肾病是临床常见的继发性肾损伤，国际骨髓瘤工作组发布了《骨髓瘤相关肾功能损伤的诊断和管理建议》，对多发性骨髓瘤患者肾功能的评估，肾功能损伤的管理和治疗均做了系统阐述，旨在规范多发性骨髓瘤患者常见的肾损伤合并症的诊治。

（3）血液透析和腹膜透析是终末期肾病（end-stage renal disease，ESRD）患者的重要生命线。美国肾脏病基金会发布了《血液透析充分性临床实践指南 2015 更新版》，在 2006 版指南基础上回顾了 2000～2014 年发表的观察性研究和随机对照临床试验（randomized controlled trial，RCT），重点更新了开始透析时机、透析的持续时间和超滤率、血液透析充分性测定、透析过程中的容量和血压控制，以及透析膜的选择等内容，为临床透析工作提供了参考。国际腹膜透析协会更新了《腹膜炎预防和治疗推荐指南》

和《导管相关感染推荐指南》，从腹膜透析患者腹膜炎的发病率，腹膜炎的预防、诊断及治疗、腹膜炎的后续处理，以及导管感染的定义、感染发生率、导管的管理及抗菌治疗等方面进行了系统阐述，为腹膜透析中最常见并发症腹膜炎的防治提供了依据。欧洲肾脏病学会-欧洲透析和移植学会、欧洲肾脏与心血管医学工作组联合欧洲高血压学会高血压和肾脏工作组联合发布了《透析患者高血压共识文件》，总结了接受血液透析或腹膜透析的ESRD患者高血压的诊断、流行病学、发病机制和治疗，为肾内科医生提供了基于最新临床证据和专家观点的实践建议。

（二）探索 IgA 肾病新治疗方案

IgA 肾病（IgA nephropathy，IgAN）是全世界范围内最常见的原发性肾小球疾病，该病多呈慢性进展，是我国尿毒症的主要病因之一，也是肾脏病领域的研究热点，特别是 IgAN 的治疗。

（1）德国开展的多中心 RCT 研究（STOP-IgAN）旨在明确在标准治疗基础上加用免疫抑制治疗对进展性 IgAN 的疗效，发现与标准治疗相比，加用免疫抑制治疗后短期（1 年）蛋白尿暂时降低，完全缓解率增加，但在远期（3 年）尿蛋白缓解、肾功能保护方面均无获益，且显著增加了感染、体重增加和糖尿病等不良事件的发生。该研究强调了充分肾素-血管紧张素系统阻断剂、饮食控制、戒烟等标准治疗可使 IgAN 患者获益，同时发现标准治疗基础上加用免疫抑制治疗无法进一步降低患者的尿蛋白，延缓肾功能进展，且不良事件增加。

（2）为探索作用于B淋巴细胞表面标志物CD20的靶向药物利妥昔单抗治疗IgAN的疗效，美国学者 Fernando C. Fervenza 牵头开展多中心、开放、小型 RCT 研究，入选 34 例尿蛋白＞1g/d 且估算肾小球滤过率（estimated glomerular filtration rate，eGFR）＜90 ml/（min · 1.73 m^2）的 IgAN 患者，发现与标准治疗相比，利妥昔单抗治疗 12 个月对患者的蛋白尿和 eGFR 均无作用，糖基化不全 IgA 及其抗体水平均无变化，且不良事件发生率明显增加（43 次 *vs*. 9 次），提示此类 IgAN 患者难以在利妥昔单抗治疗中获益。

（3）瑞典学者 Bengt C. Fellström 牵头开展的全球多中心 RCT 研究（NEFIGAN），旨在明确作用于末端回肠局部的布地奈德释放剂治疗 IgAN 的有效性及安全性，发现与标准治疗相比，作用于末端回肠局部的布地奈德释放剂可有效降低患者的尿蛋白/肌酐、24h 尿蛋白定量、尿白蛋白排泄率及尿白蛋白/肌酐水平，且其效果呈剂量和时间依赖性，不良事件发生率相当，提示作用于末端回肠局部的布地奈德释放剂有望成为首个作用于肠黏膜局部免疫系统的 IgAN 治疗药物，将开启 IgAN 治疗的新篇章。

（三）延缓慢性肾脏病的发生、发展新方法

1. 限制使用质子泵抑制剂可能减少 CKD 发生

为明确质子泵抑制剂（proton pump inhibitors，PPIs）对肾脏的影响，美国学者 Morgan E. Grams 牵头利用社区动脉粥样硬化风险研究（ARIC）和 Geisinger 健康系统中的数据，分析发现与未服用 PPIs 者相比，服用 PPIs 者发生 CKD 的危险比增加（ARIC：HR 1.35，95% CI 1.17～1.55；Geisinger：HR1.24，95% CI 1.20～1.28），且存在剂量效应关系，提出服用 PPIs 与 CKD 发生风险增加相关，限制使用 PPIs 有可能减少 CKD 发生。

2. 血浆可溶性尿激酶型纤溶酶原激活物受体可能作为 CKD 早期危险分层的标志物

炎症状态下尿激酶型纤溶酶原激活物受体可在蛋白酶作用下从细胞表面脱落，形成可溶性尿激酶型纤溶酶原激活物受体（soluble urokinase-type plasminogen activator receptor，suPAR），后者可反映机体免疫系统活化水平。美国学者利用参与 Emory 大学心血管生物样本库研究（2003～2009年在Emory 大学的三所健康中心中接受心脏导管手术的患者中进行的一项前瞻性研究）的 3683 例患者血样，分析 suPAR 水平与随访期间肾功能变化的关系，发现患者基线 suPAR 水平越高，随访期间 eGFR 下降程度越高，且基

线 eGFR 正常[≥90ml/（min·1.73 m^2）]患者其 suPAR 相关的 eGFR 下降程度最高，表明较高水平 suPAR 与 CKD 发生独立相关，并可加快 eGFR 下降速度，提示 suPAR 可能作为 CKD 早期危险分层的标志物。

3. 急性肾损伤的发生在不同国家存在差异

国际肾脏病学会在全球 72 个国家开展大型横断面调查研究，发现不同国家急性肾损伤（acute kidney injury，AKI）发生的主要原因存在差异：在低收入国家是脱水，在中高收入国家及高收入国家是高血压及休克。AKI 患者来源也存在差异：低收入国家社区获得性 AKI 约占 80%，在中高收入国家及高收入国家社区获得性 AKI 占 51%。此外，AKI 患者的 7 天死亡率在低收入国家为 12%，高于中高收入国家（11%）和高收入国家（10%），该研究为不同收入国家提高 AKI 诊治水平、延缓 CKD 发生发展提供了思路。

（四）慢性肾脏病并发症的防治

1. 基因疗法首次尝试治疗人类肾性贫血获得成功

以色列生物技术公司开发自体转导基因修复疗法治疗 ESRD 患者肾性贫血技术，从患者腹部或背部取出真皮组织，分离出成纤维细胞，在体外通过腺病毒将可以持续表达人促红细胞生成素基因转入成纤维细胞，然后再将这些成纤维细胞植回患者皮下，可喜的研究成果为广大肾性贫血患者带来了福音，是基因疗法首次尝试治疗人类肾性贫血。

2. CKD 患者的教育及管理中需关注其认知能力

澳大利亚学者 Israel Berger 等系统分析了 44 项非透析 CKD 患者认知障碍相关研究，发现与肾功能正常者[eGFR≥60ml/（min·1.73m^2）]相比，肾功能受损者[eGFR＜60ml/（min·1.73m^2）]在定向与专注力、语言、概念形成与推理、执行能力、记忆力及全面认知等方面均较差；澳大利亚学者 Emma O'Lone 等系统分析了 42 项认知障碍相关研究，发现血液透析患者认知能力减退，其专注力与记忆力低于普通人群和肾功能正常的 CKD 患者，但优于未透析的慢性肾衰竭患者。两项研究均提示在 CKD 患者的教育及管理中需关注其认知能力。

（五）慢性肾脏病肾脏替代治疗研究

1. 建立数据共享的全球透析患者登记管理系统

全球 Chief Medical Officers 提出提高透析治疗质量的倡议，拟通过五大洲各国政府和专业学术团体共同努力，从规范 ESRD 数据报告入手，将已有的各个国家及欧洲的透析患者登记系统建成数据共享的全球透析患者登记管理系统，从而为制定管理 ESRD 患者的国家和国际标准提供技术支持，最终提高透析治疗质量，提高 ESRD 患者的生存质量和寿命。

2. 选择性 T 淋巴细胞共刺激阻断剂（贝拉西普）有望成为肾移植一线用药

研究贝拉西普（选择性 T 淋巴细胞共刺激阻断剂）对肾移植患者保护作用的 BENEFIT 试验发布最新长期随访数据：与环孢素相比，大剂量或小剂量贝拉西普均可降低肾移植患者死亡率或移植肾功能衰竭率，不同剂量之间疗效无差异，三组间免疫抑制剂相关不良反应，如抗体介导的排斥反应、心血管疾病、代谢紊乱及胃肠道不良反应等无显著差异，提示贝拉西普有望替代钙调磷酸酶抑制剂成为肾移植一线用药。

3. 发现可预测因慢性排斥损伤导致移植肾功能衰竭的基因组

美国学者 Barbara Murphy 团队开展的慢性移植排斥反应基因组研究，收集肾移植患者移植后 3 个月和

12 个月的肾活检标本，在移植后 12 个月肾活检标本中高通量筛选与慢性移植物损伤指数增加相关的基因，在此基础上用移植后3个月肾活检标本进一步缩小范围至预测基因，最终明确可预测因慢性排斥损伤导致移植肾功能衰竭的基因组。该研究成果有利于在移植肾发生不可逆损害之前，早期发现高危肾移植受者，可能会改变现有肾移植患者的监测和管理方法。

4. 人类脱细胞组织工程血管研究获得突破性进展

多国专家跨领域合作，利用生物工程技术制造出新型血管——人类脱细胞组织工程血管，后者保留了血管的结构，但不包含导致组织排斥的成分，植入60例ESRD患者，随访16个月，生物工程血管上长满了患者的自体细胞，且未见到免疫排斥迹象，仅1例发生感染，该研究成果是组织工程学的一大进步，对于再生医学有着里程碑式意义。

三、国内最新研究进展

（一）发布更新多项指南及专家共识，促进诊治规范化

（1）上海CKD早发现及规范诊治与示范项目专家组发布了《慢性肾脏病筛查、诊断及防治指南》，参考国外指南，结合中国特点，详细阐述了 CKD 危险分层、制定了 CKD 筛查方法及 CKD 进展的评估与防治策略，对各级全科医师和肾脏病专科医师在 CKD 筛查、管理方面均有参考价值。

（2）高尿酸血症是CKD患者常见并发症，参照系统医学模式，由风湿免疫、肾脏、内分泌代谢、心血管、神经、泌尿和中医科等学科专家共同组成高尿酸血症相关疾病诊疗多学科专家组，制定《中国高尿酸血症相关疾病诊疗多学科专家共识》，是我国高尿酸血症相关疾病的首个多学科专家共识，旨在推动多学科协作，指导和规范高尿酸血症相关疾病的临床实践。

（3）为规范糖尿病合并CKD患者口服降糖药的使用，中国医师协会内分泌代谢科医师分会组织内分泌和肾脏病领域专家，共同更新了《2 型糖尿病合并慢性肾脏病口服降糖药用药原则中国专家共识》（2015 年更新版），在更新近年循证医学证据基础上，补充了新上市的药物，为规范用药提供指导。

（4）近年来国际上陆续发表了一些关于系统性轻链型淀粉样变性的诊治指南，在借鉴上述国际指南的基础上，中国系统性淀粉样变性协作组结合国内临床实践，制定了《系统性轻链型淀粉样变性诊断和治疗指南》，旨在规范我国的轻链型淀粉样变性诊断和治疗方案。

（5）中西医结合是我国的特色，中国中西医结合学会肾脏疾病专业委员会发布《慢性肾衰竭中西医结合诊疗指南》，提出中医、西医和中西医结合医师易懂、适用的慢性肾衰竭中西医相关概念、西医诊断与治疗、中医辨证分型及治法方案，为广大西医、中医和中西医结合肾病工作者的临床工作和临床科研提供了可参考的依据。

（6）在 ESRD 患者的肾脏替代治疗方面，中国医师协会肾脏病医师分会血液透析充分性协作组制定了《中国血液透析充分性临床实践指南》，加入了血液透析患者的医疗质量指标及标准，以推动血液透析长期医疗质量的提升。中国腹膜透析置管专家组制定《中国腹膜透析置管指南》，在借鉴国际同行经验及指南基础上，总结我国专家的置管经验和临床研究成果，用于指导我国肾科医生的临床实践。中华医学会器官移植学分会、中国医师协会器官移植医师分会组织专家制定了《中国肾移植受者免疫抑制治疗指南》（2016 版）、《中国肾移植排斥反应临床诊疗指南》（2016 版）和《中国移植器官保护专家共识》（2016 版），以提高临床医师对肾移植受者免疫抑制治疗的认识，规范管理国内肾移植受者，帮助医师在肾移植临床实践中做出合理决策。

（二）原发性肾小球疾病研究进展

1. 探索补体在 IgAN 发病中的作用

上海交通大学瑞金医院陈楠教授与美国学者合作研究患者中 IgAN 遗传易感性：检测两项病例对照研究的 3581 例样本中补体 H 因子及邻近位点补体 H 因子受体 1、3（CFHR1、CFHR3）的拷贝数，发现补体 H 因子受体 1、3（CFHR1、CFHR3）编码基因位点 rs6677604 的变异与 IgAN 发病风险相关，同时与患者牛津分型中的小管萎缩/间质纤维化病变程度相关，提示补体途径的异常激活可能在 IgAN 发病过程中起重要作用。

2. 提供 IgAN 治疗的循证医学新证据

南京军区总医院刘志红院士团队开展的 RCT 研究表明：骁悉联合中等剂量激素治疗有活动性、增殖性病变的 IgAN 患者，其缓解率与足量激素治疗组无统计学差异，但其激素副作用发生率明显下降，为治疗 IgAN 提供了新的循证医学证据。

3. 发现膜性肾病的易感基因和环境致病因素

南京军区总医院刘志红院士团队对磷脂酶 A2 受体（phospholipase A2 receptor，PLA2R）相关膜性肾病（membranous nephropathy，MN）、非 PLA2R 相关 MN 和健康人群进行 MHC 全段测序，发现 PLA2R 相关 MN 与人白细胞抗原系统基因复合体（HLA）的等位基因 HLA-DRB1*15:01 和 HLA-DRB3*02:02 显著相关，并进一步进行了验证。南方医科大学侯凡凡院士团队通过对 282 个城市 2004～2014 年的肾穿刺活检资料及环境 PM2.5 检测结果进行相关分析，发现 MN 检出率每年增加 13%，长期暴露于高浓度 PM2.5 环境中可增加 MN 的检出风险，在 PM2.5 浓度＞70μg/m^2 的地区，其浓度每增加 10μg/m^2，MN 检出率增加 14%（OR 1.14；95% CI 1.10～1.18）。

四、北京最新研究进展

（一）我国 CKD 疾病谱在发生变迁

既往认为我国 CKD 的主要病因为原发性肾小球疾病。随着近年来糖尿病发生率的增加，我国 CKD 的疾病构成谱也在发生变迁。北京大学第一医院张路霞团队分别估计了 2010～2015 年期间我国三级医院住院患者 DKD 患病率情况和 2010～2011 年间全国一般人群代表性抽样样本 47 204 例中 DKD 患病率情况。2010 年住院患者中 DKD 所占比例为 0.82%，低于肾小球肾炎相关 CKD，所占比例为 1.01%；自 2011 年起 DKD 所占比例超过了肾小球肾炎相关 CKD（0.71% *vs.* 0.66%），此后二者之间的差距不断增大，至 2015 年二者所占比例分别为 1.10%和 0.75%。该研究是目前国内最全面最具代表性的 CKD 流行趋势研究，提示我国 CKD 疾病谱在发生变迁，为政府制定相关防治政策提供了重要的依据，也为其他发展中国家的此类研究提供了借鉴。

（二）肾小球疾病研究进展

1. IgAN 诊治研究取得进步

解放军总医院陈香美院士牵头，北京大学第一医院、中日友好医院等 11 家单位合作，开展前瞻性多中心注册登记研究，将 IgAN 无创标志物引入预后评价体系，在国际上率先建立 IgAN 预后评估的分子病理分型，为 IgAN 无创的病情监测提供了有力手段，将近年来分子生物学的研究进展转化为可供临床使用的诊断依据，研究成果获得两项实用型专利，有望研发出具有自主知识产权的 IgAN 无创诊断试剂盒，不但创造了社会效益，还有一定经济效益。开展来氟米特、氯吡格雷联合替米沙坦治疗 IgAN 的多中心双盲 RCT 研究，入组 400 例患者，经过 24 周的治疗，证实了免疫抑制剂来氟米特治疗 IgAN 的有效性和安全性。TESTING 研究是我国学者牵头开展的评价糖皮质激素对 IgAN 疗效的国际 RCT 研究，北京大学第一医院张宏教授代表协作组在 2016 年欧洲肾脏病年会上报告了该研究的中期分析结果：足量糖皮质激素治疗 IgAN，虽然可以减少 2/3 以上肾衰竭事件的发生，但是也明显增加了包括致死性感染在内的严重不良事件的发生，该研究再次提示 IgAN 需要一个更为安全的糖皮质激素使用方案。

2. DRB1*1501 和 DRB1*0301 可能是 MN 防治新靶点

北京大学第一医院赵明辉教授团队通过对 261 例原发 MN 和 599 名健康对照者的基因进行对比检测，发现 DRB1*1501 和 DRB1*0301 是与 PLA2R 抗体相关的风险基因，并发现精氨酸 13、精氨酸 71 和赖氨酸 71 促进了 PLA2R 相关 T 淋巴细胞决定簇的递呈作用，可能成为防治 MN 的新靶点。

3. 继发性肾脏疾病研究成果

狼疮性肾炎是常见的继发性肾小球疾病。北京大学第一医院赵明辉教授等通过对 210 例活动性狼疮性肾炎患者随访发现，血清A08 C1q抗体与狼疮性肾炎的活动性、预后有关，并成功在不同人群中进行了验证，该研究成果可能为狼疮性患者是否伴有肾损害提供早期诊断依据。北京中医药大学附属东直门医院柳红芳教授牵头，开展多中心横断面调查，采集代谢综合征、糖耐量异常、糖尿病、不同临床表现 DKD 患者的中西医临床信息，通过数据挖掘和数理统计，建立 DKD 中医证候要素诊断量表，推进了中西医结合技术的标准化，为国家研发中西医结合标准化技术提供了示范。

（三）延缓慢性肾脏病的发生、发展

1. 探索 CKD 早期诊断的规范化

北京大学第一医院张路霞教授牵头开展的多中心临床研究，通过比较不同的 CKD 患者筛查方案，明确了我国 CKD 患者筛查的最佳方案，用较小成本（约 60 元）即可降低 CKD 的误诊率，提高 CKD 早期诊断的规范化，经济学评价显示最具成本效用，可避免浪费医疗资源。

2. 戒烟可能改善 CKD 患者的心血管预后

中国医学科学院阜外医院联合牛津大学开展 CKD 队列研究（SHARP），入选 9270 例 CKD 患者，平均随访 4.9 年，发现吸烟增加 CKD 患者心血管及全因死亡风险，但并不增加 CKD 患者肾功能恶化的风险，提示 CKD 患者可能通过戒烟改善心血管预后。

3. 补充叶酸可显著减低高血压合并大量蛋白尿患者的全因死亡率

北京大学第一医院霍勇教授和南方医科大学侯凡凡院士等开展的中国一级预防脑卒中研究（CSPPT），入选 20 702 例高血压且无心脑血管疾病的患者，随机接受单独依那普利或叶酸联合依那普利治疗，平均随访 4.5 年，发现与单独依那普利治疗相比，叶酸联合依那普利治疗可显著减低高血压合并大量蛋白尿患者的全因死亡率，但对无蛋白尿或轻度蛋白尿的患者、高血压合并肾小球滤过率下降的患者，叶酸联合依那普利并不能降低患者的全因死亡率。考虑到高血压合并大量蛋白尿是内皮细胞功能受损的标志，因此认为补充叶酸可能会通过改善内皮细胞功能改善患者预后。

4. CKD 常见并发症的治疗进展

为评估强化降压对患者心脑血管和肾脏预后的影响，北京大学第一医院吕继成教授与澳大利亚乔治国际健康研究所合作，对 1950～2015 年随访 6 个月以上的 RCT 研究进行荟萃分析，共纳入 19 项临床研究 44 989 例患者，其中 2 项研究入选的患者仅有糖尿病而无高血压，其他 17 项研究入选的患者为高血压伴血管疾病或肾脏病或糖尿病或伴其他危险因素，入选患者平均收缩压 123～172mmHg，平均舒张压 76～105mmHg，平均随访 3.8 年，发现与非强化降压（平均血压 140/81mmHg）相比，强化降压（平均血压 133/76mmHg）可降低患者主要心血管事件、心肌梗死、卒中、蛋白尿和视网膜病变进展风险，但对心力衰竭、心源性死亡、全因死亡和 ESRD 可能无明显影响，强化降压的获益在伴有血管病变或肾脏病或糖尿病的患者中更明显，提示强化降压可使高风险患者获益。首都医科大学附属友谊医院刘文虎教授牵头开展 CKD 常见并发症矿物质和骨异常多中心 RCT 研究，提出了适合中国人的矿物质和骨异常评价标准，为国际指南的优化，制定我国相关指南提供了循证医学证据，同时证实了维生素 D_2 对 CKD 矿物质和骨异常的疗效并不逊于维生素 D_3，仅此一种药物每年可减轻每位患者的经济负担 1800 元。

5. 应重视 AKI 患者的漏诊和误诊

北京大学第一医院杨莉教授牵头开展全国横断面调查，对 2013 年 22 个省 44 家医院的 200 万份电子病历进行筛查，发现住院期间发生 AKI 的患者中有 74.2%未得到确诊，接受到肾科会诊的 AKI 患者仅占 21.4%，在有肾脏替代治疗指征的 AKI 患者中接受肾脏替代治疗的占 59.3%，进一步多因素分析发现未能早期确诊是 AKI 患者死亡的独立风险因素，而请肾科会诊可以降低患者死亡风险，该研究提示 AKI 的漏诊和误诊已经加重了中国医疗负担，应引起重视。

（四）延长每周血液透析时间，不能改善患者生活质量

为明确增加透析时间对血液透析患者预后的影响，北京大学人民医院左力教授牵头开展 RCT 研究：入组 400 例行血液透析的 ESRD 患者，随机分至延长透析（每周大于 24 小时）组和常规透析（每周 12～15 小时）组，12 个月后患者在生活质量评价指标、促红细胞生成素用量、左室射血分数均无明显差异，但延长透析组血磷、血钾更低，血红蛋白更高，降压和降磷药物使用更少。该研究结果提示每周透析时间延长，无法改善患者的生活质量，仅可以改善某些实验室指标，减轻患者部分用药负担。

（陈香美　吴　杰　段姝伟　张　岩　刘　键）

参 考 文 献

Blum S，Shapir N，Miari R，et al，2017. TARGT gene therapy platform for correction of anemia in end-stage renal disease. N Engl J Med，376（2）：189-191.

Canaud B，Hegbrant J，Nissenson AR，et al，2016. Improving outcomes of dialysis patients by population health management-the Global Chief Medical Officer Initiative. Lancet，388（10055）：1966-1967.

Cui Z，Xie LJ，Chen FJ，et al，2017. MHC class II risk alleles and amino acid residues in idiopathic membranous nephropathy. J Am Soc Nephrol，28（5）：1651-1664.

Ene-Iordache B，Perico N，Bikbov B，et al，2016. Chronic kidney disease and cardiovascular risk in six regions of the world（ISN-KDDC）：a cross-sectional study. Lancet Glob Health，4（5）：e307-319.

Fellstrom BC，Barratt J，Cook H，et al，2017. Targeted-release budesonide versus placebo in patients with IgA nephropathy（NEFIGAN）：a double-blind，randomised，placebo-controlled phase 2b trial. Lancet，389（10084）：2117-2127.

Hayek SS，Sever S，Ko YA，et al，2015. Soluble urokinase receptor and chronic kidney disease. N Engl J Med，373（20）：1916-1925.

Jardine MJ，Zuo L，Gray NA，et al，2017. A trial of extending hemodialysis hours and quality of life. J Am Soc Nephrol，28（6）：1898-1911.

Lafayette RA，Canetta PA，Rovin BH，et al，2017. A randomized，controlled trial of rituximab in IgA nephropathy with proteinuria and renal dysfunction. J Am Soc Nephrol，28（4）：1306-1313.

Lawson JH，Glickman MH，Ilzecki M，et al，2016. Bioengineered human acellular vessels for dialysis access in patients with end-stage renal disease：two phase 2 single-arm trials. Lancet，387（10032）：2026-2034.

Lazarus B，Chen Y，Wilson FP，et al，2016. Proton pump inhibitor use and the risk of chronic kidney disease. JAMA Intern Med，176（2）：238-246.

Le WB，Shi JS，Zhang T，et al，2017. HLA-DRB1*15：01 and HLA-DRB3*02：02 in PLA2R-related membranous nephropathy. J Am Soc Nephrol，28（5）：1642-1650.

Mehta RL，Burdmann EA，Cerda J，et al，2016. Recognition and management of acute kidney injury in the International Society of Nephrology 0 by 25 Global Snapshot：a multinational cross-sectional study. Lancet，387（10032）：2017-2025.

Mills KT，Xu Y，Zhang W，et al，2015. A systematic analysis of worldwide population-based data on the global burden of chronic kidney disease in 2010. Kidney Int，88（5）：950-957.

Murphy D，McCulloch CE，Lin F，et al，2016. Trends in prevalence of chronic kidney disease in the United States. Ann Intern Med，165（7）：473-481.

O'Connell PJ，Zhang W，Menon MC，et al，2016. Biopsy transcriptome expression profiling to identify kidney transplants at risk of chronic injury：a multicentre，prospective study. Lancet，388（10048）：983-993.

Pang Y，Tan Y，Li Y，et al，2016. Serum A08 C1q antibodies are associated with disease activity and prognosis in Chinese patients with lupus nephritis. Kidney Int，90（6）：1357-1367.

Rauen T，Eitner F，Fitzner C，et al，2015. Intensive supportive care plus immunosuppression in IgA nephropathy. N Engl J Med，373（23）：2225-2236.

Vincenti F，Rostaing L，Grinyo J，et al，2016. Belatacept and long-term outcomes in kidney transplantation. N Engl J Med，374（4）：333-343.

Xie J，Kiryluk K，Li Y，et al，2016. Fine mapping implicates a deletion of CFHR1 and CFHR3 in protection from IgA nephropathy in han chinese. J Am Soc Nephrol，27（10）：3187-3194.

Xie X，Atkins E，Lv J，et al，2016. Effects of intensive blood pressure lowering on cardiovascular and renal outcomes：updated systematic review and meta-analysis. Lancet，387（10017）：435-443.

Xu X，Wang G，Chen N，et al，2016. Long-term exposure to air pollution and increased risk of membranous nephropathy in China. J Am Soc Nephrol，27（12）：3739-3746.

Yang L，Xing G，Wang L，et al，2015. Acute kidney injury in China：a cross-sectional survey. Lancet，386（10002）：1465-1471.

Zhang L，Long J，Jiang W，et al，2016. Trends in chronic kidney disease in China. N Engl J Med，375（9）：905-906.

第六节　心血管病领域国内外研究进展

一、最新流行概况

在世界范围来讲，发达国家的心血管疾病患病率较高，发展中国家患病率较低。其中，缺血性卒中的研究数据显示，发达国家的患病率在1015～1184/10万，而发展中国家的患病率低于339/10万。

我国的心血管病患病率呈现持续上升阶段。据《中国心血管病报告 2016》报道，我国心血管病现患病人数为2.9亿、其中脑卒中为1300万、冠心病为1100万、心力衰竭为450万、肺源性心脏病为500万、风湿性心脏病为250万、先天性心脏病为200万。对于我国心血管病的患病情况变化趋势，2013年中国第五次卫生服务调查显示，与第四次的调查数据相比，冠心病的患病率有所升高，其中城市的冠心病患病率有所下降，农村的患病率有所升高。根据中国卫生服务调查的结果，1993～2008 年我国的脑血管病患病率呈上升趋势，其中城市的脑血管病患病率有所下降，农村有所上升。

2016 年 4 月发表在 *JAMA Intern Med* 一项队列研究显示，中国正面临着高血压患病率高和管理不善的问题。该研究者测量了 500 223 名中国成年人的血压，女性占 59%，平均年龄为 52 岁。结果显示，32.5%的受试者存在高血压疾病，其中只有 46.4%的高血压患者接受药物治疗，而接受治疗者仅 29.6%的患者血压控制在＜140/90mmHg。

2017 年 1 月《柳叶刀》报道了 40 年来全球成人血压的变化趋势，该荟萃分析纳入 1479 项研究共 1910 万成年人，涵盖不同收入水平的 174 个国家。研究发现，与 1975 年全球高血压人数（5.94 亿）相比，2015 年高血压患病人数则达到 11.3 亿，增长近 90%。数据表明高血压患者分布有明显改变，发达国家成人血压水平明显降低，而包括中国在内的一些发展中国家成人血压水平显著增高。全球超过一半的高血压患者在亚洲。1975～2015 年，全球患病率并无明显变化，导致患病总人数增加的主要原因是人口大幅增长和老龄化加快。除此之外，导致高血压的危险因素上升也是引发高血压人数增加的因素。

二、国际最新研究进展

（一）新技术

1. 全人工心脏——代替自然心脏的终极目标

来自法国巴黎笛卡尔大学的 Carpentier 博士等研发了新型瓣膜型人工心脏（CARMAT TAH，C-TAH），C-TAH 是一类可植入的电液压起搏两心室泵。除电池外的所有部件都植入在心脏自然腔室切除后的心包内。它通过电动装置推动两个心室完成射血功能，四个瓣膜（二尖瓣、三尖瓣、肺动脉瓣及主动脉瓣）均为牛心包瓣膜，能够减少抗凝药物的用量，减少出血、血栓等并发症。另外，该装置安装了许多感应器，可以感受心室压力的变化，以此满足患者运动或安静时相应心输出量的变化。近期《柳叶刀》报道了其在 2 例终末期扩张型心肌病患者中的应用情况。2 位男性患者进行了 C-TAH 植入手术，患者 A 术后 23 天发生心脏压塞并再次进行介入治疗，术后提示出血障碍故停用抗凝药物。C-TAH 功能良好，心输出量为 4.8～5.8L/min。术后 78 天，患者死于设备故障。尸检发现虽有为期 50 天的不抗凝治疗，人工心脏亦无血栓形成。患者 B 术后出现短期肾衰竭和心包积液，引流后无殊。患者于术后 150 天配便携式装置出院，并无其他技术支持。患者返家 4 个月后出现低心排，再次尝试更换 C-TAH，但最终因多器官衰竭死亡。

2. 房颤消融——“冰与火”之争

“冰与火”（FIRE AND ICE）是一项比较冷冻球囊消融和射频消融治疗的多中心、前瞻性、随机对照、非劣效性研究，共纳入来自欧洲 8 个国家的 762 例药物难治性阵发性房颤患者，随机分为 Arctic Front^{TM}冷冻球囊消融组（n=378）和 Carto 标测系统指导的射频消融组（n=384），平均随访 1.5 年。冷冻球囊消融组和导管射频消融组的房颤复发分别为 138 例（34.6%）、143 例（35.9%），冷冻球囊消融不劣于导管射频消融。安全性终点事件（包括全因死亡、卒中/短暂性脑缺血发作、介入治疗所致的其他心律失常及手术相关的其他严重事件）分别为 40 例（10.2%）、51 例（12.8%），两组无显著差异（P=0.24）。与导管射频消融相比，冷冻球囊消融缩短了手术时间和左心房内操作时间，操作简单，易于推广，但对于肺静脉外的病灶和心房基质无法干预，对复发患者的处理也存在明显的局限性，一定程度上限制了其临床应用。但膈神经损伤概率增加了 2.7 倍，X 线曝光时间也有所增加。

3. 可穿戴心脏复律除颤器

随机试验证实，植入式心脏复律除颤器（ICD）能够降低高危患者的死亡风险，但是部分患者群体存在 ICD 禁忌证，无法接受 ICD 治疗，因此可穿戴心脏复律除颤器（WCD）应运而生。近期的研究对可穿戴式心脏复律除颤器（WCD）在预防心脏室性心律失常和室颤引起猝死的有效性进行了观察和评估。

该研究纳入 2010 年 4 月至 2013 年 10 月期间，来自 404 个中心共 6043 名使用可穿戴心脏复律除颤器（WCD）的患者，平均年龄为 57 岁，男性占 78.5%。对以上患者进行了回顾性、非对称性的分析。在 120 名发生心脏骤停的患者中，112 名患者经过治疗后存活时间超过 24 小时，2 名患者观察到心脏停搏，其中 1 人死亡。该研究是第一次在美国以外的地区开展关于可穿戴心脏复律除颤器的全国性研究，确认了 WCD 在德国使用的价值。最近，德国心脏协会和欧洲心脏病协会对 WCD 作出了推荐。对于一些左室功能减低易出现心源性猝死且不适合使用ICD的患者，推荐使用 WCD。对于已经植入ICD且不能再次植入 ICD 的患者，在等待心脏移植过程中，WCD 作为Ⅱa-C 级推荐。对于一些期待改善左室功能的心肌炎患者，WCD 作为Ⅱb-C 级推荐继续使用。同样，这也适用于一些急性心肌梗死、扩张型心肌病或非缺血性心肌病患者的早期血管重建。

（二）新发现

1. 遗传学精准评估心血管风险有望实现

2016 年 11 月，一项通过遗传学预测冠心病风险的国际多中心研究发表于《欧洲心脏病学杂志》。该研究整合了多项国际知名的心脏病研究队列，从中入选了近 5 万例的单核苷酸多态性（SNP）标本，通过对其进行基因风险评估，旨在建立一个新型基因风险评分系统，以将冠心病终身风险评估与传统临床风险评估相整合。文章结果显示，这项基于大量单核苷酸多态性的基因风险评分系统改善了冠心病风险预测，并对传统临床风险评分未涉及的终身风险的不同特征进行了编码。该项研究将极大提高遗传学基因风险评估在临床实际中的应用前景。

2. 新模型可更好地预测冠心病患者心血管疾病预后的风险

冠心病患者的心血管疾病风险进行准确分层对于决定治疗方案来说是十分必要的。2016 年发表在 *JAMA* 的一项研究旨在利用循环蛋白质的大规模分析方法来推导并验证得分以预测冠心病患者心血管疾病预后的风险。采用前瞻性队列研究，纳入稳定型冠心病患者。推导队列中，参与者来自 2000～2002 年在旧金山注册的门诊患者，随访至 2011 年 11 月（≤11.1 年）。验证队列中，参与者来自 2006～2008 年注册的门诊患者，随访至 2012 年 4 月（5.6 年）。利用改进的适体，分别测定血浆样品中的 1130 种蛋白质。对于稳定型冠心病患者来说，在预测心血管事件风险中，基于 9 种蛋白表现的次级事件风险评分优于改进 Framingham 的风险评分，但仍然只提供了中等水平的判别精度，仍需进一步的研究以评估低风险人群中该评分是否更准确。

（三）药物研究进展

1. 综合治疗获益更大

备受关注的 HOPE-3（Heart Outcomes Prevention Evaluation，心脏预后预防评估）研究结果将对心血管病的一级预防产生重大影响，该研究发表于 2016 年《新英格兰医学杂志》（*NEJM*）。HOPE-3 是首个基于全球人群，评估心血管中危风险人群降压和降脂治疗效果的随机对照试验。该研究历时 8 年，在全球 21 个国家 228 个中心招募患者。研究入选 12 705 名无心血管疾病的中危患者（心血管事件年风险为 1%）。

研究采用 2×2 析因设计，将受试者随机分为降压治疗组（坎地沙坦 16mg ＋ 氢氯噻嗪 12.5mg）、降脂治疗组（瑞舒伐他汀 10mg）、联合降压和降脂治疗组、安慰剂组。研究中位随访时间为 5.6 年，第一主要终点事件是心血管死亡、非致死性心肌梗死、非致死性脑卒中，第二主要终点事件为第一主要终点事件加上复苏的心脏骤停、心力衰竭和再血管化治疗。

联合降压和降脂治疗组的第一主要终点事件发生率明显低于安慰剂组（3.6% *vs.* 5.0%，P=0.005），第二主要终点事件发生率也低于安慰剂组（4.3% *vs.* 5.9%，P=0.003）。然而，单纯降压治疗不能降低主要复合终点事件风险。血压水平低于 140/90mmHg 的患者，常规应用降压药物并未产生明显获益，尽管应用坎地沙坦及氢氯噻嗪确实降低了收缩压（平均为 6.0mmHg）。

2. 非他汀类降脂药物研究证据再次佐证胆固醇学说

研究证实，LDL-C 降低和冠心病风险降低呈线性量化关系，然而非他汀类降胆固醇药物能否减少心血管事件证据较少。IMPROVE-IT 研究显示，在他汀类的基础上联合使用非他汀类药物胆固醇吸收抑制剂依折麦布，和单用他汀对比，能够进一步降低 LDL-C 水平，显著减少心血管主要终点事件（包括心血管死亡、主要冠状动脉事件或非致死性卒中）。

GAUSS-3 研究表明，对于因肌肉症状不能耐受他汀类药物治疗的患者，应用非他汀类降脂药物——前蛋白转化酶枯草溶菌素 9（PCSK-9）抑制剂 evolocumab 治疗的降 LDL-C 作用显著优于依折麦布。但 PCSK-9 抑制剂能否改善心血管疾病预后尚无强有力的证据支持。ODYSSEY 长期研究显示，已接受最大剂量他汀但 LDL-C 仍不达标的家族性高胆固醇血症患者或心血管事件高危患者，每 2 周皮下注射 alirocumab 150mg，共 78 周，LDL-C 降幅达 52%。alirocumab 组主要不良心血管事件（冠心病所致死亡，非致死性心肌梗死，致死或非致死性缺血性卒中，或需住院的不稳定型心绞痛）发生率显著低于安慰剂组。该研究提示，PCSK-9 抑制剂降低 LDL-C 带来的获益可能与他汀类药物一致，再次佐证了胆固醇学说。

3. 新型口服抗凝药用于房颤电复律前的抗凝效果评估

ENSURE-AF 研究评估了新型口服抗凝药 edoxaban 在房颤电复律前的抗凝效果，入组患者 2000 多例。该研究按临床需求将患者分为两类：早期复律患者和延迟复律患者（先充分抗凝）。该设计较切合临床实际，均为发生 48 小时以上的房颤患者。患者中随机使用 edoxaban 60mg（部分患者减为 30mg）或在依诺肝素诱导下应用华法林（INR 控制在 2～3）。早期复律患者在复律前行食管超声检查，而延迟复律患者则直接行电复律，研究终点是包括卒中、体循环栓塞、心肌梗死和心血管死亡等事件在内的联合终点。由于终点事件发生率较低，在统计学上很难得出孰优孰劣的结论，两组患者各事件发生率之间没有明显差异。在安全性方面，大出血的发生率非常低。尽管这项临床研究的统计学力度不够，但该研究提示在复律患者中使用新型口服抗凝药 edoxaban 和使用依诺肝素与华法林进行准备或无区别。

这项临床研究为房颤电复律的抗凝治疗提供了新思路，即在电复律之前可使用新型口服抗凝药 edoxaban。在此之前已有研究证明利多沙班和利伐沙班也可用于电复律之前的抗凝。新型口服抗凝药将来必然会在电复律中发挥很大的作用。

三、国内最新研究进展

（一）中国心血管健康联盟正式成立

2016 年 1 月，由中国科学院院士葛均波教授、北大医院心内科霍勇教授倡议，在国家卫计委医疗管理服务指导中心指导下，国家卫计委医院管理研究所、中国医师协会、中国医药创新促进会、心血管健康研究院共同发起成立中国心血管健康联盟。

中国心血管健康联盟将促进更多科研成果转化，指导心血管健康研究院围绕心血管疾病的“防、治、控、产、学、研”，以“学术交流、出版发行、培训认证、医疗拓展、创新产业、公众教育与筛查”为方向开展工作；联盟还将开展教育培训和学术交流，把心血管疾病的最新诊疗规范、指南、技术、进展、理论传递给基层医师，切实提高广大基层医院心血管病的诊疗水平。此外，联盟还将逐步开展基于大数据的心血管疾病领域诊疗服务的综合评估工作。中国心血管健康联盟的成立和正式运转，对中国心血管病学学界将产生深远影响。

（二）我国首个具有完全自主知识产权的人工心脏瓣膜（Venus A 瓣膜）获批上市

2017 年 4 月，我国首个用于经倒换治疗的人工心脏瓣膜（Venus A 瓣膜）获得国家食品药品监督管理总局（CFDA）批准上市，是我国第一种国内自主设计，具有完全自主知识产权的人工心脏瓣膜。是一种无需心脏直视并在非体外循环下植入的人工心脏瓣膜，是国内首个自膨式经皮介入人工心脏瓣膜。

应用这种新的治疗技术，不需开胸、也不需要在心脏打孔，仅需穿刺血管即可完成主动脉瓣膜置换，不对心脏进行手术开刀操作，心脏没有损伤。手术创伤小、术后恢复快，为老年、高危患者避免了开胸及体外循环等风险。国产瓣膜 Venus A 临床试验（共纳入 101 例患者），手术成功率为 97%，30 天死亡率为 5%。TAVR 手术成功率为 95%，术后 12 个月复合终点事件全因死亡或严重卒中发生率为 7.6%，与国际水平相当。

（三）Hancock Ⅱ 生物瓣膜在中国患者中的中长期使用结果

与西方国家比较，中国瓣膜病患者具有特殊的原发疾病，瓣膜发病机制多种多样，且术后抗凝策略不尽相同。近期中国的一项回顾性研究评估了 Hancock Ⅱ生物瓣在中国患者应用的中长期结果。2004 年 1 月到 2013 年 12 月期间，对单中心完成的 647 例 Hancock Ⅱ生物瓣置换术后的患者进行了长期随访。其中 629 例顺利出院，605 例患者接受了全部随访。随访率高达 96.2%。患者平均年龄为（61.9±18.3）岁，平均随访时间为（62.0±59.0）个月。院内死亡率为 2.8%，5 年和 10 年生存率分别为 94.6%和 82.7%。术后生存率在主动脉瓣置换组（AVR）、二尖瓣置换组（MAR）和双瓣置换组（DVR）分别为 82.8%、84.4%和 78.4%。所有患者中免于再次手术的比例在 5 年和 10 年分别为 95.5%和 86.8%。在 10 年免于再次手术的比例在 AVR、MVR、DVR 组分别为 87%、88.1%和 84%。随访 10 年时未出现并发症的比例分别为 90.3%（无血栓栓塞）、95.2%（无出血）、97.5%（无感染性心内膜炎）、95.9%（无瓣周漏），94.6%（无瓣膜结构破坏）。总体来看，我国 Hancock Ⅱ生物瓣置换术后的患者表现出令人满意的中长期预后。

（四）非介入单纯抗栓治疗可有效缩减侵蚀性斑块引发的血栓体积

2016 年 8 月 30 日，由哈尔滨医科大学附属第二医院于波教授牵头的 EROSION 研究于欧洲心脏病学会年会（ESC2016）期间发表，并同期发表于《欧洲心脏病学杂志》。该研究为单中心、前瞻性研究，纳入了 405 例急性冠脉综合征患者，并通过光学相干断层扫描（OCT）技术，评估无支架植入状态下的抗血栓治疗是否能稳定由斑块侵蚀引起的急性冠状动脉综合征（ACS）的血栓。结果显示，经过 1 个月的抗血栓治疗，47 例患者（47/60，78.3%；95%置信区间 65.8%～87.9%）1 个月时血栓体积减小 50%以上。该研究揭示，在 OCT 指导下明确由侵蚀性斑块引发的急性冠脉综合征患者中，选择非介入干预单纯抗栓治疗可有效缩减血栓体积并且扩大血流面积。EROSION 研究为非介入治疗 ACS 患者带来希望。

四、北京最新研究进展

（一）适合中国人群的 10 年心脑血管疾病风险评估工具初步建立

2016 年 9 月 28 日，中国动脉粥样硬化性心血管疾病（ASCVD）风险预测研究在线发表于《循环》期刊上。该研究由中国医学科学院阜外医院顾东风团队开展，旨在提出针对符合中国人群的 10 年心脑血管疾病风险评估工具。该研究对 1998 年至 2001 年间入选的 2.1 万人进行了平均 12.3 年的随访，报道新发心脑血管病 1048 人。建立模型后，又分别在包括 1.4 万人与 7 万人的两个独立人群进行了验证。该模型有效评估了中国人群 10 年的 ASCVD 风险有助于改善心血管疾病的一级预防和管理，将成为评估中国人群心脏疾病风险的重要工具。

（二）中国冠脉介入治疗进步显著，医疗质量提升空间巨大

2016 年 3 月 14 日“冠心病医疗结果评价和临床转化研究”（ChinaPEACE）中的回顾性冠脉造影和介入治疗（CathPCI）研究在线发表于 *JAMA Intern Med*。该研究由中国医学科学院阜外医院蒋立新教授等牵头组织实施。研究采用 2 阶段随机抽样策略，从全国 55 家城市医院纳入了 11 241 例接受冠状动脉导管介入治疗的患者，研究患者特征、治疗方式、护理质量以及这些程序相关的结果及其随时间的变化。结果显示，虽然 2001～2011 年间我国冠脉造影和经皮冠状动脉介入治疗量迅猛增长，然而在医疗质量方面却存在显著差距。这为我国医疗质量的改进提供了巨大的提升空间。该研究为中国未来医疗质量的提高提供了理论基础，并为相关政策的制定指明了方向。

（三）CHADS2 评分对心房颤动患者二尖瓣置换术围术期脑卒中风险的预测作用

缺血性脑卒中是心脏手术后严重并发症，但其危险因素尚待进一步研究。一项研究探讨了 CHADS2 评分对二尖瓣置换术围手术期脑卒中风险的预测作用。该研究入选了 2005 年 1 月至 2014 年 12 月解放军总医院心血管外科行二尖瓣置换且术前合并房颤的患者共 805 例，年龄为（53.7±10.5）岁，观察不同 CHADS2 评分患者二尖瓣置换术后住院期间缺血性脑卒中发生情况；比较 CHADS2 评分≥2 组和评分＜2 组脑卒中发生率。结果全组患者 CHADS2 评分为 0 分者 493 例（61.2%）、1 分者 185 例（23.0%）、2 分者 92 例（11.4%）、3 分者 26 例（3.2%）、4 分者 9 例（1.1%）。术后住院期间发生缺血性脑卒中共 14 例，发生率为 1.7%。住院期间死亡 16 例，死亡率为 2.0%。脑卒中发生于 CHADS2 评分为 0 分者 6 例（发生率 1.2%）、1 分者 2 例（发生率 1.1%）、2 分者 3 例（发生率 3.3%）、3 分者 2 例（发生率 7.7%）、4 分者 1 例（发生率 11.1%）。与 CHADS2 评分＜2 组比较，CHADS2 评分≥2 组脑卒中发生率显著升高（4.7% *vs*. 1.2%；$P=0.005$）。与低 CHADS2 评分组比较，高 CHADS2 评分组患者术前合并颈动脉狭窄、术中同期行 CABG 和植入机械瓣比例较高，术后机械通气时间更长（$P<0.05$）。两组患者术后 ICU 停留时间以及住院期间病死率差异均无统计学意义（$P>0.05$）。多因素 logistic 回归分析结果显示，CHADS2 评分≥2 和术后应用重组人凝血因子Ⅶa 是术后住院期间脑卒中的独立危险因素。该研究显示 CHADS2 评分高的房颤患者二尖瓣置换术后住院期间脑卒中发生率更高，CHADS2 评分≥2 是术后住院期间脑卒中的独立危险因素。CHADS2 评分对于预测房颤患者二尖瓣置换术围术期脑卒中风险有一定价值，值得进一步研究。

（四）心脏围术期应用瑞舒伐他汀不能预防房颤，也不能预防心急损伤，甚至还有损害肾功能的风险

根据既往小型的随机试验的荟萃分析表明，持续服用他汀药物降低低密度脂蛋白胆固醇（LDL-C）

是预防心血管事件的重要举措，围术期使用他汀类药物可以有效预防心血管并发症的发生。欧洲冠脉再血管化治疗指南（2014）、美国冠状动脉旁路移植指南（2011）及冠状动脉旁路移植二级预防指南（2015）均强烈建议所有行搭桥手术的患者围术期接受他汀治疗，除非患者有明确用药禁忌。但我国的一项临床研究研究结果动摇了这一诊疗共识。

北京阜外医院郑哲教授牵头的心脏围术期使用他汀药物（STICS）研究是一项双盲、随机、安慰剂对照试验，共纳入1922例窦性心律无房颤史的患者，这些患者在术前8天开始服用瑞舒伐他汀（20mg/d），在术后5天停药。结果发现与安慰剂相比，瑞舒伐他汀可以显著降低LDL-C水平，但并没有降低肌钙蛋白水平和房颤发生率，也可以缩短住院时间，但会增加肾功能损伤。该研究提示围术期服用他汀药物并不能带来心脏获益，反而增加急性肾损伤的发生风险，提示我们重新审视围术期他汀药物的价值。

（五）CABG术院内死亡和远期预后的影响因素分析

一项回顾性研究分析了 CABG 术后患者远期预后的影响因素。该项研究入选了接受 CABG 术的患者，对2006年1月1日至2011年12月31日在北京进行冠状动脉搭桥术的患者的病历进行了回顾。采用多元 logistic 回归和倾向性得分配对分析，分析了住院和远期死亡的独立危险因素。该研究共纳入 35 173 名患者（76.6%为男性）。入院时女性高血压、不稳定心绞痛的比例高于男性。女性院内死亡率显著高于男性（1.62% *vs.* 1.30%，$P=0.0248$），远期死亡率也高于男性（3年死亡率，10.2% *vs.* 7.3%，$P<0.0001$）。多因素回归分析显示，女性并不是院内死亡率的独立危险因素，而年龄和非体外循环 CABG 与死亡率显著相关（$P<0.0001$）。年龄、冠状动脉旁路移植术前心肌梗死史和体外循环冠状动脉旁路移植术是长期死亡的独立危险因素（$P<0.0001$），而性别与远期死亡风险与独立相关性。这一研究结果显示，高龄仍是影响 CABG 术后院内死亡和远期预后的独立危险因素。非体外循环 CABG 院内死亡风险相对高，但远期预后优于体外循环 CABG 术。

（六）主动脉夹层的病因学研究进展

主动脉夹层是各种原因造成的主动脉内膜破裂，血液经内膜撕裂口进入主动脉壁内并在内膜与中外膜之间形成一个假腔，是一种严重危及生命的主动脉疾病。发病率为（5～30）/100 万，呈逐年上升趋势。基质金属蛋白酶（MMPs）是一类含锌原子，其稳定性活性依赖钙离子的可降解 ECM 及基底膜中多种成分的内肽酶家族，可来源于多种组织及细胞，如平滑肌细胞、内皮细胞和成纤维细胞，不仅在正常生理情况下参与组织器官形态的发生、炎性调控、细胞迁移、血管生成等，也参与病理性的重塑过程，在主动脉夹层的发生和发展中发挥重要的作用。近期北京安贞医院杜杰教授做的一项研究显示 MMP-2 单倍型基因与中国汉族人群胸主动脉夹层的遗传易感性有关。

（马长生　杜　杰　杜　昕　王文化　左惠娟　王锦纹　刘剑锋　位少彬　左　嵩　刘　畅　杨汪洋　王　璐）

参考文献

龚志云，任崇雷，姜胜利，等，2016. CHADS2 评分对心房颤动患者二尖瓣置换术围手术期脑卒中风险的预测作用. 中华老年多器官疾病杂志，15：744-748.

Abraham G，Havulinna AS，Bhalala OG，et al，2016. Genomic prediction of coronary heart disease. Eur Heart J，37（43）：3267-3278.

Carpentier A，Latrémouille C，Cholley B，et al，2015. First clinical use of a bioprosthetic total artificial heart：report of two cases. Lancet，386（10003）：1556-1563.

Collaboration NCDRF，2017. Worldwide trends in blood pressure from 1975 to 2015：a pooled analysis of 1479 population-based

measurement studies with 19.1 million participants. Lancet，389：37-55.
Ganz P Heidecker B，Hveen K，et al，2016. Development and validation of a protein-based risk score for cardiovascular outcomes among patients with stable coronary heart disease. JAMA，315：2532-2541.
Goette A，Merino JL，Ezekowitz MD，et al，2016. Edoxaban versus enoxaparin–warfarin in patients undergoing cardioversion of atrial fibrillation（ENSURE-AF）：a randomised，open-label，phase 3b trial. Lancet，388（10055）：1995-2003.
Jarcho JA，Keaney JFJR，2015. Proof that lower is beter-LDL cholesterol and IMPROVE-IT. N Engl J Med，372：2448-2450.
Jia H，Dai J，Hou J，et al，2017. Effective anti-thrombotic therapy without stenting：intravascular optical coherence tomography-based management in plaque erosion（the EROSION study）. Eur Heart J，38（11）：792-800.
Kuck KH，Brugada J，Fürnkranz A，et al，2016. Cryoballoon or radiofrequency ablation for paroxysmal atrial fibrillation. N Engl J Med，374（23）：2235-45.
Lewington S，Lacey B，Clarke R，et al，2016. The burden of hypertension and associated risk for cardiovascular mortality in China. JAMA internal medicine，176：524-532.
Liu O，Li J，Xin Y，et al，2016. Association of MMP-2 gene haplotypes with thoracic aortic dissection in chinese han population. BMC Cardiovasc Disord，16：11.
Lonn EM，Bosch J，Lopez-Jaramillo P，et al，2016. Blood-pressure lowering in intermediate-risk persons without cardiovascular disease. N Engl J Med，374：2009-2020.
Wang J，Yu W，Zhao D，et al，2017. In-hospital and long-term mortality in 35，173 chinese patients undergoing coronary artery bypass grafting in Beijing：impact of sex，age，myocardial infarction，and cardiopulmonary bypass. J Cardiothorac Vasc Anesth，31：26-31.
Wäßnig NK，Günther M，Quick S，et al. Experience with the wearable cardioverter-defibrillator in patients at high risk for sudden cardiac death. Circulation. 2016 Aug 30；134（9）：635-43.
Y X，Li J，Hu D，et al，2016. Predicting the ten-year risk of atherosclerotic cardiovascular disease in chinese population：the China-PAR Project. Circulation，134：1430-1440.
Yusuf S，Lonn E，Pais P，et al，2016. Blood-pressure and cholesterol lowering in persons without cardiovascular disease. N Engl J Med，374：2032-2043.
Zheng X，Curtis JP，Hu S，et al，2016. Coronary catheterization and percutaneous coronary intervention in China：10-year results from the China PEACE-Retrospective CathPCI Study. JAMA Intern Med，176（4）：512-521.
Zheng Z，Jayaram R，Jiang L，et al，2016. Perioperative rosuvastatin in caudiac surgery. N Engl J Med，374：1744-1753.

第七节　脑血管病领域国内外研究进展

一、最新流行概况

脑血管病已成为世界第二位、中国第一位的致死原因，其高发病率、高致残率、高死亡率和高复发率给国际社会特别是发展中国家带来沉重的经济负担。2016 年 *Lancet* 最新公布的国际疾病负担数据显示，全球脑血管疾病危害进一步加大。2015 年全球脑血管病死亡人数已由 10 年前的 602 万上升至 632.61 万，绝对值增加了 32 万，而年龄标化后的死亡率则由 10 年前的 127 人/10 万人 · 年降至 101 人/10 万人 · 年，提示全球的脑血管病预防显示了效果，而死亡绝对值的增加主要归因于人口的增长和老龄化加剧（图 2）。2016 年 *Lancet Neurology* 还公布了全球脑血管病危险因素排行，全球范围内 90.5%的卒中负担归因于可控制的危险因素，包括中国在内的东亚人群主要危险因素的顺位依次为高血压、低水果摄入、高盐、吸烟、可吸入颗粒物（particulate matter，PM）2.5 污染。研究提示控制行为和代谢危险因素至少可降低全球 3/4 的卒中疾病负担。空气污染是导致卒中疾病负担的重要危险因素，特别是在中低收入国家尤为明显。

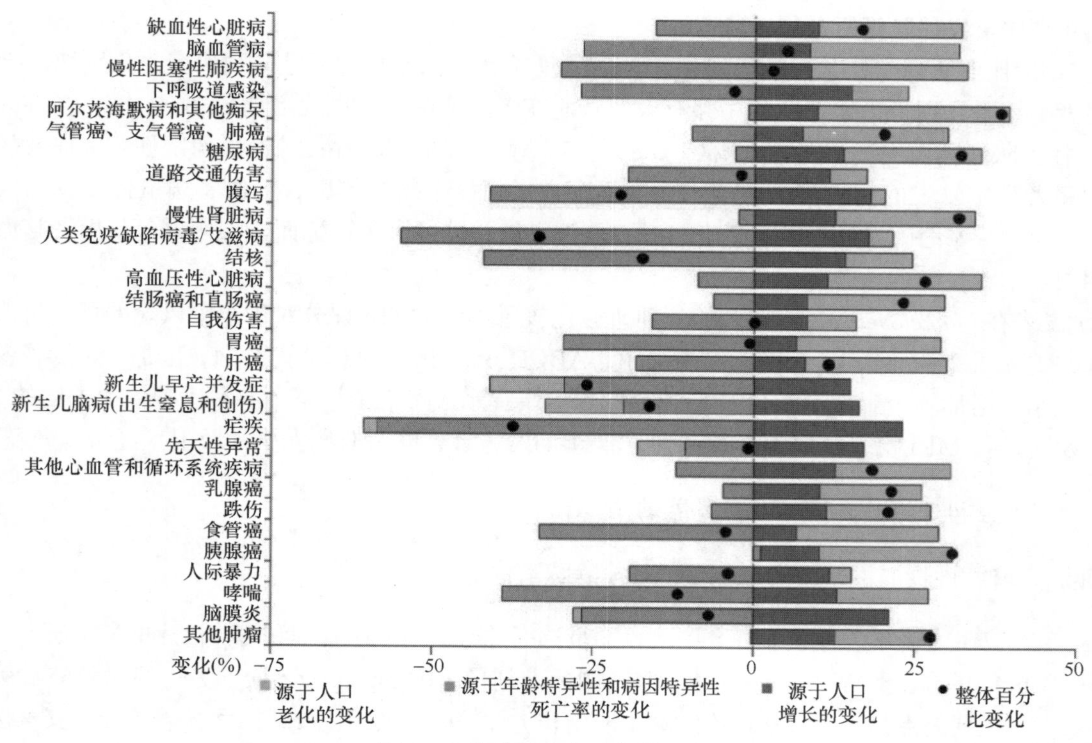

图 2　不同原因对死亡的贡献

2017 年初，*Circulation* 发表了新中国成立以来最大规模的脑血管病流行病学调查（NESS-China）结果。该研究采用分层整群抽样方法，在全国各省市自治区调查了近 50 万参与者，其中脑卒中的患病人数为 7672（1596.0/10 万人），发病人数为 1643（345.1/10 万人・年）。年龄标化患病率、发病率和死亡率分别为 1114.8/10 万人、246.8/10 万人・年和 114.8/10 万・人年。研究表明，中国脑卒中的疾病负担比过去三十年显著增加且在农村地区尤为明显，卒中分布呈现出北高南低的态势，北部和中部为脑卒中负担最重的地区。

而来自天津的对某城镇 33 万人数的低收入人群的流行病学研究显示，1992～2014 年间首发脑卒中的发病年龄总体每年下降 0.16 岁（P=0.056），发病趋于年轻化，该人群中青年和中年人的高血压、糖尿病、肥胖、吸烟和饮酒等脑卒中高危因素发生率显著增加，研究提示与发达国家相比，中国的卒中负担主要来自青年和中年人群。因此，需要控制这部分人群的危险因素以减轻中国未来的卒中负担。

二、国际最新研究进展

2016～2017 年，国际脑血管病研究领域在缺血性脑血管病风险预测、缺血性和出血性卒中急性期治疗、缺血性脑血管病二级预防、颅内动脉瘤及脑动静脉畸形的治疗等方面均取得重要研究进展。

（一）缺血性脑血管病风险预测：影像比量表更可靠

（1）2016 年发表在 *NEJM* 期刊的 TIA. Org 研究，全球共纳入 4789 例 TIA 和轻型卒中患者，随访 1 年，发现预测 TIA 或卒中复发的主要因素有 4 项：发病 24h 内、$ABCD^2$ 评分≥6 分、脑影像多发梗死及 TOAST 分型为大动脉粥样硬化性。多因素回归分析显示影像学多发梗死、大动脉粥样硬化性卒中及 $ABCD^2$ 评分≥6 可使卒中风险增加大于 1 倍。因此，上述三项指标特别是影像学指标将有助于对 TIA 或轻型卒中 1 年卒中复发风险进行分层。

（2）哥伦比亚队列与杜兰大学队列——两个轻型卒中和 TIA 的回顾性队列研究，分别纳入 505 例和 753 例患者，结果发现哥伦比亚队列中伴有大血管病变者其卒中复发风险增加了 6.69 倍（95%CI 3.10～14.50），杜兰队列则增加 8.13 倍（95%CI 3.86～17.12），如果同时存在神经影像阳性和大血管病变两个指标，则患者卒中复发的比例将显著增加，而不存在任何一个指标的患者脑血管病事件复发的概率很低（最多为 2%）。评论认为对于轻型卒中患者，血管影像及神经影像指标而非临床评分与患者脑血管病事件复发相关。

（3）发表在 *Lancet Neurology* 期刊的一项研究比较了不同的 TIA 评分对于卒中风险的预测价值，该研究在全球共纳入了 2176 例 TIA 患者，结果显示，$ABCD^2$ 评分预测的 C 值为 0.64，增加 1 个影像参数后 C 值提高到 0.74，增加 2 个影像参数后 C 值提高到 0.84。提示应考虑依据卒中专科医师快速评估的 $ABCD^3$-Ⅰ评分，及时进行 MRI 检查及血管影像评估，管理 TIA 患者，同时监测安全性及卫生经济学效益。

（二）缺血性和出血性卒中急性期治疗

1. 亚洲人群急性缺血性卒中的低剂量 rt-PA 静脉溶栓

2016 年 *NEJM* 发表了急性缺血性卒中溶栓剂量选择的改进高血压管理和溶栓治疗的卒中研究。研究人群为发病 4.5h 内的缺血性卒中，一组是 1643 例标准剂量（0.9mg/kg）溶栓，另一组是 1654 例低剂量（0.6mg/kg）。主要终点是 3 个月死亡或残障，采用非劣性检验，两组主要终点无显著差异。安全性上发现低剂量组主要症状性颅内出血发生率显著低于标准剂量组（1.0% *vs*. 2.1%，*P*=0.01），7 天致死性事件发生率分别为 0.5%和 1.5%（*P*=0.01）。这个以亚洲人群为主的急性缺血性卒中试验的结论：在 90 天死亡或致残方面，与标准剂量阿替普酶相比，低剂量阿替普酶未显示非劣性，但低剂量阿替普酶的症状性颅内出血率显著低于标准剂量组。

2. 脑出血早期降压无益

2016 年 *NEJM* 发表了急性脑出血降压治疗试验-2。该研究共纳入急性脑出血患者 1000 例，其中 500 例进行了强化降压治疗（收缩压控制在 110～139mmHg），另外 500 例采用标准降压治疗（收缩压控制在 140～179mmHg），主要结局为 3 个月死亡或致残。结果显示，两组间主要结局无显著差异（强化降压组 38.7%，标准降压组 37.7%，RR=1.04%）。最终结论：强化降压并不能降低脑出血患者的 90 天死亡率和致残率。

（三）缺血性脑血管病二级预防

1. 颈动脉狭窄是应用支架还是施行颈动脉内膜剥脱术治疗

一项是发表在 *NEJM* 上的无症状性颈动脉狭窄支架（carotid artery stenting，CAS）与内膜剥脱术（carotid endarterectomy，CEA）比较试验研究。该研究共纳入 1453 例无症状的颈动脉高度狭窄患者，1089 例患者实施了 CAS，364 例患者实施了 CEA。主要终点为术后 30 天死亡、卒中或心肌梗死。结果发现：对于无症状颈动脉高度狭窄、无高危外科并发症风险的患者，CAS 1 年主要复合终点与 CEA 相当，5 年累积无卒中生存率无显著差异。另一项是 CEA 或支架置入血运重建试验 4 年随访的结果，主要复合终点事件包括围术期卒中、心肌梗死、任何原因的死亡或随机化后 4 年发生的同侧卒中，随访结果显示：主要复合终点事件在两组间无显著差异。

2. 对于高危脑血管病患者复发防治，替格瑞洛并不比阿司匹林更优

2016 年 *NEJM* 发表了苏格拉底试验，研究纳入了 13 199 例发病 24h 内的轻型卒中或高危 TIA 患者，1∶1 比例分为替格瑞洛组（首日 180mg 负荷剂量，此后 2～90 天每次 90mg，每日 2 次），阿司匹林组（首日 300mg 负荷剂量，此后 2～90 天每次 100mg，每日 1 次），主要有效性终点为 90 天卒中、心肌梗死或死亡的发生率。结果显示主要有效性终点没有达到统计学意义（阿司匹林组为 7.5%，替格瑞洛组为 6.7%，*P*=0.07）。对于发病 24h 内的高危 TIA 和非栓塞性缺血性卒中患者，与阿司匹林相比，替格瑞洛不降低 90 天卒中、心肌梗死和死亡的联合事件。

3. 控制糖代谢异常可降低卒中复发风险

2016 年 *NEJM* 发表了卒中后胰岛素抵抗干预试验。试验纳入无糖尿病但有糖代谢异常的近期缺血性卒中和 TIA 患者，共纳入 3876 例，主要结局是致死性或非致死性卒中或心肌梗死。研究中糖代谢异常的定义是稳态胰岛素评价指数（homeostasis model assessment，HOMA）大于 3，研究分为吡格列酮组 1939 例和对照组 1937 例（安慰剂），随访时间为 4.8 年，随访结束时安慰剂组终点事件发生率为 11.8%，吡格列酮组为 9.0%，两组有显著差异（HR=0.76，95%CI 0.62～0.93，*P*=0.007）。研究结果提示，对于新近发生卒中和 TIA 患者，如果患者没有糖尿病但存在胰岛素抵抗，接受吡格列酮治疗后卒中和心肌梗死的发生率要低于安慰剂组。IRIS 试验中吡格列酮组新发糖尿病比例降低 52%，但是也有严重不良反应，对于非糖尿病但有胰岛素抵抗的新发缺血性卒中和 TIA 患者，吡格列酮既能减少缺血事件发生的风险，也能降低新发糖尿病率。*Stroke* 期刊发表了包括 IRIS 在内的 3 项试验的 Meta 分析。结果显示吡格列酮可以使卒中二级预防效果大多降低 32%，提示对于伴有胰岛素抵抗、糖尿病前期和糖尿病的缺血性卒中患者，吡格列酮可以显著减少缺血性卒中和主要血管事件的发生。

（四）颅内动脉瘤的治疗进展

1. 颅内动脉瘤治疗材料的研究

最新研制的 Medina 栓塞装置（美国 Medtronic 公司）则由一根金属丝连接的多个金属网片构成，在进入动脉瘤囊内后可自行展开并包绕成三维结构，有可能在增加栓塞程度的同时减少弹簧圈的用量和手术时间，有报道显示其安全性和短期效果较好，长期效果尚需观察。新的支架辅助装置，如 Barrel（美国 Medtronic 公司）、pCONus（德国 Phenox 公司）和 PulseRider（美国 Codman 公司）等，虽然设计各不相同，但目的均是增加对瘤颈的覆盖并避免在载瘤动脉内放置双支架，其安全性和效果尚需临床研究证实。动脉瘤内血流阻断装置如 WEB（美国 Sequent Medical 公司）和 LUNA（美国 Medtronic 公司）是近期研究的另一个热点。其能够在动脉瘤囊内造成快速血栓形成，目前主要用于治疗动脉分叉部的宽颈动脉瘤。由于术后不需要行抗血小板药物治疗，可能更适合用于破裂动脉瘤。初步研究结果显示：其技术成功率高、安全性好，但随访时存在压缩变形和动脉瘤复发的问题。专门用于宽颈动脉瘤辅助栓塞的颅内柔软性和顺应性都良好的支架的研制和使用，如 LVIS 支架（美国 Microvention 公司）等。国内有一些栓塞材料（如 Jasper 弹簧圈、Tubridge 血流导向装置、Willis 覆膜支架等）已用于临床。

另外，载瘤动脉内血流导向的理念虽然提出较早，但其装置的研发和应用也是到近几年才有了长足的进步。目前，对于侧壁型囊状动脉瘤，血流导向装置或许能取代支架辅助弹簧圈栓塞，而对于分叉部囊状动脉瘤，其作用仍不明确，并非首选；对于大型和巨大动脉瘤，迟发性动脉瘤破裂和脑实质内出血等则是备受关注的问题。血流导向装置在治疗梭形动脉瘤上已展示出良好的应用前景。血流导向装置治疗大、巨大未破裂动脉瘤具有较高的闭塞率。Pipeline 支架（美国 Medtronic 公司）的适应证是治疗颈内动脉大、巨大动脉瘤，但是近两年关于 Pipeline 的超适应证的应用也取得良好的临床结果，如破裂动脉瘤、后循环动脉瘤和前循环远端动脉瘤（如大脑前动脉、大脑中动脉）。新型的 Pipeline Flex（美国 Medtronic 公司）更是减少了治疗时间、X 线照射时间和技术失败率。

2. 美国心脏学会/美国卒中学会（AHA/ASA）发表《未破裂颅内动脉瘤患者管理指南》

该指南系统回顾了1977年1月至2014年6月的文献，对未破裂颅内动脉瘤（UIA）患者的自然病史、流行病学、危险因素、筛查诊断、影像学以及外科和血管内治疗的转归等方面提出了一系列建议。指南要点包括：①制订 UIA 最优治疗方案时应考虑多种因素；②若 UIA 患者拟接受治疗，应详尽告知患者作为替代方案的血管内手术及显微手术的风险与收益，从而防治 UIA、预防出血；③在手术量较少的医疗中心，UIA 治疗效果欠佳，推荐在手术量较多的医疗中心进行 UIA 治疗；④显微外科夹闭结扎可更长效地控制动脉瘤再生，但在手术患病率及死亡率、住院时间、治疗费用方面，线圈栓塞优于显微外科夹结扎，因此对于特定 UIA 患者，可考虑选择血管内手术替代外科夹闭治疗，特别适用于存在基底动脉顶端病变或老年的高危患者群体；⑤与 UIA 治疗风险相关因素包括老年、伴发疾病、动脉瘤大小及位置，因此，对于老年患者或疑似并存其他疾病的无症状且出血风险较低的 UIA 患者，观察病情进展是合理的选择。

（五）脑动静脉畸形的治疗进展

1. 脑动静脉畸形栓塞材料的研究进展

在不久的将来，在治疗上我们能做的事仍然限于栓塞、放疗和开颅神经外科手术。而乙烯醇聚合物-聚乙烯和 PVA 的聚合物（Onyx）是所有其他工具中的一种，由于该混合物具有黏性低、可控性好的特点，目前与 NBCA 胶一起正被应用在 AVM 的栓塞治疗。现在处理脑动静脉畸形的理念也在不断成熟，就小型的脑 AVM 而言，完全栓塞治疗的效果是满意的；对颅内大型又比较复杂的脑动静脉畸形，单纯栓塞治愈的比例较低，如果一味地栓塞大体积的畸形团，就会增加出血、缺血等并发症发生的概率。目前栓塞的目的是针对畸形团内或供血动脉的动脉瘤以及畸形团内的动静脉瘘，为进一步的外科手术治疗或立体定向放射治疗提供机会。综合治疗的优越性在于降低风险，提高治愈率。

在材料发展上，新的头端可脱性微导管 Sonic 和 Apollo 发生粘管的风险进一步降低；双腔的球囊导管 Scepter 则可以临时阻断供血动脉的高速血流，避免栓塞剂过早进入静脉端，从而增加栓塞的可控性。经静脉途径栓塞脑动静脉畸形的概念提出虽然也很早，但 Onyx 和头端可脱导管出现后，才有少数临床成功应用的报道。目前其临床适应证仍很有限。对于畸形团体积小（最大径＜2cm）、经动脉途径难以或无法栓塞、病变不适合切除或放射治疗及静脉结构合适（单支引流、无狭窄等）的患者，可能有效。硬脑膜动静脉瘘的栓塞技术在最近的几年里得到很大的提高，治疗理念发生了很大的变化。经动脉或静脉 Onyx 栓塞可以使病变得到彻底治愈，其治愈率高达 80%甚至 90%以上。

2. 脑动静脉畸形在妇女孕期和围产期破裂风险仍应受关注

2017 年北美的研究发现怀孕和围产期女性 AVM 出血风险是 5.7%，与非孕期出血风险 1.3%相比，增加了 4.4%。2014 年北京天坛医院的研究，1960～2010 年 979 例因脑动静脉畸形（AVM）入院的女性患者资料进行回顾分析，其中 393 名 AVM 破裂出血者年龄在 18～40 岁，对其进行病例交叉分析，结果 979 例女性患者的年出血率为 3.11%，18～40 岁患者的年 AVM 出血率为 2.78%，较其他年龄组低。期间共 452 次怀孕，在这当中出血的有 12 名患者分析显示年出血率为 2.65%（每次怀孕）或 3.32%（每年），在对其他 381 例患者分析显示，年出血率为4.14%。因此，脑 AVM 患者怀孕及围产期并没有增加出血风险。2017 年北京的一项研究发现未经诊断的 AVM 在怀孕和围产期出血的风险是 1.6%。这种与中国相反的结果可能与选择观察的人群不同和平均妊娠次数不同有关。北美女性的平均妊娠次数是 1.6，高于中国女性的平均妊娠次数。北美研究选择的病例中有 32%是出血的 AVM，这可能也是出血风险增加的原因。

三、国内最新研究进展

2016 年我国学者在脑血管病的基础、病因与发病机制和急性期治疗等领域取得重要研究成果。

（一）脑血管病基础研究

1. 抗栓治疗新策略：下调 LOX-1、抑制 IKK2

2016 年 *Blood* 期刊发表了一项研究，指出脑梗死急性期患者与健康人群比较，血浆 L5 水平、β 淀粉样蛋白（Aβ）、凝集素样氧化低密度脂蛋白受体-1（LOX-1）表达明显升高（$P<0.01$）。脑梗死小鼠预测模型中，L5 可扩大梗死体积，而减少或中和 LOX-1 则可明显缩小梗死体积，由此指出 LOX-1 在脑梗死过程中的重要地位。注射 L5+ Aβ 可将小鼠尾巴-出血时间缩短 50%，这一过程可被 IKK2 抑制剂阻断。L5 可能是脑动脉粥样硬化的危险因素，下调 LOX-1 和抑制 IKK2 可能是新型抗血栓策略。

2. 烟酰胺腺嘌呤二核苷酸磷酸有望成为治疗缺血性卒中的新型药物

2016 年发表在 *Stroke* 的一篇动物实验研究提示烟酰胺腺嘌呤二核苷酸磷酸（NADPH）可延长组织纤溶酶原激活剂的治疗窗，并预防溶栓后再灌注的继发性损伤。因此，有望成为治疗缺血性卒中的新型药物。该研究选取 614 只成年雄性 ICR 小鼠（短暂性大脑中动脉闭塞）、114 只成年雄性 SD（Sprague-道利）大鼠（永久性大脑中动脉闭塞）以及 12 只成年雄性恒河猴（血栓性大脑中动脉闭塞），分别在发病前后单次或重复静脉注射（小鼠和大鼠）或腹腔注射（猴），结果表明NADPH通过提高ATP水平、保持谷胱甘肽的还原状态，明显减少了梗死体积，提高了脑卒中模型的存活率并有助于神经功能的恢复。

（二）脑血管病病因与发病机制

1. 颅内动脉粥样硬化斑块偏心度或许与脑血管事件不相关

2016 年一项研究显示，颅内动脉粥样硬化斑块形态与斑块破裂风险关系不大。该研究通过对 72 处尸检脑组织的大脑中动脉横截面行 1.5T 磁共振成像，确定大脑中动脉有 46 处斑块为向心性斑块，26 处斑块为偏心性斑块。偏心性斑块与向心性斑块相比：管壁最厚处更厚，管壁最薄处更薄（$P<0.001$）。两种斑块的斑块负荷（P=0.519）及所致脑梗死形态（P=0.241）之间差别不大。未来需要进行活体成像明确颅内动脉粥样硬化斑块形态学特征与脑梗死形态之间的关系。

2. 尸检验证 T_1WI-MRI 压脂像（LST1）低信号可作为大脑中动脉粥样硬化脂质核心的标志物

2016 年 *Stroke* 期刊发表了一项研究，试图证明 LST1 对于动脉粥样硬化斑块脂质核心具有显示作用。研究人员应用 1.5T 磁共振成像技术扫描 76 例尸检大脑的双侧大脑中动脉，并随后在相应部位进行组织病理学切片检查，以验证磁共振所显示的相应内容物。结果显示，LST1 对于斑块内的脂质核心的检测具有较高的特异性（96.9%，95%CI 82.0%～99.8%），但敏感性较低（38.6%，95%CI 24.7%～54.5%）。然而，当仅检测脂质核心面积大于 0.8mm^2 的样本时，敏感性则显著升高（81.2%，95%CI 53.7%～95.0%）。对于检测斑块内脂质核心来说，LST1 是一种具有相当前景的影像学标志物。对于鉴别动脉粥样硬化性病变和可引起颅内动脉病变的其他病变以及评价动脉粥样硬化患者斑块易损性从而进行危险分层，LST1 具备一定价值。

（三）脑血管病急性期治疗

1. 急性缺血性脑卒中血管内治疗后症状性颅内出血（sICH）的预测因素

2017 年 *Stroke* 期刊发表了一项研究，旨在评估临床上血管内治疗后发生 SICH 的风险及其危险因素。研究者收集了 21 个中心 632 例采用支架取栓系统治疗的急性前循环缺血性卒中患者资料。根据 Heidelberg 出血分型将颅内出血分为症状性和无症状性出血。SICH 患者 90 天死亡率较无 SICH 患者明显增高（65.3% *vs.* 18.8%，$P<0.001$）。多因素分析发现基线中性粒细胞比率＞0.83、基线 ASPECTS＜6、心源性栓塞、侧支循环差、症状发作到腹股沟穿刺时间＞270min，取栓次数＞3 与发生 SICH 相关。研究提示：亚洲急性缺血性脑卒中患者取栓后 SICH 的发生率更高。心源性卒中、侧支循环差、介入治疗延迟、多次取栓、低 ASPECTS、基线中性粒细胞比率较高可能增加术后 SICH 的风险。

2. 延迟钆增强 T_1 评价血栓长度作为预测静脉溶栓后再通的因素

2016 年 *Stroke* 期刊发表了一项研究，调整序列采集以得到延迟增强的 T_1 像（dGE-T_1），用 dGE-T_1 来评价血栓长度，并且评价它对于预测静脉溶栓后血管再通的评价效用。前瞻性回顾了大脑中动脉堵塞，并且在溶栓前及溶栓后 24h 均完善多模核磁的急性缺血性卒中患者。在 dGE-T_1 上血栓长度为（8.18±4.56）mm，是预测不能再通的合理预测因子，ROC 曲线 *C* 值为 0.732。确定最佳临界点为 6.77mm，灵敏度为 77.8%，特异度为 57.9%。通过简单地调整多模式 MRI 方案中的扫描序列获得的 dGE-T_1 是静脉溶栓后血栓长度估计和 MCA 再通预测的有用工具。

3. 河北省医疗急救服务在急性卒中人群中的使用情况

2016 年 *Stroke* 发表了一项横断面研究，显示当地使用医疗急救服务（EMS）的急性卒中人群比例很低。该研究纳入了河北省 66 家医院的 2096 例急性卒中患者，仅 323 例（15.4%）患者采用了 EMS，这些患者的特点主要包括既往曾使用 EMS（OR＝9.8）、NIHSS 评分≥10（OR＝3.7）、居住在城镇（OR＝2.5）、既往有卒中病史（OR＝1.8）、自己将初始症状识别于为卒中（OR＝1.4）或他人将初始症状识别为卒中（OR＝2.1）。该研究指出 EMS 可以有效缩短院前延迟，需要促进对卒中潜在症状的识别及 EMS 对于急性卒中救治的重要性的宣教。

4. 基于 CTP 上出现的时间重新定义点征可提高预测脑出血急性期血肿扩大的特异性

2016 年 *Stroke* 期刊发表了一项研究，入组了发病 6h 以内的幕上脑出血患者，旨在探索基于 CTP 上出现点征的时间，重新定义点征是否可以提高点征预测血肿扩大的特异性。在 CTP 上早期（23.13s 内）出现的点征（EOSS）有更高的敏感（0.67）和特异性（0.90）。多因素分析中，EOSS 是血肿扩大和 3 个月死亡率的独立预测因子。EOSS 预测血肿扩大相比较点征具有更高的特异性（91% *vs.* 74%），为筛选潜在需要止血治疗的患者提供了依据。此外，点征的数量、密度等与血肿扩大及不良结局无显著关系。

5. 脑出血患者的动态脑血流自动调节时程变化特点研究

2016 年 *Stroke* 期刊发表了一项有关脑出血的动态脑血流自动调节时程变化特点及其与临床因素及预后相关性的研究。该研究纳入 43 例幕上脑出血的患者，通过经颅多普勒超声联合连续指尖血压检测仪无创地同步记录脑血流速度和动脉血压，应用传递函数分析计算得出脑血流自动调节参数，分别在患者发病后 1～2 天、4～6 天、10～12 天和 30 天进行动态脑血流自动调节连续监测。研究提示与健康组对照，幕上脑出血患者的动态脑血流自动调节功能：①在发病后呈双侧半球对称性受损，且受损至少会持续 10～12 天，在 1 个月之内可逐渐恢复至正常水平；②双侧调节功能与 GCS 评分密切相关；③出血侧半球第 4～6 天较低的相位差是临床预后不良的独立预测因子。

四、北京最新研究进展

北京地区的脑血管病研究始终走在全国甚至是世界的前列，2016～2017 年在缺血性脑血管病、未破裂动脉瘤、静脉窦血栓、Moyamoya 病等领域取得重大进展。

（一）缺血性脑血管病研究取得重大突破

1. 携带 CYP2C19 功能缺失等位基因对轻型卒中和短暂性脑缺血发作患者疗效欠佳

一项针对 CYP2C19 基因变异与氯吡格雷治疗疗效相关性的研究于 2016 年发表于 *JAMA* 期刊。该研究纳入了 2933 名患者，其中 1207（41.2%）名为功能缺失等位基因非携带者，1726（58.8%）名为携带者。研究结果表明氯吡格雷-阿司匹林能够降低非携带者新发卒中比例但对携带者无影响。出血事件两组间无差异。从而得出对于轻型卒中及短暂性脑缺血发作患者来说，联合使用氯吡格雷和阿司匹林治疗仅在非 CYP2C19 功能缺失等位基因携带者中能够降低卒中复发风险。该研究为国际“四大期刊”发表的首个脑血管病领域精准医学研究。

上述团队还于 2017 年在 *Circulation* 期刊刊登了一项 Meta 分析结果，对国内外 15 项研究中 4762 例经氯吡格雷治疗的缺血性卒中或 TIA 患者进行分析，结果表明：①CYP2C19 功能缺失等位基因的携带者[*2，*3 和（或）*8]显著增加了卒中复发风险；②CYP2C19 功能缺失等位基因携带者同样显著增加了联合血管事件结局的发生率；③CYP2C19 功能缺失等位基因的携带者出血发生率差异无统计学意义。简言之，该研究证实在氯吡格雷治疗的急性缺血性卒中/TIA 患者中，携带功能缺失等位基因 CYP2C19 的患者比未携带的患者发生卒中和复合血管事件的风险更高。

2. 糖调节异常可使小卒中或 TIA 患者新发卒中风险增高

2016 年 *Neurology* 期刊发表了一项研究，为明确糖调节异常是否可使小卒中或 TIA 患者新发卒中风险增高。该研究纳入了小卒中或 TIA 患者共 5135 例，将其分为糖尿病组、空腹血糖受损组和正常血糖组，临床终点事件为 90 天内出现新发卒中，研究发现相较于正常血糖组，空腹血糖受损组和糖尿病组在小卒中或 TIA 后 3 个月内出现新发卒中的风险明显增高。当空腹血糖高于 4.9mmol/L 时卒中风险成 J 型曲线增长。结果提示糖调节异常可使小卒中或 TIA 患者新发卒中风险增高。

3. 多发脑梗死或伴有症状性颅内动脉狭窄（ICAS）使小卒中或 TIA 复发风险显著增高

2017 年 *Neurology* 期刊发表的一项研究探讨了不同的梗死模式或 ICAS 与急性小卒中或 TIA 预后之间的关系。该亚组分析共纳入了 1089 例患者，93 例（8.5%）患者 90 天内发生了缺血性卒中复发。与不合并梗死和 ICAS 者相比，单个梗死合并 ICAS 和单个梗死不合并 ICAS 都与 90 天缺血性卒中风险增加有关。多发性梗死合并 ICAS 者 90 天缺血性卒中风险是不合并梗死或 ICAS 的 13 倍。提示合并多发脑梗死和 ICAS 二者皆与小卒中或 TIA 患者 90 天缺血性卒中风险增加有关，这两项影像学特征具有联合效应。

4. 低温治疗可改善大面积半球梗死幸存患者的神经功能预后

2016 年 *Stroke* 期刊发表了一项研究，将出现症状 48h 内的大面积半球脑梗死患者随机分配至低温治疗组或对照组。低温治疗组纳入 16 例患者，给予标准药物治疗和血管内低温治疗，目标温度为膀胱温度 33℃或 34℃，低温状态至少保持 24h。对照组纳入 17 例患者，目标温度为腋温 36.5～37.5℃。主要终点为 6 个月时患者死亡率和改良 Rankin 量表评分。6 个月时，低温治疗组中有 8 例患者死亡，对照组中有 7 例患者死亡（P=0.732）。低温治疗组有 7 例患者（43.8%）mRS 为 1～3 分，对照组中有 4 例（23.5%）

（*P*=0.282）。另外，与对照组幸存者（*n*=10）比较，低温治疗组幸存者（*n*=8）的神经系统转归更好，87.5%（7/8）*vs.* 40.0%（4/10）（*P*=0.066）。该研究中亚低温治疗未能降低大面积半球脑梗死患者的死亡率，但可改善幸存者的神经功能预后。

5. 怎样获取溶栓治疗知情同意最好

2016 年美国神经病学年会收录一篇研究临床上获取溶栓治疗知情同意的最佳方法的文章。该项研究共纳入 613 名被试，将他们随机分配到推荐溶栓组和不推荐溶栓组，每一组继续分成三个亚组：偏向溶栓组、排斥溶栓组以及中立组，3 个亚组在不推荐组和推荐组中分别占总人数的 37.1%/25.2%/37.7% *vs.* 17.1%/48.8%/34.1%，充分表明分组背景对患者选择的影响较大。数据分析提示对参与者影响最大的因素是交代情况的形式和溶栓治疗前后患者的情况。研究者通过调查各个组别中影响溶栓治疗的因素，认为最合适的向患者家属交代溶栓治疗相关情况方法是认真考虑溶栓治疗分组的框架效应，向患者交代情况时保持中立的态度，在其他临床相关领域提供重要的参考意见即可。

6. 中国卒中医疗质量在持续改进但仍留有提升空间

2016 年一项发表于 *Stroke* 的研究探索了中国卒中医疗质量的改进情况。该研究纳入了中国国家卒中登记（CNSR-Ⅰ）研究（2007～2008 年）的 12 173 名卒中患者和 CNSR-Ⅱ研究的 19 604 名卒中患者。该研究使用了一项综合评分，以实际执行了医疗质量关键绩效指标的患者为分子，以应该执行医疗质量关键绩效指标的患者为分母。CNSR-Ⅰ综合评分为 0.63，低于 CNSR-Ⅱ综合评分（0.76）。卒中教育、吞咽困难评价、戒烟教育、出院时抗血小板治疗等明显改进。但静脉溶栓治疗和房颤患者的抗凝治疗并未获得明显改进。该研究提示，我国的卒中医疗质量随着时间的推移在不断改进，但仍然留有较大的提升空间。

7. 中国急性缺血性卒中伴非瓣膜性房颤患者出院时华法林的使用

2015 年 *Stoke* 发表了一篇研究旨在分析中国急性缺血性卒中伴非瓣膜性房颤患者华法林使用率低的原因及影响因素。数据来自 CNSR-Ⅱ的 19 604 名急性缺血性卒中患者，其中 952 名患者伴有非瓣膜性房颤，19.4%正在使用华法林。未接受抗凝治疗的主要原因为出血的风险（52.8%）及患者拒绝（31.9%）。研究显示：大医院或教学医院应用华法林更多，老年患者、酗酒者、入院时 NIHSS 评分高的患者应用较少，有心力衰竭病史及住院期间 INR 维持在 2.0～3.0 与出院时应用华法林存在显著的关联。

8. 中国成年人重度抑郁发作与卒中风险相关性的前瞻性研究

中国嘉道理生物样本库从收集了年龄在 30～70 岁的 199 294 例男性和 288 083 例女性，均无卒中、心脏病、癌症病史，前一年重度抑郁发作导致卒中风险增加的比例为 15%（HR 1.15；95%CI 0.99～1.33），尤其年龄＜50 岁、吸烟、饮酒、接受高等教育、体质指数＜24.0kg/m^2，无糖尿病病史人群更为显著（*P*=0.011）。甚至抑郁症状的数量与卒中风险增加具有明确的程度反应性。这一重大前瞻性研究数据表明重度抑郁发作是卒中的危险因素，尤其在吸烟者中更为明显。

（二）未破裂动脉瘤的新型风险评估量表

2016 年 *Stroke* 发表了一项北京天坛医院关于未破裂动脉瘤血管内治疗后神经并发症评估的研究。这项研究纳入了 1060 例接受血管内治疗的未破裂动脉瘤患者，神经并发症的发病率达 5.5%（95%CI 3.8%～7.4%），S-C-C 量表（动脉瘤直径＞10mm=1 分，位于核心区=1 分，有缺血症状=1 分）可以有效预测神经并发症的发生率，C 值达 0.714。这项研究发现每 20 个接受血管内治疗的未破裂动脉瘤患者中就可能发生

1 例神经并发症，S-C-C 量表可以作为预测不良预后的有效工具。

（三）核磁黑血血栓成像可早期发现及定量颅内静脉系统血栓

一项研究旨在探究核磁黑血血栓成像（MRBTI）在早期发现与定量颅内静脉系统血栓（CVT）中的敏感性、有效性。在传统影像学检查确诊的 23 名 CVT 患者和 24 名非 CVT 患者中，按照确诊距离发病的时间分为 7 日内（组一）和 7～30 日（组二），进行 14 节段颅内静脉及静脉窦核磁黑血血栓成像。在 23 名传统方法确诊的 CVT 患者的 116 个有血栓形成的静脉节段中准确辨认了 113 个，敏感度达到 97.4%；531 个无血栓阶段中准确辨认了 527 个，特异度达到 99.3%。与传统影像学方法描绘脑脊液或对比剂留空信号对比，MRBTI 技术能直接描绘血栓本身的形态、体积，且不存在放射性暴露，是早期诊断颅内静脉系统血栓的良好手段。

（四）Moyamoya 病研究新进展

1. 儿童出血性 Moyamoya 病患者的临床、血管影像特点和长期手术预后分析

一项研究纳入了 374 名儿童 MMD 病患者，将继发性烟雾现象的患者排除。对出血组患者的临床及影像学特点进行了回顾性的分析和描述。发现最常见的出血部位是脑室内出血（22.73%）。在出血组患者中观察到更多的脉络膜前动脉和后交通动脉的扩张。DSA 表明出血组中有 15 例患者达到了较好或中等的血管重建。临床结局表明出血组 30 例患者中有 25 例无残疾（mRS 评分 0，1 分）；1 例患者死于出血性卒中。提示儿童出血性 MMD 病患者中脉络膜前动脉和后交通动脉的扩张的出血可能与出血事件有相关性。脑硬膜动脉血管融通术可以有效地改善儿童患者的脑血流灌注，从而降低出血事件的发生率。

2. 沿狭窄或闭塞大脑中动脉的非烟雾状血管网形成

2016 年发表在 *Neurology* 上的一项研究观察到，DTFV（HRMRI 的 T_2 加权像上，至少 2 个连续层面，沿责任血管分布区的 3 个或更多个流空信号）在重度狭窄-闭塞性大脑中动脉（MCA）患者中常见，特别是无症状患者。研究回顾了 477 例大脑中动脉狭窄-闭塞患者 HRMRI 和临床资料。发现 DTFV 在无症状患者比严重狭窄（49.3% *vs.* 30.9%，P= 0.025）和闭塞（68.0% *vs.* 41.7%，P=0.033）的症状性患者更常见。58 例（66.9%）Moyamoya 病例的 HRMRI 基底节区域有明显的流空信号，但在 DTFV 患者中未发现，DTFV 可能是对慢性脑缺血的反应，是新血管网形成的标志。

（王拥军　杨新健　王春娟　杨晓萌）

参 考 文 献

Amarenco P，Lavallée PC，Labreuche J，et al，2016. TIAregistry. org investigators one-year risk of stroke after transient ischemic attack or minor stroke. N Engl J Med，374：1533-1542.

Anderson CS，Robinson T，Lindley RI，et al，2016. ENCHANTED investigators and coordinators low-dose versus standard-dose intravenous alteplase in acute ischemic stroke. N Engl J Med，374：2313-2323.

Brott TG，Howard G，Roubin GS，et al，2016. Long-term results of stenting versus endarterectomy for carotid-artery stenosis. N Engl J Med，374：1021-1031.

Feigin VL，Roth GA，Naghavi M，et al，2016. Global burden of diseases，injuries and risk factors study 2013 and stroke experts writing group global burden of stroke and risk factors in 188 countries，during 1990-2013：a systematic analysis for the Global Burden of Disease Study 2013. Lancet Neurol，15：913-924.

GBD 2015 Mortality and Causes of Death Collaborators，2016. Global，regional，and national life expectancy，all-cause mortality， and cause-specific mortality for 249 causes of death，1980-2015：a systematic analysis for the Global Burden of Disease Study 2015. Lancet，388：1459-1544.

Gong J，Zhang Y，Feng J，et al，2016. How best to obtain consent to thrombolysis：Individualized decision-making. Neurology，86，1045-1052.

Johnston SC，Amarenco P，Albers GW，et al，2016. SOCRATES steering committee and investigators ticagrelor versus aspirin in acute stroke or transient ischemic attack. N Engl J Med，375：35-43.

Kelly PJ，Albers GW，Chatzikonstantinou A，et al，2016. Validation and comparison of imaging-based scores for prediction of early stroke risk after transient ischaemic attack：a pooled analysis of individual-patient data from cohort studies. Lancet Neurol，15：1238-1247.

Kernan WN，Viscoli CM，Furie KL，et al，2016. Pioglitazone after ischemic stroke or transient ischemic attack. N Engl J Med，374：1321-1331.

Nasr DM，Brown RD，2016. The challenges of stroke prediction scores. JAMA Neurol，73：510-511.

Pan Y，Chen W，Xu Y，et al，2017. Genetic polymorphisms and clopidogrel efficacy for acute ischemic stroke or transient ischemic attack：A systematic review and meta-analysis. Circulation，135：21-33.

Pan Y，Jing J，Li H，et al，2016. Abnormal glucose regulation increases stroke risk in minor ischemic stroke or tia. Neurology，87：1551-1556.

Pan Y，Meng X，Jing J，et al，2017. Association of multiple infarctions and icas with outcomes of minor stroke and tia. Neurology，88：1081-1088.

Qureshi AI，Palesch YY，Barsan WG，et al，2016. Intensive blood-pressure lowering in patients with acute cerebral hemorrhage. N Engl J Med，375：1033-1043.

Rosenfield K，Matsumura JS，Chaturvedi S，et al，2016. ACT I investigators randomized trial of stent versus surgery for asymptomatic carotid stenosis. N Engl J Med，374：1011-1020.

Wang W，Jiang B，Sun H，et al，2017. Prevalence，incidence，and mortality of stroke in china：Results from a nationwide population-based survey of 480 687 adults. Circulation，135：759-771.

Wang Y，Zhao X，Lin J，et al，2016. Association between cyp2c19 loss-of-function allele status and efficacy of clopidogrel for risk reduction among patients with minor stroke or transient ischemic attack. Jama，316：70-78.

Xu YY，Li ML，Gao S，et al，2016. Non-moyamoya vessel network formation along steno-occlusive middle cerebral artery. Neurology，86：1957-1963.

Yaghi S，Rostanski SK，Boehme AK，et al，2016. Imaging parameters and recurrent cerebrovascular events in patients with minor stroke or transient ischemic attack. JAMA Neurol，73：572-578.

本节更多参考文献获取

第八节　糖尿病领域国内外研究进展

一、最新流行概况

全世界范围的 2 型糖尿病患者数量正在迅速增长，这种增长与人口老龄化，经济发展，生活方式改变相关。国际糖尿病联盟（International Diabetes Federation，IDF）2016 年发布的第 7 版世界糖尿病地图显示，全世界范围内有 4.15 亿成年人患有糖尿病，即 11 个成年人中就有 1 人患有糖尿病，且预计在 2040 年，全球范围内的成年糖尿病患者将达到 6.42 亿，即每 10 名成年人中的 1 人就患有糖尿病。同时，有 46.5%的成年糖尿病患者并未得到诊断，即 2 个糖尿病患者中就有 1 人未得到诊断，大量糖尿病患者生活在毫无察觉的情况下。全世界 12%的健康相关医疗支出被糖尿病所占据。最大的病例增长速度将发生在经济发展中地区，有 1/3 的糖尿病患者生活在发展中国家，为这些国家带来了沉重的医疗经济负担。

在 2015 年，约 500 万年龄在 20～79 岁的患者死于糖尿病，因糖尿病死亡的人数，甚至超过了造成首要公共健康问题的几种传染性疾病（即艾滋病、结核、疟疾）所导致的死亡总人数，相当于每 6s 就有 1 例死亡。糖尿病导致的死亡人数近一半（46.6%）来自 60 岁以下的人群。因糖尿病而导致死亡人数最多的病例出现在患有糖尿病人数最多的国家中：中国，印度，美国和俄罗斯联邦。

随着经济高速发展和工业化进程的加速，生活方式的改变和老龄化进程的加速. 使我国糖尿病的患病率正呈快速上升的趋势，成为继心脑血管疾病、肿瘤之后另一个严重危害人民健康的重要慢性非传染性疾病。我国是世界上糖尿病患者人数最多的国家，据第 7 版世界糖尿病地图估计，我国糖尿病患者人口数量为 1.096 亿，约为居第二位的印度患病人数的 2 倍，为居第三位的美国患病人数的 4 倍，且预计这一数字在 2040 年将达到 1.507 亿。同时，糖尿病不仅给患病个体带来了肉体和精神上的损害并导致寿命的缩短，还给家庭、国家带来了沉重的经济负担，我国每年用于糖尿病的医疗花费达到 510 亿美金，为国民经济发展造成了沉重的负担。

同时，近年来流行病学研究显示，糖尿病这种慢性疾病，正逐渐向低龄化人群蔓延。既往，儿童和青少年中的糖尿病主要以 1 型糖尿病这种免疫介导的 B 细胞损伤为典型临床特征的类型为主，全球范围内 1 型糖尿病的发病率正以每年 3%的比例递增，在 2015 年，全球患有 1 型糖尿病的 14 岁以下儿童数量首次超过了 50 万，且与发达国家相比，增幅在发展中国家显得更为明显。更为值得关注的是，2 型糖尿病这一既往被认为在成年人中发病的慢性疾病，正逐渐呈现低龄化趋势。美国 SEARCH 研究的结果显示，自 2002～2012 年的 10 年间，青少年人群中 2 型糖尿病的发病率每年约递增 7.1%。2 型糖尿病会造成这些青少年在进入成年后早期出现糖尿病相关并发症，从而给家庭和社会造成沉重的负担，随着超重和肥胖在人群中的蔓延以及不良生活方式造成的影响，这一趋势可能会在不久的将来造成更大的影响。与血糖升高年轻化相伴随，妊娠期糖尿病的患病率也在升高，2015 年的数据显示，每 7 个出生婴儿中就有 1 人的母亲为妊娠期糖尿病患者，围产期高血糖状态对母儿均会产生不利影响。

二、国际最新研究进展

近年来，降糖药物不断发展与更新，各种新型降糖药不断涌现，为改善糖尿病患者的血糖控制带来了新希望和新选择。DCCT/UKPDS 研究证据表明，严格血糖控制可显著降低糖尿病微血管并发症发生风险。但后续开展的 ACCORD 研究、VADT 研究及 ADVANCE 研究再次证实，严格血糖控制可改善糖尿病微血管并发症糖尿病肾病及眼病结局，但对大血管病变结局无改善作用，且糖尿病正在全球呈现蔓延趋势。正如 Narayan KM 教授所言，针对糖尿病，我们仍然处于“赢得了战役，却输掉了战争”（Winning the Battle but Losing the War）。展望未来，糖尿病治疗的路径将从以控制血糖为中心向以改善心血管和死亡结局为中心兼顾控制血糖转变。具体来说，二甲双胍和具有改善糖尿病人群心血管病变证据的降糖新药（SGLT2 抑制剂、GLP-1 受体激动剂）应成为糖尿病治疗方案的核心基本药物。

（一）利拉鲁肽显示出心血管保护作用

2016 年 6 月公布的 LEADER 研究是一项在心血管病高危人群中进行的利拉鲁肽心血管安全性试验，该研究采用双盲随机对照设计，共纳入 9340 例 2 型糖尿病患者，随机分入利拉鲁肽 0.6～1.8mg/d+标准治疗组（n=4668）和安慰剂+标准治疗组（n=4672），随访 3.5～5 年（中位数 3.8 年）。研究主要终点：首次发生 3 种主要不良心血管事件（MACE，包括心血管死亡、非致死性心梗和非致死性卒中）。结果显示：利拉鲁肽组（13.0%）主要终点事件明显少于安慰剂组（14.9%），风险比（hazard ratio，HR）为 0.87，95% 置信区间（confidence interval，CI）为 0.78～0.97，非劣效检验 P＜0.001，优效检验 P=0.01，即与安慰剂相比，利拉鲁肽能够使发生主要终点的风险降低 13%。LEADER 研究是首个在心血管高危人群中了解长效 GLP-1 受体激动剂心血管安全性的试验，结果证明利拉鲁肽对心血管是安全的，而且产生获益。

（二）德谷胰岛素具有良好的心血管安全性及较低的低血糖风险

德谷胰岛素是一种一天注射一次的新一代基础胰岛素类似物，药效可以维持长达 42h 以上，美国北卡罗来纳大学教堂山分校的 John Buse 教授及其研究团队进行了一项多中心、跨国、随机、双盲、3 期临床试验（DEVOTE 研究），旨在评估 2 型糖尿病患者中德谷胰岛素的心血管安全性，并与甘精胰岛素 U100 进行比较。研究主要终点：首次发生 3 种主要不良心血管事件（MACE，包括心血管死亡、非致死性心梗和非致死性卒中）。结果显示：德谷胰岛素组（8.5%）发生主要终点事件的风险与甘精胰岛素 U100 相当（9.3%），HR 为 0.91，95%CI 为 0.78～1.06，非劣效检验 $P<0.001$。同时，德谷胰岛素组发生低血糖的风险（4.9%）明显低于甘精胰岛素组（6.6%），绝对差异为 1.7 个百分点，比率比（rate ratio，RR）为 0.60，非劣效检验 $P<0.001$，OR 为 0.73，优效检验 $P<0.001$。上述研究结果表明，新型超长效胰岛素类似物德谷胰岛素具有与甘精胰岛素相似的心血管安全性，且德谷胰岛素治疗患者在达到良好血糖控制同时，严重低血糖发生风险有显著下降。

（三）SGLT-2 抑制剂的心肾保护作用进一步明确

继 2016 年公布的 EMPA-REG 研究结果显示了 SGLT-2 抑制剂可以明显改善糖尿病患者因心梗、卒中导致的死亡和心衰住院风险以及全因死亡风险后，2017 年 CANVAS 研究的结果再一次证实了 SGLT-2 抑制剂的可能的心血管及肾脏保护作用。CANVAS 研究由两个大型研究构成，分别是 CANVAS 及 CANVAS-R，共入组具有心血管疾病高位风险的 2 型糖尿病受试者 10 142 人。研究设计与以往的心血管安全性研究类似，将受试者随机分为标准治疗组+安慰剂或坎格列净 100mg、坎格列净 300mg 组，结果显示，与标准治疗组相比，坎格列净组（26.9/1000 人・年）的复合心血管终点事件发生率明显低于安慰剂组（31.5/1000 人・年），风险比（HR）为 0.86，95%CI 为 0.75～0.97，非劣效检验 $P<0.001$，优效检验 $P=0.02$。尽管在预先设计的假设基础上并不能证实 SGLT-2 抑制剂坎格列净的肾脏保护作用，但却能观察到对白蛋白尿进展的保护作用，HR 为 0.73，95%CI 为 0.67～0.79，同时肾脏替代治疗或因肾脏疾病导致的死亡风险降低，HR 为 0.60，95% CI 为 0.47～0.77。相关机制需要进一步研究以明确，同时该类药物的副作用值得临床关注，特别是对既往发生过截肢的患者以及存在外周血管病变、神经病变患者，其发生末端截肢的风险将显著升高。

（四）“仿生胰腺”领域的进步

“仿生胰腺”领域的研究一直是 1 型糖尿病治疗领域的热点，2017 年 *Lancet* 发表的一篇应用“仿生胰腺”在家庭治疗环境下与传统胰岛素泵或信号增强型胰岛素泵对比的研究显示了其在平稳控制血糖方面卓越的效果。“仿生胰腺”内装有胰高血糖素及胰岛素，会根据自身探头中感受到的组织间液葡萄糖水平调整两种激素的释放速度等，维持血糖平稳，同时佩戴者不需要进行碳水化合物计算等，机器完全实现了对激素释放的调节。共有 43 名成年 1 型糖尿病受试者参加了该研究，结果显示，“仿生胰腺”组动态血糖监测数据显示了平均血糖水平（7.8mmol/L，SD 0.6）明显低于传统胰岛素泵组（9.0mmol/L，SD 1.6，95% CI 0.7～1.6，$P<0.0001$），且仿生胰腺组血糖水平低于 3.3mmol/L 的比例占 0.6%，亦远小于传统胰岛素泵组的 9%（95% CI 0.8～1.8，$P<0.0001$），即“仿生胰腺”组的血糖控制水平以及低血糖发生情况均优于传统胰岛素泵组。今后期待有更大规模的人群研究证实这一技术的安全性及有效性，同时希望有关于体重控制等更多的数据综合分析其疗效。

（五）针对糖尿病视网膜病变的治疗新选择

增殖期糖尿病视网膜病变是糖尿病导致失明的主要原因，40 余年以来，视网膜激光光凝（panretinal laser photocoagulation，PRP）一直是增殖期视网膜病变的首选治疗方法，2017 年发表的 CLARITY 研究评估了与现行标准 PRP 治疗相比，玻璃体腔内注射的安全性和有效性，相关研究结果在 2017 年的 *Lancet* 期刊上发表。这项为期一年的 2 期临床研究中，共入组 232 名 1 型或 2 型糖尿病导致的增殖期视网膜病变成年受试者，结果显示，无论是针对意向治疗人群还是符合方案人群的分析，玻璃体腔内注射治疗均不劣于且优于传统的 PRP 治疗。在意向治疗人群中，视力改善为 3.9 个字母，95%CI 2.3～5.6，*P*＜0.0001；符合方案人群中，视力改善为 4.0 个字母，95%CI 2.4～5.7，*P*＜0.0001。且玻璃体腔内注射治疗的耐受性良好。这项研究的结果为今后针对增殖期糖尿病视网膜病变的治疗指出了新的方向，希望有更长随访时间的数据进一步明确其疗效。

（六）新一代测序技术在 2 型糖尿病遗传学研究中的应用

全基因组关联研究（genome-wide association study，GWAS）已经确定了与 2 型糖尿病相关的常见变异，但总的来说，这些变异仅仅能解释一小部分的遗传性。随着高通量新一代测序技术的进步，GoT2D 和 T2D-GENES 联盟为了测试低频突变解释其余大部分遗传性的假设，在 2657 名患有和不伴有糖尿病的欧洲白人种族个体中进行了全基因组测序，并对来自 5 个其他种族的 12 940 人进行了外显子组测序，同时为了提高统计学能力，还在另外的 111 548 名受试者中通过基因分型和插补来扩大样本量。而研究结果则显示，发现的突变与既往 GWAS 研究中发现的常见变异之间具有惊人的相似。因此，该研究一定程度上否定了罕见突变对疾病遗传性的影响。对于 2 型糖尿病这种基因与环境共同参与发病的复杂遗传性疾病，遗传学研究的思路需要进一步打开。

（七）青少年中 2 型糖尿病患者的并发症发生风险高于 1 型糖尿病

SEARCH 研究 13 年随访的数据结果公布了在青少年中与 1 型糖尿病患者相比，2 型糖尿病患者糖尿病肾病的风险明显升高，（OR 2.58，95% CI 1.39～4.81，*P*=0.003），且视网膜病变风险亦升高（OR 2.24，95% CI 1.11～4.50，*P*=0.02），同时周围神经病变风险升高（OR 2.52，95% CI 1.43～4.43，*P*=0.001）。随着 2 型糖尿病在年轻人中发病率不断增长的趋势，如何改善这些患者的预后具有重要的意义。

三、国内最新研究进展

在过去的一年中，我国作为糖尿病大国，各项研究也取得了长足的进展，越来越多的中国数据涌现在国际学术领域，且不断有相关研究的结果指导临床治疗的变革。

（一）早发 2 型糖尿病患者的心血管事件风险增加

纪立农教授团队对包括了 222 773 名受试者资料数据的中国糖化血红蛋白数据监测网络（China National HbA1c Surveillance System，CNHSS）分析结果显示，相对于晚发糖尿病人群，早发 2 型糖尿病人群的非致死性心肌梗死发生风险明显升高，分别为 4.9%和 11.1%，*P*＜0.0001。在校正年龄、性别因素后，早发 2 型糖尿病较晚发型具有更高的非致命性心血管疾病风险（OR 1.91，95% CI 1.81～2.02）。但是，在调整了病程因素后，非致命性心血管疾病患病风险大大减低（1.13，1.06～1.20）。因此，这一研究表明，中国糖尿病人群中发病年龄较早者其心血管疾病风险显著增加，而这一结果则归因于较长的糖尿病病程。针对这一现象，期待今后有更多关于早发糖尿病治疗策略及心血管风险防治策略的前瞻性证据。

（二）真实世界的证据证实在口服药物治疗不达标的患者中加用基础胰岛素能够获益

ORBIT 研究（基础胰岛素治疗的观察登记性研究，Observational Registry for Basal Insulin Treatment）是中国目前最大的基础胰岛素研究项目之一，旨在评估基础胰岛素在临床实践中的使用情况——经口服降糖药物控制不佳的中国 2 型糖尿病患者接受基础胰岛素治疗 6 个月后的疗效和安全性。2017 年相关研究结果公布，显示在 6 个月随访结束时，平均 HbA1c 水平从基线的 9.6%下降到 7.4%，比较基线和 6 个月的低血糖事件发生率并无统计学差异。同时，该研究还揭示出在真实世界数据的分析中，基础胰岛素起始较晚、剂量调整不充分等因素，依然影响着糖尿病患者的空腹血糖达标情况。例如，55.9%的研究人群起始使用基础胰岛素时，糖化血红蛋白水平已大于 9%，且我国 2 型糖尿病患者在起始胰岛素治疗时其平均病程已达 6.4 年。除了起始使用过晚，ORBIT 研究结果也展示了我国患者在对基础胰岛素进行剂量调整时存在的问题，有相当一部分患者（超过 40%）在 3 个月中未调整过剂量。尽管有 60%的患者进行过基础胰岛素剂量调整，但遗憾的是，许多患者使用剂量仍然不足，导致近 60%的患者空腹血糖水平不达标（小于 7mmol/L），仅有 15.9%的患者能将空腹血糖水平控制在 6mmol/L 以下。来自真实世界的数据帮助我们了解到实际临床医疗与指南之间的差距，为进一步实现指南向实际的转化指出了方向。

（三）肠道菌群与肥胖之间的关系得到进一步揭示

宁光教授等在我国人群中进行的一项研究显示，拟杆菌属酵母菌，一种谷氨酸发酵共生菌，在肥胖人群的肠道中明显减少，与之伴随的还有血清中谷氨酸水平的升高。同时该研究观察到，减重手术所带来的代谢改变，部分是由于改善了肠道微环境而实现的，即肠道 B 多形拟杆菌数量的减少以及血清中谷氨酸水平的降低。这项研究在中国人群中，进一步阐述了肠道微环境与肥胖及代谢综合中之间的关系。

四、北京最新研究进展

在 2016～2017 年，北京市的糖尿病相关研究也取得了长足的进展。

（一）糖尿病标准化防治适宜技术转化应用研究

“糖尿病标准化防治适宜技术转化应用研究”的开展，建立了包括目前在我国与糖尿病防治相关的主体医疗机构和人群（三级医疗机构、功能社区、生活社区）在内的糖尿病防治示范区，通过在示范区内构建无缝化链接的基于各种医疗机构的糖尿病前期发现、糖尿病前期干预和规范化糖尿病管理的糖尿病防治体系将糖尿病指南推荐的糖尿病标准诊疗措施转化为糖尿病防治的常规医疗行为。该研究取得了以下研究成果。

1. 糖尿病预警模型的建立

该研究结合社区健康档案的具体情况，建立了更为简便的风险预警模型。此模型只需要“年龄、BMI 及是否有高血压”三个因素即可预测个体患糖尿病或糖尿病前期的危险性，且具有较好的预测准确性（AUC：0.708）。此决策树模型可用于在社区中筛选高危人群，帮助全科医生和居民快速而准确地评估糖尿病的风险，可提高人群中未诊断的糖尿病的检出率。

2. 通州区觅子店社区居民的糖尿病筛查及糖尿病预警模型的外部验证

该研究比较了简单模型和原来复杂模型的预测能力，结果显示两种方法的预测准确性相似（相似的AUC，z=1.91，p=0.056），但从实用性的角度上却有着较大的差别。进一步计算了统计效能显示，当高危人群为910例，低危人群为299例及AUC值为0.607时（预测模型检测糖尿病人群），统计效能接近100%；同样当高危人群为910例，低危人群为299例及AUC值为0.629时（预测模型检测糖尿病及糖尿病前期人群），统计效能也接近100%。

3. 优化、整合了现有的糖尿病前期生活方式干预方法和适宜技术，形成了“以群体性干预为主，在个体依从性评估基础上对依从性不佳者开展个体干预”的适宜技术

形成了针对糖尿病前期患者的“以群体性干预为主，在个体依从性评估基础上对依从性不佳者开展个体干预”的适宜技术。该项适宜技术包括群体干预和个体干预两个部分，全部接受指导的糖尿病前期患者均建议接受全体干预，但个体干预仅针对其中群体干预效果欠佳的人群进行，一方面保证全部糖尿病前期患者均能够接受生活方式指导，另一方面也充分利用了现有医疗资源，节省了人力物力成本。

4. 开发了一系列针对糖尿病前期人群进行生活方式指导的简单、科学、有效的干预指导工具

（1）开发了糖尿病前期生活方式指导课程教材、讲义、教具。
（2）开发制作了健康饮食营养教育卡片。
（3）开发了可在智能手机和电脑上使用的生活方式指导应用软件，指导患者自行进行健康生活。

5. 对100名新确诊的糖尿病前期患者进行了干预随访并完成了干预效果评价

研究建立了清华长庚医院附近天通苑社区的8448名居民的健康档案，并对其中528名高血糖高危人群进行了口服葡萄糖耐量试验筛查。OGTT结果显示，85名受试者为新诊断糖尿病，140名受试者为糖尿病前期患者，303人为正常血糖人群。

在140名糖尿病前期患者中，有100名患者签署知情同意，接受了该研究所开发的糖尿病前期生活方式干预指导，干预率为71.4%。全部受试者将接受为期24周的干预随访，包括群体教育，以及针对依从性差的患者的个体教育。

接受干预的人群中，依从性高达94%，且在干预组中糖尿病发病率较对照组显著下降（6.67% *vs.* 23.33%），正常血糖逆转率显著上升（45.00% *vs.* 21.67%）。干预组体重降低幅度及BMI降低幅度均显著高于对照组，干预组2h血糖及糖化血红蛋白降低幅度显著高于对照组，对照组舒张压降低幅度高于干预组，血脂谱变化两组间无显著差异。

6. 建立了基于网络系统的糖尿病患者的规范化管理模式

该项目建立了基于网络系统的糖尿病患者规范化管理模式，一方面有效提高了糖尿病患者的规范化管理率，另一方面也节省了人力资源，更加合理地分配医疗资源，有利于分级诊疗的实施。

7. 采用医疗服务系统角度重点考察了医疗卫生系统决策者、医疗服务机构、患者的成本和产出

该研究建立了从糖尿病前期以及糖尿病的筛查，到糖尿病前期人群干预，直至糖尿病患者的规范化管理的无缝连接的糖尿病防治体系。在糖尿病前期及糖尿病高危人群筛查中，建立并验证了用于高危人群筛查的决策树模型有效、可行。在糖尿病前期人群中，建立了以群体干预为基础，对依从性差或干预效果差的人群辅助个体干预的措施，并开发了一系列指导糖尿病前期人群进行干预的工具，使得糖尿病前期人群的干预率大幅提高，并保证了较高的依从性，同时干预措施有效可行，显著降低糖尿病发病率，提高正常血糖逆转率，合理分配了医疗资源。在糖尿病人群中，通过网络化管理，提高了糖尿病患者规范化管理的比例，从而减少并发症的发生，提高患者的生活质量。研究还通过卫生经济学分析对上述措施进行了经济效益比的测定，通过卫生经济学分析显示，所实施的筛查、干预、管理措施符合成本效益比，能够有效节约医疗资源。

（二）早期诊断糖尿病肾病对于改善预后具有重要作用

杨金奎教授等进行的一项前瞻性队列研究显示，尿珠蛋白水平这一既往被认为与增殖期视网膜病变相关的指标，能够预测糖尿病肾病的发生。对 210 名受试者的前瞻性队列随访 5.3 年的研究结果显示，尿珠蛋白≥20ng/min 的受试者发生慢性肾功能不全的风险明显升高（HR 3.27，95% CI 1.41～7.58，P = 0.006）。因此，这一指标对于糖尿病终末期肾病的发生具有预测价值。

（三）由北京市 4 家医院负责的糖尿病“特定人群”诊疗规范和临床路径研究正在有序开展中

该研究包含四个课题，即“2 型糖尿病合并阻塞性睡眠呼吸暂停综合征诊疗规范研究”、“糖尿病患者围术期血糖管理规范研究”、“糖尿病足的筛查路径及诊疗规范研究”和“单基因糖尿病鉴别路径研究”，旨在建立单基因和其他特殊类型糖尿病的临床和基因诊断流程及治疗路径，鉴定新的单基因糖尿病的致病基因和生物标志物，并将建立中国最大的单基因和特殊类型糖尿病的生物样本库和临床队列。同时计划制订出以下糖尿病“特殊”人群的细化的诊疗规范或临床路径：单基因和特殊类型糖尿病诊疗规范和临床路径；糖尿病足患者诊疗规范和临床路径；糖尿病合并 OSAS 患者诊疗规范和临床路径；围术期高血糖患者血糖管理规范和临床路径。

（纪立农　韩学尧　周翔海　高蕾莉　朱　宇　陈颖丽　蔡晓凌　罗樱樱　张秀英　陈　静　周灵丽
任　倩　刘　蔚　张　瑞　张思敏　邹显彤　张　放　杨文嘉　刘　艳）

参 考 文 献

Dabelea D，Stafford JM，Mayer-Davis EJ，et al，2017. Association of type 1 diabetes vs type 2 diabetes diagnosed during childhood and adolescence with complications during teenage years and young adulthood. JAMA，317（8）：825-835.

Fuchsberger C，Flannick J，Teslovich TM，et al，2016. The genetic architecture of type 2 diabetes. Nature，536（7614）：41-47.

Huo X，Gao L，Guo L，et al，2016. Risk of non-fatal cardiovascular diseases in early-onset versus late-onset type 2 diabetes in China：a cross-sectional study. Lancet Diabetes Endocrinol，4（2）：115-124.

IDF，2017. IDF Diabetes Atlas，7th edition. http://www.diabetesatlas.org/key-messages.html[2017-05-20].

Ji L，Zhang P，Zhu D，et al，2017. Observational Registry of Basal Insulin Treatment（ORBIT）in patients with type 2 diabetes uncontrolled with oral antihyperglycaemic drugs：Real-life use of basal insulin in China. Diabetes Obes Metab，19（6）：822-830.

Liu R，Hong J，Xu X，et al，2017. Gut microbiome and serum metabolome alterations in obesity and after weight-loss intervention. Nat Med，23（7）：859-868.

Marso SP，Daniels GH，Brown-Frandsen K，et al，2016. Liraglutide and cardiovascular outcomes in type 2 diabetes. N Engl J Med，375（4）：311-322.

Marso SP，McGuire DK，Zinman B，et al，2017. Efficacy and safety of degludec versus glargine in type 2 diabetes. N Engl J Med，377（8）：723-732.

Mayer-Davis EJ，Lawrence JM，Dabelea D，et al，2017. Incidence trends of type 1 and type 2 diabetes among Youths，2002-2012. N Engl J Med，376（15）：1419-1429.

Narayan KM，2016. Type 2 Diabetes：Why we are winning the battle but losing the war? 2015 Kelly West Award Lecture. Diabetes Care，39（5）：653-663.

Neal B，Perkovic V，Mahaffey KW，et al，2017. Canagliflozin and cardiovascular and renal events in type 2 diabetes. N Engl J Med，377（7）：644-657.

Yang JK，Wang YY，Liu C，et al，2017. Urine proteome specific for eye damage can predict kidney damage in patients with type 2 diabetes：a case-control and a 5.3-year prospective cohort study. Diabetes Care，40（2）：253-260.

第九节　精神疾病领域国内外研究进展

一、最新流行概况

（一）国际精神疾病患病情况

《柳叶刀·精神病学》（*Lancet Psychiatry*）公布的 2015 年精神疾病与成瘾物质滥用障碍所致伤残调整生命年（disability adjusted life years，DALYs）为 1.62 亿年，占全球全部 DALYs 的 6.59%，居全球所致 DALYs 的第三位。精神疾病与成瘾物质滥用障碍所致 DALYs 中，排名前三位的是抑郁（33.40%）、焦虑障碍（15.17%）、违禁药物使用导致的精神障碍（10.41%），其后依次是精神分裂症（9.55%）、乙醇导致的精神障碍（6.89%）、孤独谱系障碍（6.19%）、双相情感障碍（5.54%）、儿童行为障碍（3.55 %）、弥漫性发育障碍（2.12%）、进食障碍（0.87%）和注意缺陷多动障碍（0.38%）。五种精神疾病均排在全球疾病负担（global burden of disease，GBD）前 20 位，分别为抑郁症（第 2 位）、焦虑障碍（第 7 位）、精神分裂症（第 11 位）、恶劣心境（第 16 位）、双相情感障碍（第 17 位）。

《美国医学会杂志·精神病学》（*JAMA Psychiatry*）的一项 Meta 分析纳入 29 个国家的 203 项研究显示，精神疾病人群的死亡率较一般人群（或无精神疾病人群）高 2.22 倍，精神疾病人群的潜在生命丧失年（years of potential life lost，YPLL）中位数为 10 年。精神疾病人群死亡率归因危险度（population attributable risk，PAR）为 14.3%，其中精神分裂症为 1.3%，抑郁症为 12.7%。自杀的 PAR 估值：抑郁症为 11.2%，精神分裂症为 8.9%，严重精神疾病为 7.7%，双相情感障碍为 4.8%。这就意味着每年约 800 万人因为精神疾病而死亡。

（二）国内精神疾病患病情况

北京大学第六医院承担的“中国精神障碍疾病负担和服务利用研究”项目的主要调查结果：我国心境障碍患病率为 4.06%，其中抑郁障碍患病率为 3.59%；焦虑障碍患病率为 4.98%；65 岁及以上人群老年期痴呆患病率为 5.56%；乙醇使用障碍患病率为 1.84%（数据尚未发表）。

此外，1990～2013 年中国精神疾病患病率显示，抑郁症的时点患病率男性为 2.2%、女性为 3.3%；焦虑障碍的时点患病率男性为 2.0%、女性为 3.3%；精神分裂症的时点患病率为 0.5%；双相情感障碍的 12 个月患病率男性为 0.5%、女性为 0.6%；恶劣心境的时点患病率男性为 1.1%、女性为 1.8%；乙醇依赖的时点患病率男性为 1.4%、女性为 0.3%。孤独谱系障碍的时点患病率男性为 1.1%、女性为 0.4%；注意缺陷多动障碍的时点患病率男性为 0.8%、女性为 0.3%；儿童行为障碍的时点患病率男性为 0.7%、女性为 0.4%。且 1990～2013 年这 23 年间，中国精神疾病的疾病负担增长率为 20%，占全球精神疾病负担的 17%。中国精神疾病所致 DALYs 依次为抑郁症 1069 万年、精神分裂症 521 万年、焦虑障碍 363 万年、神经及物质使用障碍 278 万年、乙醇所致精神障碍 194 万年、双相情感障碍 171 万年、孤独谱系障碍 166 万年、儿童行为障碍 71 万年、弥漫性发育障碍 40 万年等。由此可见，精神疾病对个人和中国社会带来巨大的经济负担。

二、国际最新研究进展

（一）精神疾病基因、遗传学研究

DSM-5 将生物学特征与临床症状相结合对精神疾病进行分类和诊断，由于具体的发病机制不清，精神疾病仍被归因于多因素共同作用。遗传学研究显示大部分精神疾病均为复杂的多基因遗传病，遗传因素比环境因素更重要。目前基因组研究确定了 11 个较罕见的拷贝数变异（CNVs）与精神分裂症高风险相关。

最新精神疾病全基因组研究的单核苷酸多态性（SNP）数据显示精神分裂症、抑郁症、双相情感障碍、孤独症谱系障碍和注意缺陷多动障碍等 5 种精神疾病具有共同的遗传危险因素，重要且重叠关联的 4 个风险区域包括染色体 3p21 和 10q24、L 型钙离子通道 α1C 亚基基因以及钙离子通道辅助 β 亚基基因的多个 SNP 位点，提示罕见 SNP 及基因组插入和缺失、变异与多种遗传结局相关，这与临床中各种精神疾病边界模糊的现象是一致的。鉴于精神分裂症患者生育能力下降的事实，一种新兴的观点是，自然选择效应使得与疾病个体高风险相关的等位基因在人群中非常罕见，而与个体低风险相关的等位基因则普遍存在，这是遗传漂变与平衡选择的共同结果。

抑郁症、双相情感障碍和精神分裂症患者的 IL-6、TNF-α、可溶性白细胞介素-2 受体（sIL-2R）、IL-1 受体拮抗剂（IL-1RA）高于正常人。提示抑郁症、双相情感障碍和精神分裂症在疾病急性和慢性阶段可能存在相似的神经免疫功能异常，未来仍需要进一步研究确定特异的生物学标志物。

此外，《美国精神病学杂志》的研究首次发现，精神分裂症患者及超高危个体的大脑中小胶质细胞更为活跃，并且随着症状严重程度的增加，小胶质细胞的活动水平也逐渐升高；这一发现可能完全改变目前我们对精神分裂症的认识，增加了精神分裂症高危人群极早治疗，规避严重症状的可能性。

相比于一般人群，抑郁症患者的患病率及死亡率均显著升高；其中，端粒生物学假说颇受关注。端粒的缩短与大多数躯体组织的老化相关，且受到遗传、表观遗传调控及分子应激和炎症等影响。抑郁与端粒长度之间存在较强的负相关，多种因素可影响这一相关性。抑郁症患者端粒长度的相对减少可能是抑郁症死亡率较高的一种可能机制。

（二）精神疾病药物疗效、不良反应荟萃分析

有关妊娠和哺乳期使用抗精神药物的安全性的证据较为有限，许多育龄期精神疾病妇女在妊娠和哺乳期仍需抗精神病药物治疗，且常涉及复杂的伦理问题。2016 年《美国精神病学杂志》一项纳入 130 万人的研究发现妊娠早期使用典型及非典型抗精神病药物，后代先天性畸形或心脏畸形的风险不会显著增加。但是，妊娠早期接受选择性 5-羟色胺再摄取抑制剂（selective serotonin reuptake inhibitors，SSRIs）治疗可增加后代先天性畸形的风险，尤其是心脏畸形的风险，其中氟西汀及帕罗西汀较其他 SSRIs 的致畸风险更高，尤其是后代头骨及心脏畸形风险增加。妊娠晚期接受 SSRIs 治疗可升高早产及新生儿并发症风险，且与儿童神经发育障碍尤其是孤独症谱系障碍有关，尤其是妊娠期接受≥2 种 SSRIs 治疗的女性，其后代存在言语障碍的风险显著升高。

长期以来，不同抗精神病药物间相对疗效及药物不良反应的差异，一直是临床医师关注热点。一项纳入 212 项研究的 Meta 分析中比较了 15 种抗精神病药物和安慰剂的疗效差异，发现抗精神病药物在疗效上差异不大，总体治疗中断率为 35%。停药患者中，最常见的原因为疗效不佳（40%），而不良反应仅占

17%。全因治疗中断率方面，重要的是，几乎所有抗精神病药的全因停药率均显著低于安慰剂，其中氨磺必利、奥氮平、氯氮平最低，氟哌啶醇、齐拉西酮和舍吲哚风险最高。药物不良反应方面，氯氮平、奥氮平、伊潘立酮、佐替平易引发体重增加；氯氮平锥体外系的风险最低，氟哌啶醇风险最高；镇静风险从高到低为氯氮平＞佐替平＞氯丙嗪＞齐拉西酮＞喹硫平＞奥氮平＞阿塞那平＞氟哌啶醇＞利培酮＞鲁拉西酮＞阿立哌唑；催乳素升高的风险从高至低依次为利培酮和帕利哌酮＞氟哌啶醇＞舍吲哚＞鲁拉西酮＞齐拉西酮＞奥氮平；QTc 间期延长的风险从高至低依次为舍吲哚＞氨磺必利＞齐拉西酮＞伊潘立酮＞利培酮＞奥氮平＞喹硫平＞氟哌啶醇。

难治性精神分裂症的治疗越来越多地受到国内外关注，目前仍然有相当大比例的患者对药物治疗反应欠佳甚至无效，这导致了精神分裂症患者发病率和死亡率上升。一项比较了 12 种抗精神病药单药治疗难治性精神分裂症的疗效 Meta 分析，发现奥氮平显著优于喹硫平、氟哌啶醇和舍吲哚；氯氮平显著优于氟哌啶醇和舍吲哚；利培酮显著优于舍吲哚，其他药物之间未发现显著性差异。

双相情感障碍抑郁发作的急性期阶段，抗抑郁药使用的疗效及安全性仍有争议。双相情感障碍抑郁发作时，心境稳定剂或非典型抗精神病药物基础上联用抗抑郁药，可在一定程度上改善急性抑郁发作，但不能改善临床应答率及临床缓解率。此外，联用抗抑郁药短期不增加转躁风险，但可增加长期（52 周）转躁风险，故仅应短期应用。已有证据显示，三环类、四环类、5-HT 及 NE 再摄取抑制剂（SNRIs）与短期转躁风险升高相关，而 SSRIs 及安非他酮则与安慰剂无显著差异。一项发表于《世界精神病学》的研究发现真实世界中，双相情感障碍单药维持治疗药物方面，锂盐单药预防双相情感障碍复发/复燃的疗效显著优于丙戊酸盐、奥氮平和喹硫平。患者治疗失败前，锂盐治疗时间为 2.05 年，显著长于奥氮平（治疗时间为 1.13 年）、丙戊酸盐（治疗时间为 0.98 年）和喹硫平（治疗时间为 0.76 年）。在真实世界中，上述结果具有重要意义，因为锂盐常因其不良反应（如肾脏、甲状腺与锂盐）使用减少，然而奥氮平、喹硫平和丙戊酸盐单药治疗在短期内失败的可能性较高，导致患者过早联合用药。

中国、英国、意大利、澳大利亚等多个国家的研究者针对儿童、青少年群体，对多种抗抑郁药及安慰剂的疗效及耐受性进行了比较，共有 34 项研究被纳入，涉及 5260 名儿童、青少年及 14 种抗抑郁药，受试者的平均年龄为 13.6 岁，研究发现 14 种抗抑郁药中仅氟西汀的疗效优于安慰剂，丙咪嗪、文拉法辛及度洛西汀因不良反应停药的比例显著高于安慰剂，提示绝大多数抗抑郁药对儿童、青少年抑郁症无效。

（三）心理治疗在精神疾病中的治疗进展

总体而言，心理治疗与抑郁药物治疗的疗效大致相当，然而心理治疗能改善抑郁患者的长期生活质量。互联网的快速发展也催生了网络心理治疗的发展，利用电脑、手机 APP、智能电话应用软件（如 eCBT Mood、MoodKit）等媒介开展的网络治疗，具有便捷、容易获得、患者花费少，帮助范围更广的优势，现在有大量的证据支持指导性网络心理治疗对抑郁症的疗效。采用移动互联网技术对精神疾病的症状进行监控和干预，是预防复发、改善预后的重要手段。

（四）精神分裂症早期干预的研究进展

不少研究探索了针对精神分裂症前驱期状态的干预措施及其效果。对于尚未发展为精神分裂症的高危个体，早期干预策略主要是心理社会干预和可能的药物干预，目前认为首先应考虑心理社会干预策略，包括针对高危个体的各种心理治疗以及提高个体心理复原力的干预。多项前瞻性研究评估了抗精神病药的疗效，研究未发现药物治疗的优势效果，而且荟萃分析结果也未能区分药物干预和心理干预的效果。如何为个体选择合适的早期干预策略，需要根据个体的需求与环境因素等综合考虑。

（五）氯胺酮治疗抑郁的最新进展

一项发表于*Nature*的研究发现氯胺酮在小鼠体内发挥的抗抑郁作用是通过其关键代谢产物，（2S，6S；2R，6R）-去甲基氯胺酮（HNK）在抗抑郁疗效中起主导作用。氯胺酮的这一代谢产物（HNK）可激动另一种类型的谷氨酸受体即 α-氨基-3-羟基-5-甲基-4-异噁唑丙酸（AMPA）受体，而非 N-甲基-D-天冬氨酸（NMDA）受体，从而产生治疗抑郁的效果。因为它对 NMDA 无任何作用，故无氯胺酮的副作用。研究者已经计划启动人体试验，在人类身上验证这一结论。目前为止，多家制药公司已对该研究产生极大的兴趣，这是此领域的一大发现。

（六）神经调控治疗方法的进一步研究

美国食品与药物监督管理局（FDA）批准每天 1 次、为期 4～6 周（共 20～30 次）的前额叶经颅磁刺激（TMS），用于治疗对抗抑郁药应答不佳的成人重性抑郁患者，并且美国临床经颅刺激学会（Clinical TMS Society）发布了 TMS 治疗抑郁症的 5 点共识建议：①TMS 可作为急性期治疗抑郁症的手段；②如果抑郁症患者急性期 TMS 治疗有效，则可将 TMS 作为抑郁症状反复的治疗手段；③TMS 既可单用，也可联合抗抑郁药或其他精神科药物；④若抑郁症 TMS 急性期治疗有效，可将 TMS 作为维持治疗手段；⑤首次 TMS 治疗有效的患者若抑郁症状复发，可考虑重新使用 TMS 治疗。

现有证据发现，颞、顶叶区域的 TMS 治疗在改善精神分裂症总体症状及阳性症状方面，显著优于伪刺激（sham TMS），但是这些研究存在很高的偏倚风险，故无法明确支持或反对临床上常规应用 TMS 治疗精神分裂症。同样研究发现，经颅直流电刺激（transcranial direct current stimulation，tDCS）的疗效与 TMS 相当，也可能达到 SSRIs 的疗效水平。但是研究并未直接将 tDCS 与另一种抗抑郁治疗手段进行比较，故对于抗抑郁药疗效较差的抑郁症患者，可以考虑 tDCS 治疗。此外，FDA 再次提议对电休克（ECT）治疗重新归类，从原先的高危（high-risk）改为低危（low-risk）类别，并且美国精神医学学会（APA）也正在鼓励其会员支持该变化。

（七）精神疾病全病程干预研究

过去 10 年研究发现 20%～50%的精神分裂症患者取得了不错的结局。但是，精神分裂症患者患躯体疾病，如心血管疾病及糖尿病的风险显著高于一般人群，其原因包括非典型抗精神病药物副作用、不良生活方式、健康导向行为减少等因素，可造成精神分裂症患者平均 14.5 年的潜在寿命损失，男性较女性更严重，精神分裂症患者总体平均预期寿命为 64.7 岁，其中亚洲患者平均为 60.2 岁。精神疾病（涉及精神分裂症谱系障碍、心境障碍、抑郁症）患者 20 年间的社会功能发展轨迹发现，精神分裂症谱系障碍患者保持功能良好的比例较低，而心境障碍患者的功能水平则相对较好。53%的精神疾病患者从青少年晚期开始即出现社会功能的显著下降，此后长期持续受损，提示精神疾病患者的社会功能水平可能自青少年期既已确定。双相情感障碍临床表现复杂多样，并且双相情感障碍的首次发病症状往往是抑郁发作。12 年随访发现，初始诊断为“单相抑郁”的患者，22.5%最终更改诊断为“双相情感障碍”，诊断为“单相抑郁”的最初 5 年内更改诊断的风险最高，其高危因素为双相情感障碍家族史阳性、抑郁发病年龄小及抑郁发作伴有精神病性特征。一项为期 30 年的研究探讨祖父母、父母、子女三代精神障碍及功能受损的风险提示，父母中有抑郁症的个体患抑郁症的风险升高 1 倍以上，祖父母、父母中均有人患抑郁症，则第三代患抑郁症的风险升高 1.7 倍。

（八）首个治疗迟发性运动障碍的药物

2017 年 4 月 11 日 FDA 批准 valbenazine（Ingrezza）治疗成人迟发性运动障碍。这是 FDA 批准首个该类药物。此药物是囊泡单胺转运体 2（VMAT-2）通路抑制剂，在调节脑内多巴胺水平中扮演着重要角色。此药物可能会引起的不良反应主要为嗜睡和心律问题（QT 延长）。先天性长 QT 综合征或伴有 QT 间期延长的患者应避免使用该药物，此外，患者服用该药物期间不应驾驶或操作重型机械或进行精细工作，以防止意外的发生。

三、国内最新研究进展

（一）精神疾病指南的修订

2015 年 12 月《中国注意缺陷多动障碍防治指南》第 2 版出版。该指南的名称由第 1 版时的《儿童注意缺陷多动障碍防治指南》修改为《中国注意缺陷多动障碍防治指南》，既体现了新指南在我国注意缺陷多动障碍防治工作中的重要性，也体现注意缺陷多动障碍虽然起病于儿童期，但呈长期慢性病程，成人注意缺陷多动障碍较为常见，因此注意缺陷多动障碍是一个需要在整体人群中关注的问题，甚至可能是整个生命全程的问题。该指南还充分反映了国际注意缺陷多动障碍最新研究进展、诊断变化、治疗理念和方法，可指导和规范我国注意缺陷多动障碍的诊断和治疗，促进防治工作的进一步开展。

2016年6月由中国睡眠研究会牵头，集多领域的专家共同编写的《中国失眠障碍诊断和治疗指南》正式颁布，该指南重点是整合国内外睡眠领域循证医学证据，建立符合中国国情的临床实用的临床评估、诊断和治疗。

2016年9月我国发布首部《中国强迫症防治指南》，该指南经中华医学会精神医学分会常委会批准，历时 2 年完成。2013 年出版的 DSM-5 中，强迫症的诊断分类变化最大，强迫症从焦虑障碍中被分离出来，与躯体变形障碍、拔毛症、囤积障碍和抓痕障碍组成一个独立的疾病分类“强迫及相关障碍”。该指南编写组系统检索了强迫症相关的国内外研究文献，基于研究证据，结合专家共识，并参考国际重要指南建议，结合我国国情，通过专家多次讨论修改和多方审校完成。该指南为临床一线的精神卫生从业人员增加对强迫症的认识，提高诊断水平，制订合理治疗方案提供重要参考依据。

（二）中国精神分裂症患者抗精神病药物分析

使用哪种抗精神病药物作为治疗精神分裂症的首选药物尚存在争议。2013 年《柳叶刀》发表了一项 15 种抗精神病药物的疗效和耐受性比较的 Meta 分析，但是由于多种原因该研究并未纳入中国的研究数据。故国内研究者对国内常见 8 种抗精神病药物（氯氮平、奥氮平、喹硫平、帕利哌酮、利培酮、氨磺必利、阿立哌唑及齐拉西酮）进行 Meta 分析，评估不同药物对中国精神分裂症患者急性期治疗的疗效、可接受度及耐受性差异。在疗效上，奥氮平、帕利哌酮及氨磺必利显著性优于其他五种药物；上述三种药物间，以及其他五种药物间，疗效无显著性差异。药物不良反应上，氯氮平的锥体外系反应风险最低，氨磺必利最高；阿立哌唑的体重增加、镇静效应最轻，奥氮平最重。

（三）精神分裂症患者联用托吡酯治疗的疗效及安全性分析

治疗精神分裂症时，联合用药有助于增强疗效及减轻不良反应。国内学者发现，抗精神病药物联合应用托吡酯可全面有效改善精神分裂症谱系障碍患者的症状及体重代谢指标，同时安全性良好。但是联合应用托吡酯的患者集中注意力/注意困难、精神运动缓慢、感觉异常的风险升高，而体重增加及便秘的风险下降。然而，上述结果尚属初步发现，将来有待更大规模的研究加以确认。

（四）精神病超高危人群特征分析

精神病超高危人群的识别是预防和早期干预的重中之重，如果能在病程早期识别，则有可能延缓甚至阻断精神病性障碍的发生。研究发现精神病超高危人群和精神分裂症一级亲属中已存在广泛的认知功能损害，涉及信息处理速度、言语学习和记忆、工作记忆、注意/警觉等方面。此外，自由视图的眼动异常可能出现在精神分裂症首次发作之前，此眼动指标可能作为其生物预测标记，预测精神分裂症的发病及反映病情严重程度。

（五）精神分裂症患者药物治疗的差异分析

临床观察研究、流行病学数据均表明，精神分裂症患者在发病率、病程、症状表现、前驱期功能等方面存在差异。精神分裂症男、女性患者之间对不同抗精神病药的疗效和药物副反应的敏感性存在不同。我国 10 省市精神分裂症患者药物治疗模式与药物副反应的研究发现，性别是我国精神分裂症患者精神药物处方模式及体重增加、催乳素水平升高和迟发性运动障碍等药物副反应的独立贡献因素之一。尽管目前的治疗指南中几乎不将性别作为选择药物治疗方案的一个潜在重要因素，然而在临床实践和研究中，应该将性别纳入影响因素。

（六）全国严重精神疾病患者管理信息分析

严重精神疾病患者的管理和治疗是影响经济社会发展的重大公共卫生问题和社会问题。全国在册严重精神障碍患者 400 余万例，在册率为 0.317%，其系统在册患者规范管理率仅占 35.77%，这与基层医疗卫生服务人员数量少，工作量大，精神卫生专业知识和技能薄弱，公众对精神疾病患者普遍存在歧视，患者及家属亦常常产生严重的病耻感等有关，导致患者回避社会，不愿接受社区服务，从而加大了规范随访的难度。建议加强对精神障碍患者的救治救助力度，按照“应治尽治、应管尽管、应收尽收”的要求，积极推行“病重治疗在医院，康复管理在社区”的综合、全程、动态的精神卫生服务模式。

（七）新药上市

日本的非典型抗精神病药物布南色林（blonanserin），获得国家食品药品监督管理总局进口药品注册许可。布南色林可有效改善精神分裂症阳性、阴性及认知症状，同时耐受性和安全性较好。时隔多年，国内抗精神病药市场再添原研药物，为精神分裂症患者提供新的治疗选择。

四、北京最新研究进展

（一）精神分裂症的基因、遗传学新进展

易感基因的多态性可能增加精神分裂症的患病风险。北京大学第六医院研究发现染色体 2p16.1、6p22.1 及 10q24.32 的遗传多态性与中国汉族人群精神分裂症显著关联，该研究对精神分裂症的发病机制有了新的认识，突破多巴胺功能亢进假说，提示神经发育异常假说可能对精神分裂症的患病风险作用更大。

当前精神分裂症的临床诊断依然依赖基于临床症状表型的诊断系统，缺乏客观的检测指标。北京安定医院、中国医学科学院、北京大学第六医院、北京回龙观医院等研究纳入了 164 名精神分裂症患者及 187 名对照者，对其外周血浆 miRNA 表达谱进行检测；对筛选出来的候选 miRNA 在另一个独立样本群中进行再验证，包括 400 名精神分裂症患者、162 名非精神分裂的精神疾病患者和 213 名健康对照；最后对

400 名精神分裂症患者进行了为期一年的临床随访治疗，并监测外周 miRNA 表达水平的变化。结果发现 miR-130b 和 miR-193a-3p 这两个 miRNA 上调是精神分裂症疾病状态特异性生物标志物，这一发现将有助于精神分裂症客观诊断指标的建立。

（二）感觉门控缺陷与基因多态性研究

精神分裂症注意力受损和阳性症状均与感觉门控功能缺陷密切相关。北京回龙观医院研究发现儿茶酚-*O*-甲基转移酶等位基因多态性可能增加精神分裂症的发病风险，然而并不影响精神分裂症的 P50 感觉门控缺陷，P50 感觉门控缺陷可作为精神分裂症的内表型之一。

（三）神经调控技术在精神疾病治疗中的应用

电休克治疗是精神科临床治疗中常用的物理治疗手段，电休克治疗后谵妄是其常见不良反应。北京安定医院研究发现电休克治疗后谵妄的发生率为 52.8%，其中活动减少型约占全部谵妄病例的 1/3。不同亚型的发生与多种因素相关，电休克治疗前碳酸锂的使用是活动增多型电休克治疗后谵妄的相关因素。年龄＞60 岁及非首次无抽搐电休克治疗为活动减少型电休克治疗后谵妄的预后因素。加强无抽搐电休克治疗前评估的准备，减少谵妄的发生，促进患者的预后，提高患者无抽搐电休克治疗质量，为避免其风险因素提供了依据。

（四）认知行为治疗在精神疾病治疗中的应用

认知行为治疗是目前精神科临床中实证证据最强的心理治疗方法之一，在欧美等国家的精神科临床实践指南中作为一线治疗的推荐。北京安定医院近期开展两项针对精神疾病患者的认知行为治疗研究。其中，一项研究发现药物联合认知行为治疗能有效缓解强迫症患者症状，且优于单纯药物治疗，尤其对强迫行为的改善更为突出；另一项研究发现短程认知行为治疗联合常规治疗对于精神分裂症患者的总体病情、阴性症状、阳性症状和精神病理症状起效较早，效果更好。在接受短期培训和定期督导后，精神科医生和护士也可针对精神疾病患者开展行之有效的认知行为治疗，可在三级医院、二级医院、社区卫生服务中心推广，有望成为一种切实可行的心理治疗、康复手段。

（五）精神分裂症超高危人群临床症状研究

国内对于精神分裂症超高危人群的研究尚处于起步阶段。目前研究中，研究者更多关注超高危人群的阳性症状。然而，超高危人群的阴性症状有可能是更重要的临床特征之一。北京大学第六医院研究发现超高危人群中已经出现明显的阴性症状，尤其是快感缺乏和情感平淡，且阴性症状与心理推测能力受损存在中等程度的相关性，因此需要在超高危期就开始干预阴性症状，以期改善功能结局。

（六）量化治疗模式提高抑郁症的治疗总体有效性

国外的抑郁症治疗指南均强调基于持续评估的治疗，即治疗过程的每一个决策环节都是以评估为基础，而国内抑郁症治疗的现状是粗放的经验性治疗，治疗方式标准化程度低，院际间、医生间的治疗差异大。北京安定医院在国内开展首个抑郁症量化治疗的随机对照研究，验证了量化治疗在临床实践中的有效性和可行性。证实了在关键性的治疗早期，更多的治疗调整及充足的药量对症状的改善相当重要。抑郁症量化治疗的成功说明，通过改进治疗模式可以提高抑郁症治疗的整体有效性，减少复发、促进患者的功能恢复，降低总体经济负担。量化治疗理念也可适用于其他精神疾病，为精神疾病的规范化治疗开启一扇新的窗口。

（七）氯胺酮联合艾司西酞普兰治疗抑郁症的疗效和安全性研究

氯胺酮具有快速且较强的抗抑郁作用，目前氯胺酮在临床上常用于分离麻醉药，具有一定的致幻作用和成瘾性。多项对照研究显示，单次低剂量静脉点滴氯胺酮具有快速强劲的抗抑郁作用，但疗效仅能维持一周左右。采用重复给药方式虽然能够延长氯胺酮的疗效，但效果有限，同时还可能增加引发精神症状和成瘾的风险。北京安定医院完成了一项氯胺酮联合艾司西酞普兰治疗抑郁症的疗效和安全性的随机双盲、安慰剂平行对照研究，表明单次低剂量静脉点滴氯胺酮联合艾司西酞普兰对重度抑郁障碍患者具有较好的疗效和安全性。这种以氯胺酮单次给药联合口服抗抑郁剂的治疗方案，弥补了口服抗抑郁剂起效延迟以及氯胺酮单次给药后疗效持续短的缺陷，具有重要临床意义。

（八）双极性指标对双相情感障碍的识别效能

越来越多的流行病学证据表明，抑郁症的过度诊断和双相情感障碍识别困难密切相关。双极性指数（bipolarity index，BPX）整合了发病年龄、病程和治疗等多方面评估，是对双相情感障碍终身特征的综合量化评估。北京安定医院、北京大学第六医院等进行多中心、横断面研究，确定抑郁症和双相情感障碍的BPX划界分为42分，该研究评估了BPX在中国文化背景下的信效度，并确定抑郁障碍和双相情感障碍的划界分，提高了双相情感障碍的疾病识别率。

（马　辛　任艳萍　潘伟刚）

参 考 文 献

Baxter AJ，Charlson FJ，Hui GC，et al，2016. Prevalence of mental，neurological，and substance use disorders in China and India：a systematic analysis. Lancet Psychiatry，3（9）：832-841.

Brown AS，Gyllenberg D，Malm H，et al，2016. Association of selective serotonin reuptake inhibitor exposure during pregnancy with speech，scholastic，and motor disorders in offspring. JAMA Psychiatry，73（11）：1163-1170.

Charlson FJ，Baxter AJ，Cheng HG，et al，2016. The burden of mental，neurological，and substance use disorders in China and India：a systematic analysis of community representative epidemiological studies. Lancet，388（10042）：376-389.

Cipriani A，Zhou X，Del GC，et al，2016. Comparative efficacy and tolerability of antidepressants for major depressive disorder in children and adolescents：a network meta-analysis. Lancet，388（10047）：881-890.

Collaborators GD，2016. Global，regional，and national disability-adjusted life-years（DALYs）for 315 diseases and injuries and healthy life expectancy（HALE），1990—2015：a systematic analysis for the Global Burden of Disease Study 2015. Lancet，388（10053）：1603-1658.

Goldsmith DR，Rapaport MH，Miller BJ，2016. A meta-analysis of blood cytokine network alterations in psychiatric patients：comparisons between schizophrenia，bipolar disorder and depression. Mol Psychiatry，21（12）：1696-1709.

Guo T，Xiang YT，Xiao L，et al，2015. Measurement-based care versus standard care for major depression：a randomized Controlled Trial With Blind Raters. Am J Psychiatry，172（10）：1004-1013.

Hauser RA，Factor SA，Marder SR，et al，2017. KINECT 3：a phase 3 randomized，double-blind，placebo-controlled trial of valbenazine for tardive dyskinesia. Am J Psychiatry，174（5）：476-484.

Hjorthoj C，Sturup AE，Mcgrath JJ，et al，2017. Years of potential life lost and life expectancy in schizophrenia：a systematic review and meta-analysis. Lancet Psychiatry，4（4）：295-301.

Huybrechts KF，Hernandez-Diaz S，Patorno E，et al，2016. Antipsychotic use in pregnancy and the risk for congenital malformations. JAMA Psychiatry，73（9）：938-946.

Mcgirr A，Vöhringer PA，Ghaemi SN，et al，2016. Safety and efficacy of adjunctive second-generation antidepressant therapy with a mood stabiliser or an atypical antipsychotic in acute bipolar depression：a systematic review and meta-analysis of randomised placebo-controlled trials. Lancet Psychiatry，3（12）：1138-1146.

Owen MJ，Sawa A，Mortensen PB，2016. Schizophrenia. Lancet，388（10039）：86-97.

Samara MT，Dold M，Gianatsi M，et al，2016. Efficacy，acceptability，and tolerability of antipsychotics in treatment-resistant schizophrenia：A Network Meta-analysis. JAMA Psychiatry，73（3）：199-210.

Velthorst E，Fett AJ，Reichenberg A，et al，2017. The 20-year longitudinal trajectories of social functioning in individuals with psychotic disorders. Am J Psychiatry，174（11）：1075-1085.

Vigo D，Thornicroft G，Atun R，2016. Estimating the true global burden of mental illness. Lancet Psychiatry，3（2）：171-178.

Walker ER，Mcgee RE，Druss BG，2015. Mortality in mental disorders and global disease burden implications：a systematic review and meta-analysis. JAMA Psychiatry，72（4）：334-341.

Wei H，Yuan Y，Liu S，et al，2015. Detection of circulating miRNA levels in schizophrenia. Am J Psychiatry，172（11）：1141-1147.

Weissman MM，Berry OO，Warner V，et al，2016. A 30-year study of 3 generations at high risk and low risk for depression. JAMA Psychiatry，73（9）：970-977.

Yu H，Yan H，Li J，et al，2017. Common variants on 2p16.1，6p22.1 and 10q24.32 are associated with schizophrenia in Han Chinese population. Mol Psychiatry，22（7）：954-960.

Zanos P，Moaddel R，Morris PJ，et al，2016. NMDAR inhibition-independent antidepressant actions of ketamine metabolites. Nature，533（7604）：481-486.

本节更多参考文献获取

第十节　骨科疾病领域国内外研究进展

一、最新流行概况

（一）关节、脊柱退行性疾病的流行概况

关节、脊柱退行性疾病是危害最为严重的慢性疾病之一。世界卫生组织 2015 年 12 月发布的数据统计，全球 60 岁以上人群，症状性骨关节炎患病率男性为 9.6%，女性为 18%，80%患者会有功能受限，25%患者日常生活不能自理。从事农耕工作十年以上，将增加骨关节炎患病风险 9.3 倍。在人的一生中，80%～85%的人群将会患有腰背痛。因此在发达国家关节、脊柱退行性疾病是成年人致残的第一大慢性疾病。世界卫生组织发布世界卫生报告，将常见疾病按健康寿命损失年（years lived with disability，YLD）进行排列，下腰背痛和骨关节炎分别位列所有常见慢性致残疾病的第一位和第十位。功能关节、脊柱退行性疾病在中国乃至全球的情况可以用“四高”来概括，即患病率高、致残率高、再发率高、和医疗费用高，给家庭和社会造成巨大的经济及精神负担。随着人口老龄化、肥胖以及运动损伤的加剧，关节、脊柱退行性疾病的危害性更为凸显。

（二）创伤疾病的流行概况

创伤疾病是致死的主要原因之一，是在我国一直稳居死亡原因的前 5 位。其中，锁骨骨折占所有骨折的 2.6%～4%。年龄在 13～20 岁的患者最常见，男性患者发生率是女性患者的 2.6 倍，运动损伤是常见的受伤机制。一项前瞻性的研究表明，锁骨干骨折如果采取保守治疗，不愈合的概率是 4.5%。而且锁骨骨折保守治疗后的功能检测显示肩关节力量丢失 20%～25%。流行病学研究表明对于老年肱骨近端骨折患者，保守治疗仍是最常用的治疗方式，但是接受手术治疗的患者中，采用关节置换包括反肩关节置换的数量在增加。成人肘关节周围损伤仍然是医生所需要面对的挑战之一，相对并发症比较高。目前肘关节领域的研究仍集中于复杂的肘关节脱位所致的肘关节不稳定，桡骨颅脑、冠状突等骨性结构的固定或重建，内外侧副韧带的修复或重建，从而恢复肘关节的稳定性以允许早期功能训练，恢复有效的肘关节功能。对于晚期肘关节炎或肱骨远端粉碎骨折，全肘关节置换术的使用越来越广泛，改善疗效、减少术后并发症等也是研究重点。胫骨平台骨折是下肢常见关节内骨折，占全身骨折的 1%～2%，属于典型的膝关节内骨折。随着社会老龄化加剧，骨质疏松性骨折已成为威胁人类生命与健康的突出问题，以髋部骨折为例，患者在未来一年的致残率达 50%，而致死率则高达 30%。据推测至 2050 年，我国老龄人口将达到总人口的 1/3，骨质疏松性骨折将达到 600 万例次，相应的医疗支出将达到 254 亿美元。在我国尚没有开展全国范围的颅脑创伤流行病学调查，不能提供全国范围颅脑创伤流行病学的详尽数据，但是，综合考虑我国人口基数以及生产条件和国民素质等各方面的情况，我国颅脑创伤人数应该远远高于美国。近十年来，由于医疗条件的改善和急救医学的发展，颅脑创伤死亡率显著下降。但是，死亡率下降的同时，致残率在增高。颅脑创伤患者年龄大多在 40 岁以下，有些患者甚至继续存活数十年，这些患者由主要的社会劳动力转变为社会经济和医疗资源的消耗人群，所造成的长期经济负担是非常惊人的。

二、国际最新研究进展

（一）前交叉韧带重建

随着近年来对前交叉韧带生物力学、解剖学，固定方式等方面研究的深入以及对失败病例的分析，Tibor L 等对 2007～2014 年 21 686 例前交叉韧带重建病例进行研究发现，经胫骨进行股骨隧道定位技术每年减少 26%，经前内侧辅助入路进行股骨隧道定位技术每年增加 11%。移植物的选择比例没有改变（腘绳肌腱、骨-髌腱-骨或异体肌腱）。第一代可吸收固定装置在股骨侧和胫骨侧的使用在逐年下降，对于软组织移植物，股骨侧金属悬吊固定的使用逐年增加；对于 BPTB，生物材料复合型挤压钉的使用每年增加 7%。胫骨侧使用生物复合材料挤压钉固定对所有移植物的使用比例都在增加。翻修手术与初次重建术后的时间没有明显相关性。

（二）关节软骨损伤

关节软骨损伤的治疗仍是临床难点，尽管近年来出现了很多新的技术，都有着令人鼓舞的结果。采用何种治疗方式主要取决于软骨缺损的面积，Siston 等回顾不同方法评估膝关节软骨缺损的准确性，结果显示，即使是目前临床上最为常用的四种方法，其测量结果也极不稳定，该项研究中显示，目前的测量方法仅有 57%的测量准确率。

软骨移植术后何时能够负重目前仍存在争议。对于自体软骨细胞移植的患者，Ebert 设计随机对照研究（询证等级Ⅰ级）对比术后早期负重与传统方式的疗效，发现早期负重、快速康复安全有效，无不良反应。同时 Lee 也发现对于距骨骨软骨缺损患者，微骨折术后 2 周负重是安全有效的。

（三）肩关节损伤

1. 肩袖损伤后自然进程及修复

目前有大量研究关注如何最大程度改善肩袖损伤的预后，研究提示对于非症状性肩袖撕裂，需要密切的临床观察，同时应告知患者非手术治疗的相应风险。

2. 肩关节上盂唇从前向后损伤

对于肩关节上盂唇从前向后（SLAP）损伤，越来越多的医生倾向于行肱二头肌长头肌腱固定术而非修复术。Provencher 回顾分析了 179 例Ⅱ型 SLAP 损伤行修复术患者，4 年随访期中 37%患者症状复发，28%患者需要再次手术。Kim 针对肩袖损伤合并Ⅱ型 SLAP 损伤患者，对比修复术和肌腱切断术的临床疗效，结果显示肌腱切断术疗效更为可靠。

3. 肩关节不稳

肩关节不稳的最佳治疗方式仍存在争议。最近一项研究显示对于初次盂肱关节脱位，一期行关节镜下固定术临床疗效更好，成本效益比更佳。另一项研究调研骨性 Bankart 损伤的自然进程，发现初次脱位一年内，未固定的骨折块往往快速吸收从而造成关节盂骨缺损。

既往关节镜下治疗关节盂骨缺损失败率较高，但随着新技术的不断出现，该项难点正被逐渐突破。Millett 关节镜下治疗了 15 例骨性 Bankart 损伤患者，关节镜下将锚钉置于移植骨块内侧，移植骨块植入到位后使用锚钉上的缝线固定骨块，平均随访时间为 2.7 年，仅有一例患者因摔伤发生再脱位。而对于肱骨侧骨缺损，目前 Remplissage 技术临床应用明显增多。

（四）髋臼股骨撞击综合征

对髋臼股骨撞击（FAI）症状型患者行髋关节镜治疗的手术时机尚不明确。Hunt 调研了非手术治疗对于有关节内影像学改变但无骨关节炎表现患者的疗效。一年后所有患者，无论最后是否接受手术，疼痛症状和关节功能均较治疗前明显改善。该结果提示，对于无骨性关节炎患者，决定进行手术之前均应行一段时间的非手术治疗。

McCormick 以改良 Harris 髋关节评分为标准，探求年龄和关节炎是不是髋关节镜治疗预存病变的风险因素，结果显示术前合并关节炎往往提示术后髋关节评分较低，小于 40 岁患者髋关节镜疗效更佳。

髋臼盂唇重建也引起了外科医生广泛的兴趣。Boykin 回顾了髋臼盂唇重建的临床效果和患者重返竞技运动的比例，结果发现 85.7%患者能够重返运动，81%患者恢复到受伤前同等水平运动。Matsuda 和 Burchette 使用股薄肌重建髋臼盂唇均取得了令人满意的效果。

（五）足踝运动损伤

1. 距骨软骨损伤

距骨软骨损伤目前尚没有一个广泛认同的治疗方法。关节镜下骨髓刺激技术，如微骨折或逆行钻孔减压目前仍是一线治疗方式的主流，但该技术诱导产生的纤维软骨能否长期起到关节软骨的作用、能否满足胫距关节的生物力学要求仍不明确。van Bergen 回顾性分析了 50 例关节镜治疗距骨原发性骨软骨缺损患者，均采用关节镜下清创+骨髓刺激技术，随访 8～20 年，94%患者能够正常工作，88%患者能够正常运动。因此作者认为该项技术稳定可靠。

2. 跟腱

对于急性跟腱断裂，是采用非手术治疗+功能锻炼还是手术治疗仍存在争议。最近的一篇荟萃分析显示，如果早期锻炼踝关节活动度，无论是否手术，再断裂的发生率类似。手术治疗后相关并发症发生的绝对风险提高 15.8%，且最后腓肠肌周径、力量和功能评分与非手术治疗无差异。因此作者认为对于有积极、系统功能锻炼康复中心的医院而言，首选非手术治疗。手术治疗仅在那些没有系统功能锻炼康复中心的医院才予以推荐。

（六）骨折治疗

1. 肩

Saeed 总结了 138 例锁骨中段骨折的患者，观察钢板和髓内针术后的并发症状况。钢板固定后并发症发生率为 10%，髓内固定后并发症为 32%。但 26%的钢板术后患者因内固定不适要求取出钢板，而只有 7%的髓内固定患者要求取出内固定，其中并发症中有 1/3 是由于手术技术造成的。Shin 通过总结 25 例锁骨远端骨折的病例发现单独使用锁骨远端解剖钢板固定骨折而不重建喙锁韧带可以获得骨折愈合和好的肩关节功能。Christina 对比了肱骨近端骨折后肱骨外科颈内翻移位与外翻移位的术后效果，发现肱骨外科颈的内翻或外翻不影响术后的功能结果，但内翻移位的患者较外翻移位，术后更容易发生并发症（40.4% *vs.* 20.3%），所以应该对内翻移位的肱骨近端骨折更加重视。

2. 肘

在肘关节手术研究方面，Icholas 认为对于 Regan-Morrey Ⅱ型冠状突骨折，螺钉固定的生物力学稳定性比套索缝合固定的稳定性更高。对于创伤后肘关节不稳定损伤，认清不同类型的损伤并重建骨性结构，修复重要韧带损伤是治疗成功的关键，但术后半脱位或脱位复发的比例可达 27%。对于此类病例，有研究建议贯穿针临时固定肱尺关节或使用外固定架。内侧副韧带后束可有效防止肘关节脱位并且可将关节半脱位限制在 6.6mm，建议在肘关节三联征术后或内侧副韧带前束重建后仍残留不稳定时，可以考虑修补或重建该结构。对于晚期肘关节炎或肱骨远端粉碎骨折，全肘关节置换术的使用越来越广泛。重新设计的半肘关节置换（肱骨远端置换）也逐渐在肱骨远端骨折的治疗中有所应用，但半肘关节置换与全肘关节置换相比并发症略高，主要为尺神经损伤、肱三头肌无力、内置物刺激、异位骨化、软骨磨损等。

3. 腕

腕关节创伤的研究主要集中在桡骨远端骨折，尤其是老年桡骨远端骨折的治疗，以及新型内固定物的对比及术后并发症的处理。Jeremie 的前瞻性队列研究表明，对于 55 岁以上的生活要求高的桡骨远端骨折患者，无论采取保守治疗还是手术治疗，1 年后的功能无显著差别，但是要注意恢复桡骨长度和关节面骨块的分离，因为这是两个导致预后差的主要因素。Tanaka 等的一项随机前瞻性的研究对比两种掌侧钢板固定桡骨远端骨折，一种是新型的远端型钢板，放置在水纹线以远，一种是传统的近端型钢板，放置在水纹线以近，在术后 6 个月时两组患者都可获得满意的功能，但是水纹线以远放置的钢板可能会延迟腕关节活动度的康复。桡骨远端关节内骨折后，桡腕关节内经常形成纤维化。Gabl 使用关节镜观察了 20 例桡骨远端骨折术后的患者，总结了 4 种桡腕关节纤维化的基本类型、2 种复杂类型，并将纤维化的严重程度分为轻中重度。结论是骨折的严重程度与关节内纤维化的僵硬程度相关，对于僵硬的纤维化导致腕关节活动受限，建议在取出内固定物的同时行关节镜下的清理术。

4. 骨盆

骨盆髋臼骨折的治疗目前依然处在探索阶段，治疗方法仍然存在争议。医生应知晓各种手术技术的优势与劣势，根据患者具体病情合理选择治疗方案，才能够保证手术疗效。严重骨盆骨折首先保证患者生命体征平稳已成为多数临床医生的共识。近年来国外学者开始将“损伤控制骨科”（damage control orthopaedics，DCO）理论应用到骨盆骨折的治疗中，其理论基础主要包括：①全面评价其损伤情况，控制出血、维持生命，以最简单的方式临时固定骨折；②转入重症监护病房，监测各项生理指标，避免低体温、凝血功能障碍和酸中毒等“致命三联症”；③患者病情稳定后，完成最终手术。出血是骨盆骨折导致患者死亡的最重要原因，根据血流动力学状态可分为稳定型、临界型、不稳定型和极端不稳定型。目前认为收缩压≤90mmHg、碱剩余<–6mmol/L 及伤后半小时内血红蛋白≤100g/L，提示血流动力学不稳定。骨盆骨折的早期全面治疗（early total care，ETC）是指在患者受伤 24～48h 内即完成骨折的最终手术。文献报道 ETC 能够有效减少 ICU 和普通病房住院日，有助于患者早期活动，且不会增加患者总体并发症发生率。然而，ETC 并不适合所有类型骨折，尤其对 Tile C 型骨折的疗效较差，部分患者术后可能出

现全身炎症反应综合征、ARDS、休克、肺部损伤等并发症。

5. 胫骨平台

对于胫骨平台骨折的质量，国际上讨论的焦点是对于 LCP 钢板与传统双钢板对患者的实际效果。Hassankhani 报道前路单切口对于未知骨折端的暴露更加彻底，并且不会影响到接下来可能需要的关节置换术，未发现骨不连，感染率也仅为 9%。

6. 足踝

2016 年关于全踝关节置换的研究是一个热门领域。Hofmann 等报道了 81 个全踝置换术，显示 Salto Talaris 全踝置换术效果良好。Pedowitz 等对比了 41 名踝关节置换术和 27 名胫距关节融合术患者，Stavrakis 等比较了 1280 例全踝置换患者与 8419 例踝关节融合患者资料，都认为踝关节置换患者功能更好，并发症更少。在行踝关节置换的时候，有时会遇到合并严重距下关节炎的患者，Usuelli 等主张同时行踝关节置换和距下关节融合手术，12 个月时融合率为 92%，功能评分满意。

三、国内最新研究进展

（一）软骨损伤修复

关节软骨没有血液供应，损伤后无法自我修复，一旦损伤将加速骨关节炎的发生和进展。近年来，软骨损伤的相关研究和临床应用已成为关节领域的一大热点。

（1）软骨修复生物工程材料在广东等地应用于临床。

（2）国内多个研究团队在开展软骨修复方面的研究。其中南京鼓楼医院蒋青教授团队与美国北卡州立大学联合生物医学工程系联合研究开发的一项目前软骨治疗修复领域最简便，且获得修复软骨最接近天然软骨的一种方法。课题组将纳米包裹小分子有机物的液态 HA 支架通过一次手术填充于软骨缺损处，紫外光照射 30 秒后形成固体支架。药物在缺损处持续缓释 2 个月，诱导骨髓源性间充质干细胞 / 滑膜源性间充质干细胞 / 软骨祖细胞成软骨方向分化，修复缺损软骨。最终获得组织学、形态学、生物力学接近于天然的透明软骨。

（二）2016 版中国骨科大手术静脉血栓栓塞症预防指南发布

2016 年 1 月，中华医学会骨科分会的中国骨科大手术静脉血栓栓塞症预防指南发布。该指南以最新发布的美国胸科医师协会（American College of Chest Physicians，ACCP）抗栓与血栓预防指南第 9 版（ACCP9）和美国骨科医师协会（American Association of Orthopaedic Surgeons，AAOS）指南为参考，组织国内相关领域专家编写。为骨科手术静脉血栓的风险评估、预防、治疗等提供了参考依据。

（三）脊柱外科微创化

脊柱微创外科的理念得到广泛的认同和实践。在过去几年中，脊柱微创技术在全国得以快速普及，经皮椎弓根螺钉固定椎间融合技术、经皮穿刺椎体成形技术、可视内镜减压技术以及外科显微镜的应用实现了部分脊柱手术的微创化。内镜下腰椎间盘切除已广泛应用，对于技术熟练的医生，在严格掌握手术适应证的情况下，部分神经根型颈椎病以及胸椎黄韧带骨化症也可通过后路微创手术完成。部分脊柱创伤、腰椎管狭窄症减压手术可通过微创通道下减压、经皮椎弓根螺钉内固定技术完成。部分老年骨质疏松性压缩骨折通过经皮椎体成形术得以治疗。由于微创技术填补了以往保守治疗和切开减压内固定手术治疗之间的技术空缺，使得脊柱退行性疾病阶梯化治疗的理念得以进一步实现。

（四）脊柱手术智能化、精准化

导航技术和机器人辅助技术得到了快速发展和应用。对于严重脊柱畸形、复杂脊柱创伤以及高危手术部位（如寰枢椎）的内固定技术提供了有力保障，降低了手术风险。术前 CT 成像导航系统、术中三维 C 型臂成像导航系统、术中 CT 成像导航系统均在临床得以应用。近来 B 超引导下的术中导航技术也开始在临床尝试开展。20 世纪 90 年代国外出现机器人辅助手术，其提高了手术准确性和稳定性，减少了手术的创伤以及医生和手术人员的辐射。Ponnusamy 等率先应用达·芬奇机器人系统进行了动物脊柱手术。Spine assist 系统已经通过了美国 FDA 的批准认证，许多脊柱医师通过回顾以及前瞻研究证实了其有效性。国内引进了由以色列 Mazor 公司生产的 Renaissance 机器人系统，现已应用于脊柱畸形和退变的手术治疗。但此系统价格昂贵。目前，国内通过 10 余年的研究，现已研发出多种骨科机器人系统，使得国产骨科机器人在脊柱手术中逐渐应用开来。

（五）脊柱 3D 打印技术

脊柱手术神经减压、病变切除后往往需要脊柱重建和内固定，但由于患者病情的不同，一直以来临床医生对内植物个性化的需求无法得到满足。随着近年来 3D 打印增材制造技术在医疗领域的应用，出现了 3D 打印定制化的人工假体。国内的部分相关研究处于国际一流水平。2014 年世界首例 3D 打印脊柱假体手术由中国医生成功完成。此项技术现已应用于脊柱骨盆肿瘤、严重创伤、脊柱畸形等复杂疾病的术中重建，同时个性化设计的椎间融合器也为患者和医生提供了另一种选择。3D 打印技术使脊柱外科疑难疾病的术前手术策略制定更加个性化、精准化，大大提高了治疗水平。

（六）脊柱截骨技术的普及应用

1945 年 Smith-Peterson 首次采用腰椎后路截骨方式切除脊柱后柱结构，然后闭合截骨面实现了脊柱后凸的矫形。近年来，脊柱后路三柱截骨技术发展迅速，在 Smith-Peterson 截骨技术的基础上，出现了经椎弓根截骨（POS）和后路全脊椎切除（VCR）等截骨技术。临床上医生根据畸形情况，还可以采用不对称截骨、多平面截骨以及多种截骨技术联合应用来完成矫形手术。后路三柱截骨技术的出现和普及使严重脊柱畸形的矫形手术疗效大幅提高。目前，强直性脊柱炎后凸畸形、结核性后凸畸形、先天性后凸畸形以及严重脊柱侧弯的矫正，大多可以通过单纯后路截骨矫形达到良好的矫正效果。

（七）骨折治疗相关进展

1. 肩

河北医科大学第三医院的张英泽教授使用 Meta 分析回顾了反肩置换和半肩置换治疗老年复杂肱骨近端骨折的效果，通过 8 篇文献的分析，发现与半肩关节置换相比，反肩置换的总体并发症少，ASES 功能评分高，结节更容易愈合，肩关节主动前屈度数更大。所以建议治疗复杂的肱骨近端骨折时，反肩关节置换的优势更大。

2. 肘

郑为成等认为，使用空心钉张力带与解剖锁定钢板内固定治疗 Mayo Ⅱb 型尺骨鹰嘴骨折有利于术后肘关节早期功能康复和功能恢复。冯明光认为肘关节伸直、旋后位收到轴向、过伸和外翻应力可能是其损伤机制，早期使用锚钉修复疗效满意。马振江等发现，通过手术固定或修补肘关节其他结构，包括内侧副韧带的重建，而不固定冠状突骨折，也能恢复肘关节稳定性，并且短期疗效良好。

3. 腕

天津医院的王杰使用 Meta 分析对比髓内针和掌侧钢板治疗桡骨远端骨折的治疗效果。发现两种手术方式术后患者的腕关节评分、关节活动度、握力、影像学指标、并发症发生率均无显著性差异，但是髓内针术后较少发生腕管综合征。

4. 胫骨平台

2016 年罗东斌等发现，对于早期活动及减少术后关节僵直等并发症，双切口双钢板内固定较之单侧锁定钢板内固定术式有着明显优势。

5. 足踝

Pilon 骨折仍是研究的热点。两项回顾性研究表明，经皮空心螺钉和后侧入路支撑钢板治疗后踝骨折和胫骨后 Pilon 骨折均能取得良好临床疗效。杨光等采用经趾长屈肌和踇长屈肌间隙入路联合前侧入路治疗累及后 Pilon 的 Rüedi-Allgower Ⅲ型骨折，效果良好。蒋靓君等研究了不伴腓骨骨折的 Pilon 骨折，认为其大多为中低能量损伤引起的踝关节中立位或内翻位的 Pilon 骨折，一般采用单一前方入路可完成切开复位内固定手术，预后良好。宫良丰等根据受伤机制及复位前影像学确诊“Logsplitter”损伤后选择合适时机及时进行手术干预，临床治疗效果较理想。杜全红等采用游离髂骨移植重建外踝治疗因外伤导致的外踝骨、皮肤缺损，取得了肯定的疗效。

陈明等应用微创跗骨窦小切口手法复位内固定治疗 SandersⅡ、Ⅲ型跟骨骨折，临床效果满意。魏世隽等报道了应用双侧小切口微型接骨板组合内固定治疗 Sanders Ⅲ型跟骨关节内骨折。许同龙等认为，应用跟骨万向锁定板内固定治疗 Sanders Ⅳ型跟骨关节内骨折可获得满意临床效果。于涛等认为，内侧撑开技术辅助下的切开复位内固定是治疗跟骨关节内骨折的有效方法，尤其对于纠正跟骨轴线效果明显。梅晓龙认为 Ilizarov 技术是一种良好的治疗方式。张涛等认为应用 Orthofix 外固定支架治疗跟骨各型骨折，具有早期手术不受局部软组织条件限制、减少手术侵袭及对跟骨血供的破坏、降低感染发生率的优势。梁伟等采用自制双边三角形万向可伸缩外固定支架治疗开放性关节内粉碎性跟骨骨折，临床效果满意。

黎清波等报道了采用 2 枚中空螺钉顺-逆行反向固定治疗斜行距骨颈骨折，既保护了血供，也更好地达到了最好生物力学固定的目的。

对于跟腱断裂的治疗，朱跃良等认为，跟腱缺损≤4cm 时，可使用局部皮瓣结合跟腱缝合完成；缺损在 4～11cm 时，可使用腓肠肌下滑皮瓣；缺损大于 11cm 时，使用游离穿支皮瓣结合自体肌腱移植。

张增芳等评价了切线位 X 线片在第 5 跖骨基底撕脱骨折诊断中的价值，认为切线位 X 线片对诊断分型有重要临床意义。建议对伤后第 5 跖骨基底部肿胀、压痛患者，常规行切线位 X 线片。

（八）数字技术

王鹏飞等用 3D 打印技术对 43 例复杂髋臼骨折进行术前设计、预手术，术后髋臼骨折复位质量根据 Matta 标准进行评估，优良率为 83.7%；末次随访疗效根据改良的 Merle D'Aubigne-Postel 评分标准评定，优良率为 88.4%，认为将 3D 打印技术应用于复杂髋臼骨折术前设计可获得良好的复位及固定，缩短手术时间，减少出血量，减少术中透视时间。李新春等应用 3D 打印技术打印出 Pilon 骨折模型，并制订手术方案及模拟手术过程，结果为术中采用的固定钢板、螺钉数量与螺钉长度均与术前计划一致。

2015 年 4 月，3D 打印导板被首次应用于 Bernese 髋臼周围截骨术（PAO）中，依据骨盆解剖形态特征和截骨断面信息设计截骨导板和旋转导板，结果显示 3D 打印导板技术可以用来精确指导 PAO，并减少该手术并发症，提高手术安全性。郑朋飞等在术中通过 3D 打印的导板辅助下置入导针及螺钉，螺钉置入后经术后 X 线及 CT 证实与术前设计一致，导板与股骨近端骨性标志匹配良好，能够辅助螺钉精确置入股骨颈并稳定骨折端，减少医源性股骨颈骨骺及血供损伤。杨宇等利用 3D 打印截骨导航模板治疗胫骨畸形，术中操作简单，术后随访显示胫骨畸形矫正效果良好，患肢短缩得以纠正。

骨科个体化内植物主要应用于髋关节、膝关节及骨盆等，大部分处于研究阶段，少数开始应用于临床。2016 年 3～7 月，南方医科大学第三附属医院麦奇光等采用经腹直肌外侧入路显露、复位，使用金属三维打印髋臼接骨板固定治疗 8 例复杂髋臼骨折患者，个性化设计接骨板与骨面完全贴合，无围术期并发症发生。2016 年 7 月，第三军医大学（陆军军医大学）西南医院唐康来等首次成功将世界首例 3D 打印个性化距骨假体应用于创伤引起的距骨塌陷性坏死病例，假体的制作完全忠实于患者个体的解剖结构，假体的弹性模量也与人体更为接近，具有较好的支撑连接和活动承重功能。

（九）“中国创伤救治联盟”成立

2016年9月“第二十五届国际交通医学大会”会上，在国家教育部、国家卫生计生委等相关部门的大力支持下，由国内从事创伤救治的 100 余家医疗机构、500 余名创伤救治专业人员联合成立了“中国创伤救治联盟”（以下简称“联盟”）。该“联盟”以提高创伤救治认知；普及创伤预防知识；完善严重创伤救治相关条例；提高严重创伤救治水平；减少严重创伤事件发生；降低严重创伤的“死亡率、致残率”为主要宗旨，将开展包括科学研究、医疗救治、政策制定等在内的多领域工作。通过组建“严重创伤救治团队”，将此类病例院内死亡率由 33.82%下降到 20.49%。院前转运时间缩短至 23 分钟，比原来节省了近一半时间；急诊施救时间缩短至 3 分钟；专科会诊时间缩短至 5 分钟以内。

（十）骨科康复

加速康复外科（enhance recovery after surgery，ERAS）是指采用一系列有循证医学证据的围术期优化措施，以减少手术患者的应激反应，从而达到加速康复的目的，缩短住院时间，节省医疗费用，提高患者满意度。加速康复外科首先由丹麦外科医生 Kehlet 于 21 世纪初提出，并在临床应用中证实了其可行性和优越性，进而在欧美逐渐推广并已成为常规。

ERAS 在骨科大手术后治疗中的应用，尤其是人工关节置换术后患者康复中的应用，正越来越被重视。相关领域的专家共同制定了《中国髋、膝关节置换术加速康复——围术期管理策略专家共识》《中国髋膝关节置换术加速康复——围术期疼痛与睡眠管理专家共识》《中国髋膝关节置换术加速康复——围术期贫血诊治专家共识》等一系列专家共识，为人工关节置换患者围术期营养、手术当日饮食管理、围术期限制性输液、贫血管理、优化手术操作技术、控制性降压、自体血液回输、氨甲环酸的应用、VTE 预防及镇痛与安眠等相关问题提供了指导意见。

四、北京最新研究进展

（一）骨关节炎运动锻炼疗法已开始探索，取得了初步成效

骨关节炎患病人群庞大，同时它也是中老年人群最常见的致残原因之一。面对骨关节炎，我们传统的治疗方案是药物和手术。但实际上，多数骨关节炎患者并不需要服药，需要手术的更是少数，骨关节炎患者最欠缺的是提高对疾病的认知和自我管理能力以及适宜的运动锻炼方法。北京大学人民医院骨关节科林剑浩教授团队采用一套神经肌肉系统训练方法，从 2016 年 5 月份开始开展运动治疗在膝骨关节炎患者中的尝试。目前已有 100 余位膝骨关节炎患者完成了为期 6 周、每周 2 次、每次 1.5 小时的运动锻炼治疗，初步的随访结果显示，经过该运动锻炼治疗，患者的关节功能以及生活质量都有了不同程度提高，初步尝试的

结果提示我们运动锻炼治疗可以作为膝骨关节炎患者治疗方案的一个很好的补充。

（二）膝骨关节炎患病现状

（1）利用中国健康与养老追踪调查（CHARLS）数据，分析我国中老年人症状性膝骨关节炎患病率以及我国各个地区的患病率情况。共有 17 128 名 45 岁及以上中老年人的数据被纳入该研究，其中男性占 48.4%，女性占 51.6%。结果显示，症状性膝关节骨关节炎在中老年人群中较为常见，整体患病率为 8.1%，女性患病率为 10.3%，男性为 5.7%。女性明显高于男性，农村地区约为城市地区的 1.8 倍。而具有较高文化程度及经济水平的人群患病率相对较低。中国不同区域的患病率情况也不相同，中国北部及东部的患病率相对较低，分别为 5.4% 与 5.5%；之后依次为东北（7.0%）、中南（7.8%）、西北（10.8%）、西南（13.7%）。

（2）北京大学人民医院林剑浩教授团队在北京顺义和内蒙古武川地区开展了膝骨关节炎患病现状的研究。初步的数据统计结果显示，所调查的 50 岁中老年人群中，以北京顺义地区为代表的城市地区与以武川地区为代表的农村地区相比影像学患病率略高，男性：城市 22% *vs.* 农村 20%，女性：城市 42% *vs.* 农村 36%，但城市地区的症状学膝骨关节炎患病率却远低于农村，男性：城市 7% *vs.* 农村 13%，女性：城市 18% *vs.* 农村 27%。提示我们地区的经济水平和医疗水平等因素对膝骨关节炎患者的症状可能有很大影响。同时，林剑浩教授团队与内蒙古医科大学二附院黄健教授团队、河南濮阳中医院韩文朝教授团队，以及宁夏医学院附属医院金群华教授团队合作，在内蒙古、河南以及宁夏地区开展膝骨关节炎患病现状的调研工作，为我国膝关节骨关节炎的疾病流行病学情况提供了参考。

（三）骨关节炎治疗技术规范化

北京大学第三医院开发的人工关节置换登记系统已正式上线运行，并免费向全国范围所有开展人工关节置换的医院开放。目前已在北京市 8 家三级医院推广使用，录入人工关节置换数据超过 6000 例，为人工关节置换临床路径的优化和合理治疗提供决策依据。制定了人工髋、膝关节置换术临床路径，建立了人工关节置换术风险评估方案，形成了人工关节置换围术期疼痛和康复共识，缩短了住院时间 2～3 天。通过人工关节置换术围术期血液管理相关研究，合理规范了髋膝关节置换围术期异体血液的应用，从一定程度上缓解了目前血源紧张的现状，使患者的住院费用降低了 8%，患者输血相关并发症的发生率降低了 90%。

（四）骨折相关进展

1. 肩

通州潞河医院与台湾阳明大学合作使用有限元分析不同设计的肱骨近端锁定板对肱骨近端骨折的固定效果。结果显示只有锁定孔设计的锁定板强度比结合孔设计的锁定板高 15%，锁定孔与动态孔分开设计的锁定板强度比结合孔设计的锁定板高 4%。这个结论可以解释临床上结合孔设计的钢板断裂的原因，锁定孔与动态孔分开设计的锁定板可以降低钢板断裂的风险。

2. 肘

北京积水潭医院韩巍和清华大学联合开展的研究表明肘关节单次屈曲运动轨迹的圆度及共面性良好，可以把肘关节的屈曲伸直活动视为近似固定轴线的运动；该新定轴方法在准确性上可以替代传统方法，并弥补传统定轴方法的不足。张玉富等回顾性分析北京积水潭医院自 2008 年 9 月至 2014 年 1 月收治的 28 例肱骨小颏脑骨折患者认为术后早期、合理、有效的功能锻炼有助于肘关节功能的恢复。李莹等则认为前外侧入路并发症发生较多，优点是对滑车部位的显露较直接，但因不脱位，肘关节显露范围较小，对于肱骨远端的压缩骨折显露及固定欠佳。

3. 足踝

北京积水潭医院汤文杰等回顾性研究表明，解剖锁定钢板较普通钢板对改善跟骨骨折患者术后功能有更优良的效果。李莹等报道采用距下关节撑开融合术治疗跟骨骨折畸形愈合，临床效果较好。刘中砥等报道了 1 例采用 Nice Knot 缝线技术治疗跟骨撕脱骨折，治疗结果满意。

在踝关节骨折和 Pilon 骨折治疗方面，李庭等认为踝关节骨折中外踝骨折可同时合并外侧副韧带损伤，MRI 和 X 线应力像可以辅助早期诊断，推荐在骨折解剖复位及坚强固定后，一期修补踝关节外侧副韧带。汤俊君等认为对于踝关节旋后外旋型Ⅳ度骨折伴三角韧带完全断裂患者需将骨折解剖复位恢复踝穴正常结构，并对三角韧带特别是浅层进行修复。龚晓峰等探讨了影响 Pilon 骨折手术疗效的相关因素，研究结果表明，骨折复位质量是 Pilon 骨折获得优异临床疗效的独立影响因素。陆军总医院张建政等认为，AGH 分型对后 Pilon 骨折的手术入路和固定方式的选择有较好的指导意义。

北京积水潭医院顾航宇等报道，一期切开复位钢针固定是治疗闭合性和 Gustilo ⅢA 型及以下开放性距骨完全性脱位（TDT）的有效手段，距骨缺血坏死及创伤性关节炎仍是术后常见并发症。

解放军总医院第一附属医院王晓宁等采用新型小切口微创缝合技术治疗急性闭合性跟腱断裂，具有良好的有效性和安全性。

4. 肢体重建

北京积水潭医院杨胜松等回顾分析了 17 例采用 FAN 技术治疗的双侧下肢畸形患者，包括 12 例膝外翻和 5 例膝内翻畸形，手术方法采用单边外固定架固定股骨，股骨髁上部位微创截骨，矫正畸形后逆行髓内钉固定，所有患者均未植骨。手术获得了良好的效果。

5. 老年人髋部骨折

为了提高老年髋部骨折的治疗效率，北京积水潭医院创伤骨科在骨科、麻醉科和老年病科等多个相关科室组成协作治疗组的基础上成立了由骨科和老年科医生共管的老年髋部骨折治疗单元。与之前的会诊模式相比，采取共管模式后手术患者住院 48 小时内手术的比例从 10.2%提高到 49.8%，术前等待时间由平均 6.7 天缩短为 2.8 天，住院时间由平均 10.6 天缩短为 7.6 天，共管模式使患者术前等待时间和住院时间明显缩短，治疗效率明显提高。

（五）数字技术

由北京积水潭医院、北京天智航医疗科技股份有限公司、北京航空航天大学联合研制的天玑骨科手术机器人，于 2016 年 11 月取得CFDA颁发的医疗器械注册许可证，标志着我国自主研发的骨科手术机器人技术又上新台阶。该系统的开发突破了多模图像配准、机器人控制、患者实时跟踪和路径自动补偿等关键技术，填补了上颈椎手术机器人的国际空白，定位精度达到亚毫米级，在骨科机器人技术领域处于国际领先水平。

由威高集团与中国人民解放军总医院、北京航空航天大学、北京航天总医院、清华同方鼎欣合作研发的“玛特Ⅰ”骨科手术机器人，可在导航辅助下，完成长骨骨折复位以及关键通道的定位。这套设备采用国际首创“基于健侧镜向的骨折复位方法”，具有导航精准、全程可视化操作、运动精度高、重复精度高、刚性稳定性好等特点，能够让患者得到更安全、更可靠、更有效的手术治疗。

中国人民解放军总医院唐佩福团队联合北京航空航天大学机器人研究所自主研发了基于误差纠正算法的计算机辅助股骨颈骨折空心螺钉内固定系统，与传统植钉手术相比，采用该系统辅助手术在术中出血量、术中透视次数、术中钻入导针次数方面具有明显优势；术后患者骨折愈合以及髋关节功能恢复情况与传统手术一致，但该系统辅助手术所需时间较传统手术明显延长。

廖洪恩教授团队研制出了一种基于高性能立体全像技术的新型精准空间透视融合手术导航系统，该系统能够实现对微创手术器械追踪与手术感兴趣区域中关键解剖组织的三维立体增强显示，为医生提供精确直观的透视融合引导。

（六）骨科常见疾病术后康复临床路径规范化

建立了康复医师、骨科医师共同参与的骨科常见疾病术后康复一体化模式，该模式在北京市九家三甲医院成功建立并运行三年，使患者术后重返工作比率提高 23%，回归社会时间平均缩短 11 天；提出了三级医院腰椎疾病术后和四肢骨折内固定术后康复临床路径，并进行 2180 例骨科患者的临床验证，证实了该临床路径的实施可使患者术后功能改善率提高 8%，填补了国内骨科单病种临床路径中康复内容的空白；制定了骨科常见疾病术后分级康复方案和指导手册，普及了骨科术后的康复理念，使患者致残率降低了 17%。

（林剑浩　李　庭　刘佰运　孙铁铮　韩　巍　李儒军　张　健　孙　宁　王　陶　杨　帆
李绍良　李宇能　晓　牧　范吉星　田润发）

参考文献

李庭，孙旭，李绍良，等，2016. 合并外侧副韧带损伤的踝关节骨折的临床研究. 中华创伤骨科杂志，18（3）：209-213.

罗东斌，张永，汤永南，等，2016. 双切口双钢板内固定与单侧锁定钢板内固定治疗复杂胫骨平台骨折的疗效比较. 中国老年学杂志，36（6）：1413-1415.

吴新宝，杨明辉，张萍，等，2017. 老年病科和骨科共管模式缩短老年髋部骨折患者术前等待时间和住院时间. 骨科临床与研究杂志，2（2）：96-100.

杨胜松，黄雷，滕星，等，2016. 外固定架辅助髓内钉治疗膝外翻或膝内翻畸形. 北京大学学报（医学版），48（2）：244-249.

Asadollahi S，Hau RC，Page RS，et al，2016. Complications associated with operative fixation of acute midshaft clavicle fractures. Injury，47（6）：1248-1252.

Briffa N，Pearce R，Hill AM，et al，2011. Outcomes of acetabular fracture fixation with ten years' follow-up. Bone Joint Surg Br，93（2）：229-236.

Carney N，Totten A M，O'Reilly C，et al，2017. Guidelines for the management of severe traumatic brain injury. Neurosurgery，80（1）：6-15.

Frank JM，Harris JD，Erickson BJ，et al，2015. Prevalence of femoroacetabular impingement imaging findings in asymptomatic volunteers：a systematic review. Arthroscopy，31（6）：1199-1204.

Han RJ，Sing DC，Feeley BT，et al，2016. Proximal humerus fragility fractures：recent trends in nonoperative and operative treatment in the Medicare population. Shoulder Elbow Surg，25（2）：256-261.

Hassankhani EG，Kashani FO，Hassankhani GG，2015. Treatment of complex proximal tibial fractures（TypesV&VI of Schautzker Classification）by double plate fixation with single anterior incision. Open Journal of Orthopedics，3（4）：208-212.

Lai CCH，Ardern CL，Feller JA，et al，2018. Eighty-three percent of elite athletes return to preinjury sport after anterior cruciate ligament reconstruction：a systematic review with meta-analysis of return to sport rates，graft rupture rates and performance outcomes. Br J Sports Med，52（2）：128-138.

Rangarajan R，Papandrea RF，Cil A，2017. Distal humeral hemiarthroplasty versus total elbow arthroplasty for acute distal humeral fractures. Orthopedics，40（1）：13-23.

Shin SJ，Ko YW，Lee J，et al，2016. Use of plate fixation without coracoclavicular ligament augmentation for unstable distal clavicle fractures. Shoulder Elbow Surg，25（6）：942-948.

Stavrakis AI.; SooHoo NF, 2016. Trends in complication rates following ankle arthrodesis and total ankle replacement. Bone Joint Surg, 98 (17) : 1453-1458

Tibor L, Chan PH, Funahashi TT, et al, 2016. Surgical technique trends in primary ACL reconstruction from 2007 to 2014. JBJS (Am), 98 (13) : 1079-1089.

Wang J, Ao Y, Yu C, et al, 2009. Clinical evaluation of double-bundle anterior cruciate ligament reconstruction procedure using hamstring tendon grafts: a prospective, randomized and controlled study. Chin Med J (Engl), 122: 706-711.

Wang J, Zhu Y, Zhang F, et al, 2016. Meta-analysis suggests that reverse shoulder arthroplasty in proximal humerus fractures is a better option than hemiarthroplasty in the elderly. IntOrthop, 40 (3) : 531-539.

WHO Chronic rheumatic conditions, 2015. thttp://www.who.int/chp/topics/rheumatic/en/[2015-12-13].

Yildirim AO, Alemdaroglu KB, Yuksel HY, et al, 2015. Finite element analysis of the stability of transverse acetabular fractures in standing and sitting positions by different fixation options. Injury, 46 (2) : 29-35.

第十一节　恶性肿瘤领域国内外研究进展

一、最新流行概况

北京市人民政府发布的最新数据显示，2015 年北京市前三位死因中，由恶性肿瘤引起的死亡占 29.3%，位居第一，恶性肿瘤已连续八年成为北京市死亡占比最重的慢性非传染性疾病，严重威胁着居民健康。2015 年，北京市户籍居民新确诊癌症病例 44 219 例，平均每天约 121 例，排除人口老龄化因素影响后，当前北京市癌症发病率每年以 1.6%的速度递增。男性中发病位居前五位的癌症分别是肺癌、结直肠癌、胃癌、肝癌及前列腺癌；女性中发病位居前五位的癌症分别为乳腺癌、肺癌、甲状腺癌、结直肠癌和子宫体癌（图 3）。

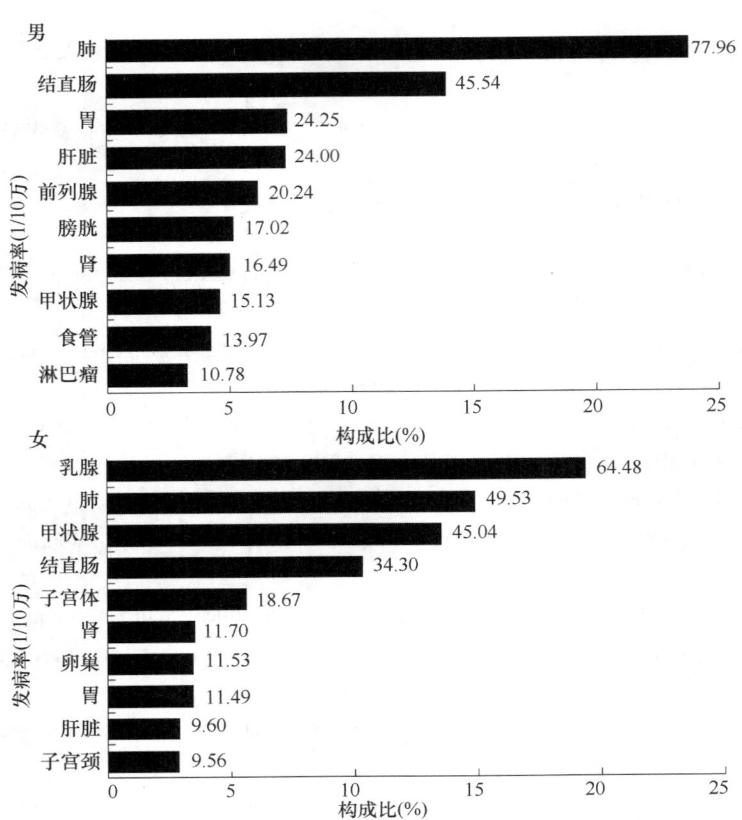

图 3　2015 年北京市户籍居民分性别前十位恶性肿瘤发病率及构成比

（一）肺癌

肺癌是世界上最常见的恶性肿瘤之一。根据 GLOBOCAN 2012 的数据显示，全球肺癌发病率为25.9/10 万，年龄标化率为 23.1/10 万（图 4）。大部分发达国家自 19 世纪 80 年代之后开始下降，与控烟带来的吸烟率下降有关。肺腺癌比例呈上升趋势，而肺鳞癌比例呈下降趋势，于北京也观察到了相同的病理变化趋势。

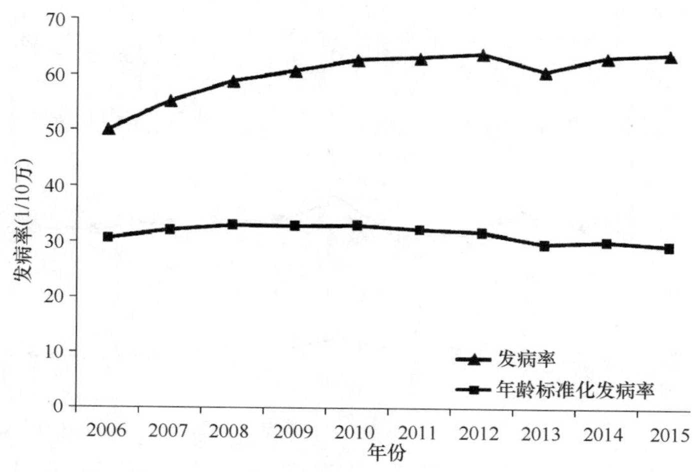

图 4　2006～2015 年北京市户籍居民肺癌发病趋势

根据北京市肿瘤防治办公室发布的数据显示，2015 年北京市共报告肺癌新发病例 8541 例，占恶性肿瘤新发病例的 19.3%，其中男性 5230 例，发病率为 77.96/10 万；女性 3311 例，发病率为 49.53/10 万。肺癌发病率由 2006 年的 50.03/10 万上升至 2015 年的 63.77/10 万，经人口年龄结构标准化，去除人口老龄化影响因素，2015 年肺癌的年龄标化发病率为 29.43/10 万，与 2006 年的 30.54/10 万相比，未见明显增长反而略有降低。

（二）结直肠癌

结直肠癌无论在全球或中国的发病率均呈上升趋势。在全球人口肿瘤发病率中，男性排第三位，女性排第二位。结直肠癌在中国人口发病率无论性别均排在第三位，发病率与死亡率分别为 29.44/10 万、14.23/10 万，过去 20 年内，城市结直肠癌发病率增加了 0.66 倍（图 5）。2015 年北京市共报告结直肠癌发病 5348 例，占恶性肿瘤新发病例的 12.09%，男女比例为 133：100。发病率由 2006 年的 27.42/10 万上升至 2015 年的 39.93/10 万，年龄标化后，年平均增长 1.42%。饮食结构的改变、肥胖及吸烟依旧是结直肠癌发病率升高的主要流行病学因素。国内研究显示红肉、蛋类以及腌制食品的摄入增加与中国人群结肠癌发病有关，同时，水果、蔬菜、维生素摄入可降低结肠癌发病风险。

（三）胃癌

我国胃癌每年新发病例约占全世界新发病例的 47%，根据《2012 中国肿瘤登记年报》胃癌在我国居癌症死因第 3 位。2015 年北京市共报告胃癌新发病例 2395 例，占恶性肿瘤新发病例的 5.42%，其中男性 1627 例，发病率为 24.25/10 万；女性 768 例，发病率为 11.49/10 万；男女比例为 212：100。发病率由 2006 年的 17.55/10 万变至 2015 年的 17.88/10 万，年龄标化后，发病率呈下降趋势（APC=−2.82%，$P<0.01$）。胃癌发病率 35 岁以后开始升高，男性发病率高于女性（图 6）。

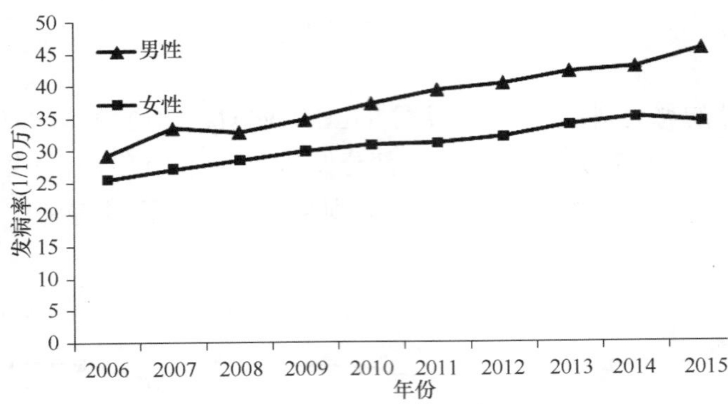

图 5　2006～2015 年北京市户籍居民结直肠癌发病趋势

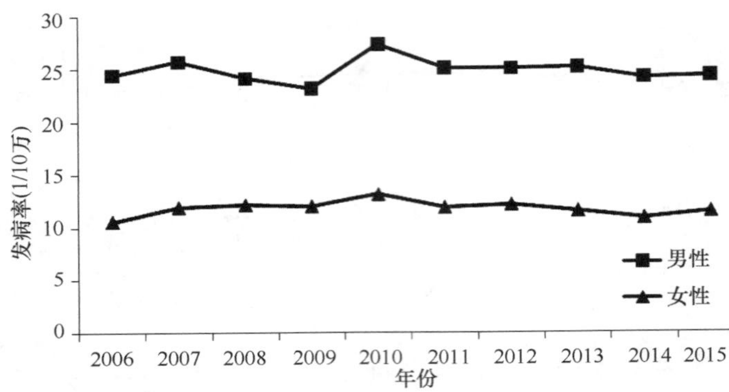

图 6　2006～2015 年北京市户籍居民胃癌发病趋势

（四）泌尿系统肿瘤

泌尿系统肿瘤约占所有新发恶性肿瘤的 15%，特别是前列腺癌发病率增长明显。最新公布的 2013 年全球肾癌、膀胱癌、前列腺癌发病率为 4.7/10 万、6.7/10 万、24.3/10 万，发达国家的标化发病率分别为 9.7/10 万、12.8/10 万、43.2/10 万。中国前列腺癌的发病率在近二十年间增长超过 10 倍。《2012 年中国肿瘤登记年报》显示肾癌（肾及泌尿系统不明肿瘤）、膀胱癌、前列腺癌的发病率为 5.75/10 万、6.61/10 万、9.92/10 万（图 7），世界人口标化率为 3.95/10 万、4.14/10 万、6.25/10 万，城市地区发病率高于农村。

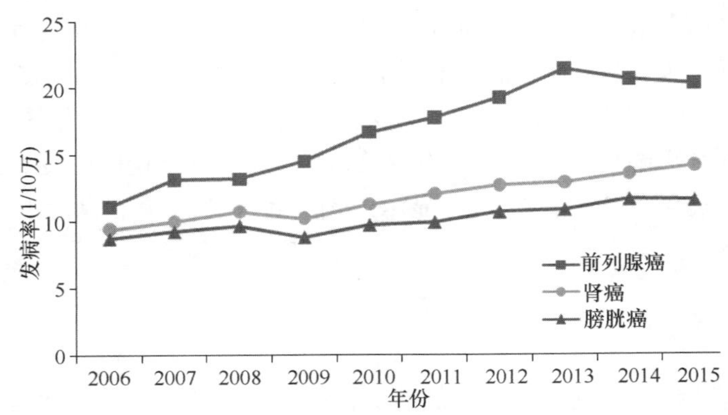

图 7　2006～2015 年北京市户籍居民泌尿系统肿瘤发病趋势

北京地区流行病学资料显示泌尿肿瘤的发病率较十年前增加近 2 倍。北京市肿瘤防治办公室最新统计的 2015 年恶性肿瘤发病率情况显示肾癌、膀胱癌、前列腺癌发病率为 14.10/10 万、11.51/10 万、20.24/10 万，世界人口标化率为 7.39/10 万、5.23/10 万、9.26/10 万。

（五）妇科肿瘤

妇科肿瘤主要包括子宫体癌、子宫颈癌和卵巢癌。根据 GLOBOCAN 2012 的数据。在全球范围内，子宫体癌粗发病率为 9.1/10 万，年龄标化发病率为 8.2/10 万；卵巢癌的粗发病率为 6.8/10 万，年龄标化发病率为 6.1/10 万；宫颈癌的粗发病率为 15.1/10 万，年龄标化发病率为 14.0/10 万，且经济发达地区的年龄标化发病率均高于欠发达地区（其年龄标化发病率分别为 14.7/10 万和 5.5/10 万、9.1/10 万和 5.0/10 万、15.7/10 万和 9.9/10 万）。

北京市肿瘤防治研究办公室最新公布的数据显示，2015 年北京市女性子宫体癌的发病率高于卵巢癌和宫颈癌，其粗发病率依次为 18.7/10 万、11.5/10 万和 9.6/10 万。年龄标化发病率依次为 10.7/10 万、7.0/10 万和 6.25/10 万。其中子宫体癌的发病率增长较快，宫颈癌发病率成缓慢增长趋势，而卵巢癌发病率较为稳定（图 8）。

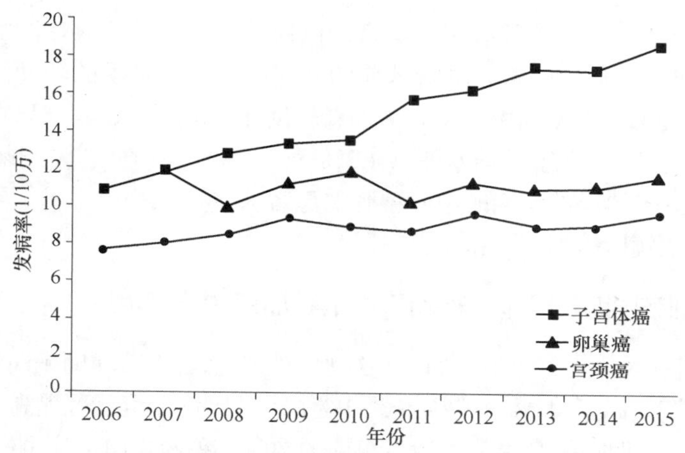

图 8　2006～2015 年北京市户籍居民妇科肿瘤发病趋势

（六）食管癌

食管癌被认为与地区经济水平相关，在全球范围内，欠发达地区的发病率高，2012 年全球食管癌发病率为 6.5/10 万，年龄标化发病率为 5.9/10 万。2012 年中国的食管癌发病率为 21.17/10 万，年龄标化发病率为 14.73/10 万，远高于全球平均水平。

2015 年北京市共报告食管癌 1166 例，占恶性肿瘤新发病例的 2.6%，其中男性 937 例，发病率为 13.97/10 万；女性 229 例，发病率为 3.43/10 万。近十年来，北京市食管癌发病率呈下降趋势，由 2006 年的 11.05/10 万下降到 2015 年的 8.71/10 万（2015 食管癌年龄标化率为 3.96/10 万）（图 9）。

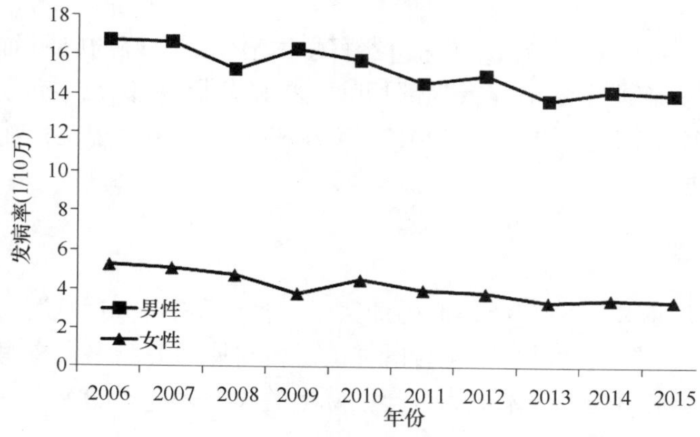

图 9　2006～2015 年北京市户籍居民食管癌发病趋势

（七）脑胶质瘤

在所有脑肿瘤中，发病率最高、治疗最为复杂和难以治愈的是胶质瘤。脑胶质瘤的发病率为（5～8）/10 万，5 年病死率在全身肿瘤中仅次于胰腺癌和肺癌，位列第三位。世界卫生组织公布按死亡率顺序排位，恶性胶质瘤是 34 岁以下肿瘤患者的第二位死亡原因，是 35～54 岁肿瘤患者的第三位死亡原因。

二、国际最新研究进展

（一）肺癌

1. 局部晚期肺癌患者多学科综合治疗模式

局部晚期的肺癌患者是一个多学科治疗的疾病，包括手术、内科、放疗医师等一个团队来协作。一部分局部晚期患者或不能手术治疗的患者进行术前的新辅助治疗、术后的辅助治疗是必要的。以吉西他滨或紫杉醇联合顺铂用于ⅡB～ⅢA 期中心型肺鳞癌新辅助化疗的研究，其结果在取得了 93%的手术切除率的同时围术期死亡率也低于国际平均水平（1.2% *vs.* 3%～5%），并且显著降低了全肺切除比例（*P*=0.040），该研究使更多的局部晚期的中心型肺癌患者获得了根治性手术切除的机会，也最大限度地保留了肺功能，改善了肺癌患者的术后生活质量。

2. 小分子激酶抑制剂在中期及局部晚期肺癌术后辅助治疗中的作用

以 EGFR-TKI 单药用于 EGFR 突变阳性的非小细胞肺腺癌患者术后辅助靶向治疗的临床研究，其结果与对照组相比 3 年生存期提高了 11%（92% *vs.* 81%），对比化疗组显著提高了患者术后无疾病生存期（*P*=0.038），该研究结果表明在提高患者术后生存期的同时，单药靶向治疗也避免了 EGFR 突变阳性患者术后辅助化疗所带来的毒性，从而改善了其辅助治疗的顺应性，使治疗更加精准和个体化。

（二）结直肠癌

1. 结直肠癌辅助化疗时限研究

结直肠癌辅助化疗时间推荐为术后 6 个月，但完成率不尽理想且获益人群不明确。2017 年 ASCO 会议 IDEA 研究组报告结果显示：对部分低危患者，3 个月的术后化疗似乎并不劣于 6 个月的术后化疗。虽然结论尚未最终明确，但合理的化疗时长、恰当的方案以及监测将成为后续关注的重点。

2. 直肠癌新辅助治疗策略方面

强化新辅助治疗、“等待+观察”疗法和保留器官手术显示出良好的应用前景；提高直肠癌新辅助治疗强度，选择适合的病例实施非手术治疗或局部切除，将显著提高部分患者的生活质量，同时并不降低肿瘤学治疗效果。美国 MSKCC 癌症中心在 2017 年 ASCO 会议中关于全程强化新辅助治疗的大样本报告，提供了更多回顾性数据。

3. 直肠癌外科技术方面

直肠癌腹腔镜手术临床应用日益广泛，但循证医学证据中仍有部分争议。2017 年 ASCO 会议韩国 COREAN 研究组报告了 7 年随访的结果。结合既往的随机对照研究结果及指南推荐，腹腔镜在直肠癌手术的价值基本得以确定。经肛 TME 手术成为近年国际上关注越来越多的手术方式，尤其对于骨盆狭窄、肥胖的低位直肠癌患者或有更多优势。

（三）胃癌

1. 可切除胃癌患者的围术期治疗的研究进展

2016 年 ASCO 报道的 CRITICS 临床研究比较了经术前新辅助化疗及 D2 根治性手术后接受术后放化疗与接受术后化疗相比是否能提高总生存。研究纳入了可手术切除的胃癌患者（Ⅰb～Ⅳa 期）并随机分组。所有患者（788 位）术前接受新辅助化疗（ECC/EOC），共 3 周期。术后患者随机分两组，一组（393 位）继续行 ECC/EOC 化疗 3 个周期，另一组（395 位）接受术后同步放化疗，放疗总剂量为45GY/25F，联合每周顺铂及每天卡培他滨同步化疗。术后化疗组和放化疗组的 5 年生存率分别为 41.3%和40.9%（*P*=0.99），无明显差异。因此术后放化疗尚不能作为胃癌的标准治疗。

2. 免疫治疗在晚期胃癌患者中的研究进展

2016 年 ASCO 报道了Ⅰb 期临床实验 JAVELIN，报道了 avelumab 作为一线维持（Mn）或二线（2L）治疗进展期胃癌或胃食管连接部癌的安全性和临床活性，并分析了疗效与 PD-L1 表达的关系。研究纳入了 89 例维持治疗患者及 62 例二线治疗患者。中位治疗疗程为 12 周，中位随访 11.3 个月。结果显示 14 例（2L 组 9.7%，Mn 组 9.0%）患者获得缓解。在 2L 组和 Mn 组的患者中，疾病控制率分别为 29.0%和57.3%，中位 PFS 分别为 6.0 周（95% CI：5.7，6.4）和 12.0 周（95% CI：9.9，17.6）。PD-L1 的阳性率为40%左右，不同 PD-L1 表达的中位 PFS 不同，Mn 亚组中 PD-L1＋的中位 PFS 大于 PD-L1－，2L 亚组中PD-L1＋小于 PD-L1－。安全性方面包括发生≥3 级的 TRAEs、疲劳、无力、GGT 升高、血小板减少和贫血、治疗相关的死亡（肝衰竭/自身免疫性肝炎）。avelumab 单药表现出可接受的安全性和前景可观的临床活性且随机Ⅲ期临床研究目前正在进行。

2016 年，一项多中心Ⅰb 期临床探究了帕姆单抗用于 PD-L1 阳性的晚期胃癌患者的安全性和反应率。该研究入组 39 例患者，36 人接受了疗效评价，反应率为 22%，均为部分缓解。安全性方面，5 人（13%）发生了治疗相关的不良反应，包括疲劳、疱疮、甲减、周围神经病变和肺炎。结果表明，帕姆单抗毒性可控，具有良好的抗肿瘤潜力，值得进一步临床研究探索。

（四）泌尿系统肿瘤

1. 肾癌

（1）抗血管生成靶向药物用于术后辅助治疗临床研究结果显示未能获益

2015 年 ASCO-GU 报道了索拉非尼及舒尼替尼辅助治疗的研究结果，研究入组了局部进展期肾癌术后患者 1943 例，随机进入索坦、索拉非尼或安慰剂组，服用 1 年。研究中期分析发现，三组患者的无疾病生存期分别为 5.6 年、5.6 年、5.7 年，无显著差异，研究终止。

（2）靶向治疗继续在晚期肾癌治疗中取得进展

卡博替尼是 MET 及 VEGFR 双通道的口服小分子激酶抑制剂，2015 年公布的 METEOR 研究证实其与依维莫司对照能显著改善 TKI 治疗失败后晚期肾癌的无进展生存，达到 7.4 个月，客观有效率为 21%，并获得生存延长趋势，这为 TKI 制剂失败后的治疗提供了新的选择，特别是入组患者大部分为二线治疗，使得卡博替尼有可能成为晚期肾癌二线治疗继依维莫司、阿昔替尼后的第三个小分子靶向药物。

自 2016 年 6 月以来，意大利、加拿大及韩国研究人员分别在《欧洲泌尿外科》等相关期刊上发表了帕唑帕尼治疗肾癌的最新研究，我国也于 2017 年正式上市帕唑帕尼以治疗转移性肾癌。

（3）免疫检查点抑制剂用于进展期肾癌的治疗取得突破

以 CTLA-4 以及 PD-1 单抗为代表的免疫检查点抑制剂开展了进展期肾癌的临床研究，2015 年公布的一项 nivolumab 与依维莫司对照用于进展期肾癌的Ⅲ期临床研究（CheckMate025 研究），结果显示 nivolumab 单抗较依维莫司对照组显著改善晚期肾癌二线治疗的总生存，从原来的 15～20 个月提高到 25 个月，意味着 PD-1 单抗为代表的免疫治疗将成为晚期肾癌的二三线治疗选择。

2. 膀胱癌

（1）膀胱癌的诊断与外科治疗

近年众多研究发现低级别尿路上皮癌和高级别尿路上皮癌的临床表现明显不同，预后差异很大。因此组织学分级应采用低级别（1 级）和高级别（2～3 级）。

（2）免疫检查点抑制剂有可能在晚期尿路上皮癌的二线治疗取得突破

2015 年 ASCO 公布了关于 PD-1 及 PD-L1 单克隆抗体用于晚期尿路上皮癌的结果，提示总体客观有效率为 34%，对 PD-L1 高表达患者 PD-L1 治疗效果更佳。pembrolizumab（MK-3475）治疗晚期尿路上皮癌的 KEYNOTE-012 试验，结果显示总体客观有效率为 27.6%，其中完全缓解为 10.3%，将近 64%的患者肿瘤靶病灶出现过缩小，中位 PFS 时间为 2 个月，中位总生存为 12.7 个月。

3. 前列腺癌

（1）多西他赛化疗联合去势能改善初治激素敏感转移性前列腺癌的疗效

对于激素敏感性晚期前列腺癌，去势内分泌治疗（ADT）都是其标准治疗，2016 年欧洲正式发表了 GETUG-15、E3805 以及 STAMPEDE 研究荟萃结果显示，ADT 治疗联合多西他赛化疗有可能成为晚期初治激素敏感性前列腺癌的一线治疗。

2014 年 ASCO 一项同样比较联合化疗治疗晚期激素前列腺癌患者的总生存时间显著优于单纯内分泌治疗组，对于高瘤负荷组患者，ADT 联合化疗对激素敏感性晚期前列腺癌患者的优势更强。2015 年英国的一项研究（STAMPEDE 研究），结果也显示去势联合多西他赛化疗显著改善了 24%的生存率和 38%的 FFS，均具有显著性差异，结果显示无论是否为转移性前列腺癌，均能显著改善 FFS，而在总生存方面，转移性前列腺癌患者接受去势联合早期多西他赛化疗获得显著生存获益，中位生存时间从 43 个月提高到 65 个月。

（2）新型内分泌药物在去势抵抗性前列腺癌的治疗取得突破

多西他赛联合泼尼松一直是去势抵抗前列腺癌（CRPC）的标准治疗，2010 年来先后上市了前列腺癌疫苗 Sipuleucel-T、卡巴他赛以及阿比特龙、恩杂鲁胺用于多西他赛联合泼尼松治疗失败后 CRPC 的治疗。

1）多西他赛化疗前 CRPC 的治疗：COU-AA-302 研究是将阿比特龙用于 CRPC 多西他赛化疗前患者的治疗，结果显示阿比特龙治疗显著改善了影像学无进展生存，分别为 16.5 个月与 8.2 个月。在总生存时间方面，阿比特龙组同样获得显著改善，分别为 35.3 个月比 30.1 个月。而对各亚组分析显示阿比特龙治疗对所有亚组均能带来生存获益，很快美国 FDA 批准用于多西他赛化疗前 CRPC 的治疗。

PREVAIL 研究为恩杂鲁胺用于多西他赛化疗前 CRPC 治疗的随机、双盲、安慰剂对照的Ⅲ期临床研究，结果显示恩杂鲁胺治疗组无论是 12 个月 PFS 率，还是总生存均显著优于安慰剂组；其他次要观察指标，包括 PSA 缓解率、客观缓解率和延迟化疗启动时间、骨不良事件发生、PSA 的进展时间，恩杂鲁胺治疗组同样均显著优于安慰剂组。

2）多西他赛化疗后 CRPC 的治疗：多西他赛化疗后 CRPC 患者的 COU-AA-301 研究显示阿比特龙延长了 4.6 个月的生存，降低死亡风险 26%。恩杂鲁胺用于多西他赛化疗失败后 CRPC 治疗的 AFFIRM 研究已经证实恩杂鲁胺较对照组泼尼松治疗显著改善了总生存，而其 PSA 缓解率和客观缓解率均显著优于安慰剂。

2017 年 4 月美国发表了 LHRH 类似物+阿比特龙+泼米松联合治疗去势敏感转移性前列腺癌的临床数据，结果显示对于高侵袭性（Gleason评分≥8）去势敏感转移性前列腺癌患者而言，这种联合治疗因在治疗初期极度降低了患者的血清睾酮，使得患者最终 OS 明显延长，去势抵抗发生的时间也延长 4.5 倍，这是目前迄今去势敏感转移性前列腺癌治疗获得最大疗效的临床研究。

（五）妇科肿瘤

1. 卵巢癌

（1）上皮性卵巢癌一线化疗新进展

上皮性卵巢癌的一线化疗较为成熟，公认的紫杉醇联合卡铂方案在近 20 年未受到挑战。在最新一版美国国家癌症综合网络（NCCN）发布的子宫恶性肿瘤治疗指南（2017.v1）中，上皮性卵巢癌一线化疗中加入了卡铂联合脂质体多柔吡星方案。新方案的加入为临床医生和患者提供更多的治疗选择。

（2）复发卵巢癌的治疗进展

铂类敏感型复发的卵巢黏液腺癌治疗进展：传统的上皮性卵巢癌化疗方案对卵巢黏液性腺癌的治疗效果欠佳。5-氟嘧啶/甲酰四氢叶酸/草酸铂+/–贝伐珠单抗方案，以及卡培他滨/草酸铂方案已被纳入最新 NCCN 指南，成为卵巢黏液腺癌的治疗选择。

复发卵巢癌的靶向治疗：对于具有胚系或体系 BRCA 突变的患者，poly（ADP-ribose）polymerase（PARP）抑制剂 rucaparib 可以作为治疗铂类敏感复发卵巢癌的单药靶向治疗方案，治疗后的中位疾病无进展生存期可长达 12.8 个月。

（3）niraparib 被批准用于复发卵巢癌治疗后巩固治疗

niraparib 是一种高选择性的 PARP-1 和 PARP-2 抑制剂。目前由于其良好临床治疗效果，被美国 FDA 批准用于铂类敏感复发的上皮性卵巢癌治疗有效后的巩固治疗。在国际多中心三期临床试验中 niraparib 显著延长疾病无进展生存时间（PFS）达 5.4 个月，在同源重组缺陷的患者中 PFS 被延长 9.1 个月。

2. 子宫内膜癌

（1）微创手术作为早期子宫内膜癌的首选手术方式

新的随机对照临床研究和既往研究显示，如果技术上允许，建议针对早期子宫内膜癌采用微创的手术方式（包括腹腔镜、机器人辅助腹腔镜等），可以减少术中出血及输血，减少感染和静脉血栓形成，并缩短住院时间。同时与传统的开腹手术相比，选用微创手术的患者生存期并未受到影响。

（2）早期子宫内膜癌手术中前哨淋巴结显像的应用受到广泛认可

在最新版美国国家癌症综合网络（NCCN）发布的子宫恶性肿瘤治疗指南（2017.v1）中，建议在临床评估无子宫外转移病灶的早期子宫内膜癌术中可以使用前哨淋巴结显像技术，成为专家组的共识。前哨淋巴结显像技术可以避免被检出前哨淋巴结阴性的患者进行不必要的系统腹主动脉旁及盆腔淋巴结剔除术，从而大大减少淋巴结系统剔除术所带来的手术出血和神经血管损伤的增加，以及术后对生活质量有严重影响的淋巴瘘和淋巴水肿的发生。

（3）内膜癌患者均建议进行错配修复基因检测

胚系 DNA 的错配修复基因（mismatch repair gene，MMR gene）突变携带者患内膜癌和结直肠癌的风险较无突变者明显增高，被称为林奇综合征。检出林奇综合征的患者对于相关癌症早期发现的监测以及实施降低癌症发生的预防性靶器官切除的决策有重要的意义。但近期研究显示，使用既往筛查方法会导致相当一部分林奇综合征患者漏诊。在最新一版 NCCN 指南（2017.v1）中，建议所有子宫内膜癌患者均进行错配修复基因突变的检测。建议在子宫全切标本进行检测，如果没有进行子宫全切手术也可使用内膜活检标本。检测方法通常使用免疫组化和微卫星不稳定性检查。

3. 宫颈癌

（1）人乳头状瘤疫苗在宫颈癌的防治中起着重要作用

2004 年国际癌症研究署发布一致性声明：HPV 感染是宫颈上皮内瘤变（cervical intraepithelial neoplasia，CIN）及宫颈癌发生的必要因素。基于宫颈癌明确的发病原因，早在2006年，FDA就批准了二价（HPV16、18）宫颈癌疫苗上市，随后四价（HPV6、11、16、18）疫苗上市，并在2014年通过了九价（HPV6、11、16、18、31、33、45、52、58）宫颈癌疫苗，2016 年开始在美国上市实施免疫计划。WHO 在 2016 年 12 月颁布了 HPV 疫苗国家计划免疫接种指南[23]。

（2）前哨淋巴结证据等级提升

自 1898 年 Wertheim 推行广泛性全子宫切除术以来，盆腔淋巴结清扫术一直是宫颈癌手术治疗中不可缺少的重要部分。前哨淋巴结技术目前已广泛应用于乳腺癌及黑色素瘤的手术治疗。最近研究显示，前哨淋巴结技术在宫颈癌中的应用也取得了长足进步，Meta 分析显示宫颈癌前哨淋巴结检出率为 89%～92%，敏感性为 89%～90%。因此，2017 年的 NCCN 指南将宫颈癌前哨淋巴结证据等级从 2B 提升为 2A。

（六）食管癌

1. nivolumab 单抗治疗晚期食管鳞癌

2017 年 3 月 *Lancet Oncology* 发表了日本 Toshihiro Kudo 教授开展的一项免疫检查点 PD-1 抑制剂——nivolumab 单抗治疗常规化疗失败晚期食管癌的Ⅱ期临床研究结果。该研究为多中心、单臂设计，旨在探索nivolumab单抗治疗晚期食管癌的安全性和疗效。该研究实际共纳入65例晚期食管鳞癌患者，男性 54 例，女性 11 例。中位年龄 62（49～80）岁。44 例既往接受后手术治疗，44 例既往接受后放疗，全部 65 例患者均接受过化疗。其中 21 例（32%）患者既往接受过 1～2 线化疗，44 例（68%）患者入组前接受过 3 线以上方案化疗。在可评估的 64 例患者中，45%（29/64）患者肿瘤负荷减小。中位随访 10.8 个月，共 54 例患者疾病进展，43 例死亡。中心评估的客观有效率为 17%（11/64）；中位 PFS 为 1.5 个月（95% CI 1.4～2.8）；中位 OS 为 10.8 个月（95% CI 7.4～13.3）。免疫指标 irRC 评估客观缓解 25%（95% CI 16～37），免疫评估中位 PFS 为 2.9 个月（95% CI 1.9～5.6）。治疗有效患者中，中位起效时间为 1.5（1.4～3.0）个月。

2. 小分子激酶抑制剂在局部晚期食管癌术后辅助治疗中的作用

sunitinib（舒尼替尼）是一种小分子多靶点受体酪氨酸激酶抑制剂（receptor tyrosine kinase inhibitor，rTKI）。具有抑制肿瘤血管生成和抗肿瘤细胞生长的多重作用。2016 年发表在 *Diseases of the Esophagus*

上，进行的Ⅱ期临床研究有结果显示：伊立替康（65mg/m^2）+顺铂（30mg/m^2）同时联合放疗治疗后（50Gy / 25 次）进行手术，手术后应用 sunitinib 进行辅助治疗，持续一年。研究共纳入 61 例患者，其中有 36 例患者接受了术后辅助舒尼替尼的治疗。全部患者总的中位生存期为 26 个月，2 年和 3 年生存率分别为 52%和 35%；其中接受舒尼替尼治疗的 36 位患者的中位生存期为 35 个月，2 年生存率为 68%。舒尼替尼术后辅助治疗是可行的，可以为局部晚期食管癌患者带来一定的生存获益。

（七）脑胶质瘤

1. 胶质瘤分子病理正式纳入新版 WHO 中枢神经系统分类系统

近年基于肿瘤基因组学的胶质瘤个体化诊疗研究进展迅猛，分子病理已逐渐从临床研究走向临床应用。国际神经病理协会（International Society of Neuropathology，ISN）于 2014 年在荷兰哈勒姆举办了关于 CNS 肿瘤分类和分级会议，会议达成共识，新版 CNS 肿瘤分类应在组织学基础上正式增加了分子病理诊断。2016 年 WHO 对第四版“蓝皮书”进行了更新，最新版的 WHO 中枢神经系统分类（2016 版）打破了完全基于组织形态学分类的百年诊断原则，革新性的将分子遗传学特征纳入病理学分类，建立了形态学+分子分型的“整合诊断”（integrated diagnosis）新模式。例如，将 IDH 突变和染色体臂 1p/19q 状态作为胶质瘤临床病理分型的重要构成部分。当组织学与分子病理分类结果存在分歧时首先考虑分子病理诊断。在新的分类体系中，以病理学分类与临床预后的相关性为主线，缩减了胶质瘤分类条目，淡化了星形-少突混合性胶质瘤的概念，并尤其注重肿瘤分子病理特征与临床预后的相关性。分子病理学可以提高诊断的准确性和客观性，并且能够对肿瘤进行精准分型。在组织学基础上增加分子病理诊断可以帮助明确诊断和分级、针对性选择合适治疗方案并判断临床预后，也将是制定行业规范的依据。

2. 较低级别脑胶质瘤在基因组层面分子分型

对于较低级别脑胶质瘤的研究，日本京都大学 Ogawa 教授团队和美国 TCGA 团队做出了突出的代表性工作。2015 年 3 月，Ogawa 教授提出了基于基因组层面的较低级别脑胶质瘤分型：第一型，IDH 突变合并 1p/19q 染色体臂联合缺失；第二型，IDH 突变不合并 1p/19q 染色体臂联合缺失；第三型，IDH 野生型。该分型从基因组层面和染色体层面的变异特点对较低级别脑胶质瘤进行了分型，且三种分型能够显著区分患者预后。同年 6 月美国 TCGA 团队发表了类似分型。通过 Ogawa 教授和美国 TCGA 团队的大队列分析，基本确定了较低级别脑胶质瘤在基因组层面的分子分型，这是脑胶质瘤研究的重大进展，尤其在临床转化及推广方面要显著优于 Phillip 等提出的三分型及 TCGA 提出的四分型。

三、国内最新研究进展

（一）肺癌

1. 早期肺癌新辅助化疗与辅助化疗对比研究

广东省人民医院吴一龙教授的 CSLC0501 研究比较临床ⅠB～ⅢA 期 NSCLC 患者新辅助化疗与辅助化疗。研究结果显示，新辅助化疗组客观缓解率（ORR）和疾病进展率（PD）分别为 34%和 12.4%。辅助化疗组和新辅助化疗组的 3 年无疾病生存（DFS）率分别为 56.0%和 43.0%（P=0.172），3 年总生存（OS）率分别为 68.0%和 64.0%（P=0.602），5 年 DFS 率分别为 50.0% 和 33.0%（P=0.051）；5 年 OS 率分别为 60.0%和 43.0%（P=0.049）。因此，可切除的临床ⅠB～ⅢA 期 NSCLC 患者，应用多西紫杉醇联合卡铂行辅助或新辅助化疗可行且安全，辅助和新辅助化疗 3 年 DFS 和 OS 无差异，5 年 OS 辅助化疗优于新辅助化疗。

2. EGFR 敏感突变晚期肺癌激酶抑制剂联合化疗药物一线治疗研究

EGFR TKIs 药物是 EGFR 敏感突变的晚期 NSCLC 一线治疗，探讨如何在 TKIs 药物的基础上“锦上添花”对于延长病人的生存期有重要的临床意义。培美曲塞作为晚期非鳞癌治疗的优选药物，较其他化疗药物具有更低的毒性谱和更好的临床耐受性，临床前显示培美曲塞等化疗药物和 EGFR-TKI 联合应用可产生协同作用，因此更适合作为联合治疗的用药选择。吉林省肿瘤医院程颖教授领衔的 JMIT 研究评估了吉非替尼+培美曲塞相对吉非替尼单药一线治疗EGFR突变患者能否延长PFS。研究结果表明，吉非替尼+培美曲塞联合组的中位无进展生存期（PFS）相对吉非替尼单药组显著延长近 5 个月（15.8 个月 *vs.* 10.9 个月，P=0.029），疾病进展风险显著降低了 32%。此外两组客观缓解率（ORR）相当，而联合治疗组的缓解持续时间（DOR）较单药组延长 4.1 个月。与单药组相比，联合组 3/4 级药物相关不良事件发生率有所升高（42.1% *vs.* 18.5%）；严重不良事件发生率分别为 8.7% *vs.* 1.5%，但致死性药物相关不良事件两组间无显著差异。吉非替尼+培美曲塞联合治疗的总体生存仍值得期待。

（二）结直肠癌

CMAB009 是国内独立开发的抗 EGFR 治疗药物。在 2017 年 ASCO 会议上石远凯教授报告了该药联合伊立替康治疗 Kras 野生型结直肠癌患者的Ⅲ期临床研究结果，证实了其安全性和有效性。该项研究提示在生物相似性相近的前提下，国内药物开发及临床研究可获得国际认可。

TAILOR 研究是一项前瞻性、开放标签、随机对照的全国多中心Ⅲ期大型临床研究，研究者为秦叔逵及李进教授。该研究显示一线 FOLFOX+西妥昔单抗方案显著改善了中国 RASwt 转移性结直肠癌患者的长期生存，并为铂类联合西妥昔单抗作为 RASwt mCRC 患者标准一线方案提供了较高级别的证据。

直肠癌个体化治疗中免除放疗的研究：王自强教授研究组在 2017 年 ASCO 会议报告了Ⅱ/Ⅲ期中低位直肠癌新辅助治疗及单纯手术的随机多中心临床研究结果，提示对低危直肠癌患者治疗中免除放疗的可行性及安全性。

（三）胃癌

1. 腹腔镜胃癌手术与开腹手术（CLASS-01）的最终研究结果

我国南方医科大学李国新教授等开展的一项前瞻性多中心随机对照试验（CLASS-01），旨在比较腹腔镜远端胃切除术与开腹手术在治疗进展期胃癌中的疗效及安全性。研究纳入来自南方医科大学等 14 家医疗单位 2012 年 9 月至 2014 年 12 月的共 1056 例局部进展期胃癌患者，肿瘤分期为 cT2-4aN0-3M0，其中腹腔镜组及开腹组各 528 例患者，两组 D2 淋巴结清扫术完成率相似（腹腔镜组 99.4% *vs.* 开腹组 99.6%；P=0.845）。其最终研究结果显示：腹腔镜组和开腹手术组患者的术后并发症发生率（15.2% *vs.* 12.9%，95%CI –1.9～6.6，P=0.285）、术后病死率（0.4% *vs.* 0%，95%CI –0.4～1.4，P=0.249），差异均无统计学意义；而在术中出血量、术后住院时间、切口长度及术后肠功能等方面，腹腔镜较开腹手术存在明显优势（P<0.001）。该研究结果表明，对于经验丰富的外科医师及肿瘤中心医师，腹腔镜手术在安全性方面与开腹手术组无明显差别，并且在术中出血量以及术后早期恢复方面更具有优势。但是，两者在远期预后方面的比较还有待进一步随访结果的公布。

2. 阿帕替尼可作为接受过二线及以上化疗方案的转移性胃癌或进展期胃癌患者的一种新型治疗方案

秦叔逵教授和李进教授牵头的一项关于阿帕替尼二线及以上治疗转移性胃癌、进展期癌患者的多中心随机双盲安慰剂对照Ⅲ期试验。其研究结果显示阿帕替尼明显改善中位总体生存时间（阿帕替尼：6.5 个月，95%CI 4.8～7.6 *vs.* 对照组：4.7 个月，95%CI 3.6～5.4，P=0.0149；HR=0.709，95%CI 0.537～

0.937，P=0.0156）。同样，阿帕替尼显著改善了中位无进展生存时间（阿帕替尼：2.6个月，95%CI 2.0～2.9 *vs.* 对照组：1.8 个月，95%CI 1.4～1.9，P＜0.001；HR=0.444，95%CI 0.331～0.595，P＜0.001）。最常见的 3～4 级不良反应为手足综合征。该研究证实：对于接受过二线及以上化疗方案的转移性胃癌或进展期胃癌患者，阿帕替尼可作为一种新型治疗方案。

3. XELOX 方案与 EOX 方案疗效相似，但不良反应更少

复旦大学附属中山医院的王妍等开展了一项前瞻性观察研究，比较术前 EOX（卡培他滨、奥沙利铂、表柔比星）与 XELOX（卡培他滨、奥沙利铂）方案化疗对最初不能手术切除的局部晚期胃癌的作用。该研究共纳入 242 例患者，其中 112 例接受 EOX 方案，130 例接受 XELOX 方案，每 2 个周期通过 CT 进行疗效评估，如果病灶转归为可切除性，则在最后一个周期结束后 4～6 周内行根治性手术。该研究的主要终点为有效率，次要终点包括 R0 切除率、总生存时间和不良时间。EOX 组和 XELOX 组的反应率分别为 33.0%和 33.8%。4 周期化疗后，EOX 组中 63 例患者（56.3%）进行了根治手术，而 XELOX 组为 81 例（62.3%）。两组的无进展生存期和总生存期无显著性差异，EOX 组分别为 12.0 个月和 25.7 个月，XELOX 组分别为 15.4 个月和 29.0 个月。除此之外，EOX 组的不良反应发生率更高，如白细胞减少（22.3%）、中性粒细胞减少（23.2%）、疲劳（11.6%）和呕吐（10.7%），XELOX 组分别为 10.0%、11.5%、3.8%、2.3%。该研究表明，对于最初不能手术切除的局部晚期胃癌患者，XELOX 与 EOX 方案疗效相近，但不良反应更少。

4. 晚期胃癌化疗方案的优选研究进展

除靶向药物外，晚期胃癌化疗方案的合理布局也是尚待解决的问题。四川大学华西医院毕锋团队开展一项前瞻性Ⅱ期临床研究，评价 mFOLFIRI 和 mFOLFOX7 互为晚期胃癌一二线化疗方案的疗效。结果显示，两种治疗模式的 PFS 和 DCR 相近，mFOLFOX7 续贯 mFOLFIRI 有更长的 OS（20.2 个月 *vs.* 11.0 个月，P = 0.03）。该结果为晚期胃癌化疗方案的优选提供了一定价值的参考信息，并入选 2016 年 ASCO GI 会议口头报告。

（四）泌尿系统肿瘤

1. 肾癌

（1）舒尼替尼及培唑帕尼治疗中国晚期肾癌的临床研究结果相继公布

舒尼替尼作为一线治疗中国转移性肾细胞癌患者的多中心Ⅳ期临床研究结果显示客观有效率为31.1%，其中位 PFS 为 14.2 个月，中位 OS 为 30.7 个月，生存数据优于国际Ⅲ期临床研究结果，该结果是晚期肾癌舒尼替尼治疗的中国患者数据。

中国多家中心参与了帕唑帕尼与舒尼替尼对照治疗转移性肾癌的国际多中心Ⅲ期临床研究（COMPARZ 研究），该研究分析了包括中国受试者在内 367 例亚洲人群数据，结果显示帕唑帕尼组中位无进展生存时间为 8.4 个月，与欧美人群无显著性差异。

（2）依维莫司及阿昔替尼先后在中国获批用于晚期肾癌的二线治疗

依维莫司为口服给药的 mTOR 抑制剂，中国一项多中心临床研究（L2101），同样证实依维莫司在 TKI 治疗失败后二线靶向治疗对中国人的疗效及安全性，疾病控制率为 61%，中位 PFS 为 6.9 个月，临床获益率为 66%，1 年生存率为 56%，1 年无进展生存率为 36%。

阿昔替尼是选择性 VEGFR1、2、3 的二代抑制剂，其用于一线靶向治疗失败后的晚期肾癌的亚太研究主要由中国多家中心参与，研究结果显示阿昔替尼能显著延长中位 PFS，与索拉非尼相比为 6.5 个月 *vs.* 4.8 个月。

根据上述研究结果，依维莫司与阿昔替尼先后被国内批准用于晚期肾癌的二线治疗。

2017 年帕唑帕尼获得国家食品药品监督管理总局的批准，为我国转移性肾癌患者提供了一种有效而副作用较低的新型靶向药物治疗。

2. 膀胱癌

（1）抗肿瘤血管生成药物在进展期尿路上皮癌治疗取得初步结果

北京大学肿瘤医院郭军教授研究团队单中心开展了一项 TGP 联合血管内皮抑素治疗转移性尿路上皮癌研究，以评价 TGP 联合血管内皮抑素治疗转移性尿路上皮癌的疗效与安全性，总体缓解率为 58.6%。中位无进展生存期（PFS）为 7.0 个月，因此 TGP 联合血管内皮抑素治疗晚期尿路上皮癌有效率高，优于单纯化疗；未明显增加毒副反应，与血管内皮抑素相关不良反应轻微。生存情况仍有待于进一步随访。

（2）保留膀胱术后患者动脉内化疗可能延迟疾病复发和进展时间

中山大学附属第一医院 2013 年发表的这项研究旨在比较对于 T1G3 膀胱尿路上皮癌保留膀胱术后接受膀胱灌注化疗+动脉内化疗（A 组、29 例）或单独膀胱灌注化疗（B 组、31 例）的疗效差异性。结果显示，复发率与进展率有显著性差异，中位复发时间分别为 15 个月、6.5 个月。结论提示保留膀胱术后膀胱灌注联合动脉内化疗可能延迟疾病复发和进展时间。

（3）BCG 膀胱灌注治疗在国内再次获得广泛应用

作为一种传统有效的膀胱灌注免疫治疗药物，20 世纪 90 年代曾在国内获得广泛认可，由于国产 BCG 副作用较高，并于 2000 年逐渐退出临床。成都生物制品研究所再次研制安全有效的 BCG 膀胱灌注治疗机制，通过大宗临床试验，获得良好的结果并获得国家食品药品监督管理总局的批准用于临床治疗，给广大高级别非肌层浸润性膀胱癌患者提供了一种有效预防膀胱肿瘤复发的手段。

（4）微创手术在膀胱全切及尿流改道中的应用取得长足的进步

对于肌层浸润膀胱癌，膀胱全切及尿流改道是目前泌尿外科最大的手术之一，手术创伤极大且手术合并症高。近年来我国大型医院开始普及采用微创技术（经腹腔镜或机器人辅助腹腔镜）开展全腔镜下膀胱全切及尿流改道手术，显著降低患者的手术创伤和合并症。

3. 前列腺癌

（1）国内前列腺癌微创手术获得长足进步

国内有关前列腺癌治疗，尤其是微创技术的应用，使得前列腺根治性切除术的手术疗效和安全性有很大提高。但从目前国内所发表的文献看，我国前列腺癌手术治疗疗效缺乏长期随访结果，手术适应证选择较为不规范，缺乏多学科（尤其是放疗科）的合作，与国际上还是有一定的差距。

（2）国内前列腺癌基础与药物临床研究逐步前进

“973”首席科学家海军军医大学上海长海医院孙颖浩教授运用 RNA-seq 技术首次对中国人前列腺癌及癌旁组织进行系统研究，发现新型融合基因、癌相关长链非编码 RNA、异构体和点突变。研究发现，在欧美人群中普遍高频表达（50%～80%）的融合基因 TMPRSS2-ERG 在中国人群中的表达率仅有 20%

左右，而在欧美人群中尚未发现的融合基因 CTAGE5-KHDRBS3 和 USP9Y-TTTY15 在中国人群中却有很高的表达频率，分别为 37%和 35.2%。

目前我国上市可治疗去势抵抗转移性前列腺的药物阿比特龙，在临床应用中取得了良好的疗效，也完成了恩杂鲁胺治疗去势抵抗前列腺癌的临床研究，近期内可能获得国家食品药品监督管理总局的审批。也完成了有关镭-223 核素治疗去势抵抗转移性前列腺癌的临床研究，近期内即可获批并应用于临床。

国际上近期发表的雄激素剥夺疗法（ADT）联合阿比特龙治疗去势敏感转移性前列腺癌的临床研究，因其结果能明显改善转移性前列腺癌患者的预后，相信近期内会在国内进行普及推广。

（五）妇科肿瘤

1. 卵巢癌

（1）基因检测

卵巢癌的基因检测以及靶向治疗已成为国内外研究的热点。复旦大学附属肿瘤医院的吴小华教授牵头开展了的首个中国人群的BRCA突变发生率及突变特点的多中心研究，并在2016年的国际妇科癌症协会（IGCS）年会上对这项研究的主要结果做大会主题发言。研究发现总的入组人群的 BRCA 胚系突变的发生率为 28.5%，其中 BRCA1 突变率为 20.8%，BRCA2 突变率为 7.6%。此外检测发现以往未报道的 27 个 BRCA1 突变和 17 个 BRCA2 突变。BRCA 突变与临床特征的相关性分析发现，家族史（$P<0.001$）及肿瘤分期（$P<0.02$）与 BRCA 胚系突变存在明确的相关性，但需要注意的是在无家族史的患者人群中，仍然存在 22.9%的 BRCA 突变率，提示无家族史患者人群的 BRCA 检测应该引起临床的重视。

（2）手术治疗

目前国内外已开始利用腹腔镜治疗早期卵巢癌。国内回顾性研究报道，腹腔镜手术治疗早期卵巢癌符合传统开腹手术的治疗原则，术中出血量、术后下床活动时间、术后排气时间较开腹手术更具优势，术后切口感染率低，康复快。但腹腔镜手术要求术者具有更高的技术水平。然而，腹腔镜手术与开腹手术相比，远期疗效仍待随访评价。

（3）复发后治疗

中华医学会妇科肿瘤学分会发布了《聚乙二醇化脂质体阿霉素治疗复发性卵巢癌的中国专家共识》，对于复发性铂类敏感的卵巢癌患者，推荐 CD（卡铂联合聚乙二醇化脂质体阿霉素）方案，复发性铂类耐药的卵巢癌患者，推荐聚乙二醇化脂质体阿霉素单药方案或聚乙二醇化脂质体阿霉素联合贝伐单抗方案。

（4）靶向药物治疗

目前国内针对卵巢癌的靶向药物治疗研究主要集中在血管内皮生长因子抑制剂。研究表明，白蛋白结合型紫杉醇联合贝伐珠单抗治疗复发性卵巢癌可获得较好的疗效，不良反应可以耐受。贝伐单抗联合紫杉醇、卡铂治疗复发性卵巢癌，可较好地缓解患者病情，改善患者生存时间，且未明显增加毒副反应。

2. 子宫内膜癌

（1）子宫内膜细胞学检查在子宫内膜癌癌前筛查中的进展

由于内膜细胞采集器材的不断改进，及液基薄层细胞学制片技术应用于子宫内膜细胞，从而解决了标本保存和制片问题。国内研究中对 1717 例患者进行子宫内膜细胞学检查（ECT）同时以分段诊刮的病理学作为“金标准”的研究发现，子宫内膜细胞学检查子宫内膜癌的符合度为 88.2%，敏感度为 87.3%，特异度为 88.4%，阳性预测值为 41.9%，阴性预测值为 98.6%。因此，子宫内膜细胞学采集结合液基薄层细胞学制片技术进行 ECT 用于子宫内膜癌癌前病变的筛查准确度较高，有较大的临床应用价值。但 ECT 筛查尚未有统一的诊断体系，需要确立统一的诊断标准来完善 ECT。

（2）孕激素在保留生育功能的早期子宫内膜癌中的应用

北京协和医院回顾性研究显示，对要求保留生育功能的子宫内膜复杂不典型增生及高分化子宫内膜癌患者，经阴道超声及盆腔磁共振共同评估无子宫肌层浸润，接受口服醋酸甲羟孕酮（250～500mg/d）或醋酸甲地孕酮（160～480mg/d），持续至少 6 个月，75%获得完全缓解，有生育要求患者妊娠率为 52%，5 年无复发生存率为 71%。表明采用高效孕激素进行保留生育功能的治疗是安全和有效的。但由于孕激素治疗不能完全去除子宫内膜病变的高危因素，因此完全缓解后也有较高的复发率。

（3）脯氨酸、谷氨酸和亮氨酸富集蛋白 1 在子宫内膜癌组织中表达的研究进展

子宫内膜癌根据发病因素及病理表现分为两种类型：雌激素依赖性（Ⅰ型）及非依赖性（Ⅱ型）。子宫内膜癌的发病机制不清，目前已明确雌激素与子宫内膜癌发生密切相关。脯氨酸、谷氨酸和亮氨酸富集蛋白 1（proline，glutamic acid，and leucine rich protein 1，PELP1）是雌激素受体（ER）的共同调节蛋白。PELP1 作为 ER 的共同调节蛋白，与 ER 共同参与了Ⅰ型内膜癌的发生、发展，并影响内膜癌的治疗和预后。而在Ⅱ型内膜癌组织中 PELP1 表达水平相对较低，且与 ER 表达无相关性。这不仅对内膜癌发病机制基础研究是一个有力补充，而且对内膜癌的靶向治疗提供一个新的策略。

3. 宫颈癌

（1）宫颈癌筛查

中国优生科学协会阴道镜和宫颈病理学分会（Chinese Society for Colposcopy and Cervical Pathology of China Healthy Birth Science Association，CSCCP）结合我国经验和国外文献，经过四轮专家讨论，形成 CSCCP 中国子宫颈癌筛查及异常管理相关问题专家共识，重点包括筛查中细胞病理学的质控管理，筛查结果异常者的管理、阴道镜的规范化检查，以及组织学确诊的子宫颈上皮内瘤变（CIN）和原位腺癌（AIS）的处理建议。

HPV 检测目前也广泛应用于宫颈癌的筛查，但是 HPV 感染大多为一过性的，导致无明确临床意义的阳性率较高。HPV E6/E7 mRNA 在细胞学正常组和 ASCUS 患者中的检出率显著低于 HPV DNA 检出率（$P<0.05$），而在低度和高度上皮内病变（LSIL、HSIL）患者中的检出率和 HPV DNA 检出率之间差异无统计学意义，说明 HPV mRNA 更能反映病毒复制的活化状态，有更高的临床应用价值。

（2）新辅助化疗在宫颈癌治疗中取得良好效果但仍待进一步验证

新辅助化疗由于可以降低肿瘤符合，减轻手术难度，目前在巨块型宫颈癌的治疗中应用比较广泛。研究表明新型辅助化疗的近期疗效好，可以降低肿瘤分期，高于手术切除率，降低患者盆腔淋巴结的转移率以及盆腔的远近复发率。同时，新型辅助化疗并不会增加手术后的并发症，患者恢复较好，是一种安全的方法。而且，有研究进一步显示相比静脉化疗，动脉化疗能更为有效地控制肿瘤进展，保证手术的顺利进行。

（3）靶向治疗在宫颈癌治疗中取得一定进展

尼妥珠单抗（nimotuzumab）是我国第一个用于治疗恶性肿瘤的功能性单抗药物，商品名为泰欣生。研究显示尼妥珠单抗在宫颈癌的治疗中具有重要意义，尼妥珠单抗联合同步放化疗可明显提高中晚期宫颈癌患者的 3 年生存率及局部控制率，而且不良反应可以耐受。目前，关于尼妥珠单抗在宫颈癌中的相关

临床应用仍在研究之中，初步结果显示良好。

（六）食管癌

1. 隧道法内镜黏膜下剥离术在食管早期癌及癌前病变中的应用

中国人民解放军第252医院消化科王爱民教授团队，通过胃镜活检及超声胃镜诊断食管早期癌及上皮内瘤变、深度未超过黏膜下层者，应用隧道法 ESD（病变黏膜下层建立隧道）治疗，可将病变均一次性完整切除，病变直径为 2.0～4.0cm，手术时间为 37～110min，经病理证实基底部及切缘未见病变累及，所有病例均无穿孔者，术后 3 个月及半年复查创面愈合良好，均无复发。隧道法 ESD 是治疗早期食管癌及癌前病变的良好方法，隧道法 ESD 与传统 ESD 相比，缩短了内镜手术时间，简化了操作步骤，使得内镜手术更安全、更快捷。

2. 放疗+热疗治疗食管癌的临床研究

郑州大学第一附属医院 2014 年 4 月至 2015 年 4 月收治的 100 例中晚期食管癌患者作为研究对象，通过信封抽取的方法平均分成实验组和对照组。实验组采取放疗+热疗，对照组采用单纯放疗。在治疗结束后对比分析两组患者的近期疗效、不良反应，以及 1 年生存率、复发率。结果：实验组的病灶完全消退率和病灶部分消退率为 50% 和 46%，对照组为 30%和 32%（$P<0.05$）；实验组的 1 年生存率和复发率为 80%和 8%，对照组的 1 年生存率和复发率为 58%和 18%（$P<0.05$）；实验组的不良反应率（2%）低于对照组（14%）（$P<0.05$）。结论：放疗+热疗治疗食管癌的疗效显著，可有效消除病灶，提高患者近期生存率，且治疗安全性较高。

（七）脑胶质瘤

中国胶质瘤诊疗指南和分子诊疗指南发布：为快速提升我国胶质瘤研究和临床诊疗水平，2012 年成立了“中国脑胶质瘤协作组（CGCG）”，以规范我国胶质瘤诊疗现状，普及先进理念和技术。结合国际分子病理发展大势，基于我国在该领域研究的丰硕成果，2014 年 CGCG 建立了以循证医学为基础的胶质瘤分子检测分析体系（《中国脑胶质瘤分子诊疗指南》），描述了最普遍的胶质瘤分子改变、潜在的治疗靶点和生物标志物，从而用于指导临床实践并做出治疗选择。该指南对于哪一个（类）患者或样本需要进行检测，何时检测和如何检测给出了明确推荐。2016 年更新版的《CGCG 成人胶质瘤临床分子诊疗指南》公布于专业知名期刊 *Cancer Letters* 并向世界推广（图 10）；同年，北京市神经外科研究所建立了国内第一个脑胶质瘤临床分子病理检测、报告平台，并制订了国内第一套完整的脑胶质瘤分子病理“取材-保存-递送-检测-报告”标准。

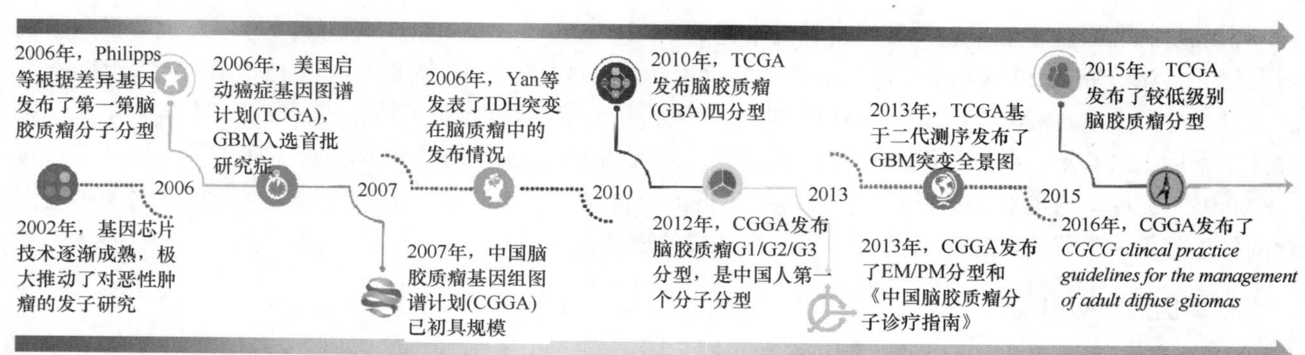

图 10　国内外脑胶质瘤研究发展历程

四、北京最新研究进展

（一）肺癌

1. 免疫检查点 PD-L1 与肺癌新辅助化疗耐药研究

程序性死亡分子（PD-L1）检查点抑制剂，是当前晚期肺癌临床研究的热点，免疫治疗可延长晚期肺癌患者的生存期，而且相比于化疗，具有更好的耐受性。但 PED-L1 在可手术切除期的肺癌患者研究甚少，北京大学肿瘤医院杨跃教授团队研究发现 PD-L1 与非小细胞肺癌新辅助化疗耐药相关，而且 PD-L1 表达升高提示不良预后。通过机制研究发现，PD-L1 促进化疗耐药产生是通过磷脂酰肌醇-3-磷酸激酶/蛋白激酶 B（PI3K/PKB）通路和抑制肿瘤浸润淋巴细胞发挥化疗抵抗作用。该研究成果有利于筛选新辅助化疗病例及预测不良预后。

2. EGFR 突变阳性的Ⅱ～ⅢA 期肺腺癌术后辅助治疗的前瞻、探索性临床研究

EGFR TKI 辅助治疗疗效以及与化疗相比临床试验结果显示出可喜成效，术后靶向治疗优于辅助化疗，且不良时间发生率更低。但是，相对于辅助化疗 4～6 个周期，术后靶向治疗周期尚无相关研究。北京大学肿瘤医院杨跃教授领衔的随机、开放、多中心评估埃克替尼用于 EGFR 突变阳性的Ⅱ～ⅢA 期肺腺癌术后辅助治疗的前瞻、探索性临床研究，探索 EGFR TKI 靶向治疗在辅助化疗中的治疗周期，以确定术后辅助靶向治疗最佳方案。

（二）结直肠癌

1. 直肠癌“等待+观察”疗法和器官保留手术的回顾性研究

北京大学肿瘤医院研究组在国内率先发表了单中心及两中心数据，在中国人群中的结果提示新辅助放化疗后等待观察疗法和器官保留手术的应用价值及前景。

2. TaTME 手术

北京友谊医院及北京大学第三医院研究组报道了单中心 16 例腹腔镜辅助经肛全直肠系膜切除术治疗中低位直肠癌，认为可为中低位直肠癌患者提供一种较为安全的手术入路及方式。

（三）胃癌

1. RESOLVE 研究初步成果分析

由北京肿瘤医院季加孚教授和沈琳教授发起的 RESOLVE 研究是一个 3 臂、多中心、开放的Ⅲ期随机对照研究，该研究在 2016 年美国临床肿瘤学年会上（ASCO）对 2012 年 8 月至 2015 年 12 月入组 769 患者，肿瘤分期 cT4aN+M0 或 cT4bN+M0，进行初步分析，其结果初步证实围术期 SOX 方案的 3 年无病生存优于术后 XELOX 方案，而作为术后辅助治疗的 SOX 方案与 XELOX 方案的 3 年无病生存无统计学差异（P=0.05）；截至目前有 251 例患者仍在继续进行治疗，86 例患者死亡。而对于术后辅助化疗和围术期化疗两种治疗模式的优劣比较仍有待进一步研究结果的随访及发布。

2. 中医治疗初见成效

开展了国内首个大规模中医药防治肿瘤并发症系列研究，获得了总计 1990 例临床病例信息，形成了形成芳香化酶抑制剂治疗相关骨关节症状、消化系统肿瘤术后胃瘫等治疗方案。

（四）泌尿系统肿瘤

1. 肾癌

（1）舒尼替尼 2/1 给药方案获得初步研究结果

2015 年北京大学肿瘤医院针对舒尼替尼 2/1（2 周/1 周）方案一线治疗转移性肾细胞癌患者的疗效及安全性进行了探讨，研究发现舒尼替尼 2/1 方案用于转移性肾细胞癌患者一线治疗的疗效与常规 4/2 方案相当，患者耐受性好，3～4 度不良反应发生率较低，PFS 较常规 4/2 方案有延长趋势。

对多个靶向药物如何做到最佳的序贯治疗，国内也进行了相关研究。入组 17 例患者，发现 VTKI-mTOR-TKI 抑制剂的序贯治疗（TMT），总体 PFS 优于 TKI-TKI-mTOR 抑制剂的序贯治疗，对靶向药物的选择有指导作用。

（2）mTOR 与 S6RP 磷酸化用于依维莫斯治疗转移性肾癌具有疗效预测价值

2014 年北京大学肿瘤医院报道了 mTOR 磷酸化及 S6RP 对于依维莫斯治疗转移性肾癌的疗效预测作用。入组患者中，mTOR 磷酸化表达阳性患者疾病控制率更高，PFS 时间更长。磷酸化 S6RP 表达阳性患者 PFS 时间也更长，因此磷酸化的 mTOR 及 S6RP 有潜力作为依维莫斯治疗的疗效预测因子。

2. 膀胱癌

（1）肌层浸润性尿路上皮癌 PD-L1 表达的临床意义

北京大学肿瘤医院郭军教授团队分析了 47 例肌层浸润性尿路上皮癌 PD-L1 表达情况，并结合患者临床资料分析了肿瘤 PD-L1 表达的临床意义。研究结果显示：肌层浸润性尿路上皮癌 PD-L1 阳性率为 34.0%，其表达与性别、发病部位、病理分期、是否存在淋巴结转移、是否存在远处转移等临床病理特征不相关。

（2）膀胱癌术后立即膀胱灌注可降低复发率且耐受性好

北京大学吴阶平泌尿中心的一项前瞻性、随机、多中心研究入组患者均为非肌层浸润性膀胱癌并适宜 TURBT 患者，来自全国 26 个中心的 403 例患者随机分为 A 组（210 例，患者 TURBT 术后 24 小时内接受膀胱灌注，之后常规膀胱灌注），B 组（193 例，常规膀胱灌注）。随访 18 个月，两组复发率有显著性差异，这提示 TURBT 术后即刻多柔比星 30mg 膀胱灌注之后常规膀胱灌注治疗可能降低复发率，且耐受性好。

3. 前列腺癌

北京泌尿外科界在微创前列腺根治性切除术方面属国内前列，以 301 医院泌尿外科张旭为首的团队及以北京大学泌尿外科研究所周利群为主的团队在腹腔镜前列腺根治性切除术方面在国内做出了较为突出的贡献，尤其是张旭为主的团队其机器人辅助前列腺根治性切除术积累了国内最大宗的病例，为该技术在国内推广起到了带头作用。以王建业教授为主的团队对前列腺癌早期诊断进行了详尽研究，系统提出了 MRI 早期诊断前列腺癌的标准和方法。

（五）妇科肿瘤

1. 卵巢癌

在卵巢癌的基础科学研究方面，由中国医学科学院北京协和医院潘凌亚率领的团队以《细胞周期调控蛋白 50A 对卵巢癌干细胞的识别作用及机制研究》课题获得国家自然科学基金资助，来自首都医科大学的高辉团队以课题《双酚 A 促进卵巢癌细胞 OVCAR-3 增殖的机理研究》也同时获得国家自然科学基金资助。

2. 子宫内膜癌

（1）内膜癌术中腹水细胞学检查对预后的影响

子宫内膜癌的标准治疗主要为子宫内膜癌的全面分期手术，留取腹腔冲洗液进行细胞学检查是其基本组成部分。腹水细胞学不影响分期，但需单独报告。北京协和医院对 378 例术中留取腹腔冲洗液进行细胞学诊断的初治子宫内膜癌病例进行回顾性分析，腹水细胞学阳性和阴性患者的 5 年无进展生存率分别为 70.9%和 90.0%，5 年总生存率分别为 72.2%和 96.0%。经 Log Rank 检验，腹水细胞学阳性组的无进展生存时间和总生存时间均较阴性组差。腹水细胞学阳性不能独立影响肿瘤复发及长期生存，但可能加强其他危险因素的作用。

（2）年轻Ⅰ期子宫内膜样癌患者手术治疗时保留卵巢的安全性研究进展

回顾性分析北京协和医院 2005 年 1 月至 2011 年 12 月间接受手术治疗的年龄≤45 岁的Ⅰ期子宫内膜癌患者的临床病理资料。根据术中是否保留卵巢分为保留卵巢组和切除卵巢组，保留卵巢组和切除卵巢组两组的无复发生存时间无统计学差异，5 年的无复发生存率分别为 87%和 95%（P=0.194）。两组的 5 年生存率均为 100%。应用 COX 风险回归分析发现保留卵巢对无复发生存期无显著影响。

3. 宫颈癌

首都十大疾病科技攻关支持的“宫颈癌妇女保留生育功能手术适应证研究”、“前哨淋巴结活检的技术标准与规范流程研究”、“宫颈癌微创治疗的研究”、“早期宫颈癌患者Ⅱ型和Ⅲ型子宫切除术的临床比较研究”以及“早期宫颈癌治疗技术规范的优化研究”项目的监查和质控等项目，从宫颈癌手术治疗的不同方面、不同层次着眼，将宫颈癌治疗的微创化、个体化、人性化等理念贯穿其中，为治疗带来新的指导性意见。

（六）食管癌

胸腹腔镜联合食管癌切除食管胃胸内吻合术的临床研究：随着微创技术的不断发展，胸腹腔镜联合，微创手术进行食管癌切除手术已经逐渐成为目前食管癌手术治疗的规范手段。首都医科大学附属北京朝阳医院李辉教授团队率先于 2012 年报道了该团队应用微创技术进行食管癌手术治疗的临床研究。该研究分析 2010 年 3 月至 2012 年 3 月收治的 40 例食管癌患者的临床资料，按照手术方式不同分为两组，采用胸腹腔镜联合食管切除、食管胃胸内吻合术 22 例（腔镜手术组），同期经右胸腹食管癌切除术 18 例（开放手术组）。对比两组患者的手术时间、术中出血量、淋巴结清扫情况、术后并发症发生率、住院时间及住院费用等。结果：腔镜手术组住院总费用较开放手术组显著增高；腔镜手术组与开放手术组手术时间、术中出血量、淋巴结清扫总数、术后并发症发生率、术后恢复进食时间、术后住院时间等差异无统计学意义。因此认为胸腹腔镜联合食管切除、食管胃胸内吻合术应用于食管癌治疗安全有效。

（七）脑胶质瘤

1. 发现 PTPRZ1-MET 融合基因在脑胶质瘤复发过程中发挥重要作用，可作为靶向治疗的新靶点

融合基因是指两个基因的部分或全部序列相互融合为一个新基因的变异过程，因在肿瘤中可作为药物治疗靶点而受到广泛重视。北京市神经外科研究所江涛教授研究团队通过转录组测序数据分析，在国际上首次构建包含 214 个融合基因的全级别脑胶质瘤融合基因谱，其中 PTPRZ1-MET 融合基因在继发性胶质母细胞瘤中发生频率达 15%，含有该融合基因的患者中位生存期仅 4 个月。进一步实验研究证实，该融合基因可通过激活 MET 下游 STAT3、MAPK 等通路，增强肿瘤细胞的迁移与侵袭能力，驱动肿瘤复发。为阻断复发过程，项目组研发出可靶向该融合基因的新型 MET 抑制剂 PLB-1001，现已进入Ⅰ期临床试验并初见成效。

2. 建立了中国人群脑胶质瘤三类六种分子分型标准

脑胶质瘤遗传学差异性大，传统的组织形态学病理分型难以指导术后药物治疗；替莫唑胺是目前国际上治疗脑胶质瘤的唯一的一线化疗药物，但是患者对药物的敏感性差异很大，而且现有靶向药物效果不佳，亟须分子病理指导下的个体化治疗方案。准确的分子分型是实现脑胶质瘤精准医疗的突破口。

（1）第一类：判断肿瘤恶性程度的分子分型通过基因表达谱数据的回顾性聚类分析，2012 年北京天坛医院颜伟等提出中国脑胶质瘤 G 分型标准（G1/G2/G3），建立了基于 1801 个探针的临床芯片检测技术，其中 G1 亚型恶性程度低、发病年龄小、临床预后好、生存期 4 年以上；G3 亚型恶性程度高、发病年龄大、临床预后差、中位生存期仅 15 个月。该分型已写入《中国脑胶质瘤分子诊疗指南》（2014）和《中国中枢神经系统胶质瘤诊断和治疗指南》（2016）。与美国 TCGA 分型和 WHO 临床病理分类相比，该分型更加明确客观，判断肿瘤恶性程度的准确率可提高 19.1%。

（2）第二类：指导替莫唑胺治疗的 3 种分子分型：①Oligo 分型，通过 296 例胶质母细胞瘤临床队列研究发现，含有 Oligo 细胞成分的患者接受强化治疗与非强化治疗之后总生存期无明显差异，据此在国际上首次提出含有 Oligo 细胞成分的患者术后不需要替莫唑胺强化治疗方案，平均每位患者可节省费用约 3.8 万元，且降低了化疗的毒副作用；②IDH 分型，IDH 基因突变是脑胶质瘤发生发展的早期分子事件。项目组通过前瞻性临床队列研究在国际上首次发现 IDH 基因野生型胶质母细胞瘤患者应用替莫唑胺化疗，中位生存期延长 5.8 个月，确定了 IDH 基因对替莫唑胺化疗的个体化指导作用；③microRNA-181d 分型，项目组在国际上首次报道 miRNA-181 家族可逆转脑胶质瘤细胞的恶性表型，其中 miRNA-181d 通过调控 MGMT，可显著提高脑胶质瘤细胞对替莫唑胺化疗的敏感性，使患者中位总生存期延长 7 个月。

（3）第三类：指导靶向治疗的两种种分子分型：①EM/PM 分型，北京市神经外科研究所与北京师范大学生物信息分析团队合作，对 EGFR 和 PDGFRA 共表达的 67 个基因进行聚类分析，建立了脑胶质瘤 EM/PM 分型模式，制订了临床芯片检测标准，并在超过 1000 例病例中应用并验证，这是国际上首次从发育学角度对脑胶质瘤进行分型；针对 EM 亚型患者，多医院采用 EGFR 靶向药物尼妥珠单抗（nimotuzumab），结果显示总体客观有效率由 18.9%提高至 40.2%；②pMAPK/pAKT 分型针对 pMAPK/pAKT 高表达亚型患者（表达水平均高于 30%），应用抗新生血管生成靶向药物贝伐单抗（bevacizumab），中位无进展生存期延长至 15 周，该成果作为循证医学证据入选美国《进展性胶质母细胞瘤靶向治疗指南》。

基于上述分子分型，构建了全新的脑胶质瘤分子分型体系（表 2），开展并推广脑胶质瘤个体化诊疗服务，相比国际最大宗报道，低度恶性（WHO Ⅱ级）胶质瘤患者 5 年生存率提高了 24%；高度恶性（WHO Ⅳ级）胶质瘤患者 3 年生存率从 7.8%提高至 22%。北京市神经外科研究所主持制定的中国《脑胶质瘤分子诊疗服务》卫生标准，成为全国各级医疗机构脑胶质瘤的个体化诊疗依据。

表 2 中国脑胶质瘤分子病理分型标准

分型标准	临床意义		被国内外指南采用情况
G 分型（G1/G2/G3）	判断恶性程度	恶性程度不同，生存期差异显著	《中国脑胶质瘤分子诊疗指南》 《中国中枢神经系统胶质瘤诊断与治疗指南》
Oligo 分型	指导化学治疗	阳性患者无需替莫唑胺强化治疗	*Cochrane* 国际循证医学数据库 奥地利《MGMT 焦磷酸测序神经病理指南》 法国《间变性脑胶质瘤诊疗专家共识》 *CGCG Clinical Practice Guidelines for the Management of Adult Diffuse Gliomas*
IDH 分型		野生型对替莫唑胺敏感	
MiR-181d 分型		高表达患者对替莫唑胺敏感	
EM/PM 分型	指导靶向治疗	EM 亚型对尼妥珠单抗敏感	美国《进展性胶质母细胞瘤靶向治疗指南》
pMAPK/pAKT 分型		阳性患者对贝伐单抗敏感	

3. 建立脑胶质瘤继发性癫痫全脑风险预警模型

脑胶质瘤继发性癫痫（瘤性癫痫）是低级别脑胶质瘤最常见的伴发症状，其中运动功能区胶质瘤癫痫发生率高达近 90%，严重影响患者生活质量，甚至危及生命。在手术切除脑胶质瘤的同时，如何针对性地预警和控制术后癫痫发生是国际性难题。2015 年，北京天坛医院和北京市神经外科研究所对低级别脑胶质瘤的临床队列及高分辨率影像学资料进行前瞻性研究，基于磁共振体素的损伤-症状多元回归分析技术，将肿瘤占位与癫痫发生的空间对应关系从厘米水平精确至体素（毫米）水平，进而绘制出瘤性癫痫高分辨率风险预警图谱，建立了瘤性癫痫的全脑风险预警模型。以此模型预测瘤性癫痫发生的准确率可达 93.9%（国际通用方法为 73.5%），从而显著提高无创影像学检查对瘤性癫痫风险的预测能力。运动功能区癫痫最难以控制，针对图谱提示的癫痫高风险部位实施局部边缘扩大切除和（或）软膜下电灼术，使运动区低级别脑胶质瘤术后癫痫控制率由 73.3%提高至 83.9%，而肿瘤全切除可进一步提高术后瘤性癫痫的控制效果。该成果被纳入美国神经外科学会颁布的《低级别脑胶质瘤手术治疗指南》。

（季加孚　江　涛　苏向前　李子禹　步召德　杨　跃　陈晋峰　张善渊　马媛媛　武爱文
王　林　姚宏伟　申占龙　叶颖江　沈　琳　张忠涛　王锡山　陈　凛　张连海　张小田
杨　勇　高雨农　郑　虹　高维娇　王永志　王引言　王　政　张传宝）

参 考 文 献

邓建，杨道科，梁天嵩，2017. 放疗加热疗治疗食管癌的临床有效性与优势. 中国肿瘤外科杂志，9（1）：32-34

中国优生科学协会阴道镜和宫颈病理学分会专家委员会，2017. 中国子宫颈癌筛查及异常管理相关问题专家共识（一）. 中国妇产科临床杂志，18（2）：190-192.2

Andrea C，CSR，Paul S，Jesse JS，et al，2017. Total neoadjuvant chemotherapy to facilitate delivery and tolerance of systemic chemotherapy and response in locally advanced rectal cancer. J Clin Oncol，35：suppl；abstr 3500.

Bao ZS，Chen HM，Yang MY，et al，2014. RNA-seq of 272 gliomas revealed a novel，recurrent PTPRZ1-MET fusion transcript in secondary glioblastomas. Genome Research，24（11）：1765.

Bi F，Li Q，Wen F，et al，2016. Prospective randomized phase II study of FOLFIRI versus FOLFOX7 in advanced gastric adenocarcinoma：A Chinese Western Cooperative Gastrointestinal Oncology Group study. J Clin Oncol，34：suppl 4S；abstr 1.

Capitanio U，Montorsi F，2016. Renal cancer. Lancet，387（10021）：894-906.

Cheng Y，Murakami H，Yang PC，et al，2016. Randomized phase II trial of gefitinib with and without pemetrexed as first-line therapy in patients With advanced nonsquamous non-small-cell lung cancer with activating epidermal growth factor receptor mutations. Journal of Clinical Oncology：Official Journal of the American Society of Clinical Oncology，34（27）：3258-66.

Eckel-Passow JE，Lachance DH，Molinaro AM，et al，2015. Glioma Groups Based on 1p/19q，IDH，and TERT Promoter Mutations in Tumors. New England Journal of Medicine，372（26）：2499-2508.

Fizazi K，Scher HI，Molina A，et al，2012. Abiraterone acetate for treatment of metastatic castration-resistant prostate cancer：final overall survival analysis of the COU-AA-301 randomised，double-blind，placebo-controlled phase 3 study. Lancet Oncol，13（10）：983-992.

Fizazi K，Tran N，Fein L，et al，2017. Abiraterone plus prednisone in metastatic，castration-sensitive prostate cancer. N Engl J Med，doi：10.1056/NEJMoa1704174.

Hu Y，Huang C，Sun Y，et al，2016. Morbidity and mortality of laparoscopic versus open D2 distal gastrectomy for advanced gastric cancer：A Randomized Controlled Trial. J Clin Oncol，34：1350-1357.

Hyun Ch C，Hendrik-Tobias A，Lucjan W，et al，2016. Avelumab（MSB0010718C；anti-PD-L1）in patients with advanced gastric or gastroesophageal junction cancer from JAVELIN solid tumor phase Ib trial：analysis of safety and clinical activity. J Clin Oncol，34:suppl；abstr 4009.

James ND，Sydes MR，Clarke NW，et al，2016. Addition of docetaxel，zoledronic acid，or both to first-line long-term hormone therapy in prostate cancer（STAMPEDE）：survival results from an adaptive，multiarm，multistage，platform randomised controlled trial. Lancet，387（10024）：1163-1177.

Janda M，Gebski V，Davies LC，et al，2017. Effect of total laparoscopic hysterectomy vs total abdominal hysterectomy on disease-free survival among women with stage I endometrial cancer：a randomized clinical trial. JAMA，317（12）：1224-1233

Ji WP，Seung YJ.，Sung-Bum K，et al，2017. Comparison of long-term survival outcomes between laparoscopic and open surgery for mid or low rectal cancer treated with preoperative chemoradiotherapy：7-year follow-up of COREAN trial. J Clin Oncol，35：suppl；abstr 3518.

Ji J，Shen L，Liang H，et al，2016. A randomized，multicenter，controlled study to compare perioperative chemotherapy of oxaliplatin combined with TS-1（SOX）versus SOX or oxaliplatin with capecitabine（XELOX）as post-operative chemotherapy in locally advanced gastric adenocarcinoma with D2 dissection（RESOLVE trials）. J Clin Oncol，34：suppl；abstr TPS4136.

Kudo T，Hamamoto Y，Kato K，et al，2017. Nivolumab treatment for oesophageal squamous-cell carcinoma：an open-label，multicentre，phase 2 trial.Lancet Oncol，18（5）：631-639.

Li J，Qin S，Xu J，et al，2016. Randomized，double-blind，placebo-controlled phase III trial of apatinib in patients with chemotherapy-refractory advanced or metastatic adenocarcinoma of the stomach or gastroesophageal junction. J Clin Oncol，34：1448-1454.

Louis DN，Perry A，Reifenberger G，et al，2016. The 2016 World Health Organization classification of tumors of the central nervous system：a summary. Acta Neuropathol，131：803-820.

Marcel V，Edwin PMJ Annemieke C，et al，2016. A multicenter randomized phase III trial of neo-adjuvant chemotherapy followed by surgery and chemotherapy or by surgery and chemoradiotherapy in resectable gastric cancer：first results from the CRITICS study. J Clin Oncol，34：suppl；abstr 4000.

Martens，MH，Mass M，Heijnen LA，et al，2016. Long-term outcome of an organ preservation program after neoadjuvant treatment for rectal cancer. J Natl Cancer Inst，108（12）djw171.

Mirza MR，Monk BJ，Herrstedt J，et al，2016. Niraparib maintenance therapy in platinum-sensitive，recurrent ovarian cancer. N Engl J Med，375：2154-2156.

Muro K，Chung HC，Shankaran V，et al，2016. Pembrolizumab for patients with PD-L1-positive advanced gastric cancer（KEYNOTE-012）：a multicentre，open-label，phase 1b trial. Lancet Oncol，17：717-726.

Perez，RO，2016. Complete clinical response in rectal cancer：a turning tide. Lancet Oncol，17（2）：125-126.

Pignata S，Scambia G，Ferrandina G，et al，2011. Carboplatin plus paclitaxel versus carboplatin plus pegylated liposomal doxorubicin as first-line treatment for patients with ovarian cancer：the MITO-2 randomized phase III trial. J Clin Oncol，29（27）：3628-3635.

Ren S，Peng Z，and Mao JH，et al，2012. RNA-seq analysis of prostate cancer in the Chinese population identifies recurrent gene fusions，cancer-associated long noncoding RNAs and aberrant alternative splicings. Cell Res，22（5）：806-821.

Renehan，AG，Malcomson L，Emsley R，et al，2016. Watch-and-wait approach versus surgical resection after chemoradiotherapy for patients with rectal cancer（the OnCoRe project）：a propensity-score matched cohort analysis. Lancet Oncol，17（2）：174-183.

Ryan CJ，Smith MR，Fizazi K，et al，2015. Abiraterone acetate plus prednisone versus placebo plus prednisone in chemotherapy-naive men with metastatic castration-resistant prostate cancer（COU-AA-302）：final overall survival analysis of a randomised，double-blind，placebo-controlled phase 3 study. Lancet Oncol，16（2）：152-160.

Scher HI，Fizazi K，Saad F，et al，2012. Increased survival with enzalutamide in prostate cancer after chemotherapy. N Engl J Med，367（13）：1187-1197.

Shi JL，Xu J，Cheng Y，et al，2017. A phase III trial（ZJBIO009）：CMAB009 plus irinotecan versus irinotecan alone as second-line treatment after fluoropyrimidine and oxaliplatin failure in wild-type K-ras metastatic colorectal cancer patients. J Clin Oncol，35：suppl；abstr 3513.

Sun Y，Zhang W，Chen D，et al，2014. A glioma classification scheme based on coexpression modules of EGFR and PDGFRA. Proceedings of the National Academy of Sciences of the United States of America，111（9）：3538.

Suzuki H，Aoki K，Chiba K，et al，2015. Mutational landscape and clonal architecture in grade II and III gliomas. Nature Genetics，47（5）：458.

Swisher EM，Lin KK，Oza AM，et al，2017. Rucaparib in relapsed，platinum-sensitive high-grade ovarian carcinoma（ARIEL2 Part 1）：an international，multicentre，open-label，phase 2 trial. Lancet Oncol，18（1）：75-87.

Thierry AFB，Laurent M，Jaafar B，et al，2017. Three versus six months adjuvant oxaliplatin-based chemotherapy for patients with stage Ⅲ colon cancer：the French participation to the International Duration Evaluation of Adjuvant chemotherapy（IDEA）project. J Clin Oncol，35：suppl；abstr 3500.

Venniyoor A，2017. Pembrolizumab for advanced urothelial carcinoma. N Engl J Med，376（23）：2302-2303.

Wang Z，Liu P，Wang X，et al，2017. Neoadjuvant radiotherapy vs. surgery alone for stage II/III mid-low rectal cancer with or without high risk factors：a multicenter randomized trial. J Clin Oncol，35：suppl；abstr 3537.

Chen W，Zheng R，Zuo T，et al，2016. National cancer incidence and mortality in China，2012. Chinese Journal of Cancer Research，1：1-11.

World Health Organization，2016. Guide to introducing HPV vaccine into national immunization programmes. http://www.WHO. Int/immunization/documents/ISBN-978 92415497691en/[2016-10-20].

Wu，A，Wang L，Du C，et al，2017. Outcome of watch and wait strategy or organ preservation for rectal cancer following neoadjuvant chemoradiotherapy：report of 35 cases from a single cancer center. Zhonghua Wei Chang Wai Ke Za Zhi，20（4）：417-424.

Yan W，Zhang W，You G，et al，2012. Molecular classification of gliomas based on whole genome gene expression：a systematic report of 225 samples from the Chinese Glioma Cooperative Group. Neuro-oncology，14（12）：1432.

Wang Y，Yu Y，Zhuang R，et al，2016. Efficacy of preoperative chemotherapy regimers in patients with initially unresectable locally advanced gastric asenocarcinoma：capecitabine and oxaliplatin（XELOX）or with epirubicin（EOX）. J Clin Oncol，34：suppl；abstr 4047.

第四章　特色专科疾病领域国内外研究进展

第一节　呼吸系统疾病领域国内外研究进展

一、最新流行概况

随着社会的发展，呼吸系统疾病近年来已成为中国甚至国际上突出的医疗保健问题。由于呼吸道感染、空气及环境污染、职业接触等所导致的慢性呼吸病逐年上升。由于饮食、环境变化、不良生活习惯等因素也导致个体的体质发生变化，变态反应性疾病、自身免疫疾病及不明原因的肺部疾病也呈现增多趋势。过去 10 年，我国哮喘患病率明显增高，但多数患者对疾病认知不足，管理程度低。中国哮喘联盟 2013 年一项覆盖全国 7 个大区 8 个省市、样本量超过 16 万人的流行病学调查显示，我国哮喘总患病率为 1.24%，北京地区和上海地区较 10 年前的调查结果分别增高了 147.9%和 190.2%。与哮喘发病相关的危险因素有吸烟、非母乳喂养、第一代亲属过敏疾病史、合并过敏性鼻炎、肥胖和宠物喂养。

据统计当前慢性阻塞性肺疾病（COPD，简称慢阻肺）在全球人群中的患病率是 2%～10%，在欧洲，40～69 岁人群慢阻肺的患病率为 9.1%，在美国国家健康调查发现 25 岁以上人口慢阻肺患病率为 6%。我国于 2007 年，在全国 7 个地区，样本量超过 2 万人群进行的流行病学调查数据显示，40 岁以上人群慢阻肺的患病率为 8.2%，这其中北京城区为 6.5%，农村为 9.11%。根据《中国居民营养与慢性病状况报告（2015）》，我国 40 岁及以上人群慢阻肺的患病率达 9.9%。2017 年的最新流行病学调查资料显示，我国 40 岁以上慢阻肺患病率高达 13.7%。10 年间，我国慢阻肺的患病人群持续增高。新发呼吸道传染病近两年未再大规模流行，但严重的致命性的散发病例各地仍不断出现。呼吸系统疾病的防治仍然任重道远。

二、国际最新研究进展

（一）新型口服抗凝药物成为肺栓塞指南推荐的非肿瘤患者的首选抗凝治疗药物

随着临床证据的不断增加，新型口服抗凝药物已越来越多地应用于临床。在 2016 年 2 月美国胸科医师学院（ACCP）发表的第 10 版《静脉血栓栓塞症抗栓治疗指南》中，推荐对于不伴发肿瘤的下肢深静脉血栓形成（DVT）或肺栓塞（PE）患者，长期抗凝（前 3 个月）建议使用达比加群、利伐沙班、阿哌沙班或依度沙班，优于维生素 K 拮抗剂（VKA）（2B 级）。该推荐是依据大量的循证医学证据而做出的。

随着各种新型口服抗凝药物的不断上市，临床研究也相继发表。针对利伐沙班在真实世界中的有效性和安全性（XALIA），有一项国际多中心、前瞻性非干预性研究，入组了 5142 例静脉血栓栓塞症（VTE）患者。研究结果表明，利伐沙班的疗效和安全性与标准治疗相当，但服用利伐沙班的患者住院时间更短。与利伐沙班Ⅲ期临床的结果相比，在真实世界中，使用利伐沙班 VTE 的复发率和大出血的发生率更低。

在 VTE 的延展期抗凝治疗中，ACCP 指南推荐，无诱因的近端 DVT 或 PE 患者决定停用抗凝剂时，若无阿司匹林禁忌，建议使用阿司匹林预防复发，效果优于不使用（2B）。在最近发表的研究

（EINSTEIN CHOICE）中，对于特发性 VTE 患者，在充分抗凝治疗 6～12 个月后，随机分为 3 组：第一组使用阿司匹林 100mg，每日 1 次；第二组使用利伐沙班 20mg，每日 1 次；第三组使用利伐沙班 10mg，每日 1 次。观察治疗 12 个月的 VTE 复发率和出血的发生率。结果发现无论是利伐沙班 20mg 组还是 10mg 组，VTE 的复发率均明显低于阿司匹林组，而不同剂量的利伐沙班组之间无显著差异；三组在大出血的发生率方面没有明显差异。

（二）中危肺栓塞的应首选抗凝治疗

针对中高危肺栓塞患者溶栓与单纯抗凝对照的 PEITHO 研究结果表明：相对于单纯抗凝治疗，溶栓治疗序贯抗凝治疗仅能减少肺栓塞的恶化率而不能降低 PE 患者的死亡率，且溶栓治疗显著增加了出血的风险，尤其是颅内出血的发生率显著增加。因而，主要基于 PEITHO 研究的结果，在各肺栓塞的国际指南中，对于中高危肺栓塞患者首先推荐抗凝治疗。但临床上仍存在的顾虑是单纯抗凝治疗是否会导致后期慢性血栓栓塞性肺动脉高压（CTEPH）的发生率升高？该研究的长期研究结果回答了这一问题。对这些患者进行了 3 年的随访，发现两组之间的长期死亡率没有差异，CTEPH 的发生率均较低。由此可见，溶栓治疗对于肺栓塞的长期预后并没有显示出优势。

（三）慢性阻塞性肺疾病全球创议全面修订

慢性阻塞性肺疾病（慢阻肺）全球创议（Global Initiative for Chronic Obstructive Lung Disease，GOLD）自 2001 年发布以来，每 5 年进行一次修订。GOLD 2017 作为第 4 次全面修订，在慢阻肺定义和概述、诊断和初始评估、预防和维持治疗的支持证据、慢阻肺稳定期管理、急性加重管理、慢阻肺和共患疾病方面均进行了较大的修订。

1. 慢阻肺定义和概述

慢阻肺是一种常见的以持续性呼吸道症状和气流受限为特征的可以预防和治疗的疾病，呼吸道症状和气流受限是由有毒颗粒或气体导致的气道和（或）肺泡异常引起的。GOLD 2017 报告首次将“持续存在的呼吸症状”和“气道和（或）肺泡异常改变”写入定义，突出了当前症状对患者的影响，以及气道和（或）肺实质的病理改变在慢阻肺发生中的重要作用。

慢阻肺是遗传–环境相互作用导致的疾病，包括基因、年龄、性别、肺生长发育、颗粒物暴露、社会经济因素、哮喘和气道高反应性、慢性支气管炎、感染等因素。吸烟是慢阻肺的重要危险因素，遗传与个体环境暴露和危险因素之间的相互作用在慢阻肺发病中有重要作用。

2. 慢阻肺诊断与评估

肺功能依然是慢阻肺诊断的金标准，支气管扩张剂后 $FEV_1/FVC < 70\%$，可确定存在持续气流受限。目前不推荐对无危险因素接触史和无症状个体进行肺功能筛查，但对高危人群应进行肺功能筛查；对任何有呼吸困难、慢性咳嗽或咳痰，和（或）有危险因素接触史的患者均应考虑慢阻肺的临床诊断。

GOLD 2017 对慢阻肺综合评估方法进行了修改，将肺功能分级由 ABCD 分组中单独列出，综合评估仅包含症状和急性加重史。在评估过程中，根据患者肺功能决定气流受限严重度分为 GOLD 1～4 级，然后进行症状和急性加重史评价，将患者分为 A～D 组，用于指导治疗。评估方法见图 11。GOLD 2018 在 GOLD 2017 的基础上强调了急性加重的风险，将“急性加重史”改为“中到重度加重史”。

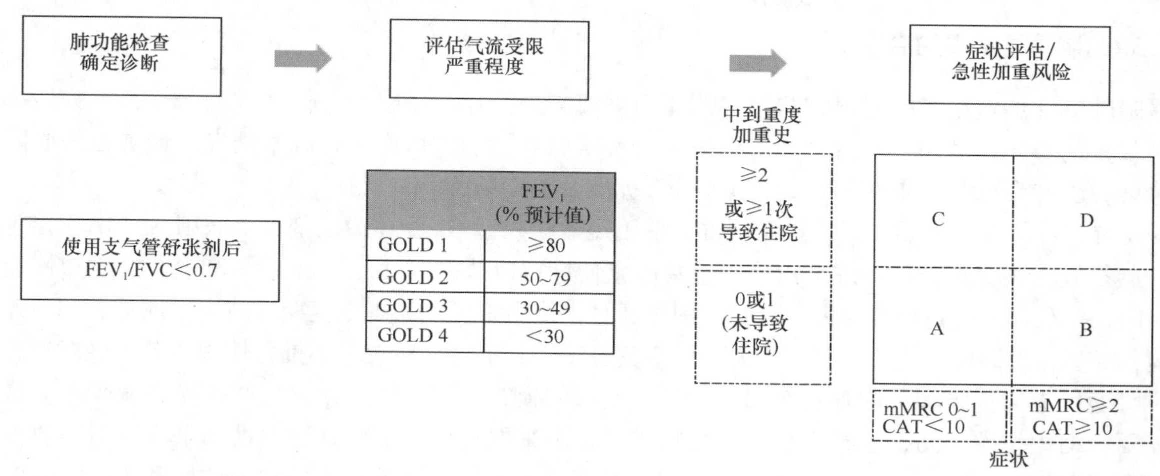

图 11　慢阻肺评估方法

3. 稳定期慢阻肺管理

慢阻肺稳定期的管理策略应主要基于个体症状评估和未来的急性加重风险。主要治疗目标是缓解症状和降低未来急性加重的发生风险。强调慢阻肺患者均应进行个体化的药物治疗。同时应该规律评估吸入技术。积极倡导全民戒烟。慢阻肺稳定期管理不应仅限于药物治疗，应辅以适当的非药物干预。

规律使用吸入支气管扩张剂是稳定期患者控制症状的核心，长效 β2 激动剂（LABA）与长效抗胆碱能药物（LAMA）联合（双支气管舒张剂）的药物选择的地位有所提升。对于支气管舒张剂应用后仍然有急性加重高风险的患者推荐吸入糖皮质激素（ICS）联合长效支气管舒张剂（LABA）治疗，以改善肺功能、健康状况和降低急性加重风险；但规律使用ICS治疗需要关注增加肺炎的风险，尤其是重度慢阻肺患者；提出 ICS/LAMA/LABA 三药联合治疗更明显改善慢阻肺患者肺功能、症状、健康状况，并减少急性加重。长期口服糖皮质激素有较多不良反应，无受益证据。慢阻肺治疗中推荐升阶梯/降阶梯治疗策略。GOLD 2017的治疗推荐是基于已有的疗效和安全性研究结果对A～D组的患者进行治疗，升阶梯治疗尚未进行验证，而降阶梯治疗则仅局限于吸入激素的研究。血嗜酸细胞可作为预测发生急性加重的生物标志物，指导慢阻肺稳定期吸入激素的个体化治疗。

磷酸二酯酶 4（phosphodiesterase type 4，PDE4）抑制剂推荐用于慢性支气管炎、有急性加重史的重度至极重度慢阻肺患者。

长期使用阿奇霉素或红霉素治疗 1 年以上可以减少慢阻肺急性加重，但要注意细菌耐药以及对听力的受损影响。

规律使用化痰药/抗氧化剂，如 NAC 和羧甲司坦可以降低部分患者急性加重风险。

辛伐他汀对急性加重风险增高的慢阻肺患者不能预防其急性加重。但是，观察性研究提示他汀类药物用于有心血管疾病和代谢疾病的慢阻肺患者，对某些终点指标具有改善作用。

白三烯调节剂在慢阻肺患者中的应用尚无足够证据。

建议患者接种流感疫苗和肺炎链球菌疫苗。推荐肺康复训练。对于静息状态下严重慢性低氧血症患者，长期氧疗可以改善其生存率；而对于稳定期慢阻肺患者，静息状态下或运动导致的中度氧饱和度下降，长期氧疗并不作为常规推荐。但当评价患者是否需要氧疗时必须考虑个体因素。对于严重的慢性高碳酸血症和因急性呼吸衰竭有住院史的患者，长期无创通气可降低其死亡率，预防再入院。对于内科治疗无效的晚期肺气肿患者，外科手术或支气管镜介入治疗可能获益。姑息疗法对于控制晚期慢阻肺患者症状是有效的。

4. 慢阻肺急性加重的治疗

慢阻肺急性加重是指呼吸道症状急性恶化而需要额外治疗。慢阻肺急性加重的治疗目标为最小化本次急性加重的影响，预防再次急性加重的发生。慢阻肺急性加重可由多种因素诱发，最常见的原因为呼吸道感染。还需明确慢阻肺急性加重严重度分类标准及治疗场所。

慢阻肺急性加重期初始支气管扩张剂推荐单用短效吸入型 β2 受体激动剂，或联用 SAMA。出院前应尽早开始长效支气管扩张剂的维持治疗。全身激素使用可以改善肺功能（FEV_1）和氧合，缩短恢复期和住院时间，疗程不应超过 5～7 天。当有使用指征时，抗生素可以缩短恢复期，减少早期复燃和治疗失败的风险，缩短住院时间，疗程为 5～7 天。甲基黄嘌呤因其不良反应较多不推荐使用。若无绝对禁忌证，无创机械通气应为慢阻肺急性呼吸衰竭患者的首选通气模式，因其能够改善气体交换，减少呼吸做功和插管需要，缩短住院时间，改善生存。急性加重后，需采取适当的措施预防急性加重。慢阻肺急性加重患者存在嗜酸细胞表型，可作为全身激素应用的指征。医生提出详细的出院和随访标准。出院时引进集束化干预策略，包括教育、优化药物治疗、对吸入方法进行评价并纠正错误、评价合并症并优化治疗、早期康复、远程监测及随访患者。患者出院后应尽可能早期随访（1 个月内），可以降低急性加重相关的再住院频率。进一步随访应该在出院后 3 个月，确保患者恢复至稳定期，并评估患者的症状、肺功能、采用多维指标，如 BODE（body mass index，obstruction，dyspnea，exercise）指数评估预后、血氧饱和度和血气分析有助于判断是否需要长期氧疗。对反复发生的急性加重、住院需要经 CT 判断是否存在支气管扩张或肺气肿，同时评价患者是否存在合并症并给予相应的治疗。

5. 慢阻肺频发急性加重表型

慢阻肺急性加重发生具有时间聚集性，发生一次急性加重后再发的易感性增加。过去 1 年急性加重频率是未来急性加重频率最强的预测因素。肺动脉与主动脉直径之比（＞1）、CT 提示肺气肿或气道壁增厚、存在慢性支气管炎等因素均可以增加慢阻肺急性加重风险。

6. 慢阻肺合并症

慢阻肺常合并其他疾病，对预后有显著影响。在心血管合并症中增加了外周血管疾病。心血管疾病是慢阻肺最常见的和最重要的合并症，目前包括 5 种疾病：缺血性心脏病、心力衰竭、心房纤颤、外周血管疾病（peripheral artery disease，PAD）和高血压。增加了慢阻肺合并睡眠呼吸暂停综合征（重叠综合征）。总体来说，合并症不改变慢阻肺的治疗方案，同时也应按照常规治疗合并症。

（四）间质性肺疾病分类、诊断及治疗进展

2013 年美国胸科学会和欧洲呼吸学会再次对特发性间质性肺炎的分类进行了重新修订，这次新分类把特发性间质性肺炎分为三个大类：主要的特发性间质性肺炎、罕见的特发性间质性肺炎和临床未能命名的病理改变三类。其中，主要的特发性间质性肺炎又分为慢性纤维化性间质性肺炎（特发性肺纤维化和特发性非特异性间质性肺炎）、吸烟相关性间质性肺炎（闭塞性细支气管炎并间质性肺炎和脱屑性间质性肺炎）和急性或亚急性间质性肺炎（隐源性机化性肺炎和急性间质性肺炎）；罕见的特发性间质性肺炎又分为特发性淋巴细胞性间质性肺炎和特发性胸膜肺实质弹力纤维增生症。这一分类方法体现了对此类疾病的认识，已被应用于临床和科研工作。多学科联合仍是目前最佳的间质性肺疾病诊断策略。

间质性肺疾病的治疗逐渐向病因预防、治疗疾病和控制症状、提高生存质量方面进展。越来越多的病因被发现，近年来随着肿瘤靶向药物的临床应用，其导致的肺脏间质性改变逐渐被认识，早期治疗效果好。仍缺乏有效的抗纤维化治疗药物，吡非尼酮在临床上得到更加广泛的应用，其在继发性肺纤维化治疗方面（尤其是硬皮病合并肺纤维化患者）的应用价值也在进行研究。尼达尼布已在香港等地上市，内地有望在年底上市，使得纤维化治疗有更多的药物选择。肺移植仍然是终末期纤维化患者治疗的最佳选择。

（五）危重症监护深入研究

1. 重症监护病房内氧疗

2016 年发表在 *JAMA* 杂志的 Oxygen-ICU 研究对重症监护病房（ICU）需要氧疗的危重症患者进行了研究。患者被随机分为保守性氧疗组[动脉血氧分压（PaO_2）：70～100mmHg 或 SpO_2 94%～98%]和传统氧疗组（常规允许 PaO_2＞150mmHg 或 SpO_2 97%～100%）进行目标氧疗，结果发现保守性氧疗组 ICU 病死率显著低于传统氧疗组（11.6%比 20.2%，P=0.01）；而且两组比较，保守性氧疗组休克、肝衰竭和军训中的发生率均低于传统氧疗组。由此建议临床需注意过度氧疗导致的高氧对患者带来的危害，纠正传统氧疗观念，实施正确的氧疗措施。

2. 急性呼吸窘迫综合征无创通气

Patel 等学者进行了一项比较头盔与面罩在接受无创通气的急性呼吸窘迫综合征（acute respiratory distress syndrome，ARDS）患者气管插管率方面的随机临床研究。共有 83 例患者纳入研究分析，面罩组和头盔组分别有 39 例和 44 例患者。面罩组患者的气管插管率是 61.5%，头盔组是 18.2%，P＜0.001；头盔组无有创通气天数 28 天，显著高于面罩组 12.5 天，P＜0.001。入组第 90 天时，头盔组中有 15 例（34.1%）患者死亡，面罩组有 22 例患者（56.4%）死亡，P=0.02。结果提示与面罩相比，头盔可显著降低接受无创通气 ARDS 患者的气管插管率，同时也显著降低 90 天病死率，但还需多中心临床研究来进一步验证此结果。

3. 经鼻高流量氧疗

经鼻高流量（high-flow nasal cannula，HFNC）氧疗作为近年来新涌现的呼吸支持方式，目前越来越多的成为研究的焦点。

在急性呼吸衰竭方面，近 2 年的研究进展较多关注免疫抑制患者应用 HFNC 氧疗方面。Coudroy 等学者进行了观察性研究，115 例急性呼吸衰竭伴免疫抑制的患者（60 例接受 HFNC 氧疗，55 例接受无创通气），结果发现无创通气组插管率及 28 天病死率均高于 HFNC 组。然而 Lemiale 等研究发现在免疫抑制合并急性低氧性呼吸衰竭患者，较标准氧疗组 HFNC 在降低插管率和病死率方面并无优势。Liang 等学者的系统性综述和 Meta 分析认为，在预防急性呼吸衰竭患者拔管后再插管率方面，HFNC 较无创通气和传统氧疗是比较可靠的选择。

在外科术后拔管后预防再插管方面，Rafael 等学者进行了多中心随机对照研究，155 例患者纳入了研究（78 例 HFNC 组和 77 例传统氧疗组），拔管后呼吸衰竭发生率 HFNC 组为 16 例（20%），传统氧疗组为 21 例（27%），P=0.2；再插管率方面 HFNC 组为 11%，传统氧疗组为 16%，P=0.5；结果并未发现在拔管后呼吸衰竭高危患者，HFNC 并未体现较传统氧疗的优势。Huang 等学者进行了系统性综述和 Meta 分析，结果提示对于不合并急性呼吸衰竭的患者，传统氧疗仍可作为术后患者的一线方案；对于危重症患者，HFNC 可能较传统氧疗及无创通气有潜在的优势，仍需进一步高质量研究来证实。

4. 体外二氧化碳清除

ECLAIR 研究是针对慢性阻塞性肺疾病急性加重期合并急性高碳酸血症呼吸衰竭患者，应用体外二氧化碳清除（extracorpireal CO_2 removal，$ECCO_2R$）避免有创机械通气可行性和安全性评估的随机对照研究。结果发现 $ECCO_2R$ 成功避免了超过一半的患者接受有创机械通气，但是 1/3 患者发生了 $ECCO_2R$ 相关并发症，在有创通气时间、住院时间等方面均与对照组无差异。Fanelli 等学者对中度 ARDS 患者应用 $ECCO_2R$ 辅助超级肺保护通气可行性和安全性进行了研究，15 例患者纳入研究，结果发现接受超级肺保护通气策略的患者均出现呼吸性酸中毒，$ECCO_2R$ 平均血流量 435ml/min 和气流量 10L/min 即可有效纠正

pH 和 $PaCO_2$，驱动压显著降低，但在呼吸系统顺应性无变化，2 例患者发生相关并发症。结论认为低流速 $ECCO_2R$ 辅助接受小潮气量、低压力超级肺保护通气策略的中度 ARDS 患者是安全的。尽管如此，目前对于危重症患者，较临床中广为接受的治疗策略来说，$ECCO_2R$ 仍处于试验性技术的位置，仍需要更多高质量的临床研究来证实它的安全性和有效性。

三、国内最新研究进展

（一）VTE 防治体系的建设

VTE 是可以预防的疾病，对住院患者进行 VTE 的预防，是降低医院内非预期死亡率的一项重要措施。近年来，国内在 VTE 预防方面进行了大量的工作，如大力推广医院内 VTE 防治体系建设，建立了近百家 VTE 防治示范基地，将 VTE 的预防纳入医院的质量管理指标中等。2015 年，由中华医学会呼吸病学分会和中华医学会老年医学分会联合发表了《内科住院患者静脉血栓栓塞症预防的中国专家建议》，其他学科，如普通外科、肿瘤科以及 ICU 等也相继出台了专科预防的指南、共识，旨在推动国内 VTE 的防治工作。

（二）胸膜疾病研究取得丰硕成果

近年来，首都医科大学附属北京朝阳医院呼吸与危重症医学科、北京市呼吸疾病研究所与华中科技大学同济医学院附属协和医院呼吸科、广西医科大学第一附属医院呼吸科合作开展胸膜疾病的基础与临床研究，取得了丰硕的成果。

1. 揭示恶性胸腔积液中多种 Th 细胞的表型及免疫学特性，发现这些 Th 细胞浸润到胸膜腔的机制

阐述了恶性胸腔积液中的调节性 T 细胞（Treg）的免疫抑制活性，揭示 Treg 浸润到恶性胸腔积液的机制；发现恶性胸腔积液中 Th17 细胞发生、分化及迁移的新机制，及其对恶性胸腔积液患者预后的影响；阐明 Th1 和 Th17 细胞之间的相互作用及其对恶性胸腔积液的影响；证实 Th9 和 Th22 细胞可在恶性胸腔积液局部微环境中发生和分化，其所产生的细胞因子可促进肺癌细胞的增殖和迁移，并显著增进肺癌细胞对胸膜间皮细胞的黏附性。

2. 揭示结核性胸腔积液的免疫微环境中多种 Th 细胞的免疫学特征，揭示 Th 细胞对胸膜结核感染过程的影响

阐述结核性胸腔积液中 Treg 的免疫抑制活性及其浸润机制。揭示 Th9 和 Th22 细胞在结核感染过程中的免疫学特性，特别是这些 Th 细胞与间皮细胞相互之间的免疫调节作用。发现间皮细胞通过递呈抗原促进 $CD4^+$T 细胞增殖，并促进 Th9 和 Th22 细胞的分化。

（三）我国介入呼吸病学技术深入发展

近年来，针对终末期慢阻肺患者进行单向活瓣肺减容以及针对难治性哮喘进行支气管热成形的气道介入治疗已经逐渐在全国各地开展，并成为成熟的介入呼吸病学治疗方法。在钟南山院士领导下，我国完成了首个多中心随机对照的严重肺气肿支气管介入单向活瓣（IBV）治疗安全性和有效性研究（REACH 研究），其结果与国际著名的 VENT 研究（EBV）相似，且气胸等并发症显著降低，具有较高的临床应用指导价值并获得国际学术界的高度重视。

支气管镜下经肺实质结节侵入技术（bronchoscopic transparenchymal nodal access，TBPNA）是一项新

的对肺部外周孤立性结节的取样技术，其通过阿基米德虚拟支气管镜导航系统重建显示支气管腔、血管和肺实质，系统计算出达到肺外周结节且无血管的路径和穿刺进入点，通过使用穿刺针、扩张器、导管鞘管并在X线引导下建立管道通达结节，进一步活检或治疗。2015年Herth等首次报道了人体研究，并获得了合格的活检标本，未发现出血和肺裂伤等并发症。2016 年该项技术已开始在我国进行临床研究。2017年11月正式上市。

目前，我国部分单位针对中心气道狭窄的介入诊治水平与欧美国家相当，但全国各地诊治水平存在差异，特别是针对良性中心气道狭窄的处理方面仍为临床难题。鉴于此，2017 年 6 月的《中华结核和呼吸杂志》刊发了中华医学会呼吸病学分会介入呼吸病学组撰写的“良性中心气道狭窄经支气管镜介入诊治专家共识”，为诊治良性中心气道狭窄提供了明确的指导，并将有助于提高我国介入呼吸病学诊治水平。

（四）肺功能检查——“像量血压一样检查肺功能”的理念逐步深入人心

肺功能检查是临床上对胸肺疾病诊断、鉴别诊断、疾病严重程度评估、治疗效果和预后评估的重要检查手段，目前已广泛应用于呼吸内科、胸外科、麻醉科、职业科、儿科、流行病学、潜水及航天医学等领域。在 2014 年 6 月开始发表《肺功能检查系列指南》的工作基础上，中华医学会肺功能专业组针对肺功能检查缺乏规范的培训课程、明确的准入制度和专门的专业技术考评体系的现状，推动“肺功能检查规范化培训”，经过严格认证，筛选各地域内肺功能检查开展较好的先进单位，严格培训考核培训中心带教教师，制定统一规范的培训大纲和考核标准，目前在全国已认证 51 家核心培训单位，覆盖全国 27个省、自治区、直辖市的 39 个城市，截至 2016 年 12 月，各培训中心共举办 80 余场次“肺功能检查规范化培训万里行”活动，共 2686 家医院的 6883 人参加培训，5918 人参加了考核，其中 4299 人通过考核，取得培训证书。北京市目前有 3 家培训中心，近 3 年共举办培训 9 场。通过持续培训，不但是三级医院，越来越多的基层医院也逐步开始开展肺功能检查。2016 年中华医学会肺功能学组协助国家食品药品监督管理总局制订了“呼气峰值流量计”和“用于测量人体时间用力呼气量的肺活量计”的行业标准。国家卫计委于 2015 年将肺功能检查列为呼吸内科关键性技术之一；2016 年，肺功能检查更正式被国务院《“十三五”卫生与健康规划》纳入常规体检。

四、北京最新研究进展

（一）基于临床研究探索胸膜疾病诊断新方法

胸膜疾病是呼吸系统疾病的重要组成部分，胸腔积液也是常见的临床综合征，特别是渗出性胸腔积液病因纷繁复杂，其中尤以胸膜原发恶性肿瘤以及转移性肿瘤伴发的恶性胸腔积液和结核菌感染所致的结核性胸腔积液最为常见。恶性胸腔积液几乎可伴发于所有类型的晚期恶性肿瘤，严重影响患者的生活质量并加速患者的死亡。而结核性胸腔积液因为缺乏特异性指标，对其早期诊断一直是临床工作的难点，如果不能得到早期诊断和早期治疗，随着病情进展出现胸膜粘连将显著影响患者的肺功能。我国结核病高发，对结核性胸腔积液的早诊早治具有重要的临床意义。首都医科大学附属北京朝阳医院呼吸与危重症医学科在近年的研究中探索了一系列针对结核性胸膜炎和恶性胸腔积液的诊断新方法。同时该单位在国内较早地开展了内科胸腔镜技术，迄今已完成1000余例，显著提高了不明原因胸腔积液的诊治水平。

1. 探索胸腔积液鉴别诊断的新方法

2012 年于国际上首次报道了 TPE 胸水中 IL-27 水平显著高于非 TPE 胸水，发现 IL-27 是鉴别诊断结核性胸腔积液良好的指标，IL-27 诊断结核性胸腔积液的敏感度和特异度分别高达 92.7%和 99.1%，成为目前诊断效率最高的可溶性指标。通过循证医学研究证实 IFN-γ 和腺苷脱氨酶都是诊断结核性胸腔积液可靠的生物学指标；而癌胚抗原和糖类抗原 CA125、CA15-3、CA19-9 以及 CYFRA21-1 等肿瘤标志物有助于恶性胸腔积液的诊断。两种或两种以上肿瘤标志物联合检测可以进一步提高诊断效能。

2. 探索内科胸腔镜下新技术，为研究光动力精准治疗恶性胸膜疾病打下基础

内科胸腔镜技术具有安全、高效、经济、便捷的优点，对于不明原因胸腔积液的患者具有极高的诊断价值。但是由于胸膜病变复发多样，医生常常难以在镜下准确地区分良恶性病灶，也很难发现非典型增生或早期恶性病变。通过临床研究发现，自发荧光在镜下可以清晰地勾勒出恶性病变的侵及范围，并可以发现肉眼难以观察到的微小病灶，对于恶性胸膜疾病的诊断敏感度及阴性预计值均高达 100%。将自发荧光技术创新性地引入内科胸腔镜术中，进一步提高了胸膜疾病的诊断率。特别是对于恶性胸膜疾病，探索其独特的荧光现象将为未来开展光动力精准治疗研究打下基础。

在近年的工作中，通过大量开展内科胸腔镜手术我们积累了丰富的临床经验，临床研究也验证了这项技术的安全性和有效性。同时，借助于内科胸腔镜技术，回顾分析了不明原因胸腔积液的疾病谱，对于临床工作具有重要的参考价值。

综上所述，国内学者的诸多工作既通过基础研究揭示了胸膜腔局部环境中多种免疫细胞和结构细胞不为人知的免疫学特征，也通过临床研究完善并发展了内科胸腔镜诊断技术，显著提高了胸膜疾病的诊断能力，同时也为全国兄弟单位培养了大量的专业人才。

（二）首次获得了基于北京地区的 ICU 中有关机械通气治疗的流行病学资料

首都医科大学附属复兴医院对北京 13 家医院的 14 个 ICU 内接受有创通气支持患者进行了调查，结果发现急性呼吸衰竭患者占接受机械通气治疗患者的 85.5%，慢阻肺急性加重和昏迷分别为 4.7%和 5.7%。急性呼吸衰竭的主要原因是术后（41.6%）、肺炎（15.4%）、ARDS（9.6%）、脓毒症（6.3%）和充血性心力衰竭（5.8%）。最常用的机械通气治疗模式为同步间歇指令通气（SIMV）+压力支持通气（PSV）（43.6%的患者使用），其次为单独使用 PSV（19.9%）、容量辅助/控制通气（VA/C，18.5%）、压力控制通气（PCV，11.0%）、SIMV（5.5%）、压力调节容量控制通气（PRVC，0.8%）。

本研究首次获得了基于北京地区的 ICU 中有关机械通气治疗的流行病学资料。与其他国家的研究结果进行比较，我国的患者更加高龄，男性患者更多，机械通气治疗的参数设置与目前国际指南指导的相一致，但是存在相对较高的死亡率及相对较高的医疗花费。提出随着人口老龄化，机械通气治疗的需求将越来越高，我们需持续改进危重症医疗服务的有效性，进一步提高危重症医疗服务的质量。

（施焕中　王　峰　杨媛华　林英翔　孙　兵　李绪言　王　臻　逯　勇　崔　瑷）

参 考 文 献

中华医学会呼吸病学分会，2017. 良性中心气道狭窄经支气管镜介入诊治专家共识.中华结核和呼吸杂志，40（06）：408-418.

中华医学会老年医学分会，中华医学会呼吸病学分会，《中华老年医学杂志》编辑委员会，等，2015. 内科住院患者静脉血栓栓塞症预防中国专家建议（2015）. 中华老年医学杂志，34（4）：345-352.

Agusti A，Edwards LD，Celli B，et al，2013. Characteristics，stability and outcomes of the 2011 GOLD COPD groups in the ECLIPSE cohort. Eur Respir J，42（3）：636-646.

Global initiative for chronic obstructive lung disease，2016. Global strategy for the diagnosis，management，and prevention of chronic obstructive pulmonary disease 2017 report. http://www.goldcopd.org[2016-12-09].

Gu Y，Zhai K，Shi HZ，2016. Clinical value of tumor markers for determining cause of pleural effusion. Chin Med J（Engl），129（3）：253-258.

Herth FJ，Eberhardt R，Sterman D，et al，2015. Bronchoscopic transparenchymal nodule access（BTPNA）：first in human trial of a novel procedure for sampling solitary pulmonary nodules. Thorax，70（4）：326-332.

Kearon C，Akl EA，Ornelas J，et al，2016. Antithrombotic therapy for VTE disease：CHEST guideline and expert panel report. Chest，149（2）：315-352.

Konstantinides SV，Vicaut E，Danays T，et al，2017. Impact of thrombolytic therapy on the long-term outcome of intermediate-risk pulmonary embolism. J Am Coll Cardiol，69：1536-1544.

Li S，You WJ，Zhang JC，et al，2015. Immune regulation of interleukin-27 in malignant pleural effusion. Chin Med J（Engl），128（14）：1932-1941.

Liu M，Cui A，Zhai ZG，et al，2015. Incidence of pleural effusion in patients with pulmonary embolism. Chin Med J（Engl），128（8）：1032-1036.

Liu YL，Wu YB，Zhai K，et al，2016. Determination of interleukin 27-producing CD4+ and CD8+ T cells for the differentiation between tuberculous and malignant pleural effusions. Sci Rep，19，6：19424.

Siddiqui SH，Guasconi A，Vestbo J，et al，2015. Blood eosinophils：a biomarker of response to extrafine beclomethasone/formoterol in chronic obstructive pulmonary disease. Am J Respir Crit Care Med，192（4）：523-525.

Wang F，Wang Z，Tong ZH，et al，2015. A pilot study of autofluorescence in diagnosis of pleural disease. Chest，147（5）：1395-1400.

Wang XJ，Yang Y，Wang Z，et al，2015. Efficacy and safety of diagnostic thoracoscopy in undiagnosed pleural effusions. respiration，90（3）：251-255.

Wu XZ，Zhou Q，Lin H，et al，2017. Immune regulation of toll-like receptor 2 engagement on CD4+ T cells in murine models of malignant pleural effusion. Am J Respir Cell Mol Biol，56（3）：342-352.

Xu QQ，Zhou Q，Xu LL，et al，2015. Toll-like receptor 4 signaling inhibits malignant pleural effusion by altering Th1/Th17 responses. Cell Biol Int，39（10）：1120-1130.

Yang Y，Wu YB，Wang Z，et al，2017. Long-term outcome of patients with nonspecific pleurisy at medical thoracoscopy. Respir Med，124：1-5.

Ye ZJ，Xu LL，Zhou Q，et al，2015. Recruitment of IL-27-producing CD4+T cells and effect of IL-27 on pleural mesothelial cells in tuberculous pleurisy. Lung，193（4）：539-548.

Zhai K，Lu Y，Shi HZ，2016. Tuberculous pleural effusion. J Thorac Dis，8（7）：E486-44.

第二节　消化系统疾病领域国内外研究进展

一、最新流行概况

消化系统疾病发病率越来越高，国家医保负担越来越重，对人类健康危害越来越大。《2015 中国癌症统计数据》显示：在我国，发病率和死亡率最高的前五位肿瘤中，消化系统占四个（胃癌、肝癌、食管癌和结直肠癌）。消化系统癌新发病例，在中国占所有癌新发病例的 49.92%，在全球为 27.6%；中国消化系统癌死亡病例占所有癌死亡病例的 57.1%，全球为 35.3%。中国人口不到世界的 20%，新发消化系统癌却占世界的 34.5%，死于消化系统癌的患者占世界消化系统癌患者的 38.3%。

《2015 年度北京市卫生与人群健康状况报告》指出，北京市户籍人口死因前三位仍然是恶性肿瘤、心脏病和脑血管病，占总死亡人数的 72.7%，其中消化系统恶性肿瘤包括结直肠癌、肝癌、胃癌和食管癌，发病率及死亡率偏高，提示我们要加强对各类健康危险因素的防控。《国家中长期科学和技术发展规划纲要》制定了肿瘤防治的原则：“策略前移，重心下移，使有限的卫生资源从主要用于中晚期患者的治疗，逐步转移到预防干预和早诊早治方面来。”因此加强消化系统重大疾病尤其是癌前疾病癌变的预警、预防研究，创新和推广消化系统重大疾病的精准诊治技术，形成消化系统重大疾病诊治适宜技术推广的新网络体系和机制，将成为今后的医疗重点。

近年来，胰腺疾病在我国乃至世界范围内发生率均有上升趋势。有关胰腺的疾病，如急性胰腺炎、慢性胰腺炎等的报道越来越多。目前胰腺癌的全球发病率约为每 10 万人年 8.14 例，死亡率每 10 万人年 6.92 例。急性胰腺炎的全球发病率约为每 10 万人年 33.74 例，死亡率为每 10 万人年 1.6 例。慢性胰腺炎的全球发病率约为每 10 万人年 9.62 例，死亡率为每 10 万人年 0.09 例。近 30 年，我国急性胰腺炎发病率呈上升趋势。而慢性胰腺炎则是一种影响生活质量的严重疾病，占用较多的医疗保险资源。国内发病率有逐年增高的趋势，但尚缺乏确切的流行病学资料。

溃疡性结肠炎是一种病因不明的慢性非特异性炎症性肠病，其发生与遗传、地域、环境、饮食习惯等多种因素相关。近年来，溃疡性结肠炎的发病率也呈逐年上升趋势。在世界范围内溃疡性结肠炎的患病率为 5.5～24.3/10 000，其中，北美洲和欧洲等发达地区溃疡性结肠炎的患病率较高，约为 24.3/10 000 和 19.20/10 000，亚洲和中东地区的患病率较低，约为 6.3/10 000，而中国大陆地区溃疡性结肠炎的患病率为 11.60/10 000，且有被低估的可能。一些学者的最新调查研究显示，在亚洲 IBD 每年粗发生率为 1.37/10 万，中国是亚洲发生率最高的家，为 3.44/10 万，从症状出现到确诊的平均时间为 5.5 个月。

胆结石或称胆石病，是当今欧洲和其他发达国家重要的公共卫生问题，影响多达 20%的人口。在欧洲国家，因消化道疾病住院的患者中，胆结石是最常见的疾病。

二、国际最新研究进展

（一）早期结直肠癌及癌前病变诊治新进展

美国国立综合癌症网络（NCCN）在 2013 年发布的《结直肠癌筛查指南》中，首先对所有成年人进行风险评估，并将其按危险程度分为 3 组，分别为一般风险人群、高风险人群和遗传性高风险人群；对于家族史不详者于 40 岁开始考虑进行结直肠癌筛查，而一般风险者则于 50 岁开始；筛查终止于 75 岁，因为对于高龄人群的筛查未见明显生存获益。美国预防服务工作组（USPSTF）于 2016 年更新了关于结直肠癌（CRC）筛查建议的指南，认为大肠癌筛查应从 50 岁开始，直到 75 岁，在 76～85 岁的成年人筛查结直肠癌，应考虑到患者的整体健康和之前的检查病史。

推荐对于可一次性完全切除的Ⅱa 型、Ⅱc 型，以及一部分Ⅰs 型病变使用内镜下黏膜切除术（endoscopic mucosal resection，EMR）治疗，对于最大直径超过 20mm 且必须在内镜下一次性切除的病变、抬举征阴性的腺瘤及部分早期癌、大于 10mm 的 EMR 残留或复发再次行 EMR 治疗困难者及反复活检不能证实为癌的低位直肠病变使用内镜下黏膜下层剥离术（endoscopic submucosal dissection，ESD）治疗。由于结直肠 ESD 的技术难度较大，相关并发症发生率较高。在日本结直肠病变 ESD 穿孔率为 1.4%～10.4%。Bodak 等报道一项包含 1233 位患者的多中心研究，发现 ESD 治疗早期结直肠癌的整块切除率为 92.6%，完整切除率（病理提示边缘阴性）为 87.4%，R0 切除率（内镜下切除标本侧切缘和基底切缘与癌巢之间距离＞2mm）为 83.7%，迟发性出血率、术中穿孔和延迟穿孔率为 3.7%、3.4%和 0.4%。

（二）早期食管癌及癌前病变诊治新进展

NBI 在食管鳞癌筛查方面较普通白光内镜有明显优势，利用 NBI 结合放大内镜观察食管上皮乳头内毛细血管袢（intrapapillary capillary loops，IPCL）和黏膜微细结构有助于更好地区分病变与正常黏膜及评估病变浸润深度，已成为早期食管癌内镜精查的重要手段（图 12）。NBI 结合放大内镜观察时，位于深部的分支状血管为绿色，表浅的 IPCL 呈棕色点状。而当发生浅表食管鳞癌时，肿瘤部分扩张的异常血管密集增生，此时可通过 NBI 加放大内镜观察 IPCL 状态，诊断食管鳞状上皮病变，包括上皮内瘤变及浅表癌，并可反映肿瘤的浸润深度。

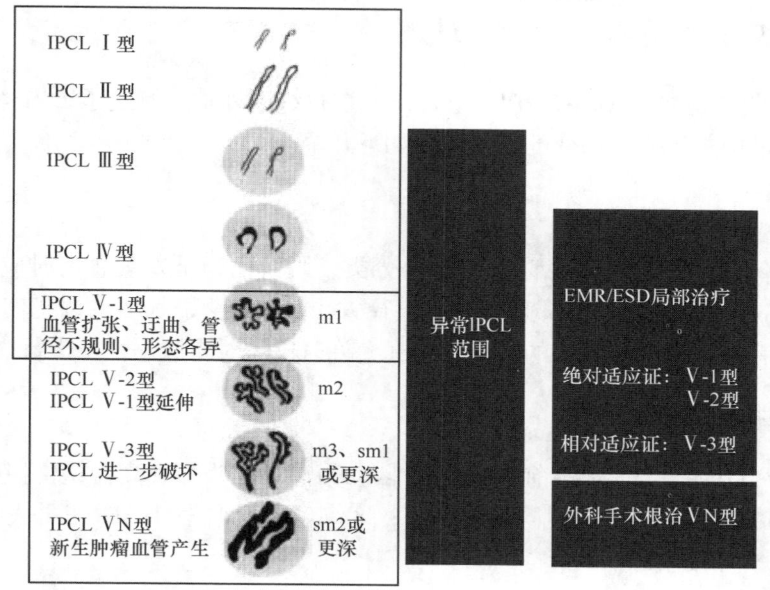

图 12 Inoue 上皮内乳头内毛细血管袢（IPCL）分型

Arima 等根据食管黏膜表面的微血管的形状和不规则形将其分为 4 型。1 型为上皮下乳头内的细小的线形毛细血管，见于正常食管黏膜；2 型为略微膨胀扩张的血管，并且上皮下乳头内的毛细血管形状正常，主要见于炎性病变；3 型为口径不均的螺旋状血管，并且有挤压现象，排列不规则，主要见于 M1 期癌和M2期癌；4型表现为血管有重叠，不规则的分支状、网状或无血管区（avascular area，AVA），主要见于 M3 期癌和浸润更深层的癌。Inoue's IPCL 分型和 Arima 浅表食管鳞癌微血管形态分型均较复杂，为便于临床应用，日本食管学会将上述两种分型结合起来，制定了一个新的简单易行的分型——JES 分型，既包含了血管形态又包括了 AVA（表 3）。该分型将食管黏膜浅表血管分为 A 型和 B 型。A 型为轻度异常或没有异常的血管，B 型为异常的血管（包括扩张、迂曲、口径改变及形态不均）。B 型又可分为 3 个亚型，即 B1 型、B2 型和 B3 型，分别提示肿瘤浸润至 M1 或 M2、M3 或 SM1、SM2。另外根据 AVA 大小又可分为 3 种亚型，与肿瘤的浸润深度有关：AVA 直径≤0.5mm 者为小 AVA（AVA-small），0.5～3mm 者为中 AVA（AVA-middle），≥3mm 者为大 AVA（AVA-large）。JES 分型方法诊断的准确率可达 90%。

表 3 早期食管鳞癌放大内镜下日本食道学会分型（JES 分型）

分型依据及分型	形态特点	临床意义或推测的浸润深度
IPCL		
A 型	血管形态正常或轻度改变	正常鳞状上皮或炎性改变
B 型	血管形态改变较明显	鳞状细胞癌
B1 型	全部血管扩张、迂曲、粗细不均、形态不一	侵及黏膜上皮层/黏膜固有层
B2 型	有缺少血管襻的异常血管	侵及黏膜肌层/黏膜下浅层（SM1）
B3 型	高度扩张不规整的血管（血管不规整，管径大于60μm，约为 B2 型血管的 3 倍以上）	侵及黏膜下中层（SM2）或更深
AVA		
小 AVA	AVA ≤0.5mm	黏膜上皮层/黏膜固有层
中 AVA	AVA 0.5～3mm	侵及黏膜肌层/黏膜下浅层（SM1）
大 AVA	AVA ≥3mm	侵及黏膜下中层（SM2）或更深

（三）早期胃癌及癌前病变诊治新进展

2015 年，美国消化内镜协会（ASGE）对既往研究进行综合评估，制定了《内镜下胃癌及癌前病变的处理》临床指南，指南中关于癌前病变的建议包括如下几个。

1. 胃息肉

①内镜下的改变不能用于区分胃息肉的组织学分类，因此内镜下发现息肉时应进行活检；②增生性息肉与胃癌发生风险升高相关，大量研究表明，直径大于 1cm 及蒂状增生性息肉为异型增生的风险因素；③腺瘤性息肉也有发展为恶性肿瘤的潜能，情况允许时，应对胃腺瘤性息肉行内镜下切除。

2. 胃肠上皮化生和异型增生

①胃肠上皮化生（GIM）是一种癌前病变，可能与 *Hp* 感染、吸烟和高盐饮食相关；②GIM 患者伴发高度异型增生（HGD）时发生癌症的风险显著增高；③高度异型增生 HGD 可并发侵袭性腺癌，且 25% 的 HGD 患者将会在一年内进展为腺癌。

3. 恶性贫血

①胃腺癌的患者出现恶性贫血可能与 A 型萎缩性胃炎相关；②在诊断恶性贫血后，无论伴或不伴上消化道症状均应进行内镜检查。

4. 胃类癌

①胃类癌可以分为 4 型：1 型特点为多发、高分化且与 A 型慢性萎缩性胃炎相关；2 型特点为多发、高分化且与卓艾综合征及多发内分泌腺瘤形成相关；3 型特点为单发、高分化、散发；4 型特点为单发及低分化。②对于胃类癌的内镜评估应当包括类癌的大小、数量和分布，一旦通过内镜诊断了胃类癌，EUS 有助于确定侵袭的深度，进而决定是否考虑进行 EMR。

5. 胃外科手术后

良性胃或十二指肠溃疡患者在经历胃部分切除术后，发生胃癌的风险升高。

（四）急性胰腺炎诊治新进展

2016 年发表在 *NEJM* 上的综述 *Acute pancreatitis*，分析了急性胰腺炎的管理的新变化，其中提出以下两点。

1. 急性胰腺炎的病因（表 4）。

表 4 急性胰腺炎

病因	频率	诊断线索	备注
胆结石	40%	胆囊结石或胆泥，肝酶水平异常	内镜超声可显示结石
乙醇	30%	潜在慢性胰腺炎急性发作的叠加	病史，CAGE 问卷
高甘油三酯血症	2%～5%	空腹三酰甘油 11.3mmol/L	—
遗传因素	未知	复发性急性、慢性胰腺炎	—
药物	≤5%	其他药物过敏的证据	特殊的
自身免疫原因	≤1%	1 型：阻塞性黄疸，IgG4 升高；2 型：可能表现急性胰腺炎，发生于年轻患者，无 IgG4 升高	1 型影响胰腺、唾液腺、肾脏的全身性疾病；2 型只有胰腺受影响

续表

病因	频率	诊断线索	备注
ERCP	5%～10%	—	症状可通过直肠非甾体抗炎药或支架减少
外科创伤	≤1%	钝挫或穿透性创伤	—
感染	≤1%	病毒：巨细胞病毒、流行性腮腺炎、EB 最常见 寄生虫：蛔虫	—
手术并发症	5%～10%（心脏搭桥）	—	可能由于胰腺缺血引起，胰腺炎可能重
梗阻	罕见	乳糜泻、Crohn 病和 Oddi 括约肌功能障碍	恶性胰腺导管或壶腹部梗阻可见
相关疾病	常见	糖尿病、肥胖、吸烟	—

2. 急性胰腺炎严重程度的预测

提高急性胰腺炎患者并发症或死亡风险的临床因素包括高龄（大于 60 岁）、合并症较多或较严重、肥胖（BMI＞30）以及长期酗酒。血液浓度和氮质血症或炎症指标对重症急性胰腺炎也具有预测价值。其中最有用的指标是血尿素氮及肌酐水平和红细胞压积升高，特别是当液体复苏不能使其恢复正常范围时。血清淀粉酶或脂肪酶水平升高程度对预后没有价值。另外许多预测系统使用 CT 结果，但严重急性胰腺炎的 CT 证据滞后于临床结果。

发表在 *Clinical Gastroenterology and Hepatology* 期刊上大型病例研究证实饱和脂肪酸和胆固醇的饮食摄入及其食物来源包括红肉和蛋类与胆结石相关急性胰腺炎呈正相关。纤维摄入与胆结石相关急性胰腺炎和非胆结石相关急性胰腺炎呈负相关。维生素 D，主要来自牛奶，与胆结石相关急性胰腺炎呈负相关。饮用咖啡可以对非胆结石相关急性胰腺炎产生保护作用。

（五）慢性胰腺炎诊治新进展

2017 年 3 月，欧洲胃肠病学联合会工作组发布了《慢性胰腺炎的诊断和治疗指南》，指南主要针对慢性胰腺炎的诊断和治疗，内镜检查以及手术治疗等提出循证建议，主要有以下几点。①所有 20 岁前发病的慢性胰腺炎患者，以及无论发病年龄的所谓的特发性慢性胰腺炎的患者，均需排除囊性纤维化的诊断。②有家族史或者发病早的患者（＜20 岁）应进行相关变异体的基因检测。酒精性慢性胰腺炎患者，不推荐常规基因检测。③在儿科患者中，需要通过氯离子导入排除囊性纤维化，遗传因素在儿童中比在成人中更重要，实验室评估应包括钙离子和甘油三酯水平。推荐的影像学检查是腹部 B 超或核磁共振胰胆管成像。检查应包括胰蛋白酶原、胰腺囊性纤维化基因、胰羧肽酶 A1、糜蛋白酶 C、CEL，并可能包括囊性纤维跨膜转导调控因子变种的筛选。④内镜超声、MRI、CT 是诊断慢性胰腺炎的最佳影像学方法。⑤慢性胰腺炎的 MRI/MRCP 下典型影像学表现存在足够诊断，但是，正常 MRI/MRCP 的结果不能排除轻度疾病的存在。⑥腹部超声检查只能用于晚期诊断。EUS 是慢性胰腺炎诊断最敏感的成像技术，主要是疾病的早期，EUS 是慢性胰腺炎与其他胰腺肿块或囊性病变鉴别诊断的重要工具。⑦轻度胰腺外分泌功能不全被定义为一种或多种酶分泌减少，十二指肠碳酸氢根浓度和粪便脂肪排泄正常。中度为酶的分泌量和碳酸氢盐浓度降低，但粪便中脂肪排泄物正常。重度为酶的分泌量和碳酸氢盐浓度降低，并有脂肪痢。⑧胰腺外分泌功能不全的主要原因是胰腺实质丢失，胰管阻塞，胰腺外分泌减少，胰腺酶失活。⑨对胰腺外分泌功能不全，在临床上，应进行一种非侵入性的胰功能试验（PFT）。粪弹性蛋白酶（FE-1）试验是可行并广泛使用的，因此在这种情况下的使用最为频繁，而 ^{13}C 混合甘油三酯呼吸试验（^{13}C-MTG-BT）提供了一种替代。s-MRCP 测试也可以作为 PEI 的指标，但只提供半定量数据。⑩胰腺功能试验对 CP 诊断是必需的，每一个新诊断为 CP 的患者都需要筛查胰腺外分泌功能。⑪ 在疼痛 CP 患者中期和长期疼痛缓解方面，手术优于内镜。⑫为了获得最佳的长期缓解，早期手术比晚期手术更受青睐。⑬对于无胆道系统扩张、对传统治疗和内镜检查、以往外科治疗有抵抗的 CP 患者和严重疼痛的 CP 患者应考虑全胰切除术。胰腺酶替代疗法（PERT）适用于有吸收不良的临床症状或实验室征象的 CP 和 PEI 患者。⑭ CP 患者中胰酶治疗 PEI 的最佳剂量是，主餐时 40 000～50 000PhU（1IU=3PhU），零食时剂量减半。对 PERT 应答不充分的患者，增加 PPI 有帮助。⑮ 经过多学科小组讨论，对于无并发症的疼痛 CP 患者和主胰管扩张（MPD）患者，内镜治疗（ET）被推荐作为一线治疗失败后的治疗措施。⑯ 对梗阻性胰痛患者和胰管扩张的患者，内镜治疗是有效的。⑰ 体外冲击波碎石（ESWL）有效用于主胰管结石。⑱ 在大多数患者中，疼痛是 CP 的首发表现。鉴于副作用有限，对乙酰氨基酚是首选的Ⅱ级镇痛药，而由于胃肠道反应，应避免非甾体类抗炎药。如果有必要，有消化性溃疡高风险的 CP 患者应考虑使用 PPI。

（六）溃疡性结肠炎诊治新进展

肠道菌群紊乱不仅通过损害黏膜屏障，介导异常免疫反应诱导 UC 发生，也因其导致肠道炎性反应持续存在而促进癌变。炎性细胞因子是肠道菌群与溃疡性结肠炎相关性结肠癌（ulcerative colitis related colorectal cancer，UCRCC）中的重要桥梁，益生菌的作用机制之一就是通过调节炎性细胞因子发挥抑制 UCRCC 的作用。益生菌可通过下调炎性细胞因子，调节免疫系统，抑制炎性反应，延缓和抑制 UC 癌变的进程。Talero 等研究证实益生菌可以下调促炎因子 TNF-α、IL-1β 和 IL-6，上调抑炎因子 IL-10，阻止 UC 癌变发生。

多项研究表明，溃疡性结肠炎患者体内菌群多样性显著降低，粪菌移植可以构建新的生物菌群，防止残留的细菌流失而发挥治疗作用。Cui 等对 15 例溃疡性结肠炎患者进行粪菌移植治疗，并在治疗前后进行 16S rRNA 检测，发现所有患者移植后的肠道菌群较前均发生了明显变化，且治疗成功者的肠道菌群组成与供者的肠道菌群组成保持一致。对于移植途径，下消化道途径可以更快地将菌群送至炎症部位，最大限度地保存粪菌的有效活性成分，因此，目前认为经结肠镜是现阶段粪菌移植的首选方式，而多种方式联合可能是粪菌移植未来的发展方向。

（七）胆管结石诊治新进展

2015 年美国胃肠内镜学会执行委员会（ASGE）发布指南《ERCP 在胆道良性疾病中的作用》，提出内镜下球囊扩张术联合切除术有助于提高较大较困难的胆总管结石的清除率，同时有较低的 ERCP 术后胰腺炎的发生率（2.3%）。取石失败，可放置支架和鼻胆引流管来实现胆道减压的目的。

2016 年欧洲肝病研究学会发布《胆石症临床实践指南》，内镜下括约肌切开术及结石取出为胆管结石推荐治疗；当术者具备充分经验时，术中内镜逆行胰胆管造影/腹腔镜胆管探查联合胆囊切除为替代疗法；当标准取石治疗失败时，可实施体外震波、液电或激光碎石术。当患者解剖结构改变时（如既往 Roux-en-Y 吻合、减肥手术），可考虑经皮或内镜（球囊内镜辅助）治疗；如果内镜治疗失败，应实施胆囊切除联合胆管探查或术中内镜逆行胰胆管造影。严重胆管炎患者对液体复苏和静脉抗生素无应答时，应考虑紧急减压，伴括约肌切开的内镜治疗为胆道减压的首选方式，当存在括约肌切开禁忌证时，应在后期实施胆道支架置入伴结石移除；在内镜减压失败或存在内镜治疗禁忌证时，经皮胆管引流为可选治疗。

三、国内最新研究进展

（一）早期结直肠癌及癌前病变的诊治新进展

2015 年国内近 40 位消化、消化内镜以及消化病理专家共同制订了《中国早期结直肠癌及癌前病变筛查与诊治共识》，共识提出了一些相关概念。

1. 高风险人群

有以下任意一条者视为高风险人群：①大便潜血阳性；②一级亲属有结直肠癌病史；③以往有肠道腺瘤史；④本人有癌症史；⑤有大便习惯的改变；⑥符合以下任意 2 项者：慢性腹泻、慢性便秘、黏液血便、慢性阑尾炎或阑尾切除史、慢性胆囊炎或胆囊切除史、长期精神压抑，有报警信号。

2. 一般风险人群

无上述任意一条者。

内镜治疗方法总结包括如下几种。①对于 5mm 以下的结直肠病变可以使用热活检钳钳除术，但由于热活检钳钳除术会损坏组织，所以要慎用。②对于隆起型病变Ⅰp 型、Ⅰsp 型以及Ⅰs 型病变使用圈套器息肉电切切除治疗。③对于可一次性完全切除的Ⅱa 型、Ⅱc 型，以及一部分Ⅰs 型病变使用内镜下黏膜切除术 EMR 治疗，对于这些病变 EMR 的治疗是安全有效的，作为目前国内临床一线治疗的方法。直径超过 20mm 的病变可以通过分割切除治疗（EPMR）。文献报道显示用 EPMR 来治疗面积较大的Ⅰs 型、Ⅱa 型病变以及 LST 是安全和有效的。对于最大直径超过 20mm 且必须在内镜下一次性切除的病变、抬举征阴性的腺瘤及部分早期癌、大于 10mm 的 EMR 残留或复发再次行 EMR 治疗困难者及反复活检不能证实为癌的低位直肠病变使用内镜下黏膜下层剥离术 ESD 治疗。

（二）早期食管癌及癌前病变诊治新进展

2016 年国内 35 位消化、消化内镜以及消化病理专家共同制订了《中国早期食管鳞状细胞癌及癌前病变筛查与诊治共识》，共识对食管鳞状细胞癌及癌前病变的筛查方法提出以下建议。①推荐通过基于高危因素的问卷调查初筛确立高风险人群，再进一步行消化内镜等筛查，进而发现食管鳞癌癌前病变和早期食管鳞癌患者。②推荐胃镜检查作为食管鳞癌及癌前病变精检筛查的常规手段，有条件者予以色素内镜检查、电子染色内镜检查（包括 NBI、FICE、i-scan 等），尤其对于高风险人群。③不推荐使用上消化道钡餐检查、拉网细胞学检查进行早期食管鳞癌及癌前病变的筛查；病理组织标志物、肿瘤蛋白质组学等检查目前仅作为研究，暂不建议应用于人群筛查。

诊疗共识对早期食管鳞癌及癌前病变的内镜下治疗方法总结包括如下几个。

1. 适应证

推荐内镜下治疗前评估为食管 HGIN、M1 期癌、M2 期癌为内镜下治疗的绝对适应证；M3 期癌、累及食管 3/4 周以上的病变为内镜下治疗的相对适应证。

2. 禁忌证

①患者不同意；②患者不能配合；③有严重出血倾向者；④严重心肺功能异常不能耐受内镜治疗者；⑤生命体征不平稳者；⑥有食管静脉曲张或静脉瘤，无有效的出血预防对策者；⑦病变位于食管憩室内或波及憩室者；⑧术前评估有淋巴结转移的 M3 及 SM1 期癌；⑨低分化食管鳞癌及未分化食管鳞癌。

3. 推荐对于食管 HGIN、M1 期癌、M2 期癌以及术前评估无可疑淋巴结转移的 M3 期癌首选 ESD 治疗

4. 推荐对于可一次性完全切除的食管 HGIN、M1 期癌、M2 期癌以及术前评估无可疑淋巴结转移的 M3 期癌可使用 EMR 治疗

（三）早期胃癌及癌前病变诊治新进展

2014 年由中华医学会消化内镜学分会联合中国抗癌协会肿瘤内镜专业委员会，组织我国消化、内镜、病理、外科、肿瘤等多学科专家共同制订了《中国早期胃癌筛查及内镜诊治共识意见》，共识指出胃癌的危险因素包括：人口学因素（年龄和性别等）、生活饮食因素（如高盐饮食、腌熏煎烤炸食品、不良饮食习惯、吸烟、饮酒等）、感染因素（*Hp* 感染）、遗传因素、其他因素（地质、饮用水等）以及保护因素（水果和蔬菜摄入）。胃癌报警症状包括：消化道出血、呕吐、消瘦、上腹部不适、上腹部肿块等。根据我国国情和胃癌流行病学，以下符合第 1 项和 2～6 项中任一项者均应列为胃癌高危人群，建议作为筛查对象：①年龄 40 岁以上，男女不限；②胃癌高发地区人群；③*Hp* 感染者；④既往患有慢性萎缩性胃炎、胃溃疡、胃息肉、手术后残胃、肥厚性胃炎、恶性贫血等胃癌前疾病；⑤胃癌患者一级亲属；⑥存在胃癌其他高危因素（高盐、腌制饮食、吸烟、重度饮酒等）。

国内目前治疗早期胃癌及癌前病变的内镜下切除术主要包括内镜下黏膜切除术（EMR）和内镜黏膜下剥离术（ESD），文献显示我国 EMR 治疗早期胃癌的完全切除率为 80%～95%，整块切除率为 70%左右。与胃癌外科根治性手术相比，EMR 治疗的患者在术后生存率和复发率方面差异无统计学意义，但术后出血率、病死率、住院时间和住院费用均明显降低。

（四）急性胰腺炎诊治新进展

2015 年中国医师协会胰腺病学专委会组织多学科领域专家，结合国内外最新的研究进展，制定了国内首个《急性胰腺炎多学科共识意见（草案）》，提出了一些相关建议。①AP 的分类：与我国《AP 诊治指南（2014）》中分类相同，该共识将 AP 分为轻症 AP、中度重症胰腺炎和重症胰腺炎。②AP 的诊断：AP 的诊断方法与众多指南所提到的诊断标准无异；该共识提出以症状和体征、实验室检查、影像学检查和 AP 严重度评分来区分不同类型的 AP，临床实用性更强；在影像学检查中强调胰腺 CT 扫描是诊断并判断 AP 严重程度的首选方法，首次明确了 CT 检查的时机应在急诊患者就诊后 12h 内完成平扫检查，发病 72h 后完成增强 CT 检查，可有效区分胰周液体积聚和胰腺坏死范围。③强调首诊医师诊治的重要性：建议尽快完成各项实验室检查和胰腺 CT 平扫，建立多学科协调、会诊和转科机制。④MAP 的治疗：共识建议急性期治疗应采取药物治疗为主的基础治疗，可由首诊医师完成，基本不需要多学科的干预；恢复期应寻找病因，防止复发。胆源性胰腺炎需要胆道引流时，部分患者可行经皮经肝胆囊引流、ERCP 或外科手术，胆囊切除术的实施需要建立通畅的外科会诊制度，避免患者在恢复期等待胆囊手术期间 AP 复发。⑤MSAP 的治疗：共识推荐急性期以抗炎为主，针对补液、缓解炎症、营养支持等方面进行多学科合作；恢复期如出现感染需与胰腺外科医师配合，必要时进行干预。⑥SAP 的治疗：共识建议成立多学科会诊小组，早期目标引导的液体复苏治疗至关重要，出现腹腔间隔室综合征时应积极干预，必要时手术治疗。⑦AP 并发症的治疗：共识建议 AP 后期并发症的治疗以非手术治疗为主。可采取内镜介入、放射介入、肠内营养等多种手段治疗，效果欠佳时需要考虑手术治疗。

（五）慢性胰腺炎诊治新进展

2015 年中华医学会外科学分会胰腺外科学组颁布了《CP 诊治指南（2014）》，该指南在致病因素、影像学检查、胰腺功能检查、组织活检、内科治疗等方面更新了相关内容。该指南提出了一些建议。

1. 诊断方面

CP 的诊断主要依据临床表现和影像学检查结果，胰腺内外分泌功能检测可以作为诊断的补充，而病理学诊断是确诊标准。诊断条件包括：①1 种及 1 种以上影像学检查显示 CP 特征性形态改变；②组织病理学检查显示 CP 特征性改变；③患者有典型上腹部疼痛，或其他疾病不能解释的腹痛，伴或不伴体重减轻；④血清或尿胰酶水平异常；⑤胰腺外分泌功能异常。①或②任何 1 项典型表现，或者①或②疑似表现加③④⑤中任何两项可以确诊。①或②任何 1 项疑似表现考虑为可疑患者，需要进一步临床观察和评估。

2. 治疗方面

CP 的基本治疗原则包括去除病因、控制症状、纠正改善胰腺内外分泌功能不全及防治并发症，具体包括如下几个。①非手术对症治疗：戒烟戒酒、饮食结构调整和必要的营养支持是常用的基础治疗。指南还对胰腺内分泌和外分泌不全及疼痛治疗分别进行阐述。②内镜治疗：主要用于 Oddi 括约肌狭窄、胆总管下段或胰管狭窄、胰管结石及胰腺假性囊肿的处理。③外科治疗：指南强调遵循个体化原则，结合病因、胰腺及胰周脏器病变特点（炎性肿块、胰管扩张或结石、胆管或十二指肠梗阻）以及手术者经验等因素，主要针对各种外科并发症选择制定合适的手术方案。对目前 CP 四大手术方式（神经切断手术、胰管引流手术、胰腺切除手术和联合手术）的适应证及并发症分别进行了归纳总结。④并发症手术治疗：指南在 2012 年 CP 诊治指南的基础上，增加了关于胰腺囊肿、胆道和十二指肠梗阻、胰源性胸（腹）水及胰源性门静脉高压的手术治疗方面的内容。

（六）溃疡性结肠炎诊治新进展

华中科技大学同济医学院唐春莲教授的研究团队对蠕虫感染在预防与治疗炎症性肠病中的作用及机制有新的认识，蠕虫感染可诱导 Tregs 增殖，如多形螺旋线虫感染，小鼠结肠和小肠组织中 Tregs 数量增多。Tregs 一方面能抑制 T 细胞对自身抗原的应答，对维持免疫稳态起着重要作用；另一方面，Tregs 可促进 TGF-β、IL-10、前列腺素 E2（PGE2）分泌，抑制效应细胞增殖，有助于抑制炎症性肠病。活的寄生虫对炎症性肠病的治疗效果是显著的，故应用寄生虫模型治疗炎症性肠病等自身免疫性疾病具有一定前景。

（七）胆管结石诊治新进展

胆总管结石的治疗方面，目前十二指肠镜下乳头括约肌切开（endoscopic sphincterotomy，EST）以及乳头气囊扩张术（endoscopic papillary balloon dilation，EPBD）是胆总管治疗的常规方式。内镜下鼻胆管引流（endoscopic naso-biliary drainage，ENBD）是一种临时性胆管外引流措施，能有效降低胆道压力、控制感染和缓解梗阻性黄疸。短期留置胰管支架有助于预防 PEP，或减轻胰腺炎的严重程度。对于高风险的病例，如插管困难、采用预切开进入胆管、气囊扩张乳头或 SOD 患者等，如条件许可，建议预防性短期留置胰管支架。

较大的结石需用机械碎石网篮将结石粉碎后取出，通常机械碎石的成功率在 80%以上。经十二指肠镜插入经口胆道镜，在直视下应用液电碎石（EHL）或激光碎石，主要用于粉碎巨大、坚硬或嵌顿的肝外结石，尤其是机械碎石失败的病例，部分肝内 1 级、2 级肝管内结石也可采用该方法清除。体外震波碎石（extracorporeal shock wave lithotripsy，ESWL）一般是用于巨大、坚硬、不宜或无法接受手术的患者，碎石后再行内镜下取出。

四、北京最新研究进展

（一）早期结直肠癌及癌前病变诊治新进展

北京市科委支持的首都特色项目“结直肠癌早期诊治的规范化研究”，纳入北京友谊医院和北京协和医院体检中心及门诊患者 600 例，通过随机分组，进行全结肠色素喷洒观察、全结肠 NBI 观察、靶向色素喷洒、全结肠 I-scan、全结肠 FICE 观察，发现结肠癌前病变及早期癌 320 例。通过结肠镜筛查，发现结肠癌前病变及早期癌 320 例。本研究发现内镜下病变切除术同外科手术相比，其微创疗效确切，操作时间短，并发症发生率低，住院时间短，花费少。本研究同时制定了染色内镜的门诊临床筛查结肠癌前病变及早期结肠癌的策略；数据显示与 2010～2012 年相比，检出率提高 12%，通过早期治疗，减少了患者的痛苦和负担，提高了患者的生存质量，减轻了国家的医疗负担。通过内镜下微创治疗以期彻底治愈结肠早癌，建立了结肠癌癌前病变早期诊断方案和结肠早癌内镜下微创治疗（EMR 和 ESD）的适应证及行业操作规范，可以用于指导临床研究，并在北京消化疾病国际论坛上进行推广交流，此外，向北京佑安医院、北京朝阳医院等全国各级医疗机构进行推广实施。本课题在实施过程中，制定出符合中国国情的结直肠癌的筛查和治疗指南，提高北京地区结直肠癌的检出、早诊率和早期治疗的规范化程度和水平，既提高了该病的临床诊出率，又规范了治疗，大大提高了患者的治愈率和生存质量，减轻了患者的身心痛苦和经济负担，提高了首都人民的健康水平。

（二）癌前病变诊治新进展

2014 年首都卫生发展科研专项项目“内镜下黏膜切除/剥离术治疗早期食管癌的效果和安全性评价”已进入结题阶段。该项目通过基于多中心食管早期癌病例注册队列开展了实效研究，对内镜下黏膜切除/剥离术的疗效及安全性进行系统评估。3 年来共入组约 150 例食管早癌及不典型增生病例，对其进行 EMR/ESD 切除治疗。为研究内镜治疗早期食管癌的疗效，术后统计其整块切除率、完整切除率、R0 切除率等指标，术后 3 个月、6 个月、12 个月、24 个月复查内镜并进行 2.5%卢戈氏碘液染色，统计其术后 2 年无肿瘤复发生存率；为研究内镜治疗早期食管癌的安全性，记录术中出血率、穿孔率，术后出血率、穿孔率等指标，评价指标为围手术期生活质量评分和并发症的发生率，包括死亡、穿孔（瘘）和出血等。该项目通过开展双向队列多中心临床研究，对于探索符合我国国情的早期食管癌规范化治疗规范，具有很高的科学价值和社会经济学价值。

（三）癌及癌前病变诊治新进展

激光技术在多种医学领域都有广泛应用，其中，铥激光为连续波模式辐射发射，波长为 1.75～2.22μm，穿透深度将近 0.25mm，这种波长条件在不造成深部组织损伤前提下可以产生即刻和精确的切除及有效的止血，对周围的健康组织损害最小，同时由于铥激光波长与水分子的吸收峰（1.94μm）接近，热损伤较小，因此能够克服电外科手术操作的缺点，近年来得到了进一步发展。首都医科大学附属北京友谊医院于 2015 年开始探索应用激光技术进行胃早癌 ESD 操作，所采用的铥激光波长 1.94μm，激光光纤借助于内镜工作孔道到达病变边缘，实现对病变的切开和剥离，能在激光光束的接触部位实现非常精准和仅在表面的组织消融，目前前期研究发现出血、穿孔等相关并发症较普通电刀无明显差异。但关于激光技术在 ESD 操作中应用的有效性及安全性仍需进一步探讨。

（四）急性胰腺炎诊治新进展

2016 年北京协和医院钱家鸣等在 *Chinese Journal of Practical Internal Medicine* 发表了一篇文章。收集了 2013 年 9 月至 2014 年 10 月北京协和医院收治的 136 例 AP 患者临床资料，评估各评分体系与新分类的相关性。结果提示 BISAP、APACHE Ⅱ、CTSI 评分与疾病严重程度相关。BISAP、APACHE Ⅱ和 CTSI 评分对新分类中 SAP 最佳预测值分别为 3 分、10 分和 4 分。BISAP 评分与疾病复发相关。

2017 年乔虹在《中国妇产科临床杂志》发表了一篇文章，回顾性分析北京大学第一医院 2004 年 1 月至 2015 年 12 月收治的妊娠期及产后合并患者的临床资料，共 13 例次。结果提示与同期产科住院患者人数相比，该组 13 例次患者所占比例为 28.12/10 万，年龄 29.69（23.0，40.0）岁，妊娠 33.09（13.71，42.14）周发病。间质水肿性胰腺炎 11 例，坏死性胰腺炎 2 例。9 例高脂血症所诱发，4 例为胆源性。轻症 11 例，重症 2 例，7 例转入重症监护病房治疗。与非高脂血症相比，高脂血症性胰腺炎患者的病情更加严重，但母婴预后无明显差异。

（五）慢性胰腺炎诊治新进展

2015 年姚尧等发表在《中国实用内科杂志》上的一篇文章回顾性分析 2001 年 1 月至 2011 年 9 月在北京协和医院确诊的 84 例 CP 患者的临床资料，结果提示腹部 B 超诊断阳性率为 55.95%，CT 诊断阳性率为 66.67%，EUS 诊断阳性率为 72.62%，EUS 诊断阳性率高于腹部 B 超（P=0.016），与 CT 检查相似（P=0.383）。腹部 B 超、CT、EUS 对 1 期、2 期 CP 诊断阳性率差异无统计学意义（$P>0.05$）。而在 3 期 CP 诊断中，EUS 要优于腹部 B 超（$P<0.05$），而与 CT 相比差异无统计学意义（$P>0.05$）。胰腺萎缩、假性囊肿在临床 2 期发生率明显高于 1 期（$P<0.05$）。

2015 年北京协和医院回顾性分析 1983 年 1 月至 2008 年 12 月北京协和医院 346 例 CP 住院患者的资料，结果：CP 患者无论是患者总数还是入院人数占同期住院患者人数的比例均呈现快速增长的趋势。乙醇（40.17%）和胆石症（41.04%）是最常见的 CP 病因因素。不同病因类型的 CP 均有明显的增长，以酒精性 CP 增长尤为显著，平均年增长率为 108.7%。（292/346）的患者有腹痛症状，（194/346）的患者有体重下降，（86/346）的患者有黄疸，均为梗阻性黄疸。CP 并发症以糖尿病最为多见，占 25.14%（87/346）。糖尿病和脂肪泻出现的病程中位时间分别在发病后 1.00 年和 280.03 个月，自身免疫性胰腺炎出现糖尿病早于特发性胰腺炎。

（六）溃疡性结肠炎诊治新进展

首都医科大学病理生理学系徐敬东副教授研究发现内黏液层的结构与功能的完整性受损或许可成为解释溃疡性结肠炎的发病机制之一，减少黏液分泌或许可以建立新的 UC 的病理生理模型，内黏液层是肠道黏膜上皮细胞的保护伞，MUC2 作为肠道黏液层的主要组成成分，其完整的网状结构决定了内黏液层具有选择性通透的性质。尤其在对结肠的研究中，结肠黏膜上皮细胞能成功抵御某些细菌的侵袭，并与结肠共栖菌群和平共处。结肠内黏液层的结构和功能破坏，使结肠黏膜上皮细胞在大量细菌环境下长期暴露从而引起强烈免疫反应，这或许能成为新的 UC 病理生理模型，为 UC 的发病机制提出更明确地解释。

北京海军总医院崔立红教授的研究团队通过动物实验研究发现 TNF-α 的表达在 UC 小鼠肠黏膜中增加。利用酶免疫吸附试验（ELISA）检测 62 例 UC 患者和 26 名正常对照者血清中 TNF-α 的水平进行临床验证，结果显示 TNF-α 在缓解期 UC 患者及正常对照组血清中的水平明显低于活动期 UC 患者，且与内镜下结肠炎症的严重程度呈正相关。促炎因子 TNF-α、IL-6 和抑炎因子 IL-4 的表达失衡与 UC 的病情进展相关，对 UC 的诊断和临床评估具有重要意义。

解放军第 309 医院消化科李楠教授发现间充质干细胞移植术对 UC 小鼠疗效良好，且能降低血清中 TNF-α、IL-8 的水平，于 2017 年发表于《中华细胞与干细胞杂志》。在实验中，模型对照组与治疗组在造模结束后，小鼠血清中 TNF-α 与 IL-8 明显高于正常对照组，说明这两种细胞因子与 UC 发病密切相关。治疗组经过脐带血干细胞移植，两种细胞因子水平较模型对照组明显下降，说明脐带血干细胞移植可以降低小鼠结肠炎症反应。

（七）胆管结石诊治新进展

2015 年北京市昌平区中医医院袁来顺等对钬激光联合纤维胆道镜治疗肝内外胆管结石的效果进行观察，结果纤维胆道镜组一次性取净结石率为 72.73%（24/33），并发症发生率为 21.21%（7/33）；联合组一次性取净结石率为 93.55%（29/31），并发症发生率为 3.23%（1/31）。两组一次性取净结石率、并发症发生率比较差异均有统计学意义（χ^2值分别为 4.868、4.728，P 值分别为 0.027、0.030）。钬激光联合纤维胆道镜治疗能够有效提高肝内外胆管结石患者的一次性取净结石率及降低并发症发生率，是值得临床推广的有效治疗方法。

2016 年首都医科大学附属北京佑安医院李磊等观察熊去氧胆酸（UDCA）对不同原因胆汁淤积性肝病患者胆汁排泌的影响。UDCA 治疗组患者于术后第 2 天开始口服 UDCA 胶囊（250mg，3 次/天），记录术后 7 天每日胆汁引流量，于术前 1 天、术后第 7 天检测血清 TBil、总胆汁酸（TBA）、GGT、ALP 水平，比较 UDCA 对胆汁引流量、TBil、TBA、GGT、ALP 的影响。得出结论 UDCA 可增加各种胆汁淤积性肝病的胆汁排泌量，促进肝功能改善。

（张澍田　李　鹏　焦　月　马　丹　赵桂平　胡东亚　李　静　方　芮）

参 考 文 献

杜奕奇，李维勤，毛恩强，2015. 中国急性胰腺炎多学科诊治（MDT）共识意见（草案）. 中国实用内科杂志，12：1004-1010.

李鹏，王拥军，陈光勇，等，2016. 中国早期食管鳞状细胞癌及癌前病变筛查与诊治共识（2015 年·北京）. 中国医刊，1：17-31.

李鹏，王拥军，陈光勇，等，2015. 中国早期结直肠癌及癌前病变筛查与诊治共识. 中国实用内科杂志，3：211-227.

苗毅，刘续宝，赵玉沛，等，2015. 慢性胰腺炎诊治指南（2014）. 中国实用外科杂志，3：277-282.

Bibbins-Domingo K，Grossman DC，Curry SJ，et al，2016. Screening for colorectal cancer：US Preventive Services Task Force Recommendation Statement. Jama，315（23）：2564-2575.

Chathadi KV，Chandrasekhara V，Acosta RD，et al，2015. The role of ERCP in benign diseases of the biliary tract. GastrointestEndosc，81（4）：795-803.

Chen W，Zheng R，Baade PD，et al，2016. Cancer statistics in China，2015. CA Cancer J Clin，66（2）：115-132.

Cui B，Li P，Xu L，et al，2015. Step-up fecal microbiota transplantation strategy：a pilot study for steroid-dependent ulcerative colitis. J Transl Med，13：298.

European Association for the Study of the，Liver，2016. EASL Clinical Practice Guidelines on the prevention，diagnosis and treatment of gallstones. J Hepatol，65（1）： 146-181.

Forsmark CE，Vege SS，Wilcox CM，2016. Acute pancreatitis. N Engl J Med，375（20）：1972-1981.

Inoue H，2007. Endoscopic diagnosis of tissue atypism（EA）in the pharyngeal and esophageal squamous epithelium；IPCL pattern classification and ECA classification. KyobuGeka，60（8 Suppl）：768-775.

Kostic AD，Xavier RJ，Gevers D，2014. The microbiome in inflammatory bowel disease：Current status and the future ahead. Gastroenterology，146（6）：1489-1499.

Löhr JM，Dominguez-Munoz E，Rosendahl J，et al，2017. United European Gastroenterology evidence-based guidelines for the diagnosis and therapy of chronic pancreatitis（HaPanEU）. United European Gastroenterology Journal，5（2）： 153-199.

Molodecky NA，Soon IS，Rabi DM，et al，2012. Increasing incidence and prevalence of the inflammatory bowel diseases with time，based on systematic review. Gastroenterology，142（1）：46-54 e42；quiz e30.

Murao T，Shiotani A，Yamanaka Y，et al，2012. Usefulness of endoscopic brushing and magnified endoscopy with narrow band imaging（ME-NBI）to detect intestinal phenotype in columnar-lined esophagus. J Gastroenterol，47（10）：1108-1114.

Setiawan VW，Pandol SJ，Porcel J，et al，2017. Dietary factors reduce risk of acute pancreatitis in a large multiethnic cohort. clin Gastroenterol Hepatol，15（2）： 257-265 e3.

Silvio D，Miquel S，Claudio F，et al，2013. Gut，62（4）： 630-649.

Talero E，Bolivar S，Ávila-Román J，et al，2015. Inhibition of chronic ulcerative colitis-associated adenocarcinoma development in mice by VSL#3.（1536-4844 Electronic）.

Ye L，Cao Q，Cheng J，2013. Review of inflammatory bowel disease in China. Scientific World Journal，2013：296470.

第三节　眼科疾病领域国内外研究进展

一、最新流行概况

白内障是一种年龄相关性眼病，随着人口老龄化趋势的加重，白内障患病率剧增。80 岁以上者白内障患病率近 100%。中国白内障盲人数每年约增加 40 万例。白内障一直是世界范围的首位致盲性眼病，2010 年世界卫生组织（WHO）的资料显示，白内障在世界范围内占致盲原因的 51%，占视力损伤原因的 33%。

近视眼的全球患病率，目前估计占全球人口的 22%以上，即全球 15 亿人患有近视眼。世界卫生组织最新研究报告称，到 2020 年预计增长至 25 亿。中国是近视眼患病大国，近视人群比例达 47%。中国青少年近视眼患病率居世界首位，青少年近视眼患病率高达 50%～60%。中国青少年近视眼患病率有逐年上升趋势。全国学生体质与健康调研数据中的视力不良检出率 2000 年、2002 年、2004 年、2005 年、2010 年分别为 53.18%、57.79%、62.30%、62.11%、68.04%。

青光眼是全球范围内主要的不可逆性致盲性眼病。2010 年全球原发青光眼患者 6050 万，其中 13.3%（803 万）是双眼盲；到 2020 年将达到 7960 万，其中 14.1%（1120 万人）可能最终发展为双眼盲。

2014 年的调查结果显示，在我国 50 岁及以上的自然人群中，中重度视觉损伤（PVA：＜0.3 至≥0.05）的患病率为 10.2%，北京市中重度视觉损伤患病率为 6.05%；盲（PVA：＜0.05）的患病率为 1.77%，北京市盲的患病率为 0.66%。其中视觉损伤眼的主要原因：白内障（49.88%）、屈光不正（18.05%）、视网膜/脉络膜病（13.25%）。

二、国际最新研究进展

（1）大阪大学的 Kohji Nishida 教授等通过 iPS 细胞诱导分化形成一个眼部的自发形成的外胚层多区结构（self-formed ectodermal autonomous multi-zone，SEAM），该同轴的 SEAM 模拟了整个眼球的发育，不同区域的细胞线性排列，形成类似于眼表、晶体、神经视网膜和视网膜色素上皮的结构。而利用 SEAM 成功在体内实验中使一个实验诱导的角膜盲的动物模型恢复角膜功能。

（2）有观点认为高能量代谢的光感受器仅依赖葡萄糖供能，加拿大蒙特利尔大学 Jean-Sébastien Joyal 教授等的研究表明视网膜也利用脂肪酸 β 氧化供能，而光感受器能量代谢中脂质和葡萄糖的失调促进了血管生成，与新生血管性 AMD 密切相关。

（3）约翰霍普金斯大学公共卫生学院 Tianjing Li 教授等通过网状 Meta 分析比较了原发性开角型青光眼的一线药物治疗指南，与对照组相比，最强降压效果的药物：1991：β 受体阻滞剂，4.01 倍（与对照组对比，降压效果，下同）；1995：α2 肾上腺素能受体激动剂，5.64 倍；1999：前列腺素类衍生物，5.43 倍；2004：前列腺素类衍生物，4.75 倍。

（4）屈光不正的环境与基因相互作用的联合 Meta 分析：新加坡国立眼科中心 Qiao Fan 教授等的 CREAM 团队通过联合 Meta 分析研究了 SNP 以及 SNP+教育水平的相互作用对屈光不正的影响。欧洲人群中发现了 6 个新位点（FAM150B-ACP1、LINC00340、FBN1、DIS3L-MAP2K1、ARID2-SNAT1 和 SLC14A2），亚洲人群中发现了 3 个位点（AREG、GABRR1 和 PDE10A）。这对基因环境的相互作用在近视发病中的地位提供了有利的证明。

三、国内最新研究进展

（一）真菌性角膜炎的创新理论及其技术应用

真菌性角膜炎已上升到我国致盲性角膜病的首位。山东省眼科研究所谢立信院士研究团队在真菌性角膜炎创新理论及应用方面有以下贡献。①从真菌性角膜炎患者病变角膜片中首次发现并提出“不同真菌菌丝在角膜内存在水平或垂直不同生长方式”的创新理论。②建立了模拟人自然感染真菌性角膜炎的动物模型，证实了镰刀菌属在角膜内呈水平生长方式的理论。③在此理论指导下，转化应用于临床，从传统的穿透性角膜移植转为板层角膜移植治疗真菌性角膜炎，板层角膜移植一次手术成功率达 92.7%，免疫排斥率低于 10%，远期疗效明显优于穿透性角膜移植，推动板层角膜移植成为全球治疗真菌性角膜炎的主要手术方式。④对真菌性角膜炎行角膜移植术后的复发问题进行系统研究，提出控制复发的策略。

（二）先天性白内障基因突变相关发病机制研究

浙江大学附属第二医院眼科中心姚克教授团队在国际上首次发现了先天性白内障相关致病基因突变 Cx46G2D、Cx46H224R、Cx50V44A、CRYBBA2V，并对其发病机制进行研究，同时对已报道的 7 个 CRYBB 突变（S31W、R145W、W59C、W151C、V187M、V187E、R188H）进行功能探索。结果显示 Cx46G2D 突变导致缝隙连接形成受阻、半通道启闭障碍并引起细胞凋亡；Cx46H224R、Cx50V44A 突变蛋白构成的缝隙连接半通道活性改变；CRYBBA2V 突变影响了蛋白质的热稳定性；CRYBBC 末端主要参与保持结构完整及蛋白正确折叠、组装。既往国内对先天性白内障研究仅限于致病基因筛查，本项目率先开展了相关蛋白质组学研究并取得突破性进展，为我国进行缝隙连接蛋白和晶状体蛋白结构功能检测提供了技术支持，并为后续深入研究指明了方向。研究成果均发表于高影响力杂志，并作为前期实验基础申请获得国家及浙江省自然科学基金项目各一项。

（三）自人类 Tenon 囊成纤维细胞成功诱导分化 iPS 细胞

广州中山眼科中心葛坚教授团队通过研究，用 4 个经典的转录因子 OCT-3/4、SOX-2、KLF-4 及 C-MYC 成功将新鲜取材的人类 Tenon 囊成纤维细胞逆向分化为诱导多能干细胞（iPS 细胞）；同时，通过形态学比较、基因表达检测及碱性磷酸酶活性检测等手段发现逆分化成的 iPS 细胞与人类胚胎干细胞无法区分，这一研究为从人类 Tenon 囊成纤维细胞逆向分化 iPS 胚胎干细胞提供了一种简单、有效、可行的方法。iPS 细胞有多能分化的潜质，可能在体外分化为神经元细胞、角膜细胞、光感受器细胞等任何构成眼部器官结构的细胞，并且由于 iPS 细胞为自身细胞，不会产生免疫排斥问题，因此可能为未来眼部细胞移植技术治疗如视网膜色素变性、先天性黑朦、青光眼等眼科疾病带来希望，甚至为实现全眼球组织工程重建，进行眼球移植提供了潜在的可能。

（四）角膜和眼表手术创新及相关应用研究

角膜移植手术是治疗角膜盲的唯一方法。对角膜和眼表手术进行创新对于提高手术疗效和降低手术并发症有重要的意义。山东省眼科研究所史伟云教授研究团队的研究：①改良了深板层角膜移植治疗完成期圆锥角膜的方法；②改进了穿透性角膜移植（PKP）治疗严重真菌性角膜溃疡的手术技巧，提出预防和治疗术后复发的策略；③对晚期眼部烧伤提出有价值的临床分期标准并改良了手术方法治疗；④应用小直径（＜3.5mm）PKP 治疗周边角膜穿孔，达到节省角膜供体、术后并发症少、视力恢复好的效果；⑤利用基因敲除技术和基因工程药物对角膜移植术后免疫排斥机制防治的研究，开创性将环孢素 A、

FK-506 和雷帕霉素制成缓释药物植入眼内，达到比常规用药更佳的疗效。

（五）中山大学中山眼科中心刘奕志教授团队在再生医学领域取得重要成果

中山大学刘奕志教授领导中美国际化研究团队，发现并鉴定了晶状体上皮干细胞，并创建了能够保留干细胞和再生微环境的白内障新术式，原位再生出功能性的晶状体，已用于临床治疗婴幼儿白内障，首次实现了人类实体组织器官的原位功能性再生。成果发表于*Nature*，开辟了内源性干细胞修复组织器官的临床治疗新方向。

（六）多项专家共识和临床指南发布

2016～2017 年，我国眼科专家发布多项专家共识和临床指南：《我国飞秒激光小切口角膜基质透镜取出手术规范专家共识（2016 年）》《我国角膜移植手术用药专家共识（2016 年）》《我国糖皮质激素眼用制剂在角膜和眼表疾病治疗中应用的专家共识（2016 年）》《我国外伤性视神经病变内镜下经鼻视神经管减压术专家共识（2016 年）》《我国青光眼引流阀植入手术操作规范专家共识（2016 年）》《我国散光矫正型人工晶状体临床应用专家共识（2017 年）》《我国复合式小梁切除术操作专家共识（2017 年）》《我国基于 MRI 的改良视神经蛛网膜下腔间隙垂直截面积测量方法专家共识（2017 年）》《我国房水流出通路重建术专家共识（2017 年）》《我国微导管辅助的 360°小梁切开术专家共识（2017 年）》《我国原发性开角型青光眼眼颅压力梯度专家共识和建议（2017 年）》《我国几种常见眼病的现场流行病学研究方法学标准专家共识（2016 年）》《我国角膜上皮损伤临床诊治专家共识（2016 年）》《我国选择性激光小梁成形术治疗青光眼的专家共识（2016 年）》《中国角膜塑形用硬性透气接触镜验配管理专家共识（2016 年）》《我国急性前葡萄膜炎临床诊疗专家共识（2016 年）》《我国睑板腺癌临床诊疗专家共识（2017 年）》《我国眼科手术管理、感染控制、消毒灭菌指南（一）》。

四、北京最新研究进展

（一）发现低颅压所致跨筛板压力差增大是导致青光眼视神经损害的主要原因

北京同仁医院王宁利教授团队在国际上首次通过前瞻性临床观察研究发现正常眼压青光眼患者颅内压偏低，并通过基于新建立的 MRI 无创颅内压测量方法发现正常眼压青光眼患者视神经蛛网膜下腔脑脊液宽度与高眼压青光眼患者及正常对照组相比偏低，继而进一步证明正常眼压青光眼患者视神经周围脑脊液压力偏低；同时发现眼内压与颅内压之间跨筛板压力差与青光眼视神经损害的标志盘沿体积呈反比，而与视杯视盘比以及视野损害程度呈正比，由此提出跨筛板压力差增大可能是导致青光眼视神经损害的主要原因。这一研究首次将青光眼视神经损害机制从过去的“多元论”演变为由跨筛板压力梯度决定的“一元论”，也第一次真正为青光眼是一个连续体的概念提供了依据。

（二）国产抗 VEGF 药物成功治疗脉络膜新生血管性疾病

由北京大学人民医院黎晓新教授团队联合制药企业，历时十年，独立开发具有自主知识产权的一种新型抗 VEGF 的融合蛋白生物药物——康柏西普（conbercept，KH902）的问世填补了我国在血管增生抑制因子生物制药领域的空白。

康柏西普是一种 VEGF 受体 1 与 VEGF 受体 2 决定簇与人免疫球蛋白 Fc 段基因重组的高亲和力融合蛋白。该药物通过结合血管内皮生长因子 VEGF，竞争性抑制 VEGF 与受体结合并阻止 VEGF 家族受体的激活，从而抑制内皮细胞增殖和血管新生，达到治疗湿性年龄相关性黄斑变性的目的。目前已经公布有Ⅰ期及Ⅱ期临床实验数据。Ⅰ期临床研究结果显示，玻璃体腔单次注射 3.0mg 康柏西普仍然属于安全剂量，且初步证实了康柏西普在渗出性 AMD 患者中具有有效性（HOPE study）2。在 2014 年公布的Ⅱ期临床试验结果中，对0.5mg 及2.0mg康柏西普在新生血管性AMD 患者中的临床疗效及安全性进行了研究。结果显示，在长达 12 个月的观察中，0.5mg 及 2.0mg 剂量组无论采用 PRN 或 Q1M 注射疗程，BCVA 均无组间差异，进一步证实了 conbercept 在治疗湿性 AMD 中显现出良好的临床疗效（AURORA study）。

（三）近视临床研究

青少年近视一直是社会非常关注的热点，在近视机制尚未完全研究透彻的阶段，诸多团队的研究证实了：户外活动与青少年近视眼发病的相关性，并对其可能的机制（光谱特性及光照频率、多巴胺等）进行深入研究；北京大学第三医院谢培英教授团队对控制近视眼的光学方法（渐进多焦点镜片、棱镜组合透镜、控制周边视网膜远视离焦镜片、RGP、角膜塑形镜）的临床疗效进行了全面深入研究，得到了初步研究结果，明确了适应证；对中国 3～6 岁儿童的视力及生理屈光度进行了流行病学研究，修正了原来的弱视诊断标准。

（四）视神经炎基础及临床研究

解放军总医院魏世辉教授研究团队联合多学科的力量对视神经炎的流行病学、基础和临床进行系统的研究，明确了我国视神经炎患者的部分流行病学特点，及容易患病的危险因素，建立中国人视神经炎的流行病学数据及分布特点，了解视神经炎对我国人口健康的影响程度。

在基础研究方面利用视神经炎临床病例血样与正常人群血样，通过单核苷酸多态性（SNP）分析技术进行病例对照研究，进一步筛选特发性脱髓鞘性视神经炎的易感基因；利用斑马鱼动物模型，对筛选出的突变基因，通过基因表达抑制与拯救的方法进行功能验证，明确其与视神经炎发病的相关性；为进一步用于中国人视神经炎的基因诊断、基因治疗奠定扎实基础。

在临床上，了解国内视神经炎的自然病程和临床转归特点，建立符合中国人特点的视神经炎的科学诊断及分型标准，并建立有效的治疗标准；同时建立中国人视神经炎的流行病学数据及分布特点，为视神经炎的防治提供决策依据。

（五）北京同仁医院王宁利教授领导的国际闭角型青光眼研究团队发现五个新的原发性闭角型青光眼遗传位点

北京同仁医院王宁利教授原发性闭角型青光眼遗传研究团队在原发性闭角型青光眼（PACG）已发现的四个易感基因位点基础上，又发现了五个新的遗传位点，该研究成果发表在影响因子为29.352的*Nature Genetics*上。

王宁利教授团队与新加坡 Aung Tin 教授团队合作，对 10 404 例 PACG 患者及 29 343 例正常对照个体进行了两阶段的全基因组关联分析联合 Meta 分析，研究结果令人振奋，发现了五个新的 PACG 遗传易感位点。至此，国际原发性闭角型青光眼研究小组共发现了九个与PACG发病相关的遗传位点。通过进一步研究，有望今后为闭角型青光眼早期诊断及筛查提供生物标志物。

（六）北京同仁医院王宁利教授团队在青光眼微创手术研发和实践方面取得了新突破

青光眼手术已步入微创的新时代。在开角型青光眼方面，通过大量临床实践和细致观察，王宁利教授团队提出恢复房水生理性内引流功能是青光眼微创手术降眼压的主要机制。由此设计出手术步骤简化、手术风险大幅降低的房水流出通路重建术（reconstruction aqueous outflow drainage，RAOD）。临床对比研究证实，RAOD 与黏小管成形术术后降眼压效果相当，安全性更高。进一步，该团队突破传统观点，将 RAOD 应用于 Schlemm 管（Schlemm's canal，SC）完整，既往手术失败的开角型青光眼患者，取得较好的临床效果，相较传统术式手术安全性显著提高。对于 SC 破坏，无法实现全周 SC 扩张和张力性缝线放置的患者，该团队开创性地设计了发光套管针技术，并基于此技术首次提出了跨越式黏小管成形术。该术式的建立为上述患者提供了一种新的安全有效的治疗方法。*Ocular Surgery News* 专门撰文详尽介绍了该术式。在先天性青光眼（先青）方面，王宁利教授团队与 Sarkisian SR Jr 团队先后报道将微导管定位引导技术应用于先青患儿，显著提高手术成功率。该团队率先利用此技术实现小梁网的次全切除，为多次手术失败的先青患儿带来了新的希望。在新技术研发方面，王宁利教授所带领的团队与 Alex Huang 教授领衔的团队合作，首次在活体灵长动物试行了房水引流通路造影术。同时与 Ruikang Wang 教授合作首创内窥式微小 OCT 系统，在体外实验条件下，实现术中集液管口成像。初步结果证实以上两项新技术在评价青光眼微创手术术后效果方面发挥了重要的指导作用。除此之外，该团队还研制了具有自主知识产权的 SC 支架及术中推注系统，为后续的青光眼微创手术开发和研究奠定了坚实的基础。该课题小组的研究成果先后在 *Journal of glaucoma*、*British Journal of Ophthalmology*、*Eye* 等期刊上，共发表 SCI 论文 5 篇。

（王宁利 胡爱莲 万修华 杜丽华 王丹丹 苏炳男）

参 考 文 献

李建军，2016. 白内障防控与防盲模式蓝皮书. 北京：人民军医出版社.

Deng F，Chen M，Liu Y，et al，2016. Stage-specific differentiation of iPSCs toward retinal ganglion cell lineage. Mol Vis，22：536-547.

Fan Q，Verhoeven VJ，Wojciechowski R，et al，2016. Meta-analysis of gene-environment-wide association scans accounting for education level identifies additional loci for refractive error. Nat Commun，7：11008.

Hayashi R，Ishikawa Y，Nishida K，et al，2016. Co-ordinated ocular development from human iPS cells and recovery of corneal function. Nature，531（7594）：376-380.

Joyal JS，Sun Y，Gantner M，et al，2016. Retinal lipid and glucose metabolism dictates angiogenesis through the lipid sensor Ffar1. Nat Med，22（4）：439-445.

Li J，Yang Y，Yang D，et al，2016. Normative values of retinal oxygen saturation in rhesus monkeys：the Beijing Intracranial and Intraocular Pressure（iCOP）Study. PLoS One，11（3）：e0150072.

Lin H，Quyang H，Liu Y，et al，2016. Lens regeneration using endogenous stem cells with gain of visual function，Nature，531（7594）：323.

Rouse B，Cipriani A，Shi Q，et al，2016. Network meta-analysis for clinical practice guidelines：a case study on first-line medical therapies for primary open-angle glaucoma. Ann Intern Med，164（10）：674-682.

Wang N，Aung T，2016. Genome-wide association study identifies five new susceptibility loci for primary angle closure glaucoma.Nat Genet，48（5）：556-562.

Wu MH，Yu YH，Hao QL，et al，2017. A novel splice site mutation of CRYBA3/A1 gene associated with congenital cataract in a Chinese family. Int J Ophthalmol，10（1）：1-5.

Xin C，Chen X，Shi Y，et al，2016. Modified canaloplasty：a new，effective，and safe option for glaucoma patients with a disrupted schlemm canal wall. J Glaucoma，25（10）：798-801.

第四节　耳鼻咽喉头颈领域国内外研究进展

一、最新流行概况

对生活质量要求的不断提升，促进了人们对聋病、鼾症、鼻炎等耳鼻咽喉常见疾病的关注。我国是世界上耳聋人数最多的国家，中国聋儿康复研究中心携手北京大学人口研究所、北京大学第三医院等 14 家专业机构依据世界卫生组织耳病和听力障碍调查方案，调查发现，我国听力障碍标准化现患率为 15.84%，中等以上听力障碍的标准化现患率为 5.17%。该结果与澳大利亚（16.6%）、美国（12.7%）、韩国（13.42%）等采用相同诊断标准调查的听力障碍现患率接近，与世界卫生组织报告的全球致残性听力障碍现患率（5.3%）相当。若按第六次全国人口普查报告登记的大陆人口总量（13.40 亿人）推算，我国听力障碍者总量超过 2 亿人，中度以上听力障碍者的总量接近 7000 万人。当前解决听力障碍的手段主要依赖于人工听觉技术，包括佩戴助听设备，以及人工耳蜗、骨锚式助听器等人工听觉设备的植入等。

慢性鼻-鼻窦炎（chronic rhinosinusitis，CRS）在欧洲国家的发病率为 10.9%左右。2015 年，史剑波教授等对我国 7 个省市进行了一项关于慢性鼻窦炎发病率的横断面研究调查，结果显示我国慢性鼻窦炎的发病人群达 1.07 亿，发病率为 8%，其中北京是发病率最低的城市，为 4.8%。此外，男性的发病率要比女性稍高，受教育程度高的人要比其他人群发病率高，其中过敏性鼻炎中合并慢性鼻窦炎者有 30%，哮喘中有 23%合并慢性鼻窦炎，在吸烟人群中慢性鼻窦炎的发病率高达 50%，并且与吸烟的时间和量相关。有数据显示，变应性鼻炎影响着全球 40%的人口，而我国的流行病学数据显示 AR 发病率为 4%～38%。2004～2005 年，我国一项多中心调查研究显示，11 个城市的 AR 患病率平均为 11.1%，其中北京最低，为 8.7%，乌鲁木齐最高，为 24.1%。对于儿童 AR 的发病率，2008～2009 年，北京、重庆和广州的 0～14 岁儿童发病率分别为 14.46%、20.42%和 7.83%。

睡眠呼吸障碍疾病（SDB）以睡眠时通气异常为主要特征，我国患病率随着肥胖及老龄化而不断增高。我国患病高危人群约 12 000 万人。其代表疾病阻塞性睡眠呼吸暂停低通气综合征成人患病率为 3.5%～4.6%，儿童为 2%～8%。可导致急性呼吸衰竭、猝死；增加高血压、脑卒中、冠心病、阿尔茨海默病、糖尿病患病；增加慢性阻塞性肺疾病、肾功能不全、心衰患者死亡率。美国成年人群的 OSA 患病率据估计为 12%，其中约 80%尚未得到诊断。近年来睡眠呼吸障碍发病机制及治疗的主要进展集中在睡眠呼吸障碍快速检测技术、上呼吸道扩张肌的损伤机制及舌下神经电刺激治疗、口腔矫治器治疗的疗效预测、应用临床多导睡眠监测评估患者的表型、非解剖的表型评估用于睡眠呼吸障碍外科治疗疗效评估、儿童睡眠呼吸障碍检测标准等。近年来嗓音疾病的患病率也逐年增加，仅在美国大约有 750 万人患有不同程度发音障碍；有 8%～9%的儿童存在言语障碍。目前我国还缺乏这方面的统计资料。嗓音医学的基础研究中，数学和计算机模型已经被广泛应用来阐明其病理生理机制，有限元分析等工程技术也已较广泛地用于嗓音医学的研究中。此外，喉运动障碍、神经修复代偿机制及声带组织工程学等研究都在进行之中。

头颈肿瘤（head and neck cancer，HNC）是世界范围内第六大常见的恶性肿瘤，以喉咽部、鼻腔鼻窦及甲状腺肿瘤为代表，近年来发病率呈现明显增高趋势，每年全球新发病例约 60 万。头颈肿瘤在我国的发病率上升尤为明显。目前已经是严重危害我国人民群众身体健康的恶性肿瘤慢病之一。咽喉癌是常见的头颈肿瘤之一，恶性程度高，侵袭性强，容易局部复发和转移，患者整体预后较差。由于咽喉癌发病部位隐蔽，需要内镜检查才能发现，因此，咽喉癌患者早期诊断困难，临床上约 60%的患者就诊时已经是进展期伴有局部淋巴结转移。近年来，甲状腺癌成为发病率增长最快的恶性肿瘤。北京市的甲状腺癌发病率年均增长 16.92%，10 年增近 400%。由于高分辨 B 超和细针穿刺的广泛应用，更多直径小于 1cm 的甲状腺微小癌被发现。尽管微小癌增长迅速，但预后良好，经过治疗后，10 年肿瘤相关病死率在 1%左右。许多微小癌可能一生呈“惰性状态”，不危害患者的生命和生活质量。因此有学者提出对低危微小癌进行积极随访，手术并不是第一选择。然而一些学者认为对微小癌的随访观察仍需谨慎。

二、国际最新研究进展

（一）耳科学最新研究进展

1. 人工耳蜗设计不断更新，适应证继续扩大

人工耳蜗已成为目前重度和（或）极重度感音神经性聋患者的首要治疗选择。术后患者听觉及言语能力均得到了不同程度的提高，可满足大部分患者日常言语交流需要。①系统设计的更新：研究显示，Cochlear 公司 Smart Sound iQ 系统的使用有利于提高患者在噪声环境下的言语识别率；AB 公司研制的噪声场景分析程序 Clear Voice 可提高固定频率噪声下的言语识别率；MED-EL 公司的 $PULSAR_{CI}{}^{100}$ 技术平台利用频道干扰补偿、信号相关刺激以及三相脉冲等提高复杂听力环境下的言语识别能力。②适应证扩大：第一，1 岁左右行人工耳蜗植入术的先天性感音神经性聋患儿术后康复效果优于 1～2 岁行手术的患儿，1 岁以下感音神经性聋患儿人工耳蜗植入术和药物使用带来的并发症与 1～1.5 岁患儿相比并无显著差异。第二，老年重度或极重度听力减退患者人工耳蜗植入术后并发症发生率与成人患者并无明显差异。第三，在经济条件允许及外观可接受条件下，应尽量同时或间隔较短时间（最好短于 1.5 年）行双耳人工耳蜗植入术。第四，不同类型的内耳畸形患者术后效果存在明显差异，但除耳蜗及迷路的完全缺失外，大多数内耳畸形患者均可通过手术满足日常言语交流的需要。最后，有残余听力患者人工耳蜗植入术后效果明显优于无残余听力者。

2. 骨导植入式助听装置植入得到进一步应用

骨导植入式助听装置是一种半植入式的助听装置，通过收集外界的声音信号，振动颅骨内的植入体，绕过已经损伤的外耳或者中耳将声音传到耳蜗而产生听觉。适用于传导型或者混合型聋及单侧极重度感音神经性聋的患者。①BAHA：与传统气导助听器相比，BAHA 可减少耳道感染、耳闷胀感和佩戴疼痛等症状。具有声音传送效率高、音质好、耗电量少、减少压痛等优点，使患者佩戴更舒适。②Ponto：Nelissen 等研究了使用 Ponto 的双侧传导性聋或混合性聋及单侧聋患者，助听听阈平均降低 20.2dB，与 BAHA 相比，Ponto 在言语识别阈及噪声环境中的听力舒适度效果更好。③Sophono：对患者的听觉补偿有明显的改善；Sophono 对于容易出现植入体丢失和皮肤感染问题的儿童是更加适合的选择。④BAHAA ttract 系统应用与 BAHA 一样的数字声音处理技术以及相同的骨融合技术。国外研究认为，与裸耳相比，佩戴 BAH AA ttract 的患者助听听力有很大的提高，整体的平均纯音听阈下降了 18.5dB，生活质量有很大的改善。⑤骨桥：骨桥振动的装置在内部通过电磁传递的应用，使骨桥摆脱了物理通道的束缚，这样可以降低伤口并发症的发生率，并使植入骨桥的患者听力有很大的改善。综上所述，对于无法佩戴气导助听装置或者补偿不佳的传导性或混合性聋以及单侧重度或极重度感音神经性聋患者，骨导植入式助听装置克服了气导助听器依赖于外耳和中耳的局限性，能提供良好的听觉补偿效果。

3. 咽鼓管功能障碍治疗研究不断深入

咽鼓管功能障碍（eustachian tube dysfunction，ETD）可导致患者耳闷胀感、听物朦胧感、耳鸣、眩晕等不适，是耳科临床诊疗中常见的疾病。目前缺乏明确的 ETD 定义、分类及功能评估方法，治疗效果不理想。ETD 传统治疗方法包括药物治疗和手术治疗。临床常用的药物主要有鼻用激素、减充血剂、抗组胺药等，疗效欠佳；延迟开放型 ETD 患者有许多手术治疗选择，如鼓膜置管，可以平衡中耳压力，减

轻鼓膜内陷，膨胀不全，减少中耳分泌物，但无法从根本上解决 ETD，同时长期的戴管增加了中耳感染的概率，易导致鼓膜永久性的穿孔。

（二）鼻科学最新研究进展

1. 病原体将成为在慢性鼻窦炎伴鼻息肉诊疗的新靶点

近年来，越来越多研究关注细菌病毒在慢性鼻窦炎伴鼻息肉（chronic rhinosinusitis with nasal polyps，CRSwNP）发病过程中的作用。研究表明欧洲鼻息肉以嗜酸性粒细胞炎症浸润为主，超过60%的患者有金黄色葡萄球菌定殖，50%存在抗金黄色葡萄球菌肠毒素特异性 IgE 抗体，而伴哮喘的鼻息肉患者的金黄色葡萄球菌定植数目及 SAE-IgE 的表达量明显增多，说明金黄色葡萄球菌与慢性鼻窦炎的严重程度和复发密切相关。除主要的葡萄球菌属外，不动杆菌属、假单胞菌属和兰氏菌属也能在慢性鼻窦炎患者鼻黏膜找到，至于在鼻息肉的发病机制中扮演什么角色，亟待进一步研究。除细菌外，CRSwNP 患者鼻拭子内还存有细小核糖核酸病毒、呼吸道合胞病毒和流感病毒等病毒，而体外用单纯疱疹病毒感染鼻息肉组织后，金黄色葡萄球菌入侵到鼻息肉组织内的数量增多，导致组织内炎症加重，这在一定程度上解释了 CRSwNP 患者急性上呼吸道感染过后，临床鼻塞流鼻涕等症状比正常人持续时间长。因此，以鼻息肉患者的细菌组学和病毒组学为基础，筛选出关键致病细菌和病毒，探寻病原体在鼻息肉患者发病机制中起的作用，将成为新的研究热点。

2. 一类新定义的鼻炎——局部过敏性鼻炎

局部过敏性鼻炎（local allergic rhinitis，LAR）目前定义为缺乏系统变应状态的局部鼻过敏反应。LAR 患者有典型的 AR 临床症状，没有系统性变应状态，但鼻激发试验和鼻黏膜局部过敏源特异性 IgE 抗体阳性。LAR 在鼻炎中的发病率为 25.7%。超过 45.7%的 LAR 患者以前被诊断为非过敏性鼻炎。鼻喷激素和口服抗组胺药物以及脱敏治疗为有效的治疗方法。LAR 是否是 AR 自然进程的第一步，还是不同于 AR 的一种鼻炎类型，是一个有争议的话题。一项前瞻性随访研究对此进行了探讨，发现 LAR 患者和健康对照 5 年内出现系统变应反应的比率相似，提示 LAR 可能是不同于存在系统变应反应的 AR 的一类疾病。

3. 鼻颅底外科最新研究进展

鼻内镜颅底外科近 10 年有了巨大的进步，手术新器械和设备的研发，为内镜颅底解剖的深入认识提供了条件，也为手术技术的完善和发展奠定了重要基础。目前，经鼻内镜颅底外科手术的范围几乎涵盖了整个中线颅底和旁中线颅底，包括：前颅底、鞍上区、鞍区、斜坡和鞍旁海绵窦区、翼腭窝和颞下窝区等。鞍区、斜坡区肿瘤的经鼻内镜手术优势已得到广泛认同，经鼻内镜垂体腺瘤手术已经占手术量的 70%～90%。前颅底、鞍上区和颅颈连接腹侧区肿瘤的内镜手术比例也有了明显提高。旁中线颅底方面，绝大部分肿瘤可以经鼻内镜和鼻内镜辅助下完成。近年来，以上颌窦为通道，以翼腭窝和颞下窝为桥梁对旁中线颅底区域进行了有价值的解剖学研究，积累了大量的理论研究基础和临床手术经验。实践证明，无论是减少手术损伤、保护重要结构，还是消除手术盲区等方面经鼻内镜颅底手术都有独特的优势，在肿瘤显露和切除程度方面并不处于劣势。

（三）咽喉科学最新研究进展

2014 年出版的《国际睡眠障碍疾病分类》对睡眠呼吸障碍的分类、诊断及依据进行了重新定义。

1. 欧洲喉科协会发布喉气管狭窄术前评估及分级共识

成人及儿童的喉气管狭窄（laryngotracheal stenoses，LTS）病情复杂，其治疗需多个学科共同参与，以制定最佳治疗方案，喉科医师在进行气道病变切除或重建手术前，需要对患者的病情进行全面且精细的评估。

2015 年欧洲喉科学会（European Laryngological Society，ELS）发布《关于 LTS 术前评估及分级共识》，共识包括内镜评估、影像学评估、呼吸及嗓音功能评估、患者全身状况评估四个部分。其重点为内镜评估，包含 5 个步骤：①清醒状态下间接喉镜及经鼻纤维喉镜（transnasal fiberoptic laryngoscopy，TNFL）检查；②睡眠状态下 TNFL，在全身麻醉自主呼吸状态下进行；③0°经口硬质喉气管镜检查；④悬吊显微喉镜检查；⑤支气管镜及食管镜检查。最终患者的评分及分级，以 Myer-Cotton 气道评估分级系统为基础分为 4 级，每个分级内依据狭窄所累及的部位数目，1 个、2 个、3 个或 4 个以上部位受累分别标注 a、b、c、d；如伴有严重并发症或先天畸形标注（+）。某些原因引起的喉狭窄可引起多个器官损伤，如钝性或穿透性外伤、腐蚀性损伤、蒸汽或火焰烧伤等需要归入单独的分类中。

2. 专家共识：喉肌电图在声带麻痹诊断和治疗中的作用

2016 年，美国神经肌肉及电生理诊断协会发表了基于循证医学的专家共识，探讨喉肌电图（laryngeal electromyography，LEMG）在喉返神经（recurrent laryngeal neuropathy，RLN）损伤导致的声带麻痹诊断及治疗中的作用。该共识主要关注两个问题：①LEMG 是否能够提示单/双侧急性声带麻痹患者的预后；② LEMG 结果是否会改变 RLN 患者的临床治疗方案。共识中通过循证医学检索及分析，发现喉返神经损伤后 6 个月内如出现活跃的自发电位募集和多相运动单位电位提示预后较好，喉返神经功能可能恢复。有一项研究表明联带运动出现可能提示预后差。48%患者因 LEMG 改变了其初步诊断，进而改变了治疗方案。共识认为 LEMG 能够提高声带麻痹诊断的准确度，对于病程在 4 周至 6 个月的声带麻痹患者，LEMG 的特点能够提示预后。对于可疑 RLN 损伤导致的声带活动不良患者，推荐行 LEMG 明确诊断，进而指导治疗方案。

3. 应用临床多导睡眠监测评估患者的表型及针对非解剖病因的治疗方法

阻塞性睡眠呼吸暂停患者具有一个或多个非解剖病因，如上呼吸道扩张肌张力降低、觉醒阈值较低、呼吸调控不稳定等。Sands 等报道，应用临床的多导睡眠监测，可以通过气流特征及与呼吸暂停事件的分析，推测呼吸调控稳定性的指标：环路增益和扩张肌代偿功能等指标。为临床评估上述病因和个体化治疗提供了基础。研究发现觉醒阈值较低的患者，如果通过促进睡眠的药物治疗，可以有效降低呼吸暂停低通气指数。2015 年，Montemurro 等报道 desipramine，一种去甲肾上腺素再摄取抑制剂可以降低从清醒期到非 REM 睡眠的肌张力降低，提示可通过药物治疗提高上气道扩张肌张力、防止睡眠上气道塌陷。

4. 干细胞植入在声带修复中的应用

声带损伤引起固有层细胞外基质（extracellular matrix，ECM）无序沉积、紊乱排列，导致声带特有的分层结构性消失、声带的振动功能减弱或丧失，由此引起的不可逆发音障碍是目前世界治疗的难点。声带组织工程的研究自 21 世纪初开始，种子细胞的选择一直是研究的热点，目前已用于声带组织工程的种子细胞包括骨髓间充质干细胞、脂肪间充质干细胞、胚胎干细胞、喉黏膜间充质干细胞、诱导多能干细胞等，研究发现干细胞在移植到损伤声带后具有定向分化的能力，能够参与或促进损伤组织/器官的修复。有学者进一步研究发现，干细胞分泌的生物活性分子可以通过细胞间隙的扩散作用于邻近靶组织细胞，进行细胞间信号的传递，从而对靶组织细胞的功能进行调控，干细胞可能通过这种旁分泌作用调控靶组织细胞功能及 ECM 构建，调节损伤局部炎症反应、血管生成及抗纤维化作用，调动内源性干细胞等途径参与声带的修复再生。

（四）头颈肿瘤学最新进展

1. 头颈肿瘤分期系统被重新细化与修订

美国癌症联合会（American Joint Commission for Cancer，AJCC）头颈肿瘤分期系统一直广泛应用于临床指导肿瘤的诊断和治疗。近日第 8 版《头颈肿瘤分期系统》将于 2018 年 1 月在全球启动使用，新的分期系统仍坚持以解剖学分期为基础，针对分期中的原发肿瘤（T）、区域淋巴结（N）、远隔部位转移（M）定义做出不同程度的细化和修订，增加了 HPV-相关性口咽癌分期法，将咽部肿瘤分成独立的三个章节，改变口腔、皮肤、鼻咽等部分肿瘤的 T 分期标准等。

2. 头颈肿瘤诊疗原则与生存指南进一步规范

美国国家癌症综合网（National Comprehensive Cancer Network，NCCN）于 2017 年 2 月发布了第一版《关于头颈肿瘤临床实践的指南》，指南中详细描述了针对不同分期不同部位头颈肿瘤的诊疗原则。根据 NCCN 指南，早期咽喉癌患者主要采取单纯放疗，或者保留咽喉功能手术加单侧或双侧颈淋巴结清扫；中晚期需要进行全喉切除的患者则主要采取诱导化疗，或全喉切除手术 ± 术后放疗，或同步放化疗。其中诱导化疗与手术治疗相比，可以增加患者保留喉功能的概率，避免开放性全喉手术，大大提高了患者的总体生存质量。诱导化疗的患者与传统单纯手术治疗的患者相比，10 年无进展生存期提高了 2.3%（10.8% *vs.* 8.5%）。而诱导化疗方案中 TPF 方案（紫杉醇+顺铂+5-FU）又明显优于传统的 PF 方案（顺铂+5-FU），10 年喉功能保留率提高了 23.8%（70.3% *vs.* 46.5%）。

甲状腺微小乳头状癌的治疗选择存在争议。最新美国甲状腺协会（American Thyroid Association，ATA）指南建议对甲状腺癌通常需手术治疗，仅将积极随访作为非常低危甲状腺癌可替代的选择。

美国癌症协会（American Cancer Society，ACS）于 2016 年 5 月发布了《头颈部肿瘤生存指南》，提出了头颈肿瘤生存护理的几大关键，包括头颈肿瘤复发的监测、评估和管理治疗对头颈肿瘤患者生理和心理的长期和晚期反应、并发症及其处理、健康促进等。

三、国内最新研究进展

（一）耳科学研究进展

1. 我国四省听力障碍流行状况调查结果发布

中国聋儿康复研究中心携手北京大学人口研究所、北京大学第三医院等 14 家专业机构依据世界卫生组织耳病和听力障碍调查方案，选择吉林、广东、陕西及甘肃 4 个具有典型地域和经济社会发展水平代表性的省份，于 2014 年 8 月至 2015 年 9 月完成了逾 4 万人的现场抽样调查，获得了有关我国听力障碍现况的最新数据。所有调查对象中有 7431 例确诊为听力障碍，现患率为 16.49%。以第六次全国人口普查数据为基础，进行年龄标准化处理，计算出听力障碍的标准化现患率为 15.84%。按较差耳计算，现患率为 24.17%。全部调查对象中，仅有单侧听力障碍的现患率为 7.68%。听力障碍以轻度为主，占 68.73%，中度以上听力障碍，即致残性听力障碍占 31.27%。调查人群中，中度以上听力障碍的现患率为 5.16%。以第六次全国人口普查数据为基础进行年龄标准化处理，则中度以上听力障碍的标准化现患率为 5.17%。若按第六次全国人口普查报告登记的大陆人口总量（13.40 亿）推算，我国听力障碍者总量超过 2 亿，中度以上听力障碍者的总量接近 7000 万。该研究采用国际标准，在覆盖近 2 亿人口的地区抽样调查逾 4 万人，完成了近 10 年来我国唯一一次以全人群为基础的大规模听力障碍专题流行病学调查，对准确了解我国听力障碍现患状况、影响因素，科学评估规划实施情况，有针对性地制定对策，开展听力障碍预防工作有重要意义。

2.《梅尼埃病诊断和治疗指南（2017）》发布

《梅尼埃病诊断和治疗指南（2017）》的制定工作历时数年，征集汇总全国各地数十位专家意见，参考借鉴国内2006年贵阳标准以及国外相关文献，最终形成2017年版指南。首先，本指南明确提出梅尼埃病的分级诊断，即“临床诊断”和“疑似诊断”，分级诊断符合临床实际，考虑到了患者的病程和临床表现的差异性，有助于提高疾病诊断水平。其次，最新指南采用了1995年AAO-HNS指南中的分期标准，即按照纯音听阈分为一至四期。在梅尼埃病治疗方案的选择以及疗效评估时，听阈是重要的参考因素。选用3个频率，即500Hz、1kHz和2kHz，暂不纳入3kHz，积累临床数据，为今后完善诊断标准提供参考。此外，在治疗方面，提出应鼓励所有梅尼埃病患者减少盐分摄入。避免咖啡因制品，减少巧克力摄入，尽可能避免烟草和乙醇类制品。一些患者可能对某些食物过敏，故需要了解相应的变应原，并进行治疗或尽可能避免这些食物；部分患者存在季节性变态反应，应避免或减少与花粉等变应原的接触。部分针对梅尼埃病患者的免疫治疗可以减少眩晕发作频率和严重程度。

3.《良性阵发性位置性眩晕诊断和治疗指南（2017）》发布

在参考美国AAO-HNS、美国神经科学会和Barany学会等发布的国外诊疗指南并结合中国国情的基础上，最新指南的主要更新在于：①统一命名；②完善诊断分型并增加诊断分级；③根据临床证据级别推荐治疗方案；④完善了疗效评价体系。首先，新指南建议统一采用位置性眩晕、位置性眼震及位置试验。其次，增加了分级诊断，即确定诊断，可能诊断和有争议的综合征。对于可能诊断和有争议的综合征应密切观察随访，积极鉴别诊断，尽可能避免有创治疗。上述分级诊断有助于规范诊断、避免泛化，并且为制定治疗策略和选择治疗方案提供依据。诊断分型方面，新指南基本采用了2015年Barany学会诊断标准中的诊断分型。治疗方面分为耳石复位、药物治疗、手术治疗和前庭康复训练四个方面。该指南的发布为规范临床诊疗提供了依据。

4. 先天性耳聋三级防控体系建设取得进展

在我国，每年约有1900万新生儿出生，估算每年新增听力障碍儿童在3万人以上。世界卫生组织（WHO）根据出生缺陷发展的原因以及流行病学资料，将预防策略按等级分为三级，分别为孕前降低缺陷发生率、孕期减少缺陷儿出生率以及避免出生后患儿致残。研究表明，先天性耳聋儿童的语言发育水平不是取决于其严重程度，而是取决于被发现和干预的时期，只要在出生后6个月内发现并适当干预，患儿语言功能基本不受影响。因此，三级预防的环节包括早期对耳聋患儿进行听力筛查和诊断，在语言发育关键期之前实施干预和康复，达到使患儿聋而不哑的目的，从而降低致残率。目前，国家卫计委于2014年启动“贫困地区新生儿听力筛查”项目，使得听力筛查模式和技术在全国31个省（自治区、直辖市）得到全面推广应用。政府发布的相关数据显示，全国新生儿听力筛查率已由2011年的低于40%，上升到2014年的77.4%。截至2015年年底，全国共有各级听力语言康复机构1071个，其中国家级康复机构1个，省级康复中心31个，市级康复机构354个，县级康复机构686个，使我国先天性耳聋的干预康复率逐年提高。目前，先天性耳聋的三级防控体系已在我国多数较发达地区得以落实并卓有成效，正进入全国性推广应用阶段，这也意味着相关领域工作者将面临新的挑战。

（二）鼻科学研究进展

1. 中国慢性鼻窦炎伴鼻息肉（CRSwNP）亚型的研究

不同人种间的CRSwNP表现为不同的免疫炎症模式。Zhang等比较了中国广东CRSwNP患者和比利时白种人 CRSwNP 患者，发现两组患者的鼻息肉组织都表现为 Treg 转录因子 FoxP3 表达不足，但是就效应性 T 细胞而言，比利时组表现为 Th2 免疫应答为主，而中国广东组表现为 Th1/Th17 为主并伴有低水平 ECP 偏向于嗜中性粒细胞炎症。Wen 等探讨了广州地区不同炎症细胞分类的鼻息肉对口服糖皮质激素疗效的影响，发现中性粒细胞性鼻息肉对糖皮质激素的效果比嗜酸性粒细胞性鼻息肉差。Wang 等通过亚洲、欧洲和大洋洲六中心研究，在国际上首次阐明 CRS 免疫模式的全球异质性，发现北京地区 CRS 与国内成都地区、日本、欧洲和大洋洲的 CRS 患者存在明显差异，为免疫分型和精准治疗提供了理论依据。Cao 等发现中国武汉地区的 CRSsNP 和 CRSwNP 都表现为调节性 T 细胞功能下调，同时 Th1/Th2/Th17 反应上调，CRSsNP 主要是 Th1 反应，而 Th2 和 Th17 反应以及自然杀伤 T 细胞浸润主要见于嗜酸性粒细胞性鼻息肉。

2. miRNAs 在过敏性鼻炎中作用的研究

miRNAs 是一类短链、非编码 RNAs，是免疫系统中调节基因表达的重要调节因子，主要功能是内源性抑制翻译过程。AR 中存在 miRNAs 表达的改变。章如新等发现 IgE-FcεRI 交联后活化的骨髓来源肥大细胞中发现 7 个上调，10 个下调 miRNAs，其中 miR-21a-3p 和 miR-3113-5p 分别是上调和下调最显著的两个 miRNAs；有些 miRNAs 能直接修饰趋化因子和转录因子的表达，miR-224、miR-187 和 miR-143 在 AR 患者中表达下调，其中 miR-143 能够抑制 IL-13 刺激的鼻上皮细胞 eotaxin 和 mucin 5AC 基因和蛋白质的表达。陶泽璋等发现 miR-135a 能下调（GATA）-3 和 IL-4 的表达，上调 T-bet 和 IFN-γ 的表达，提示 miRNAs 在 AR 小鼠中能调节 Th1/Th2 平衡。miRNAs 在 AR 诊疗中的作用有待进一步探讨。

3. 我国鼻颅底外科技术研究部分领域已达到国际先进水平

目前，内镜下经鼻入路可分为标准内镜经鼻入路和扩大内镜经鼻入路。在影像导航辅助、高清内镜摄像设备、颅底手术器械不断完善的条件下，国内内镜颅底外科医生也积极开展“两人四手”的手术配合模式，进行颅底病变显微分离技术进行肿瘤切除。内镜下止血和颅底重建技术也是内镜颅底外科必须掌握的外科技术。国内内镜颅底外科医师已掌握包括填塞止血材料、双极电凝止血、止血夹动脉止血、骨蜡或高速磨钻处理骨质出血等方法，并掌握各种人工材料和自体游离黏膜瓣、带蒂黏膜瓣，在蛛网膜与硬脑膜之间、硬脑膜与颅底之间、颅底和鼻腔之间进行多层次填充、形成牢靠的重建层。使得脑脊液鼻漏发生率大大降低。

（三）咽喉科学研究进展

1. 儿童睡眠呼吸障碍检测标准

多导睡眠监测被认为是诊断儿童 OSAHS 的金标准。目前国内外最常应用睡眠呼吸暂停低通气指数（AHI）来判定患儿是否患病及病情的轻重程度。然而，对于单纯使用 AHI 作为诊断儿童 OSAHS 的依据存在一定争议。秦旭等学者经过研究发现：1＜OAHI≤5 且 OAI≤1、最低氧饱和度＜92%的习惯性打鼾儿童（临界 OSAHS 儿童）。提示该部分临界 OSAHS 儿童与单纯性鼾症儿童（OAHI≤1）有显著差异。许志飞等学者也建议将 OAHI≥1 作为儿童 OSAS 的 PSG 诊断临界值。

2. 咽喉反流性疾病诊断与治疗专家共识（2015 年）

咽喉反流性疾病（laryngopharyngeal reflux disease，LPRD）是耳鼻咽喉科常见疾病，其症状和体征无特异性，国内外仍缺乏统一的诊断和治疗标准。为此，2015 年 12 月国内咽喉科专家在昆明召开了专题讨论会，2016 年 3 月在北京进行了最后定稿，共同讨论制定了《咽喉反流性疾病诊断与治疗专家共识（2015 年）》。

共识中将LPRD定义为胃内容物反流至食管上括约肌以上部位，引起一系列症状和体征的总称。咽喉反流（laryngopharyngeal reflux）是指胃内容物反流至食管上括约肌以上部位（包括鼻腔、口腔、咽、喉、气管、肺等）的现象。其诊断依据包括：病史询问和喉镜检查，对照反流症状指数评分量表（reflux symptom index，RSI）和反流体征评分量表（reflux finding score，RFS）可做出初步诊断。若RSI＞13分和（或）RFS＞7分，可诊断为疑似LPRD。这些患者可以进行至少8周的质子泵抑制剂（proton pump inhibitor，PPI）治疗，如有效可以确诊。24h喉咽食管pH（或阻抗-pH）监测和咽部pH监测（DX-pH）是目前客观诊断手段：24h喉咽食管pH（或阻抗-pH）监测诊断指标：24h咽喉酸反流事件≥3次或喉咽部pH＜4总时间≥1%或24h内喉咽反流面积指数（reflux area index，RAI）＞6.3即可诊断；咽部pH监测（DX-pH）诊断指标：直立位时Ryan指数＞9.41和（或）卧位时＞6.79即可诊断。治疗包括：①一般治疗，即改变不良生活方式和饮食习惯；②内科治疗，最常用的方法是抑酸治疗，目前首选药物为PPI；③外科治疗，如果积极内科药物治疗有效，但停药后反复复发的患者，或因酸反流所致危及患者生命的并发症持续存在时，可考虑行增加食管下括约肌张力的外科治疗。

（四）头颈外科学最新进展

中华医学会2014年发布了《喉癌外科手术及综合治疗专家共识》，2017年发布了《下咽癌外科手术及综合治疗专家共识》，根据肿瘤发生部位和所在区域、局部浸润和扩散转移等特点，提出主要采取以手术为主的多学科综合治疗，在彻底根除肿瘤病变的同时尽量保留和重建喉的功能，在治愈肿瘤的同时提高患者的生存质量。

中国《甲状腺微小乳头状癌诊断与治疗专家共识》建议对同时满足以下条件的微小癌可积极随访：①非病理学高危亚型；②瘤直径≤5mm；③肿瘤不靠近甲状腺被膜且无周围组织侵犯；④无淋巴结或远处转移证据；⑤无甲状腺癌家族史；⑥无青少年或童年时期颈部放射暴露史；⑦患者心理压力不大、能积极配合。随着基因组测序技术的快速进步以及大数据科学的交叉应用，甲状腺癌发生、发展、转移及预后相关基因的研究取得了重大进展。目前已经确定BRAF、RAS、RET等基因与甲状腺癌的发生密切相关，特别是BRAFV600E的突变被认为是愈后不良及碘治疗不敏感的因素，这些基因也成为分子靶向治疗研究的重要靶点。但由于分子标志物的检测、基因筛查等技术的限制，以此为基础的甲状腺癌的精准诊断与治疗尚未在国内顺利开展，简便可行的分子标志物检测方法值得进一步开发。

四、北京最新研究进展

（一）耳科学最新进展

1. 耳科手术导航实时报警与动态化显示系统的临床前期研究

在手术处理颞骨中许多的重要结构时，手术导航系统能够在影像学资料的辅助下，提高术者手术的精确度，减少手术创伤，降低手术风险。然而，在使用传统的手术导航时，存在诸多限制。例如，当手术磨钻靠近颞骨内重要结构时，传统的手术导航系统不能给术者提供足够的警示。另外，当患者的解剖结构在手术磨钻磨削下已经产生改变，导航系统所显示的信息却并不能实时展示这种变化。考虑到传统导航系统的上述不足，北京协和医院与北京航空航天大学机械工程及自动化学院合作研发出一款新型的手术导航系统，主要有两处优势：其一，它能精确、快速追踪手术工具，并且在其接近颞骨内重要结构，进入预先设定的危险范围内时，依据距离的不同向术者发出不同的警报声，并在屏幕上展示手术工具与目标结构的实时距离，这既保证了手术的安全，同时可以帮助术者在不损伤重要结构的前提下，进行高效不间断的持续操作；其二，导航系统提供了一种高质量的显示方式，这种方法能够将术前的影像资料进行精确重建，同时将术中磨钻的磨削过程实时、同步地展现出来。

2. 振动声桥植入技术在先天性前庭窗闭锁患者中获得较好效果

前庭窗闭锁在单纯中耳畸形的发病率为 12.3%，在外耳道狭窄畸形中为 21.3%，在外耳道骨性闭锁畸形中约为 1.0%。文献报道，前庭开窗术的远期效果较差，故有学者建议前庭窗闭锁畸形患者配戴助听器。北京同仁医院赵守琴团队对双侧先天性前庭窗闭锁的 9 例患者行振动声桥植入手术，获得较好的术后听力效果。所有患者术后裸耳骨导听力与术前相比未见下降。配戴 VSB 后，声场测试结果以及术前与术后植入耳听力对比，在 1～4kHz 有 30dB 以上的提高，在 500Hz 为 20dB 的提高；在 65dBHL 时，双音节词测试言语识别率为 40%～100%，平均为 76%，句子测试言语识别率为 72%～100%，平均为 92%。综上所述，先天性前庭窗闭锁患者，VSB 圆窗植入可以获得较好的听力改善，尤其是患者的言语辨别率明显改善。

3. 利用耳声发射早期发现糖尿病患者听力损害

北京同仁医院李永新团队利用系统评价和荟萃分析评价畸变耳声发射（DPOAE）在糖尿病患者听力评估中的应用。7 篇文章被纳入荟萃分析。发现所有糖尿病患者中低频率的纯音听力测定（PTA）阈值均在正常范围内。糖尿病患者平均 DPOAE 幅度显著低于对照组。试验提示：当 PTA 在正常范围内时，糖尿病患者的畸变耳声发射振幅显著低于对照组，意味着糖尿病早期的耳蜗功能障碍。糖尿病患者的听觉脑干反应（ABR）波潜伏期和间隔延长提示了蜗后损伤。

4. 温度敏感性听觉神经病变研究

在解放军总医院王秋菊团队的研究中，报道了三名无关联的 2～6 岁儿童，诊断为听觉神经病，发烧时抱怨严重听力损失。他们的听觉阈值从上午到下午会有所不等。其中两例患者的听力随年龄增长而有所改善，一例患者接受耳蜗植入后有显著好转。遗传分析显示，这三名患者具有耳畸蛋白（OTOF）纯合或复合杂合突变。研究表明，这些基因突变可能是温度敏感性听觉神经病变的原因。长期随访结果表明，这种听觉神经病的听力损失可能随年龄而恢复。

（二）鼻科学研究进展

鼻腔扩容术是由韩德民院士针对鼻腔阻力在上气道阻力中的重要作用而创新性提出的，该手术方式包括：三线减张鼻中隔偏曲矫正术、下甲骨折外移术、中甲内移术、筛上颌窦开放术等。并采用空气动力学方法和临床实践，验证了该手术方式对鼻腔功能的影响和临床治疗 OSA 的价值。

1. CRSwNP 患者鼻息肉术后复发是临床治疗的难点研究

北京同仁医院鼻病团队通过对大样本手术患者的临床特征和组织病理学特征与复发进行多因素回归分析，发现鼻息肉组织中嗜酸性粒细胞浸润状况（数量和百分比两个生物标志物）与复发的关系最密切。经 ROC 分析后，得出结论：当组织嗜酸性粒细胞百分比超过 27%时，患者术后 2 年内的复发风险超过 90%，应在术后持续使用药物控制息肉生长以降低复发风险。通过对鼻息肉组织活检和病理分析，发现鼻息肉组织中嗜酸性粒细胞比例可以作为预测鼻息肉复发的指标，为制定合理的药物治疗方案提供了重要参考。该研究具有良好的临床应用前景，受到美国著名鼻科学者 Schleimer 和 Kern 等的重视。

2. CRSwNP 的鼻腔喷雾激素治疗

糖皮质激素是目前治疗 CRSwNP 最常用的药物，就给药途径而言分为口服给药和鼻腔喷雾两种途径。前者控制全身和黏膜局部炎症的效力较强但长期用药很容易出现全身不良反应，后者安全性好但起效较慢。北京同仁医院鼻病团队在国内开创性地给予 CRSwNP 患者经鼻雾化吸入剂型的糖皮质激素。发现该治疗途径疗效接近口服激素途径给药，明显优于鼻内喷雾给药，而且安全性优于口服全身给药。同时在国际上首次系统阐述了经鼻雾化激素对嗜酸性粒细胞型 CRSwNP 的作用机制，发现雾化吸入糖皮质激素可以下调 Th2 细胞因子反应，上调 Treg 细胞和 IL-10、TGF-β 等抑制性免疫反应，减少白蛋白沉积从而减轻水肿，增加胶原沉积促进组织重塑。

3. 开展过敏性鼻炎患者精神心理状态研究

创建针对 AR 患者的心理人格测试体系和心理学数据库，对心理异常 AR 患者进行心理评估和干预。AR 患者往往有不同程度的心理问题，尤其近年因对鼻病治疗效果不满而引发的患者伤医事件屡有发生，提示关注鼻病患者心理评估的重要性。同仁医院课题组创建针对 AR 患者的心理人格测试体系和心理学数据库，首次报告了 AR 患者存在精神和心理健康异常，进而提出了关注 AR 患者身心健康的重要性。通过使用开发的测试体系能发现部分 AR 患者人群存在心理异常潜质，给予必要的引导和干预，促进医患沟通，最终提升医患满意度，降低潜在社会矛盾。研究发现季节性 AR 患者比正常人容易发生心理状态异常，且鼻堵和鼻痒两个症状影响最为显著。如果 AR 患者合并哮喘则更容易影响患者精神心理状态，而过敏原种类和患者性别则对 AR 患者心理无明显影响。重度 AR 患者尤其是单身女性最易于发生心理异常，需要特别关注。

4. 建立大气花粉检测网络及过敏性鼻炎发病预防方程

建立大气花粉检测网络及 AR 发病预防方程，准确提供发病趋势的预报信息，并研发花粉阻隔剂和可调式鼻腔冲洗器进行辅助治疗，实现对AR环境暴露因素的有效控制。北京城区建立由13个监测点组成的大气花粉检测网络，监测各区春秋季花粉浓度，为广大市民和花粉过敏患者提供准确的花粉信息。同时分析 AR 患者发病时间与同期大气花粉浓度，以及气象要素（如水汽压、露点温度等）的相关关系，建立了 AR 发病预报方程及发病指数分级，为花粉过敏 AR 患者提供发病趋势的预报信息，进而指导花粉过敏 AR 患者在大气花粉浓度提高前开始预防性药物治疗，使超过 100 万患者实现预防性治疗。在辅助治疗技术方面，发明了针对花粉过敏患者的鼻腔花粉阻隔剂，设计了可调式鼻腔清洗装置。其中可调式鼻腔冲洗装置实现了向成果市场转化。

5. 利用快速集群免疫技术开展临床研究

创用国际标准化螨过敏原集群免疫治疗技术，构建全国 AR 国际标准化免疫治疗中心网络，提高 AR 免疫治疗在中国的普及，降低患者和社会的医疗负担。过敏原特异性免疫治疗是目前唯一临床根治 AR 的疗法，但有发生不良事件的风险，如何安全、快速、有效地开展 AR 免疫治疗是临床面临的难题。同仁医院团队研发并创用国际标准化螨过敏原快速集群免疫治疗方案，患者每周就诊 1～2 次，每次注射 2～3 针，短期（6周）即可达到维持剂量，减少就医8次，剂量累加阶段疗程缩短60%，且起效时间从传统方案的 10 周提前至 4 周。同时发现 AR 患者接受免疫治疗后半年内，外周血中的 Tr1 的数量有不同程度的升高，升高的幅度与症状的改善密切相关，此结果有助于预测免疫治疗的疗效。

6. 创建并临床应用泪前隐窝入路的鼻内镜外科手术方式

同仁医院鼻科团队创建了泪前隐窝入路的手术方式，该入路在鼻内镜外科技术领域具有独立知识产权并在世界范围内普及应用。2008 年武夷山全国鼻科会上第一次提出泪前隐窝的概念，2013 年该理念发表于 *CMJ*，2015 年在国际上首次提出泪前隐窝入路的概念，并撰写综述文章进行介绍。周兵教授等完成的 *The Intrannasal Endoscopic Removal of Schwannoma of Pterygopalatine and Infratemporal Fossa via Prelacrimal Recess Approach* 发表于 *Journal of Neurosurgery*，是鼻内镜下泪前隐窝径路治疗侧颅底疾病临床研究取得的重大突破。另外，额窦外科也在国内具有领先的技术水平，该研究“额窦外科基础与临床研究”获得 2013 年北京市科技进步二等奖。

（三）咽喉科学研究进展

1. 睡眠呼吸障碍快速检测技术的临床应用

2014 年美国睡眠学会将便携式睡眠监测设备列为成人 OSAHS 的诊断手段之一。Ⅱ型全参数便携式睡眠监测设备依赖睡眠技师安装设备，在无人监护时，传感器脱落和信号传输记录失败率较高；Ⅲ型、Ⅳ型为简化参数便携设备，诊断准确性和应用范围较局限，主要用于筛查等应用。由于标准监测价格较高且预约困难，造成 82%～93%的患者得不到筛查、诊治，我国自主研发的低负荷穿戴式监测设备及以物联网云平台数据库为核心，建立家庭终端—社区医院—三级医院—专科睡眠医学实验室网络。建立数据保护、设备认证和安全传输系统，实现有效便捷的分级远程合作，规范诊治流程。

2. 声带白斑的病因学研究

声带白斑的产生与刺激因素长期持续作用于声带上皮有关，包括吸烟、酗酒、病毒感染、吸入刺激性物质、发音损伤及反流等。国内徐文等报道 138 例手术治疗的声带白斑患者中，58.7%的患者存在吸烟嗜好，31.9%的患者嗜酒，26.8%的患者同时存在吸烟饮酒嗜好，但并未发现烟酒暴露程度与声带白斑病理分型间存在相关性。国内于萍等通过回顾性研究，发现声带黏膜白色病变与嗓音滥用密切相关，并非全部是病理组织学意义上的癌前病变，多数属于可逆性。因此，治疗原则应先避免刺激因素和纠正不良习惯，给予试验性抑酸治疗，中重度不典型增生则需早期外科干预，原位癌尽早手术治疗。

3. 非解剖的表型评估用于 OSA 外科疗效评估

上气道手术扩大咽腔、改善解剖结构仍是我国 OSA 重要治疗方法之一。但除上气道结构狭窄外，近年来报道某些非解剖因素：呼吸调控功能不稳定、气道扩张肌代偿功能不良等是 H-UPPP 及软腭前移术治疗 OSA 患者疗效不佳的因素。相关指标包括清醒向睡眠期转换时颏舌肌肌电下降的百分肌电值，睡眠血氧饱和度低于 90%的时间百分比，由多导睡眠监测气流特征推算的环路增益等。术前评估患者非解剖病因的严重度有助于手术适应证的选择，提高疗效预测的准确性。

（四）头颈外科学最新进展

北京的头颈肿瘤外科在全国处于领先地位，中国医学科学院肿瘤医院头颈外科研究有着悠久的历史和团队优势，北京同仁医院头颈外科临床科研实力雄厚。

1. 中晚期喉癌、下咽癌保留喉功能策略研究

北京同仁医院头颈外科长期致力于咽喉癌的规范化诊疗研究，每年诊治咽喉癌患者 600 余例。早在 2011 年，就发起了针对局部中晚期喉咽癌喉功能保留的多中心临床研究（北京安贞医院、宣武医院等），初步设计了利用诱导化疗（TPF 方案）作为标准的筛选方案，诱导化疗敏感的患者进行放疗，诱导化疗不敏感的患者进行手术治疗，这样增加了一部分患者保留喉功能的机会。按照筛选方案对 176 例中晚期喉咽癌进行治疗，喉功能保留率达到 46%。通过全基因组表达谱芯片，微小 RNA 芯片从转录组层面全面检测寻找对 TPF 诱导化疗敏感和耐受的分子标志物，初步筛选出 TCN1、IL-6、MAPK14、JUN、CDK5、CAMK2A、miR-4253、miR-4443、miR-193b-3p、miR-211-3p 等基因可作为预测喉咽癌诱导化疗敏感性的分子标志物；MAPK10、Jun、VEGFB、PIK3R5、PLD1、TEK、ITGA6、miR-183-5p、miR-24-3p 及 miR-30a-5 等基因可作为预测喉癌诱导化疗敏感性的分子标志物。

2. CO_2 激光手术在声门上喉癌、梨状窝癌中的应用

1991 年北京同仁医院首先将 CO_2 激光用于喉显微外科手术，开启了国内 CO_2 激光在喉咽癌治疗的大门。随着技术的成熟以及治疗经验的积累，国内不仅将 CO_2 激光应用于早期声门型喉癌的治疗，同时也应用于声门上型喉癌、喉咽癌的治疗，其治疗效果显著，喉功能保全效果好。大部分早期复发（rT1、rT2）病变，尤其是未侵犯前联合者适合激光治疗，对前联合复发病变，在仔细评估甲状软骨受侵程度，排除喉部框架结构受侵后可慎重选择挽救性治疗方式；以北京同仁医院为牵头单位的针对 CO_2 激光治疗 T3 期声门上型喉癌以及 T3 喉咽癌的临床实验也在进行。另外术中 NBI 与传统 CO_2 激光相结合，有利于术中更好更准确地判断肿物边界，减少切缘阳性的可能性。

3. 甲状腺肿瘤的精准治疗

由于甲状腺疾病发生率的上升及开展的普查，甲状腺肿瘤的检出率逐年明显升高，北京 2016 年发布的年度健康白皮书显示甲状腺癌已成为女性第三位高发的肿瘤。如何提高甲状腺肿瘤诊治的精准程度，减少不必要的手术和设计精准的治疗方案，成为当务之急。甲状腺细针穿刺细胞学结合基因的检测不仅可分辨出结节的良恶性，还可分辨出其恶性程度、侵袭性的高低，为手术方案的选择提供信息。根据肿瘤的精确评估，选择合适的甲状腺切除范围，减少手术并发症带来的生存质量下降，使肿瘤-手术-生存质量三者达到较为精确的平衡。

（张　罗　刘　博　周　兵　张　伟　陈威震　王　杰　王明婕　李彦如　张　洋）

参考文献

中华耳鼻咽喉头颈外科杂志编辑委员会，中华医学会耳鼻咽喉头颈外科学分会，2017. 梅尼埃病诊断和治疗指南（2017）. 中华耳鼻咽喉头颈外科杂志，52（3）：167-172.

中华耳鼻咽喉头颈外科杂志编辑委员会，中华医学会耳鼻咽喉头颈外科学分会，2017. 良性阵发性位置性眩晕诊断和治疗指南（2017）. 中华耳鼻咽喉头颈外科杂志，52（3）：173-177.

中华耳鼻咽喉头颈外科杂志编辑委员会咽喉组，中华医学会耳鼻咽喉头颈外科学分会咽喉学组，2016. 咽喉反流性疾病诊断与治疗专家共识（2015 年）.中华耳鼻咽喉头颈外科杂志，51（5）：324-326.

中华耳鼻咽喉头颈外科杂志编辑委员会头颈外科组，中华医学会耳鼻咽喉头颈外科学分会头颈外科学组，2017. 下咽癌外科手术及综合治疗专家共识. 中华耳鼻咽喉头颈外科杂志，52（1）：16-24.

Deacon NL，Jen R，Li Y，et al，2016. Treatment of obstructive sleep apnea：prospects for personalized combined modality therapy. Ann Am Thorac Socj，213（1）：101-108.

Hao J，Fu X，Zhang C，et al，2017. Early detection of hearing impairment in patients with diabetes mellitus with otoacoustic emission. A systematic review and meta-analysis. Acta Otolaryngol，137（2）：179-185.

Jolly LA，Novitskiy S，Owens P，et al，2016. Fibroblast-mediated collagen remodeling within the tumor microenvironment facilitates progression of thyroid cancers driven by BrafV600E and Pten Loss. Cancer Res，76（7）：1804-1813.

Liu H，Jin X，Li J，et al，2015. Early auditory preverbal skills development in Mandarin speaking children with cochlear implants. Int J Pediatr Otorhinolaryngol，79（1）：71-75.

McMullen CP，Smith RV，2015. Treatment/Comparative therapeutics：cancer of the larynx and hypopharynx. Surg Oncol Clin N Am，24（3）：521-545.

Monnier P，Dikkers FG，Eckel H，et al，2015. Preoperative assessment and classification of benign laryngotracheal stenosis：a consensus paper of the European Laryngological Society. Eur Arch Otorhinolaryngol，272（10）：2885-2896.

Munin MC，Heman-Ackah YD，Rosen CA，et al，2016. Consensus statement：using laryngeal electromyography for the diagnosis and treatment of vocal cord paralysis. Muscle Nerve，53（6）：850-855.

Nilubol N，Kebebew E，2015. Should small papillary thyroid cancer be observed? A population-based study. Cancer，121（7）：

1017-1024.

Peppard PE，Young T，Barnet JH，et al，2013. Increased prevalence of sleep-disordered breathing in adults. American Journal of Epidemiology，177（9）：1006.

Rondón C，Campo P，Zambonino MA，et al，2014. Follow-up study in local allergic rhinitis shows a consistent entity not evolving to systemicallergic rhinitis. J Allergy ClinImmunol，133（4）：1026-1031.

Saikawa E，Takano K，Ogasawara N，et al，2016. Cochlear implantation in children with cochlear malformation. Adv Otorhinolaryngol，77：7-11.

Shi JB，Fu QL，Zhang H，et al，2015. Epidemiology of chronic rhinosinusitis：results from a cross-sectional survey in seven Chinese cities. Allergy，70（5）：533-539.

Wang X，Zhang N，Bo M，et al，2016. Diversity of T（H）cytokine profiles in patients with chronic rhinosinusitis：A multicenter study in Europe，Asia，and Oceania. J Allergy ClinImmunol，138（5）：1344-1353.

Wen W，Liu W，Zhang L，et al，2012. Nasal Health Group，China（NHGC）increased neutrophilia in nasal polyps reduces the response to oralcorticosteroid therapy. J Allergy ClinImmunol，129（6）：1522-1528.e5.

Zhou B，Huang Q，Shen PH，et al，2016. The intrannasal endoscopic removal of schwannoma of pterygopalatine and infratemporal fossa via prelacrimal recess approach. J Neurosurg，124（4）：1068-1073.

第五节　热带病领域国内外研究进展

一、最新流行概况

世界卫生组织（WHO）于2017年4月19日在日内瓦举行的全球被忽视的热带病合作伙伴会议，发布了《将被忽视的热带病纳入全球卫生和发展》报告。报告指出，自 2007 年以来，全球被忽视的热带病应对工作取得显著进展，据估计仅在2015年就有10亿人接受相关治疗。

该报告显示了强有力政治支持、药物慷慨捐助、生活条件改善等因素如何使被忽视的热带疾病流行最为严重国家的疾病控制规划得以持续扩展。与会者为卫生部长、业界代表、合作伙伴和众多知名人士，包括慈善家、捐助者和利益攸关方。会议纪念了朝着“合作、加速、消除”所做出的努力。这次会议除了庆祝多个利益攸关方十年合作外，还举行世卫组织被忽视的热带病路线图五周年纪念活动。该路线图为在全球控制、消除和消灭许多这类疾病以及《伦敦宣言》所及疾病确立了目标和里程碑。此外，报告强调，实现全球饮用水和环境卫生目标将是防控被忽视的热带病问题的关键。世卫组织总干事陈冯富珍表示：“世卫组织观察到在战胜昏睡病和象皮病等古老瘟疫方面取得了突破性进展。过去 10 年来，由于在现代公共卫生领域建立了一个最为有效的全球伙伴关系，数百万人得以从残疾和贫困中被解救出来。”

二、国际最新研究进展

（一）被忽视的热带病研究现状

被忽视的热带病致使生活在城市贫民窟和世界最贫穷地区的数亿人失明、残疾、毁容并且虚弱。这些疾病曾广为流行，现在仅发生在饮用水不够安全、个人卫生和环境卫生设施不佳以及住房条件差的热带和亚热带地区。生活在偏远、农村地区、城市贫民窟或冲突地区的穷人面临的风险最大。70%以上的报告存在被忽视的热带病的国家和领土为低收入或中低收入经济体。被忽视的热带病包括登革热、狂犬病、沙眼、布鲁里溃疡、雅司病、麻风病、美洲锥虫病、非洲人类锥虫病（昏睡病）、利什曼病、绦虫病和神经囊虫病、麦地那龙线虫病（几内亚线虫病）、棘球蚴病、食源性吸虫病、淋巴丝虫病、足菌肿、盘尾丝虫病（河盲症）、血吸虫病和土源性蠕虫病。是造成生活在城市贫民窟和世界最贫穷地区的数亿人失明、残疾、毁容或体弱的主要原因。

《将被忽视的热带病纳入全球卫生和发展》报告指出，昏睡病（非洲人类锥虫病）新病例数量从1999年的3.7万例下降到2015年的不足3000例；而致盲性眼病沙眼在阿曼、摩洛哥和墨西哥的患病率已大幅降低，不再成为一个公共卫生问题。在 WHO 的倡导及多国家政府部门的支持下，非洲锥虫病报告病例数在 2014 年报告了 3796 例新发病例，为全球系统数据采集工作开始 75 年以来的最低水平；2000～2015 年，全球危险人群中疟疾发病率下降了 37%。同期，全球各年龄组危险人群中疟疾死亡率下降了 60%，5 岁以下儿童死亡率下降了 65%；自淋巴丝虫病全球计划启动以来，高危人群中淋巴丝虫病的传播已减少 43%。2015 年获得诺贝尔生理学和医学奖的 3 位科学家，他们研究成果相关的疾病正是我们所关注的热带病：疟疾、盘尾丝虫病和淋巴丝虫病。

（二）热带病防控进展

由于工业化、城镇化以及人口数量的不断发展，伴随着全球气候变暖、旅游业的发展以及对自然疫源地的过度开发和对野生动物的滥杀，使得热带病流行区域不断扩大，疫情更加复杂。加上全球交通快速便捷及地球村的形成，新发的热带病多呈现出疫情暴发迅猛、传统防控模式难以应对的特点。

在 2014 年西非新暴发的埃博拉疫情是 1976 年首次发现埃博拉病毒以来发生的最大且最复杂的一次。此次疫情出现的病例和死亡数字超过了所有以往埃博拉疫情的总和，而且首次蔓延到了非洲以外的大陆。2015 年暴发的中东呼吸征冠状病毒疫情（MERS）给亚洲，尤其是韩国带来了巨大的冲击。2016年暴发于南美洲的寨卡病毒疫情同样带来巨大的隐忧。

由上可见，热带病的防治依旧任重而道远，提高热带病的监测水平，建立健全的热带病监测评估体系和网络系统，加强遥感技术和远程医疗技术在热带病疫情防控中的应用势在必行。除此之外，加大对热带病病原体的深入研究，研发预防性和治疗性疫苗；积极探索新发传染病的快速诊断技术；临床部门和公共卫生部门加强沟通协作，不断总结已有经验和教训，改进并完善针对突发疫情的防控策略。对流行区域，加强居民及旅行者的健康教育，普及卫生习惯和防病知识，呼吁社会全体人员参与，将热带病的防控构建成为一个系统的社会工程。这也将是我国热带医学发展的新的策略所在。

（三）热带病的诊断技术的最新研究进展

随着全球气候变暖，生态环境变化，媒介节肢动物孳生范围扩大，使新发和再现热带传染病的防控压力陡增。积极筛查病原、努力研发新的有效的诊断方法势在必行。

寄生虫病作为热带病的重要组成部分，在人类感染性疾病中占据重要位置，呈世界性流行，广泛分布于热带和亚热带地区，严重危害公众健康，阻碍社会经济发展。寄生虫病的实验诊断是临床实验室诊断的重要组成部分。及时有效的诊断是寄生虫病防治的首要环节。实验室传统采用的血液、粪便等样品进行病原学或血清学诊断，尽管已经使用了相当长的时期，但在实际应用中均存在一些不足。随着分子生物学技术的发展，以目标 DNA 序列为检测对象的核酸扩增方法更加简便精确，在寄生虫病检测方面展示出广阔的应用前景。因此，寄生虫分子生物学诊断的发展将更有利于寄生虫病的诊断、鉴别诊断、病因分析和预后评估，更好地推动寄生虫病的精准诊断水平。

节肢动物还主要停留在病原学鉴定的基础上，分子生物学诊断方法多用于原虫和蠕虫导致人体感染寄生虫病的实验室诊断。用于寄生虫感染后的分子生物学诊断方法包括 DNA 探针技术，在疟原虫检测应用中该技术与镜检的阳性符合率可达到 90%，至少可检出 0. 001%的原虫血症。传统 PCR、巢氏 PCR（nested PCR）、实时定量 PCR（real-time PCR）、多重 PCR、反转录 PCR（RT-PCR）、数字 PCR 和环介导等温扩增法（loop mediated isothermal amplification，LAMP）等核酸扩增技术因其高度的敏感性、特异性以及对虫种、虫株的鉴别成为原虫诊断的“金标准”。近年来，在普通 PCR 的基础上，针对检测结果特异性、敏感性或实验条件等开展了很多技术变革，并研发出不少相关分子检测技术，如 PCR-质谱技术、多重荧光 PCR 技术、核酸序列依赖的扩增技术（NASBA）、环介导等温扩增技术（LAMP）、用荧光标记的纳米量子点（QR）检出细胞内病毒或其他病原生物、用表面等离子体谐振生物传感器芯片检测常见病原微生物、宏基因组技术等。分子生物学和免疫学技术相结合在寄生虫病的诊断中也具有重要作用。

常用于寄生虫病的诊断基因多涉及线粒体基因（mitochondrial genes）和核糖体基因（ribosomal genes）。除了检测寄生虫感染后患者全血、血清、组织中的寄生虫 DNA 外，目前最新研究表明，体液（如唾液、尿液、羊水、脑脊液等）中寄生虫游离 DNA（cell-free DNA，cfDNA）检测对多种寄生虫感染的快速简便诊断具有重要意义。另外，microRNA（miRNA）是一类真核生物内源性单链非编码 RNA，在疾病的发生发展过程中具有重要作用，是目前生命科学和医学研究的热点，也是寻找寄生虫病早期诊断生物标志物的重点。

（四）2016～2030 年全球疟疾技术战略

世卫组织全球疟疾规划负责协调世卫组织在全球范围内控制和消除疟疾的工作。我们的工作以 2015 年 5 月世界卫生大会通过的《2016～2030 年全球疟疾技术战略》为指导。这项全球技术战略为所有努力控制和消除疟疾的疾病流行国家提供了技术框架，其中制定了宏伟但可实现的 2030 年全球目标，包括：使疟疾病例发病率降低至少 90%；使疟疾死亡率降低至少 90%；在至少 35 个国家消除疟疾；在所有无疟疾国家防止疟疾卷土重来。2016～2030 年这个时间表与 2015 年经联合国所有会员国批准的《2030 年可持续发展议程》相一致。

2010 年开始，全球疟疾规划启动了对世卫组织控制和消除疟疾方面决策程序的广泛审查工作。其目的是建立一个能够及时应对各国疟疾规划所面临的持续挑战的更加严谨、高效、透明的进程。遵循外部咨询小组的建议，2011 年成立了疟疾政策咨询委员会，在与控制和消除疟疾有关的所有政策领域向世卫组织提供独立建议。疟疾政策咨询委员会由 15 名权威疟疾专家组成，每年举行两次会议。2014～2015 年期间，疟疾政策咨询委员会指导制定了《2016～2030 年全球疟疾技术战略》，并就一系列技术问题，如从大规模药物治疗建议到与媒介控制规模缩小有关的风险等提供了战略建议。

（五）热带病中重要病毒性疾病的国际最新进展

2014～2015 年埃博拉疫情显示，需要有一项研究与发展（研发）总体规划，以便能够针对卫生突发事件做好准备，并在必要时能够快速应对。世卫组织研发蓝图的目标是，加速提供可在流行期间采取的医疗对策，并尽可能减少损害。我们现已确定了协调行动和吸引行业关注的重大路径，并提供了医疗产品开发平台技术。

寨卡病毒在全面审查了证据之后，科学界一致认为寨卡病毒是小头症和吉兰–巴雷综合征的一个病因。目前正在一个严格的研究框架内加紧努力继续调查寨卡病毒与一系列神经疾患之间的关联。实验室采用诊断工具发挥了重要作用，有助于我们更好地了解这一疫情。借鉴埃博拉流行疫情的经验教训，世卫组织是能够快速推动寨卡研发工作的。在相关研发工作中，下列工具被优先作为近期帮助遏制寨卡病毒传播的最可行方案：除了进行更传统的检测之外，进行“黄病毒”（与寨卡病毒相关的登革热病毒和基孔肯雅热病毒等）多重检测；为育龄妇女开发基于灭活病毒（或其他无活性病毒）制剂的保护性疫苗；和可减少蚊子种群的创新病媒控制工具。

（六）热带病中麻风病的国际最新进展

根据从世卫组织所有区域的 138 个国家收到的正式报告，2015 年底全球麻风病登记流行率为 176 176

例（每万人 0.18 例病例）。2015 年全球报告发生的新发病例数量为 211 973 例（每万人 0.21 例新发病例）。2014 年报告发生了 213 899 例新病例，2013 年为 215 656 例新病例。

2016 年，世卫组织发布《2016～2020 年全球麻风策略：加速实现麻风世界》（WHO Global Leprosy Strategy 2016–2020. Accelerating towards a leprosy-free world. Geneva：World Health Organization，2016.），旨在实现更适当的目标，即降低全球新发现麻风病患者中 2 级残疾（即可见畸形或损伤）的患病率至小于一百万分之一，以及在新儿科患者中零残疾，同时保持"创造一个无麻风世界"的愿景。这一策略是基于减少耻辱感以达到早诊断、强化转诊系统、系统追踪患者家内接触者、耐药性的监测、治疗方法的简化以及评估暴露后预防的作用。

主动发现病例有助于实现早期诊断，是降低麻风病患者残疾风险和抑制麻风杆菌传播的有效途径。因此需要便宜的、具有高度特异性和敏感性的、床旁检测的、可检测亚临床感染的诊断实验，可用于疑似麻风病患者的确定诊断，也可用于筛查麻风病患者的接触者或麻风病的其他高危人群。目前基于 LID-1 和 ND-O 抗原组合成的单个融合复合物（ND-O-LID）的快速 ELISA 可在 90min 内完成检测，且大多数多菌型麻风病患者的结果为阳性。对来自哥伦比亚和菲律宾的麻风病患者的研究显示，因为这种检测良好的灵敏度（95.7%）和特异性（93.2%），它最终可能取代皮肤切刮涂片检查来确诊多菌型麻风病。基于 Th1 细胞的替代实验可能检测无症状的麻风杆菌感染。开发这种实验的研究主要集中在检测 γ 干扰素、其他细胞因子和生物标志物上。越来越多的麻风病研究者在疑似麻风病患者中利用神经粗大和炎症作为替代的诊断性生物标志物。有研究者采用双侧高分辨率超声和彩色多普勒成像客观地测量麻风病患者尺神经、正中神经、腘窝外侧神经等的粗大和炎症。在原发病例确诊麻风病和多药治疗一个月后，应尽快进行接触者追踪。接触者追踪以及随后的化学预防有效降低新病例的发现率和 2 级畸残率的证据，促使麻风病防治规划不同的 8 个国家设立麻风病暴露后预防（LPEP）计划，研究主动的接触者追踪结合服用单剂量利福平的有效性和可行性。

三、国内最新研究进展

2016年6月全国重大传染病防控高峰论坛暨全军传染病第十四次学术会议与中国研究型医院学会感染病学专业委员会第一届学术年会在北京隆重召开。会议上探讨了热带传染病研究的若干进展和面临的挑战。指出随着全球一体化，热带疾病的蔓延对我国的国家安全构成重大挑战；提出了国家"一带一路"倡议与热带病防控的措施及重要意义。重点介绍了疟原虫青蒿素抗药性方面的研究进展，分析了抗药性疟原虫地域分布特征，以及新出现的耐药病原菌对疾病的防控和治疗构成的严峻挑战。

（一）疟疾最新流行概况

依据我国传染病疫情动态报告，2016 年全国报告疟疾病例 3189 例，其中间日疟 722 例，恶性疟 2128 例，未分型 339 例。因疟疾死亡 16 例。又据疟疾专报系统报告：全国报告疟疾病例 3165 例，本地感染间日疟仅 4 例（云南盈江 3 例，西藏察隅 1 例），待核实 21 例。疟疾发病率下降，流行区范围缩小，流行程度显著降低，大部分地区已无本地原发病例，按照《消除疟疾考核评估方案》的办法，80%以上的疟疾流行县已通过达标考核。全国疟疾流行病学呈现新的特征：本地原发疟疾病例趋少，疟疾病例以输入性为主，病例分布高度分散；残存疟区的无症状带虫者原虫密度低，疟疾患者发病时症状不典型；输入性病例复杂多样，除恶性疟、间日疟外，原已绝迹的三日疟、卵形疟时有发现，由于输入性病例来自全球不同的疟区，疟原虫株呈现生物学多样性；外出务工或疫区回归的疟疾病例，感染地与居住地分离，常无时空线索可追踪和疫点处置的可能；频繁的流动人口尤其跨边境流动人口加剧疟疾传播，增加了抗疟药疟原虫扩散的风险。

以患者为基础的“线索追踪，清点拔源”策略是当前我国快速清点拔源及时阻断传播的关键之策。其特点、核心和重点是“针对性”、“精准性”和“实效性”，为达到 2020 年全国消除疟疾提供了保障。我国现行的消除疟疾“1-3-7 消除疟疾”规范是监测响应管理的创新，“线索追踪，清点拔源”则是精准消除疟疾策略的创新，是推进沿着消除疟疾的路径、实现消除疟疾目标的两个轮子，应该同时得到重视和应用。当前尤要注意加强“线索追踪，清点拔源”的准确实施，以解决消除疟疾阶段遇到的实际问题，达到我国消除疟疾的目标。

（二）恶性疟原虫耐药性分子遗传学研究现状

恶性疟原虫耐药性分子遗传学研究对明确抗药种系的起源、流行和地理传播轨迹起到重要推动作用。恶性疟的分析标记基因，氯喹抗性转运蛋白基因（*Plasmodium falciparum* chloroquine resistance transporter，pfcrt）、恶性疟原虫多药耐药基因 1（*P. falciparum* multidrug resistance 1，pfmdr1）、恶性疟原虫二氢叶酸还原酶基因（*P. falciparum* dihydrofolate reductase，pfdhfr）和恶性疟原虫二氢蝶酸合成酶基因（*P. falciparum* dihydropteroate synthase，pfdhps），已经作为研究虫体对氯喹和磺胺多辛和乙胺嘧啶联合用药（sulfadoxine/pyrimethamine，SP）等传统抗疟药产生耐药性的重要桥梁。根据这些基因关键突变位点和单体型的突变频率能够有效预测虫体的耐药程度，通过耐药性和敏感性趋势有助于判断能否再次引入传统抗疟药进行治疗。青蒿素是目前唯一没有出现普遍耐药性的特效药，但东南亚出现的抗性虫株对于青蒿素的成功应用构成了潜在威胁。新发现的分子标记恶性疟原虫 kelch 螺旋体（kelch13-propeller，K13）基因不仅对青蒿素抗性监测和耐药机制的研究起到关键作用，更有助于避免将来出现青蒿素普遍耐药的严重后果。

（三）表观遗传学研究在寄生虫病研究中的进展现状

从表观遗传学的角度，分析疟原虫的基因表达、基因突变是近几年疟疾研究中的重点和前沿。表观遗传学方面的研究受到人们的广泛关注。表观遗传学是指不涉及脱氧核糖核酸（desoxyribonucleic acid，DNA）序列改变的基因或者蛋白质表达的变化，并可以在发育和细胞增殖过程中稳定传递的遗传学分支学科，主要包括组蛋白共价修饰与染色质重塑、DNA 甲基化、基因沉默和核糖核酸（ribonucleic acid，RNA）编辑等调控机制。

miRNA 在寄生虫中的表达具有特异性，也间接表明了 miRNA 在基因表达调控中发挥十分重要的作用。近年来，miRNA 研究方法不断丰富，如可以利用 miRNA 微阵列、新一代高通量测序、RT-PCR、Northern blot 等技术对寄生虫 miRNA 的表达谱进行鉴定和验证，应用生物信息学技术对 miRNA 作用的靶基因及其信号通路进行预测，进一步可以通过过表达或沉默、染色质免疫共沉淀等技术验证特异 miRNA 与其靶基因的相互作用。然而，现阶段对 miRNA 的研究结果多来自生物信息学的分析，经过试验验证的较少；且研究方向主要集中于寄生虫的生长发育或疾病状态下的 miRNA 表达谱变化，而关于寄生虫侵袭宿主的关键 miRNA 及其相关作用机制的报道国内外都较少。因此，随着测序等技术的发展以及对 miRNA 作用机制的阐明，人们对寄生虫 miRNA 基因表达调控网络、寄生虫生长发育、其致病的分子机制等的认识将提高到一个新水平。

（四）热带病中麻风病的国内最新进展

麻风病在国内主要分布于云南、贵州、四川等偏远地区，最近几年国内每年的新发病例数是 600～800 人，但是由于麻风病潜伏期长、发病隐匿，仍然严重威胁着人民大众的健康。很多患者发病后往往不能被及时发现和诊疗，这些潜在的携带者和发病者是麻风病的主要传染源，消灭麻风病是全国麻防工作者义不容辞的责任。最近几年，国内学者对麻风病的研究取得了一些进展。

国内对麻风的研究，最瞩目的当属山东省皮肤病性病防治研究所张福仁为首的团队，他们在 2009 年首次在国际上利用GWAS（全基因组关联分析）对麻风病进行易感基因研究，发现了麻风病的7个易感基因。随后几年，该团队又陆续发现 22 个麻风发病相关的遗传位点，并以这些遗传位点的标志物为基础成功构建了麻风发病风险的预测模型。麻风病例一经确诊均需服用氨苯砜（DDS）治疗，然而接受 DDS 治疗的患者中有0.5%～3% 的个体会发生药物超敏反应，即氨苯砜综合征，死亡率高达11%～13%，且具有不可预测性。张福仁等通过遗传分析，找到 DDS 综合征的易感位点 HLA-B*1301，并以此为依据对全国新诊断的麻风患者进行易感基因位点检测和个体化药物治疗，预防 DDS 综合征。这预示了麻风精准医学时代的到来，初步实现了基础研究向临床应用的转化。后续的研究中他们通过对麻风遗传易感的分析，发现强烈的免疫反应可以有效抵御病原菌的入侵，但却存在加剧自身免疫系统疾病发生的风险，也就是说，疾病间存在此消彼长的关系。例如，中国等发展中国家，麻风、结核等感染性疾病的发病率远高于欧美发达国家，但自身免疫系统疾病，如炎症性肠病、异位性皮炎等发病率则低于欧美国家。他们的研究也表明，在中国人群中，麻风病和结核病不存在共同的遗传易感位点，这一点和国际上在其他人群中的研究并不一致。

四川学者在四川彝族人群中利用病例-对照的方法，发现 NOD2、C13orf31 和 CCDC122 这三个基因的遗传变异和麻风密切相关，这与山东团队 GWAS 得到的结果一致，从而也证实这些基因极有可能在不同种族的人群中都与麻风病的发病相关。另有研究发现，LRRK2 在中国南部人群中和麻风易感相关，进一步在国内人群中证实了山东团队发现的麻风易感基因位点的可重复性。随后中科院研究小组发现LRRK2 可促进 NOD1/2 通路的免疫炎性作用，这一作用是通过对 Rip2 的磷酸化实现的，在理论上阐明了山东团队发现的麻风易感基因 LRRK2 和 NOD2 在疾病中的免疫调控机制。又有国内学者探索补体系统参与麻风发病进程，补体相关基因 FCN2、MBL2 和 CFH 和麻风本身以及不同麻风型别相关，不同的麻风型别患者血清中，这三条补体通路基因的表达水平也有显著差异。

上海皮肤病研究所杨德刚等对麻风中的自噬现象和机制进行了探讨。自噬基因IRGM是麻风病一个潜在的易感基因，可以调控麻风病中细胞因子的表达，进一步探索表明，麻风感染可促进IRGM的表达，在不同麻风型别中 IRGM 的表达水平不同。

对于麻风的血清学诊断方面，测定麻风患者血清中的抗 PGL-1 抗体是经典的方法，南京皮研所的王洪生等发现，联合测定抗 PGL-1 和抗 MMP-II 的抗体可以提高对麻风早期诊断的敏感性，同时这两者联合应用可以更好地对麻风家内接触者进行监测。

四、北京最新研究进展

（一）寄生虫及常见热带病病原体的实验室检测技术的研究进展

北京热带医学研究所作为北方地区唯一从事热带病，尤其是寄生虫病临床和科研工作的综合性医疗机构。目前实验室建立了各种人体样本来源的寄生虫鉴定，涉及 21 种病原体的免疫学检测方法，并且建立了包括疟原虫、非洲锥虫、利什曼原虫、巴贝西虫、超鞭毛虫、阿米巴属、肺孢子菌、人芽囊原虫、绦虫、罗阿丝虫、肝毛细线虫、肺吸虫、肝吸虫等共计 28 种以寄生虫为主的病原体的分子生物学检测鉴定体系。

（二）利用常规指标提高发热患者中输入性疟疾早期诊断的研究

为提高疟疾早期诊断率，减少误诊，降低死亡率，加强疟疾非流行区医务人员的疟疾防治业务水平，提高整体诊治能力，降低我国输入性疟疾的死亡率。更有效地完成国家卫计委制定的 2020 年全国实现消除疟疾死亡病例的目标。北京市科委支持的“利用常规指标提高发热患者中输入性疟疾早期诊断的研究”已经顺利结题，并参加北京市科委第四届“首都特色·创新驱动临床研究”论坛展示活动。通过本课题研究，对于输入性发热患者筛查疟疾患者 500 例，分别建立了疟疾阴性和疟疾阳性 EPIDATA 数据库。收集流行病学史、临床表现和各种生化指标，经过统计学分析，明确 HGB、PLT、ALB 和 LDH 四个变量可以作为输入性疟疾早期预警指标。并确定了单一因素和联合因素对早期预警疟疾的预测率。同时建立了通过 HGB、PLT、ALB 和 LDH 四个变量早期预警疟疾的筛查流程。

（三）麻风病最新进展

2016 年 9 月 19 日，第 19 届国际麻风大会在北京国际会议中心隆重开幕。这次会议是该领域规模最大、学术水平最高的国际会议，由国际麻风防治协会（ILA）、世界卫生组织（WHO）和国际麻风救济会联合会（ILEP）联合主办，中国麻风防治协会承办。来自 88 个国家和地区的 1300 多位麻风学界的研究、防治、管理专家、学者、社会活动家、技术人员和志愿者参加了大会，聚集一堂进行交流与分享。国家主席习近平发来贺信，向大会的召开表示诚挚的祝贺，向参加会议的麻风学界专家、学者及各位来宾表示热烈的欢迎，向为人类健康作出贡献的国际国内麻风学界所有人士表示崇高的敬意。习近平在贺信中指出，“创造一个没有麻风的世界”是全球麻风控制的终极目标。这次大会以“未竟事业——终止传播，预防残疾，促进融合”为主题，对促进早日实现这一目标具有积极意义。习近平强调，世界麻风防治事业取得了巨大成就，但依然任重道远，仍需要国际社会团结协作、克难攻关。中国将加大投入力度和保障措施，继续同世界各国一道，积极推动麻风学进步和创新，促进消灭麻风目标早日在中国实现，为全球消灭麻风作出贡献。

北京友谊医院、北京热带医学研究所麻风室团队全程参与了此次大会的筹备、组织和会务工作。并向大会投稿 6 篇，其中 2 篇被选为会议发言。北京热带医学研究所是我国成立最早的，也是我国北方地区唯一的热带医学研究所，创建于 1978 年，首任所长为中国科学院院士、我国著名热带病专家、北京友谊医院首任院长钟惠澜教授，叶剑英元帅亲笔为研究所题名。20 世纪 80 年代初，该所李桓英教授借鉴世界先进经验，率先在国内开展了非隔离的短程联合化疗，彻底解决了麻风的治疗难题。1996 年她又率先提出麻风垂直防治与基层防治网相结合的模式，实现了麻风的早诊早治。2016 年，已经 95 岁高龄的李桓英教授仍然战斗在麻防第一线，带领团队挑战新技术、新方法、新药物的应用。

北京热带医学研究所作为北京市唯一的麻风病诊疗机构，在北京市科委、北京市卫生计生委的领导下，在全国麻风中心业务指导下，承担《全国消除麻风病危害规划（2011～2020 年）》（以下简称《规划》）中“北京市麻风病防治工作”。根据《规划》要求，落实各项防控措施，消除麻风病的危害，切实保护人民健康，促进经济社会的和谐发展。确立到 2020 年以区为单位麻风病患病率控制在 1/10 万以下的目标，并力争通过加强对各级医生麻风病专业知识培训和对广大群众的卫生宣教，发现潜在麻风患者，使新发现麻风病患者中 2 级畸残比下降。达到《规划》中各项指标要求。

早期发现患者是控制传染源、切断传播途径和减少麻风畸残的前提和先决条件。麻风病在免疫学呈现光谱现象，因而具有临床表现的复杂性和多样性，是临床误诊和漏诊的重要原因之一。北京热带医学研究所麻风团队主要在以下方面开展与麻风现场需要相适应的基础临床研究。

麻风病易感性研究，以及麻风发病机制研究有以下几个方面。

1. 在麻风家系中开展麻风病的易感性研究

与美国约翰斯霍普金斯大学（JHU）张颖教授合作，在麻风家系中开展麻风病易感性研究。寻找与麻风病相关的致病基因和易感基因，致病基因和易感基因的功能研究，以发现麻风病的致病基因和易感基因，初步探究麻风病发病的遗传机制。

2. 现场评估中国运用 UCP-LFA（快速试纸条检测麻风抗原抗体）发现麻风病和麻风反应的研究

由于从麻风病患者的家内接触者中监测到临床易忽略的早期患者及潜在的麻风病患者十分困难，现场运用 UCP-LFA 将体液免疫与细胞免疫结合的实验方法则很有必要。本研究试图依据实验结果，判断目前新实验对预测发病和发生麻风反应的价值，以便推广。与荷兰莱顿大学和贵州省疾病预防控制中心合作，拟定在贵州省对麻风病确诊和可疑病例、家内接触者及村民进行检测与监测，为麻风病早期诊断和麻风反应的预测提供新的诊断方法。

3. 利用病例-对照研究分析麻风免疫通路相关基因的易感性

从固有免疫到特异性免疫，各种信号通路相互影响和整合，从而决定了麻风病的发病、病型以及预后。由于麻风属于感染免疫相关的疾病，此类疾病发病大多和免疫因子的表达水平相关，大多受到启动子区的调控，内含子也可能参与其中，我们选取大概 20 个基因，这些基因都位于统一的免疫信号通路中，在麻风的发病过程中发挥重要的作用，从这些基因中选择 20～30 个 SNP 位点，大多数位于内含子和启动子区域，然后用 PCR 和测序的方法分析这些 SNP 是否在中国麻风患者中具有易感性，并利用连锁分析和 Meta 分析的方法，初步得到这些 SNP 位点和麻风发病的影响，并分析这些 SNP 位点相关基因和麻风免疫通路的调控关系。

4. 分析巨噬细胞在麻风中的调控功能

第一，检测患者和正常人中巨噬细胞功能的不同，利用 PBMC 分离和贴壁细胞筛选，分离出贴壁细胞，进而诱导分化成巨噬细胞，通过抗原刺激和添加，分析其上清中分泌细胞因子水平的差异和细胞内基因表达水平的差异。

第二，血清中患者和正常人中巨噬细胞功能相关因子子 HMGP2、LL-37、sCD163 的水平差异，以及维生素 D 的水平差异，进一步分析巨噬细胞和维生素 D，以及这两者和 Th1 型/Th2 型细胞因子之间的相关性。

第三，分析多菌型和少菌型麻风皮损中巨噬细胞 LL-37、TLR 受体以及一些免疫分子在其中的差异，可采用实时定量 PCR、RNA 测序以及免疫组化的方法。需要收集麻风患者皮损组织，于 RNA-later 试剂中保存。

5. 麻风菌新种的发现和鉴定，分枝杆菌的鉴定

2008 年，美国休斯安德森肿瘤中心的病理学家韩向阳发现了一个新的麻风菌种，称为 *M. lepromatosis*，即弥散型麻风菌，随后这种病原体在加拿大、巴西、马来西亚、缅甸、新加坡等地相继发现，目前这种菌种在中国尚未发现。北京热带医学研究所麻风病课题组计划到云南等地收集多菌型可疑麻风病例，利用 PCR 和测序方法，查找在中国云南是否存在弥散型麻风病例。

（邹　洋　邢　燕　尤元刚　温　艳）

参考文献

马慧，胡忠义，王玮龙，等，2012. 纳米技术在结核病实验室诊断和治疗中的研究进展. 中华结核和呼吸杂志，35（10）：780-782.

世界卫生组织，2017.世界卫生组织实况报道-热带病. http://www.who.int/mediacentre/ factsheets/zh/[2017-07-02].

孙建军，卢洪洲，2017. 热带医学的历史变迁和时代内涵. 上海医药，38（11）：11-13.

王升启，2014. 分子诊断技术在传染病病原体检测中的应用. 传染病信息，27（5）：266-269.

Arora N，Tripathi S，Singh AK，et al，2017. Micromanagement of immune system：role of miRNAs in helminthic infections.

Front Microbiol，8：586.

Bayer-Santos E，Marini MM，da Silveira JF，2017. Non-coding RNAs in host-pathogen interactions：subversion of mammalian cell Functions by Protozoan Parasites. Front Microbiol，8：474.

Bergwerff AA，van Knapen F，2006. Surface plasmon resonance biosensors for detection of pathogenic microorganisms：strategies to secure food and environmental safety. J AOAC Int，89（3）：826-831.

Corstjens PL，van Hooij A，Tjon KFEM，et al，2016. Field-friendly test for monitoring multiple immune response markers during onset and treatment of exacerbated immunity in leprosy. Clin Vaccine Immunol，23（6）：515-519.

Kim EM，Jeong HJ，2017. Current status and future direction of nanomedicine：focus on advanced biological and medical applications. Nucl Med Mol Imaging，51（2）：106-117.

Mharakurwa S，Simoloka C，Thuma PE，et al，2006. PCR detection of Plasmodium falciparum in human urine and saliva samples. Malar J，5：103.

Nourollahpour Shiadeh M，Behboodi Moghadam Z，Adam I，et al，2017. Human infectious diseases and risk of preeclampsia：An updated review of the literature. Infection，2. doi：10.1007/s15010-017-1031-2.

Peeling RW，Boeras DI，Nkengasong J，2017. Re-imagining the future of diagnosis of Neglected Tropical Diseases. Comput Struct Biotechnol J，15：271-274.

Sibley CD，Peirano G，Church DL，2012. Molecular methods for pathogen and microbial community detection and characterization：current and potential application in diagnostic microbiology. Infect Genet Evol，12（3）：505-521.

Sicuri E，Evans DB，Tediosi F，2015. Can economic analysis contribute to disease elimination and eradication? A systematic review. PLoS One，10（6）：e0130603.

Usachev EV，Usacheva OV，Agranovski IE，2014. Surface plasmon resonance-based bacterial aerosol detection. J Appl Microbiol，117（6）：1655-1662.

Weerakoon KG，McManus DP，2016. Cell-Free DNA as a diagnostic tool for human parasitic infections. Trends in Parasitology，32（5）：378-391.

Wong SS，Fung KS，Chau S，et al，2014. Molecular diagnosis in clinical parasitology：when and why? Exp Biol Med（Maywood），239（11）：1443-1460.

World Health Organization，2017. Malaria. http://www.who.int/malaria/about_us/zh/[2017-06-02].

World Health Organization，2017. mediacentre. http://www.who.int/mediacentre/news/notes/2016/research-development-zika/zh/[2017-07-02].

Yang GJ，Liu L，Zhu HR，et al，2014. China's sustained drive to eliminate neglected tropical diseases. Lancet Infect Dis，14：881-892.

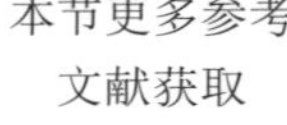

本节更多参考文献获取

第六节　烧伤领域国内外研究进展

一、最新流行概况

根据世界卫生组织网站的报道，烧伤大部分发生在低收入和中等收入国家，约有半数发生在世卫组织东南亚区域。研究显示：95%的烧伤死亡来自于中低收入国家，烧伤的死亡率与国家经济状况明显相关，无论国民生产总值还是国民总收入都和烧伤死亡率明显相关。而随着国家经济的发展，烧伤的发病率会明显下降。特别是近些年来，在中高收入国家，烧伤发病率、烧伤严重程度、死亡率及住院时间均有明显下降趋势，但在低收入国家，由于没有确切的统计数据，还很难有明确的结论，因此在低收入国家需要做进一步的流行病学调查。

我国人口规模巨大，各地区经济发展水平及烧伤救治水平差距较大。目前为止仍没有可靠的全国性的烧伤发病率和死亡率数据。国内烧伤的流行病学研究主要是各地医院烧伤科室对住院患者进行的小样本分析，虽然有一定的参考价值，但难以以此为依据制定全国性的防治政策。建立全国联网的烧伤报告和统计体系，已经是烧伤防治的当务之急。这两年主要是对烧伤人群、儿童烧伤人群等方面在不同的区域进行了流行病学的调查，儿童组患者主要的致伤原因是热液烫伤；青中年组主要致伤原因是火焰烧伤，常见的致伤因素为防护措施不当、操作不当。老年组主要致伤原因是火焰烧伤和烫伤。

随着经济水平的发展，我国烧伤尤其是大面积严重烧伤的发病率已明显下降。但导致成批烧伤的公共事件却有增无减，这些伤员往往数量巨大且伤情严重，救治非某一个医院烧伤科和中心所能承担，需要从国家层面调配使用全国救治资源。

二、国际最新研究进展

（一）烧伤患者深静脉血栓诊断和及预防

深静脉血栓形成（DVT）与肺栓塞为烧伤患者严重的并发症。Virehow 提出静脉壁损伤、血流缓慢和血液高凝状态是DVT发生的主要原因，严重烧伤患者同时具备这三大因素，应属于DVT发生的高风险人群；但临床上观察到严重烧伤并发DVT发病率为0.25%～60%，之所以出现的差异如此之大，与研究采用的方法相关：占研究绝大多数的回顾性研究中，病例数比较大，报道DVT发生率比例低；对于仅有的4 例前瞻性研究，病例数较少，DVT 发生率较高，证实临床诊断 DVT 的不可靠性。目前针对烧伤患者DVT是否采取常规预防并未达成一致，数据显示，参与调查的美国71家烧伤治疗机构仅76%采用预防抗凝治疗，加拿大16家烧伤中心仅50%采用预防抗凝治疗，且尚未形成针对DVT预防的标准化的指导方针。

最近报道的研究是 DVT 诊断治疗的唯一前瞻性随机对照研究，试验中把严重烧伤患者分为病例组和对照组，对所有患者进行 D-二聚体及下肢深静脉血栓监测，对结果进行分析，81%的患者 D-二聚体数值均超过诊断标准 0.5mg/ml，但是对所有患者行下肢多普勒检查，仅 4%的患者存在下肢深静脉血栓。计算D-二聚体诊断 DVT 的真阳性率和特异性，分别为 5%、20%，因此 D-二聚体数值对于 DVT 的预测功能可信度比较低。另外，研究证实，采用预防性抗凝治疗会显著降低 DVT 发病率，建议每日给予 0.5mg/kg 低分子质量肝素进行预防性治疗。

（二）异体表皮培养组织在创面愈合中的研究

自体表皮培养组织（CEA）的应用被认为是治疗大面积烧伤的一个里程碑。目前认为采用（CEA）复合拉网植皮的方法是较为有效的覆盖创面的办法。但是自体表皮组织需要 3～4 周的时间进行培养，这对于需要早期植皮的重度烧伤患者来说是致命的。研究发现，组织工程异体表皮应用于创面可促进创面细胞活性，促进创面愈合，因此 Sakamoto 等设计了一个动物实验，将培养的人类的表皮组织（hCE）复合拉网植皮用来覆盖小鼠背部创面，发现 hCE 应用于创面后，由于其流动性，能够迅速贴附于下面凹凸不平的创面，覆盖其下暴露的细胞和细胞外基质，能够产生基底细胞膜蛋白，如胶原纤维、纤维连接蛋白，能够分泌 VEGF、TGF、bFGF 等生长因子，促进创面植皮区网格间隙内肉芽增厚以及新生血管的形成，加速了新生表皮形成，取得了良好效果。

该研究的重大意义在于其表皮细胞来源为不同物种，且采用的动物模型不需要采取免疫抑制处理，这为进一步的动物研究及临床治疗带来了新思路，可以预先培养异体或异种表皮细胞应用于大面积烧伤患者，可解决一部分供皮区来源较少的问题。

（三）人脐血间充质干细胞在治疗小鼠急性肺损伤中的研究

急性肺损伤（ALI）是急性呼吸窘迫综合征（ARDS）的基本病理生理改变。烧伤患者中，ARDS 是患者死亡的重要原因之一。目前对于 ALI 的治疗主要为支持治疗，因此迫切需要新型有效的治疗方法。

骨髓来源的间充质干细胞（BM-MSC）在动物实验中已被证实对于肺部疾病有治疗效果，但是BM-MSC 由于其获取困难、量少及增殖分化困难的问题，限制其广泛运用。而人脐血间充质干细胞（UC-MSC）获取较为容易，细胞分化潜能较好、免疫原性低，且具有旁分泌功能，对治疗急性肺损伤表现出了极大的可能性。

研究发现，UC-MSC 通过两种途径进行 ALI 修复：一种是细胞移植后进行细胞分化，直接进行组织修复；另一种是旁分泌作用。通过对 UC-MSC 进行标记及追踪发现，旁分泌作用是 UC-MSC 作用的最主要方式。UC-MSC 聚集促进巨噬细胞转变为活化型巨噬细胞（M2）型，下调经典活化型巨噬细胞（M1）的表达，炎性反应因子 TNF-α、IL-1β 和 IL-6 均减少，上调 M2 型巨噬细胞表达，IL-10 增加，同时释放大量的 PGE2，抑制肥大细胞、NF-κB 活化，减轻炎症反应。预示着 UC-MSC 可能是一种新的治疗 ALI 的方法。

（四）脂肪组织在烧伤领域应用的争议

自体脂肪移植在修复重建外科是一项常用的技术，自体脂肪常用来增加体积，改善外形。近几年来随着研究的深入，发现自体脂肪不仅有填充作用，还具有再生能力，其再生能力归因于脂肪来源的干细胞（ADSC）。因此 ADSC 开始应用于烧伤创面的覆盖及瘢痕的改善。实验研究发现，ADSC 能够上调血管生成因子，如 VEGF 及 HGF，还能够定向分化成为特定的细胞，如血管内皮细胞直接参与修复组织过程。在临床研究中，大部分临床研究均展示了良好的手术效果：Zografou 等发现皮肤移植中，辅助使用 ADSC 可以增加成活率，减少皮肤坏死；Nie 等认为应用 ADSC 之后，可以促进创面上皮及肉芽组织的形成；Klinger 一项病例对照实验证实，自体脂肪移植应用于陈旧性瘢痕还可以改善瘢痕质地、颜色及弹性，减轻烧伤瘢痕的神经性疼痛。但上述临床研究在循证医学中的证据等级均不高，近期 *Burns* 发表了一篇前瞻性随机双盲对照研究，对于 8 例患者同一烧伤部位的两个相同面积的瘢痕，分别采用注射自体脂肪及相同量生理盐水的方法，术后 6～12 个月评估手术效果，发现试验组和对照组在瘢痕颜色、瘢痕厚度及柔软性方面均无明显统计学差别。因此，对于脂肪应用于烧伤创面及烧伤瘢痕的有效性，尚需要大样本多中心双盲对照研究进一步证实。

（五）烧伤后骨代谢异常的研究

烧伤引起机体代谢亢进，迅速消耗人体储备，导致骨钙损失、骨质疏松改变骨代谢和骨生物力学，骨代谢异常在成年烧伤患者和烧伤患儿中均有表现，且对人体有长期影响。长期以来烧伤救治重点主要在早期救治和创面修复，目前对烧伤后骨代谢的研究尚不多见。

关于骨代谢异常的原因较多：第一，烧伤后应激反应使机体产生大量内源性糖皮质激素，达正常值的 3～8 倍，并且这种应激反应可持续至伤后 1 年，大量的糖皮质激素抑制骨髓间充质干细胞向成骨细胞分化，使成骨细胞和骨细胞凋亡，抑制骨形成；第二，正常情况下皮肤内 7-DHC 在紫外线照射下转变成维生素 D_3，烧伤后人体正常皮肤面积降低，烧伤患者因住院时间长、创面包扎、穿着压力衣等限制了皮肤在阳光下暴露，同时烧伤瘢痕组织和邻近正常皮肤的表皮细胞所含的 7-DHC 低于正常量，其转换成维生素 D_3 也受到抑制，维生素 D 合成不足。

骨量丢失多发生在烧伤总面积大于 40% TBSA 的严重烧伤患者中，在相同烧伤总面积的患者中，Ⅲ度烧伤面积与血浆 25-羟基维生素 D 及 1,25-二羟基维生素 D_3 水平呈负相关。成人长期骨量丢失可导致的骨质疏松在腰椎最为明显。

烧伤患者常规饮食中所摄入的维生素 D_3 不足以增加血浆 25-羟基维生素 D 水平。即使烧伤患者摄入维生素 D 达健康人需要量，血浆 25-羟基维生素 D 水平仍然不足。目前报道的治疗方法有氧雄龙、氨羟二磷酸二钠、人生长激素等。但是目前关于烧伤后骨代谢异常的机制及如何有效抑制糖皮质激素对骨的损害、如何补充维生素 D、如何防止骨废用等问题均处于初级阶段，均有待进一步深入研究。

三、国内最新研究进展

（一）成批严重烧伤伤员的转运方案（2016 年版）

成批烧伤是指一次事故中伤员人数大于或等于 3 人，其特点是伤员多、伤情重、救治任务繁重。如何尽快将严重烧伤伤员（烧伤总面积大于 30%TBSA）进行分流和转运，是成批烧伤救治的重要环节。近年来该类事故时有发生，2016 年中国医师协会烧伤科医师分会中华医学会烧伤外科学分会修订并发布《成批严重烧伤伤员的转运方案（2016 版）》。

（二）进一步重视重度烧伤

我国对重症烧伤的概念尚无明确诠释，习惯把重度以上烧伤定义为重症烧伤。2015 年天津市危化品爆炸事故发生后，重症烧伤的救治进一步得到关注。因此有专家针对其休克与液体复苏、肠源性感染与早期肠内营养、吸入性损伤与保护性通气策略、急性肾损伤（AKI）与肾替代疗法、创面处理、感染控制、预后判断（如血清 PCT、新损伤严重程度评分+急性生理与慢性健康评估联合评估）等方面进行进一步深入阐述。其中，针对严重烧伤患者早期进行连续性血液净化（CBP）治疗临床观察中，有研究者提出严重烧伤早期进行 CBP 治疗不会明显影响患者生命体征、补液量、尿量及血小板数量等，安全可行，有助于保护重要脏器功能，且能控制应激性高血糖，降低感染率。

（三）烧伤脓毒血症相关研究进展

严重烧伤后脓毒血症及其继发的 MODS 仍是死亡的主要原因，除了抗生素治疗以外，近年在噬菌体抗感染治疗颇有进展，陆军军医大学（第三军医大学）创伤、烧伤与复合伤国家重点实验室课题组收集了国内多个省、市烧伤患者创面感染的泛耐药鲍氏不动杆菌，以其为宿主菌来筛选噬菌体，从污水中分离出 30 余株裂解性噬菌体，并选取其中 1 株裂解性较强的噬菌体，完成了电镜下形态观察、测序和基本的生物学特性分析。同时建立鲍氏不动杆菌噬菌体库，通过观察不同地域，不同时间鲍氏不动杆菌亚型的分布及其变异特点，提出临床治疗中应根据不同细菌亚型选择对应噬菌体治疗，以实现未来个性化精准抗感染治疗。而后使用脓毒症小鼠模型初步验证了噬菌体的治疗效果，噬菌体治疗组小鼠的存活比、脏器细菌感染的抑制情况显著优于脓毒症对照组，并未观察到反复行腹腔注射噬菌体治疗脓毒症小鼠对于其血常规及免疫系统的影响。

烧伤脓毒症及其后续并发症的病理发展过程非常复杂，机体不仅出现过度的炎症反应，而且存在严重固有免疫和适应性免疫功能紊乱。免疫调理为脓毒症治疗提供了新的方向，监测免疫指标，有助于指导脓毒症患者的治疗和评估预后。有学者提出，可根据数学模拟对脓毒症免疫状态进行定量评分和动态监控，以便早期、敏感、有效地反映病情的变化和临床结局。

（四）严重烧伤后心肌损害相关研究进展

近期临床研究显示，总面积大于 30% TBSA 的严重烧伤患者入院时心肌损伤发生率高达 53.2%，且烧伤总面积越大，心肌损伤发生率则越高。若入院时患者发生心肌损伤的预测临界烧伤总面积为 51.5% TBSA，更需尽早注意心肌损伤的防治，另外严重烧伤伴心肌损伤的患者，休克期更容易出现有效循环容量减少和组织氧合障碍，主要表现为血细胞比容、Hb、血乳酸升高，尿量减少，另外还易伴肾脏及肠道功能损伤。有专家针对早期心肌损伤提出了“容量补充+动力扶持”复苏方案，其中“容量补充”应用陆军军医大学补液公式补液，“动力扶持”则通过静脉给予小剂量依那普利拉注射液减轻心肌缺血、左卡尼丁注射液改善脂肪酸代谢、果糖二磷酸钠注射液改善葡萄糖代谢、前列地尔注射液抗心肌氧化损伤。在临床实践中，该方案与单纯容量补充比较，烧伤患者血液浓缩减轻，组织灌流和氧合显著改善，血乳酸、血清肌钙蛋白 I、CK-MB、血清 β_2 微球蛋白显著降低。

严重烧伤早期发生心肌损害的机制复杂，应激反应导致的神经-体液因素作用是严重烧伤后迅速出现心肌损害和心功能降低的重要原因。基础研究方面发现，应急刺激信号分子引起缺氧心肌细胞中微管结构，并通过 Ran 蛋白影响早期糖酵解，磷酸化 MAP4 线粒体转位是介导缺氧心肌细胞凋亡的重要机制，微小 RNA-126 在严重烧伤早期心肌组织中的表达降低，可能参与烧伤早期心肌损害的调控并发挥保护作用。

（五）创面修复相关研究

在烧伤外科中，各种病因导致的创面修复仍是一个巨大难题，研究者们从基础研究到临床实践的不同角度探索了创面修复的原理及治疗，部分取得了较好的效果，为临床实践和进一步研究提供了理论依据及指导。

临床治疗上，有报道使用人工真皮联合 bFGF 能很好地修复瘢痕切除后创面和皮肤深度创面，由于 bFGF 的应用，使人工真皮血管化时间缩短，进而缩短创面修复时间，降低 Fb 的异常激活状态，从而减轻瘢痕增生；有研究使用 Meek 皮片联合大张皮片移植修复累及特殊部位大面积烧伤创面，可以充分发挥 Meek 皮片的扩展效应，节省出的皮源可用于切取大张中厚皮以修复特殊部位创面；也有学者报道负压伤口疗法（NPWT）联合猪 ADM 敷料治疗深Ⅱ度以上烧伤创面能有效清除创面细菌、减少创面渗出、促进创面愈合。

基础研究方面，有学者提出创面微环境的改变及 pH 的测定观察可能有助于动态掌握创面愈合情况；在糖尿病大鼠皮肤创伤模型中，发现糖尿病皮肤病变可能与 ILK、Akt 和磷酸化 Akt 的表达下降有关，为糖尿病创面的治疗提供了一定的理论参考；在兔烫伤模型中，发现脂肪源性间充质干细胞（ADSC）移植对兔皮肤深Ⅱ度烫伤创面愈合有明显促进作用，能缩短创面愈合时间；Ⅱ度烧伤大鼠早期补充微量外源性硫化氢，可增加创面巨噬细胞对生长因子 bFGF、TGF-β_1 的分泌，同时减少其对炎症介质 TNF-α、IL-1β 的释放，从而影响创面愈合。

近年有研究者将激光引入创面治疗体系中，临床实践发现半导体激光对大多数常规换药的深度烧伤未愈合创面、愈合后水疱创面、植皮区未愈合创面、皮瓣术后未愈合创面、创基新鲜的肉芽创面效果较好，但对瘢痕溃疡、基底差及关节处创面效果不明显。

（六）瘢痕相关研究进展

创面愈合后瘢痕形成依然是烧伤外科医师面临的一大难题，近年研究者们多从基因、生物分子等基础方面着手，取得了一定的成果。

在基因改良的小鼠模型中，有研究者发现 Fb 中 P311 和 TGF-β，都可以促进 Fb 的分化和 ECM 的沉积，且两者之间存在相互作用；有研究表明在皮肤 Fb 中，阻断 TGF-β/Smads 通路双位点在抑制 TGF-β_1 导致的瘢痕相关蛋白上调方面优于阻断单个位点；也有研究发现 SD-208 作为一种新型的 TGF-β 受体抑制剂，可以通过抑制内源性 TGF-β 蛋白的表达来抑制增生性瘢痕 Fb 的增殖及迁移，进而减少增生性瘢痕的形成；瘦素和 TGF-β_1 在人病理性瘢痕中表达较高，在瘢痕疙瘩中尤其高，瘦素可能通过上调 TGF-β_1 在病理性瘢痕的形成过程中发挥作用；早期瘢痕内移植自体脂肪源性间充质干细胞（ADSC）可抑制增生性瘢痕的形成，可能与 ADSC 下调 TGF-β_1、Ⅰ型和Ⅲ型胶原表达，上调核心蛋白多糖的表达有关；血管紧张素Ⅱ、ATlR、AT2R 在人瘢痕疙瘩中呈异常高表达，可能在瘢痕疙瘩胶原沉积的过程中发挥重要作用。

临床瘢痕修复方面，有利用颈横动脉颈段皮支扩张皮瓣整复面部烧伤后瘢痕挛缩畸形、颈部大面积烧伤后瘢痕分型后利用背部扩张穿支皮瓣进行整复、采用局部或胸三角扩张皮瓣整复面部瘢痕、侧胸腹部扩张皮瓣带蒂转移整复上肢烧伤后大面积增生性瘢痕、髂腹股沟皮瓣整复大面积深度烧伤后会阴部闭锁畸形等临床实践探索。激光方面，有报道脉冲二氧化碳点阵激光的超脉冲模式联合 Deep FX/Scaar FX 模式治疗患者面颈部增生性瘢痕，疗效确切，不良反应少。

（七）烧伤有关心理问题研究进展

在烧伤严重程度、应对行为、社会支持等因素，对中度、重度烧伤患者早期焦虑、抑郁影响的研究中发现，烧伤程度越重、越趋向于选择屈服应对行为及社会支持低的中度、重度烧伤患者焦虑、抑郁状况越严重，且教育程度低的患者出现抑郁的可能性大。因此对于烧伤程度重的患者要早期积极进行心理干预，提高患者的社会支持水平。在心理护理过程中，要及时纠正患者的不良认知，帮助患者重新树立生活目标，改变消极的应对方式，逐步接受现实，提高患者的心理健康水平。尤其应注意的是，低学历烧伤患者可能会出现抑郁情绪，应主动给予其更多的支持与帮助。

另外，烧伤后患者多出现诸如瘙痒、睡眠障碍、疼痛以及焦虑等心理障碍问题，虽细小，但可显著影响患者日常生活和工作质量，贯穿于烧伤救治和康复整个过程，有学者针对烧伤后创面瘙痒、睡眠障碍、疼痛及焦虑等问题，提出临床应对措施，以期国内烧伤专业医务工作者对其给予足够重视。

（八）重视特殊损伤

特殊损伤，目前在临床上尚无明确定义，泛指各种临床处理中较为少见、困难的损伤，主要有 3 个方面。①特殊原因损伤：如放射性损伤、氢氟酸等特殊化学物质烧伤、冻伤、电烧伤等。②特殊部位损伤：如颜面、手、会阴、重要关节部位以及有特殊病理改变部位的损伤。③特殊患者损伤：高龄，合并高血压、糖尿病、冠心病等常见慢性基础疾病的患者。

特殊损伤创面是特殊损伤诊疗上主要的棘手问题，有研究者将结核病科、影像诊断科联合，在磁共振成像的基础上结合三维重建软件，对结核性创面实现精确评估，并尝试采用“抗结核治疗+精确创面评估+清创术+VSD 治疗+外科修复术”的综合措施治疗窦道型结核性创面，显示愈合时间短于常规换药者。针对胸骨骨髓炎创面，临床研究联合应用负压伤口疗法（NPWT）与富血小板血浆（PRP）凝胶治疗开胸术后胸骨骨髓炎创面，该方法在窦道封闭时间、创面愈合时间、住院时间方面均优于单纯 NPWT 治疗。还有许多学者在糖尿病性溃疡发病机制研究、改进软组织扩张术在早期修复头颈部电击伤毁损创面的应用、化学烧伤合并高铁血红蛋白血症治疗、早期血液净化治疗苯酚烧伤并发急性肾损伤等方面取得一定研究成果。

近年来随着国家经济发展及技术进步，烧伤患者数量呈逐年下降趋势，但各种需烧伤医师处理的复杂特殊损伤患者数量逐渐增加，这些变化造成烧伤学科的治疗范围外延，也就使得烧伤科医师要面对各种各样的损伤伤情及创面。烧伤外科医师如何运用自身在创面处理技术上的优势，同时借鉴和掌握其他学科的相关临床技能对特殊损伤进行有效的救治，是现代社会疾病谱变化带来的新课题。

（九）整合医学为烧伤医学发展提供新契机

整合医学，是将医学各领域先进的知识理论和临床各专科有效的实践经验加以有机整合，并根据社会、环境、心理的现实进行调整，使之成为更适合人体健康和疾病治疗的新的医学体系。通俗地讲，整即整理，是方法、手段和过程；合即适合，是要求、标准和结果。现代医学日益细化，“以分为主”的专业化发展将医学划分为各种分支和子分支，在处理人体问题上却面临诸如医学知识碎片化、诊疗实践机械化等诸多瓶颈，导致医疗活动有逐渐远离以人为本治疗理念的趋势。

烧伤医学面对的并不是简单的皮肤屏障破坏，更重要的是体内各系统平衡处于紊乱、时刻处于救此可失彼的状态，如使用抗生素抗感染同时可能产生耐药菌，暴露干燥疗法控制局部感染却可能使残存皮肤附件受到破坏，修复瘢痕时挖东墙补西墙会产生新的创面瘢痕等。因此烧伤医学更应重视整合医学的融入，坚持整体、平衡、动态变化的原则，不可忽略人体这一复杂多系统的整体性，是今后发展的重要方向，因此要求烧伤医师应调整思维模式，把所有医学知识和能力整合，从整体角度审视复杂烧伤患者的救治，将整合医学的理念贯穿于烧伤基础研究、临床救治、长期随访过程之中，从而促进烧伤医学更为深远的发展。

四、北京最新研究进展

（一）基础研究进展

1. 吸入性热烧伤研究

有学者通过犬吸入热空气模拟吸入性损伤，并检测热空气在呼吸过程中的温度、湿度变化，利用热力学相关理论及公式计算出热空气和呼吸道内黏液蒸发热量变化，得出黏液蒸发散热的作用是有限的且基本维持恒定。

2. 烧伤营养与代谢研究

胰高血糖素样肽 1（GLP-1）及其类似物是一类新型促胰岛素分泌激素，具有抑制胰岛 B 细胞凋亡、促进胰岛细胞增殖和分泌胰岛素的功能，同时不会引起低血糖，是临床控制血糖的理想用药，也越来越多地用于控制严重创伤所致的应激性高糖血症。严重烫伤早期大鼠体内 GLP-1 水平下降，胰岛 B 细胞胰岛素分泌功能受损，补充长效 GLP-1 类似物艾塞那肽 4 能显著改善烫伤大鼠胰岛 B 细胞的胰岛素分泌功能。

3. 烧伤免疫与炎症研究进展

近年来，胆碱能抗炎通路在免疫应答及炎症反应过程中的作用受到越来越多的关注，其与人类多种机体衰弱性疾病显著相关。同时，它在炎症反应性疾病，如脓毒症、炎性肠病等，以及多器官缺血再灌注损伤中发挥良好的机体保护作用。乌司他丁是一种广谱抗炎药物，已用于治疗许多创伤或感染引起的全身炎症反应。在烧伤诱发的全身炎症反应治疗中，应用乌司他丁可减轻器官功能损害。乌司他丁可减弱严重烧伤大鼠脾脏 $CD4^+CD25^+$Treg 介导的免疫抑制功能，改善脾脏 $CD4^+$T 淋巴细胞的分泌和增殖功能，原因可能为其抑制了体内 HMGB1 的大量释放。同时乌司他丁治疗能下调严重烧伤患者 $CD4^+CD25^+$Treg 比例，明显改善 T 淋巴细胞及 Th 功能，$CD14^+$单核细胞 HLA-DR 表达增加，从而改善其免疫功能。

4. 干细胞研究

脂肪源性间充质干细胞（ADSC）是从脂肪组织中分离出来的多能干细胞，获取容易，取材方便，并具有多项分化潜能。在兔皮肤深Ⅱ度烫伤创面局部注射 ADSC 对创面愈合的影响，ADSC 移植对兔皮肤深Ⅱ度烫伤创面愈合有明显促进作用，能缩短创面愈合时间。同时有学者研究结果显示 ADSC 促进移植皮瓣血管化作用确切。ADSC 在移植皮瓣中可以分化为血管内皮细胞和平滑肌细胞，并且通过旁分泌作用分泌大量促血管新生的生长因子，进而促进血管化，有效提高皮瓣的存活率。ADSC 在促进移植皮瓣血管化方面具有其独特的优势，ADSC 有望为临床移植皮瓣血管化治疗提供一条新途径。

5. 新技术与敷料研究

微环境对细胞、组织、器官乃至整个机体都具有重要性，但是目前将微环境因素与组织器官修复手段相结合的理论还不完善。有学者采用三维生物打印技术和 ADM 匀浆（即小鼠足趾垫匀浆液）在体外模拟汗腺发生微环境诱导汗腺再生，证明微环境结构因素和生化因素在维持和驱动组织发生方面都有重要作用，为体外构建器官提供了新的思路和技术方案，促进了创伤修复与组织再生学科的发展。

有学者研究自交联透明质酸钠凝胶联合异种 ADM 作为微粒皮移植覆盖物效果最佳。自交联透明质酸钠凝胶延长了异种 ADM 在创面上的存留时间，促进了创面愈合。

抗菌肽 Cathelicidin LL-37（简称 LL-37）作为机体先天免疫系统的重要组成部分，广泛分布于体内，在外界微生物入侵机体时，会发挥积极防御作用。由于 LL-37 是体内自身存在的物质，当进入体内的 LL-37 含量增加时不会或较少产生排斥反应，且和成品药物相比，生物制剂更易于被已经受创的机体接受、吸收，为临床创伤及感染的治疗提供新的思路。

6. 基因与信号通路研究

miRNA 在 ALI/ARDS 的诸多生物学进程和信号转导途径中起着重要的作用，miRNA 有望成为引人注目的 ALI 潜在诊断新指标和治疗新靶点。miRNA 参与胞内基因表达调控网络与信号转导网络的过程是复杂的，单一 miRNA 能够调控多个靶分子的表达，在不同的细胞中调控不同的靶分子行使不同的功能。寻找和验证各种 ALI 的特异性 miRNA 改变和靶基因的调控研究以及有关的遗传变异的进一步研究是非常必要的，更有助于利用 miRNA 的作用靶点来调控免疫和炎症反应，而且部分 miRNA 有望作为 ALI 病程的生物标志物，用来进行预后判断。

7. 烧冲复合伤研究

烧冲复合伤伤后肺损伤是热力和冲击波两种致伤因素先后或同时作用于肺脏造成的损伤。是烧伤和冲击伤的叠加效应。烧冲复合伤对机体免疫系统损伤远大于单一损伤，并且机制复杂，免疫调节失衡是其发生机制之一。从免疫学的角度，烧冲复合伤伤后肺损伤的发生机制可能与肺血管通透性改变及中性粒细胞的浸润与激活有关；巨噬细胞、树突细胞以及 T 淋巴细胞对肺损伤的发生发展起到重要调节作用；同时组织大量释放的蛋白酶、炎性调节因子及氧自由基也参与其中。总之，充分了解烧冲复合伤伤后肺损伤免疫功能紊乱机制，将会对降低烧冲复合伤患者的死亡率，提高其生存率，以及对今后指导烧冲复合伤临床治疗与康复起到积极的推动作用。

（二）临床研究进展

1. 新技术研究

有学者尝试利用磁共振成像技术与三维重建软件，对结核性创面进行三维重建，试图实现对其深部形态及毗邻解剖关系的全景式精确展示，以便更好进行术前评估和预判，制订复杂结核性创面个性化手术方案。

体外膜肺氧合（ECMO）技术通过驱动泵将患者动/静脉血液引出体外，经膜式氧合器氧合并排除二氧化碳后，通过驱动泵将血液经动/静脉重新注入患者体内，部分替代心脏的泵血功能以及肺脏的气体交换功能，使心脏和肺脏的负荷减轻以得到充分休息。ECMO 还可通过变温水箱调控患者体温，降低全身氧耗，保护脑等重要器官。目前，ECMO 主要用于经机械通气、血管活性药物等常规治疗无效的呼吸衰竭和（或）循环衰竭重症患者的辅助支持治疗。随着烧伤外科治疗技术的进步和相关管理水平的提高，严重烧伤患者病死率明显降低；但呼吸衰竭和循环衰竭仍是影响严重烧伤患者预后的主要因素，目前临床有效治疗方法有限。ECMO 能为烧伤患者提供有效的呼吸和循环支持，统计显示全球 18 岁以下烧伤和呼吸衰竭患儿应用 ECMO 后的存活率为 53%，但鲜见关于其应用于成年烧伤患者存活率的报道。虽然目前 ECMO 在烧伤救治领域应用较少，但其在相关学科中的应用可为改善严重烧伤患者预后提供一些新的治疗思路。

ReCell®技术是一项自体皮肤细胞收集、处理和移植的技术。它操作简单快速，不仅能加速上皮再生，促进皮肤创面的修复愈合，还能恢复正常的皮肤色泽，适合于Ⅰ度、浅Ⅱ度、深Ⅱ度烧伤创面、瘢痕修复及色素异常性病变。对Ⅲ度烧伤等损及全层皮肤的刨面，可与真皮替代物等其他治疗方法联合使用，获得较好效果。因此可以预测 ReCell®技术将是皮肤缺损修复的重要方法之一。但是，目前关于ReCell®技术，仍有很多未知，如 ReCell®细胞悬液中角质形成细胞的分裂增殖能力、成纤维细胞产生纤维及基质的能力，以及黑色素细胞产生黑色素并传导至周围角质形成细胞的能力等都没有研究提供可靠证明。另外，将 ReCell®技术单独应用于修复全层皮肤缺损的机制仍不明确，ReCell®技术能否有效产生新生真皮并单独应用于全层皮肤缺损的修复？ReCell®细胞悬液上清液对 HaCaT 细胞增生没有明显的刺激或抑制作用，说明 ReCell®技术的治疗效果主要来自于各类细胞，未来可否尝试在 ReCell®细胞悬液中加入表皮生长因子、成纤维细胞生长因子等加速创面的修复愈合，或者加入血管内皮生长因子促进刨面微血管的修复和新生等，均值得进一步深入研究。

2. 烧伤脓毒症研究

有学者研究严重烧伤脓毒症患者血浆凝溶胶蛋白水平降低和急性生理与慢性健康评估Ⅱ评分升高与病死率升高密切相关，早期监测其动态变化有助于预测患者预后。

在严重脓毒症和脓毒性休克发病率呈上升趋势的近 15 年间，早期目标导向治疗（EGDT）理念的提出具有划时代的意义。随着指南的普及，脓毒症流行病学特征已发生变化，脓毒症相关病死率逐年下降，这与指南中提及的EGDT及快速识别、快速诊断、早期液体复苏和使用抗生素均相关。虽然EGDT仅为临床提供了一种有合理依据的治疗方案，并不代表最佳方案；但对于脓毒症的治疗也不能再回归到“完全自由派”的阶段。在找到更适用的方法之前，EGDT 的全部或部分内容是目前治疗严重脓毒症或脓毒性休克液体复苏的主导思想之一。EGDT 提供一种方法，更提出了一种思路——尽量将监测指标及实验室结果控制在正常范围内，以提高疾病救治效率。但“严密监测和治疗”不应该仅针对生命体征及实验室数据，宿主、微生物以及疾病本身的特性也许会在今后被补充入新的 EGDT 中。

3. 烧伤麻醉研究

右美托咪定作为麻醉辅助用药，具有良好的镇静和镇痛作用，既能抑制去甲肾上腺素的释放，终止疼痛信号的转导；又能抑制交感神经活性，使血压降低、心率减慢。重度烧伤患者围手术期应用右美托咪定有助于降低其他麻醉药物靶质量浓度、减轻气管拔管应激反应，而且能维持围术期心率和平均动脉压的平稳、不延长患者的麻醉苏醒时间，是安全有效的麻醉辅助药物。

4. 烧伤护理研究

面部烧伤患者无法充分暴露口腔，传统的口腔护理方法很难对其口腔各部位进行彻底有效的清洁。口腔冲洗法是目前临床上应用较广、效果较好的口腔护理方法，但冲洗法使用不当会引起呛咳误吸，加重病情。使用组合吸痰管对面部烧伤患者进行口腔护理可有效预防口腔感染的发生，提高患者舒适度，节省操作时间。音乐疗法能够减轻烧伤患者换药疼痛，缩短烧伤后创面愈合时间，缓解烧伤患者的焦虑、抑郁的情绪，在康复训练中提高患者的康复疗效，同时也使医务人员工作压力减轻，心情愉悦。音乐疗法无痛苦，无不良反应，方法简单、经济，是临床工作者可以独立提供的辅助性治疗措施，适合医学模式的转变。音乐疗法还可应用于烧伤手术室、烧伤门诊、换药室、烧伤儿童病房、烧伤重症监护病房和普通病房等。在医疗资源尚不充分的今天，音乐疗法对提高患者身心健康、辅助治疗烧伤引起的疼痛和改善心理异常状态有着重要的现实意义。

（沈余明　覃凤均　尹　凯　程　琳 张慧君）

参考文献

程琳，王瑞晨，贾赤宇，2015. 结核性创面三维重建方法的临床探索. 中华烧伤杂志，31（6）：434-435.

樊代明，2017. 整合医学：烧伤医学发展的未来之路. 中华烧伤杂志，33（1）：1-3.

黄跃生，2016. 严重烧伤早期心肌损害机制及临床意义的再认识. 中华烧伤杂志，32（5）：257-259.

贾晓鹏，马盼盼，顾世召，等，2016. 右美托咪定复合异丙酚和瑞芬太尼在重度烧伤患者围手术期麻醉中的应用. 中华烧伤杂志，2016，32（11）：692-694.

梁云，赵春月，2016. 组合吸痰管在面部烧伤患者口腔护理中的应用. 中华烧伤杂志，32（11）：695-697.

刘峰，黄正根，彭毅志，等，2016. 严重烧伤早期行连续性血液净化治疗的可行性及疗效随机对照临床试验. 中华烧伤杂志，32（3）：133-139.

彭毅志，黄广涛，2016. 烧伤细菌感染的噬菌体治疗. 中华烧伤杂志，32（9）：513-516.

姚斌，谢江帆，黄沙，等，2017. 三维生物打印微环境诱导汗腺再生的研究. 中华烧伤杂志，33（1）：24-26.

姚永明，阎贺，张泽敏，等，2016. 兔脂肪源性间充质干细胞对兔皮肤深Ⅱ度烫伤创面愈合的影响. 中华烧伤杂志，32（7）：402-407.

喻春红，王霞，2016. 烧伤严重程度与应对行为及社会支持对中重度烧伤患者早期焦虑与抑郁的影响. 中华烧伤杂志，32（2）：109-111.

赵东旭，马丽，申传安，等，2016. 艾塞那肽 4 对严重烫伤早期大鼠胰岛 B 细胞分泌功能的影响. 中华烧伤杂志，32（12）：752-758.

中国医师协会烧伤科医师分会，中华医学会烧伤外科学分会，2016. 成批严重烧伤伤员的转运方案（2016 版）. 中华烧伤杂志，32（8）：449-451.

Ahuja RB，Bansal P，Pradhan GS，et al，2016. An analysis of deep vein thrombosis in burn patients（part 1）：comparison of D-dimer and Doppler ultrasound as screening tools. Burns，42（8）：1686-1692.

Ahuja RB，Bansal P，Pradhan GS，et al，2016. An analysis of deep vein thrombosis in burn patients（part Ⅱ）：a randomized and controlled study of thrombo-prophylaxis with low molecular weight heparin. Burns，42（8）：1693-1698.

Condé-Green A，Marano AA，Lee ES，et al，2016. Fat grafting and adipose-derived regenerative cells in burn wound healing and scarring：a systematic review of the literature. Plast Reconstr Surg，137（1）：302-312.

Edionwe J，Hess C，Fernandez-Rio J，et al，2016. effects of whole-body vibration exercise on bone mineral content and density in thermally injured children. Burns，42（3）：605-613.

Gal S，Ramirez JI，Maguina P，2017. Autologous fat grafting does not improve burn scar appearance：a prospective，randomized，double-blinded，placebo-controlled，pilot study. Burns，3（3）：486-489.

Smoll C，Cambiaso-Daniel J，Forbes AA，2017. Recent trends in burn epidemiology worldwide：a systematic review. Burns，43（2）：249-257.

Zhu H，Xiong Y，Xia Y，et al，2017. Therapeutic effects of human umbilical cord-derived mesenchymal stem cells in acute lung injury mice. Sci Rep，7（4）：39889.

第七节　儿科疾病领域国内外研究进展

一、最新流行概况

（一）儿童社区获得性肺炎

2010 年世界卫生大会通过决议，认定肺炎是儿童死亡的首位原因，将减少肺炎死亡定位为全球卫生优先。2015 年，肺炎造成全球 92 万名儿童死亡，占<5 岁儿童死亡人数的 16%，其中大多数是 2 岁以下儿童，导致儿童肺炎最重要细菌病原体为肺炎链球菌（*Streptococcus pneumoniae*）和 b 型流感嗜血杆菌（*Haemophilusin fluenzae* type b，Hib），病毒病原体为呼吸道合胞病毒（respiratory syncytial virus，

RSV）。肺炎支原体（*Mycoplasma pneumoniae*）也是儿童社区获得性呼吸道感染的重要病原体，占 18 岁以下儿童社区获得性肺炎（community acquired pneunonia，CAP）的 20%～40%。

（二）儿童结核病

全球儿童结核病流行形势严峻。在儿童高死亡率的国家中，结核病通常是引起<5 岁幼儿死亡的主要病因。我国是结核病高负担国家之一，结核病人数全球排名第三。最近一次全国调查，2010 年第五次全国结核病流行病学调查并未纳入 15 岁以下的儿童，因此近十多年来我国儿童结核病的流行状况是不明确的。

（三）儿童睡眠呼吸障碍

美国儿科学会参考 1999～2010 年发表的文献中相关数据，指出儿童阻塞性睡眠呼吸暂停综合征（obstructive sleep apnea syndrome，OSAS）患病率为 0～5.7%。2010 年基于多导睡眠监测（PSG），香港地区儿童 OSAS 的患病率为 4.8%。刘玺诚教授在 2002 年对我国 8 个城市的 28 424 名 2～12 岁儿童问卷调查的结果显示，我国儿童睡眠障碍的患病率为 23.54%。

（四）儿童气道过敏性疾病

过敏性鼻炎和哮喘是最常见的儿童气道过敏性疾病，儿童过敏性鼻炎平均患病率超过 10%，支气管哮喘约为 3%。随着经济发展和工业化程度增高以及生活方式高度城市化趋势，患病率逐年增加。我国五城市季节性鼻炎发病率问卷调查北京最低为 6.3%，广州最高为 17.4%。过敏性鼻炎中哮喘发病率为 20%～40%，明显高于普通人群 2%～5%，而哮喘患者中过敏性鼻炎的发病率为 80%，远高于一般人群的 5%～20%。这两个疾病虽然分属上下气道，但在发病机制、临床表型、治疗管理方面却密不可分。

（五）儿童头颈部实体瘤疾病

儿童恶性肿瘤可能是由出生后胚胎细胞持续存在造成的。阐释儿童恶性肿瘤细胞的特性对理解儿童癌症的发展、治疗和预防非常重要。儿童头颈肿瘤发病率逐年上升。儿童头颈肿瘤年增长率 10.1%，较儿童肿瘤年增长率高（8.2%）。其中，儿童甲状腺癌发病率占儿童实体癌发病率的 21%。此外，儿童头颈恶性实体肿瘤多属非上皮性来源，常以胚胎性肿瘤和肉瘤为主，包括神经母细胞瘤、视网膜母细胞瘤、横纹肌肉瘤等。其中神经母细胞瘤（neuroblastoma，NB）是最常见的儿童颅外恶性肿瘤，80%的病例发生于 5 岁以下儿童，占儿童恶性肿瘤的 8%～10%，年发病率为 0.3～5.5/10 万，在儿童所有肿瘤相关死亡原因中达 15%。NB 起源于胚胎期的神经嵴细胞，在新生儿期即可发病，早期便发生转移，有 70%以上患儿在就诊时已是中晚期。NB 常发生于肾上腺髓质、腹膜后以及胸腔和颈部等部位，临床特点为原发部位隐匿，早期无特异性症状，早期诊断困难，恶性程度高，发展迅速且易发生骨髓、骨、肝、脾、淋巴结等部位早期转移，患儿常以转移症状就诊，导致误诊误治，失去了早期治疗的机会，预后较差，在高加索人群中研究表明 NB 患者 5 年生存率仅为 59%。

（六）儿童遗传代谢性疾病

全世界平均每 33 个婴儿就有 1 个婴儿患有出生缺陷。目前，已得到公认的出生缺陷病因主要有遗传因素（染色体、单基因和基因组的异常）、非遗传因素（母体疾病、感染、生活方式和药物等）、致畸剂（有害的物理、化学因素等）三类。其中，母体因素和致畸剂是可以预防的。我国是出生缺陷高发国家，每年 1600 万新生儿中大约有 90 万带有出生缺陷。《中国出生缺陷防治报告（2012）》数据显示，近年来，随着政府对围孕期妇女叶酸补充的大力推广和普及，我国围产期神经管缺陷发生率明显下降，已由 1987 年的第 1 位（27.4/10 000）下降到 2011 年的第 8 位（4.50/10 000）。

（七）儿童免疫性疾病

人体免疫系统是机体的一种生理性防御系统，其功能可以概括为三个方面：免疫防御、免疫稳定以及免疫监视。儿童处于生长发育时期，免疫功能处于相对低下和发育阶段。由于儿童与成人免疫系统之间存在差异，导致了儿童发病的某些特点，并出现儿童阶段的免疫性疾病。近年来，儿童免疫专业在基础和应用方面进展迅速，原发性免疫缺陷病、自身免疫疾病、感染性疾病等方面均取得了一定的研究成果。

（八）儿童血液/肿瘤疾病

由法国、美国、英国等多国研究者合作对欧洲、亚洲、非洲 62 个国家 2001～2010 年进行的统计数据表明，0～14 岁儿童肿瘤发生率为 140.6/100 万，与 20 世纪 80 年代相比明显增加（124.0），其中最常见为白血病（46.4），其次为中枢神经系统肿瘤（28.2）和淋巴瘤（15.2）。

（九）儿童成人慢性病

研究表明，儿童期肥胖、糖尿病、代谢综合征、过敏性疾病、心理行为异常等慢性非传染性疾病的发生与胎儿期、婴幼儿期的不良营养因素暴露密切相关，并且往往延续到成年期。其中，儿童肥胖流行态势和防控更加严峻，病因和机制仍不是十分清楚，高危因素涉及遗传、膳食、体力活动、睡眠状态、环境及生命早期营养状态等。不良营养状态等环境高危因素通过表观遗传影响疾病发生，应成为研究焦点。

1. 全球及其他国家儿童成人慢性病流行现况

无论是发达国家还是发展中国家，儿童肥胖患病率均呈现上升趋势。

美国健康和营养调查研究（NHANES，1999～2014 年）显示儿童、青少年（8～17 岁）肥胖在 1999～2014 年总体呈现上升趋势，2012～2014 年变化不明显，1999～2012 年儿童血压总体水平有下降趋势，收缩压下降 0.7mmHg，舒张压下降 4.2mmHg，高血压患病率、血脂异常患病率、代谢综合征患病率均呈下降趋势。

2. 中国儿童成人慢性病流行现况

“儿童成人慢性病”已经在我国流行，儿童肥胖已呈全国流行趋势。《中国儿童肥胖报告（2017）》显示，我国儿童整体超重及肥胖的发生率高达 14.9%和 8.9%，城市高于农村，男孩高于女孩；并且呈现出不同的地域分布。

2013～2015 年中国儿童青少年心血管健康研究（CCACH）研究显示中国城市学龄儿童肥胖患病率为 11.5%，单一时点高血压率为 17.9%，高血糖率为 23.7%，高总胆固醇率为 4.1%，高 TG 率为 4.7%，低 HDL-C 率为 9.1%，血脂异常率为 15.9%，代谢综合征率为 3.2%（IDF2007 标准）。

（十）社区儿童健康管理

世界卫生组织的《2014 年儿童死亡率水平和趋势》和《健康 2015：从千年发展目标到可持续发展目标》显示，2013 年 5 岁以下儿童的死亡率较 1990 年下降了 49%，其中，将近 45%的死亡与营养不良相关，但全球总体进展仍然没有实现到 2015 年将 5 岁以下儿童死亡率降低 2/3 的目标；全球 630 万名 5 岁以下儿童死于大多可预防的疾病；全球儿童的基础免疫接种率已经从初期的 5%上升到 80%，但仍有约 1/5

的儿童未能接受基础免疫；4200 万 5 岁以下儿童超重或肥胖；5 岁以下儿童低体重率从 1990 年的 25%降低到 2015 年的 14%，同期，5 岁以下儿童发育迟缓率降低了 41%。

（十一）儿童生长发育评价

儿童的生长和成熟状态是其健康水平和营养状况的重要体现。儿童生长评价需要考虑到年龄、性别、种族、地区、时代变迁、遗传背景、营养、疾病等多种因素。通过定期对儿童的生长进行评估和监测，可以早期发现生长偏离的情况，以便及时采取病因研究、营养指导、随访以及转诊等有效措施，使儿童得到及时诊断和干预治疗。迄今为止，如何对一个目标人群或个体进行合理评估和解释仍然是需要不断研究的课题，其中适宜的生长参照值或标准的建立及合理应用是研究的焦点。

（十二）儿童早期营养健康

处于生命 1000 天后半程的婴幼儿期的营养状况不仅受到家庭喂养行为影响，而且与社会经济因素密切相关。随着生活质量的提高，全球儿童存在营养低下和营养过剩的双重负担与威胁，隐性饥饿（微量营养素、单一营养素缺乏）仍是儿童面临的主要营养问题之一。另外，超重与肥胖及其相关代谢综合征也呈现出快速增长的流行态势；同时营养相关的儿童湿疹、食物过敏等过敏性疾病以及注意力缺陷多动障碍等心理行为问题的发生也在快速增加。

随着经济发展，我国儿童营养不良和缺乏问题在贫困和流动人口等高危人群较为严重。以营养性贫血为例，青海、云南和河北等地贫困农村儿童的患病率高达 67.8%、47.15%和 55.9%，北京流动人口中 8 月龄婴儿的患病率高达 47.3%，是全国或者地区平均水平的 2 倍以上。

二、国际最新研究进展

（一）儿童社区获得性肺炎

1. 世界卫生组织和联合国儿童基金会发布的预防和控制肺炎和腹泻全球行动计划

2013 年，世界卫生组织和联合国儿童基金会发布预防和控制肺炎和腹泻全球行动计划（Global Action Plan for Prevention and Control of Pneumonia and Diarrhoea，GAPPD），提出了控制儿童肺炎的宏伟目标：2025 年彻底避免儿童期肺炎可预防性死亡。为此制订了工作框架，包括保护、预防和治疗三个方面，即通过建立和促进优良的卫生措施保护儿童；通过提高疫苗接种率、防止 HIV 感染和清洁环境预防肺炎；采用合理方案治疗肺炎。

2. 疫苗接种对防治儿童肺炎的意义

肺炎链球菌和 Hib 是儿童肺炎最常见的两种细菌性病原，计划免疫 Hib 疫苗或肺炎链球菌结合疫苗可分别使胸片诊断肺炎减少 18%和 23%～35%。另外，计划免疫麻疹疫苗和百日咳疫苗也可显著减少儿童肺炎及其死亡例数。但目前，肺炎球菌疫苗（PCV）和 Hib 结合疫苗还没有纳入我国儿童计划免疫，仍为自费Ⅱ类疫苗。目前，尚无针对 RSV 的疫苗上市，WHO 也已将研究 RSV 疫苗列为全球疫苗计划的优先发展疫苗之一，但研究者们已经展开了相关研究，将来很有希望开发出有效的 RSV 疫苗。

3. 肺炎支原体肺炎的治疗方案研究

由于儿童处于生长发育期，大环内酯类抗生素由于副作用小、疗效显著，一直被作为治疗儿童肺炎支原体感染的首选药物，但近年来临床上肺炎支原体对大环内酯类抗生素耐药的现象有上升趋势。日本学者研究建议，在 8 岁以下儿童中，将米诺环素作为大环内酯类抗生素治疗失败后的二线药物；在 8 岁以上儿童中，将米诺环素作为治疗 MP 肺炎的首选药物。对急性起病、发展迅速且病情严重的 MP 肺炎，尤其是难治性 MP 肺炎可考虑使用全身糖皮质激素，目前临床研究已经证实了糖皮质激素在 RMMP 肺炎治疗中的有效性。

（二）儿童结核病

1. 世界卫生组织指南发布与修订

2014 年世界卫生组织发布《国家结核病规划指南之儿童结核病管理（第 2 版）》，2015 年发布《WHO 耐药结核病治疗指南》对儿童耐药结核病的治疗进行了修订，2016 年并再次更新。

2. 儿童结核病诊断新技术的开发性研究

病原学诊断作为金标准，应用于儿童结核病患者有一定的局限性。主要由于儿童咳痰反射弱、细菌载量低，常规的细菌分离培养及抗酸染色法敏感性低，不能及时提供准确的病原学结果。因此，学者们致力于开发新的诊断技术用于儿童结核病的诊断。近年来一系列新技术新标记物逐渐被用于儿童结核病的诊断。尿液脂肪阿拉伯甘露聚糖（LAM）抗原在儿童结核病中的诊断敏感度和特异度分别可达 83%和 85%，该方法的优点在于取样的无创性，对于儿童结核病的诊断具有一定的应用潜力。新型诊断标记物筛选，也为今后研发适合儿童结核病的试剂盒奠定了基础。例如，应用宿主血中 RNA 的表达特征来区别诊断儿童结核病的研究，为儿童结核病的诊断提供了很好的思路。随着新发技术、交叉学科的发展，结核病诊断的新技术也逐渐被研发出来，如目前已有 35 种纳米颗粒为基础的结核病诊断方法被用于结核病的诊断和筛查。该技术平台检测成本低、快速，具有很好的发展潜力。

（三）儿童睡眠呼吸障碍

1. 腺样体、扁桃体切除术

美国儿科学会指出，对于腺样体、扁桃体肥大且无手术禁忌证的 OSAS 患儿，腺样体、扁桃体切除术是首选的治疗方法。但是，部分 OSAS 儿童腺样体、扁桃体切除术后仍有 OSAS 残存，危险因素主要包括：疾病严重程度、肥胖、牙列、颅面因素、基础疾病、小年龄、哮喘、OSAS 家族史等。

研究显示，及早地行腺样体、扁桃体切除术，可改善 OSA 症状和睡眠监测结果，并提高生活质量，故认为即使轻度的 OSAS 也应积极手术。也有学者认为，手术面临出血、疼痛、麻醉意外、感染等各种并发症，因此轻度 OSAS 儿童可应用抗炎药物保守治疗。若发生术后 OSAS 残存或复发，需对患儿进行评估，再制订进一步的治疗方案。由于腺样体再次增生导致 OSAS 复发的患儿，是再次手术，还是应用药物仍待进一步研究。

2. 药物治疗

儿童睡眠呼吸障碍的药物治疗主要包括鼻喷激素和白三烯受体拮抗剂，但其疗程，既往研究为 1～16 周不等，且停药后 OSAS 是否会复发，仍缺乏长期随访研究。

3. 无创通气

美国儿科学会在《儿童 OSAS 的诊断治疗指南》中指出，无创通气（non-invasive ventilation，NIV）可应用于扁桃体、腺样体手术无效或禁忌的 OSAS 患儿。

4. OSAS 筛查

PSG 是诊断 OSAS 金标准，但费用高、耗时长、对技术条件要求严格，目前在国内外均尚未普及。应用儿童睡眠障碍问卷来筛查 OSAS，国内外相关研究结论不一。

（四）儿童气道过敏性疾病

儿童过敏性鼻炎和支气管哮喘发病因素复杂，涉及遗传、环境因素的共同作用，至今尚无治愈方法。以规范诊治过敏性鼻炎和哮喘的当前损伤和评估未来风险来达到临床控制目标是近年来美欧等发达国家提出的最新诊治理念。国外在儿童上下气道功能评估方面已做到出生前母体环境因素对婴儿肺功能影响、呼吸道病毒和支原体感染对上下气道功能损伤的机制；在过敏因素评价方面已做到食物过敏原组分和交叉过敏原对过敏性疾病临床诊断的贡献；在气道炎症无创性评价方面已做到除呼出气一氧化氮以外，其他气相炎症指标正在启动研究。因此，对过敏性鼻炎和哮喘临床各表型的发病诱因和气道炎症的综合评估研究，是将国际先进诊治理念向本土临床实践转化的具体落实。

（五）儿童头颈部实体瘤疾病

儿童肿瘤多在 3 岁前发病，遗传因素发挥更重要作用。人类基因组计划完成后开展的肿瘤基因组计划（TCGA）在成人肿瘤中数据完善，但缺乏除白血病外的儿童肿瘤数据。目前，二代测序技术飞速发展，儿童头颈肿瘤分子诊断也飞速进步。横跨基因组、转录组和甲基化组学研究发现，TERT 重排可将高危 NB 检出率提高 20%，极大地促进了 NB 预后判断。除此以外，横纹肌肉瘤（RMS）中，腺泡状横纹肌肉瘤（ARMS）和胚胎型横纹肌肉瘤（ERMS）一直是病理分类的难点。跨组学研究还发现，PTEN 甲基化仅在 ERMS 中检出。因此，PTEN 甲基化可能成为潜在的 ARMS 和 ERMS 鉴别诊断标志物。

（六）儿童遗传代谢性疾病

1. 高通量测序技术在儿童遗传代谢病临床诊断的应用进展

以下一代测序技术为主的高通量测序变异检测技术近 10 年发展迅速，是遗传病基础研究和临床诊断的有力证据。下一代测序技术用于遗传病诊断的策略有三大类：疾病靶基因测序（panel 测序）、全外显子组测序、全基因组测序。美国医学遗传学和基因组学学会（ACMG）、美国病理协会（CAP）陆续发布了《高通量测序在临床诊断中的应用指南与标准》。

2013 年 5 月 ACMG 发表了《下一代测序临床实验室标准》，2014 年 CAP 发布了《下一代测序临床实验的实验室标准》。2015 年 3 月，ACMG、CAP 和美国分子病理协会（AMP）联合推出了《序列变异解读的标准及指南》。2013 年、2016 年、2017 年，ACMG 连续发布了《临床外显子组合基因组测序中意外发现变异的报道推荐》及两次更新。

2. 儿童遗传代谢病的遗传学研究进展

遗传代谢病也称先天性代谢障碍（inborn errors of metabolism，IEM），是儿科遗传病中最早得到认识的一种经典单基因遗传病，是遗传性生化代谢缺陷疾病的总称。对危害严重的 IEM，在新生儿早期、临床表现之前进行筛查，通过及时的对症治疗，可以预防死亡、避免或降低智力及体格发育落后的发生。国际上 20 世纪就已经将串联质谱技术应用于 IEM 新生儿检测和筛查，目前研究集中于针对质谱筛查结果总结不同筛查指标变化的详细意义，研究阳性标本的二次筛查技术策略，研究相应疾病患儿和携带者的基因突变筛查办法。近年来基于 NGS 的特点，众多新的 IEM 致病基因被发现，国际上已经开始探索将 NGS 应用于 IEM 的新生儿筛查。2016 年、2017 年分别有不同的实验室采用 panel 测序，对大样本新生儿 IEM 进行基因筛查，阳性率接近 50%。

（七）儿童免疫性疾病

原发性免疫缺陷病（PID）是一类遗传异质性疾病，影响机体天然免疫和适应性免疫系统的多种分子和细胞。最新的 PID 分类包括联合免疫缺陷病、以抗体缺陷为主的免疫缺陷病、淋巴细胞缺陷为主的免疫缺陷病等八类。国际免疫学会联盟最新统计表明，迄今共有约 200 种 PID，其中超过 150 种已明确致病基因。随着致病基因和发病机制逐步明确，部分 PID 的诊断和治疗也取得较大进展。许多原因不明的血液、炎性疾病和神经系统表现均可提示 PID。既往被认为是多基因遗传的部分过敏和风湿性疾病被证实可由单基因突变所致，如高 IgE 综合征等。目前国外报道 PID 发病率一般为（1～2）/10000，参照国外发病率推算，我国目前存活的 PID 患儿达数万例，但实际临床诊断不足 1/10。

国际上研究报道 EB 病毒感染是儿科较为常见的疾病，一些患者可能发生严重的或慢性活动性 EBV 感染，预后较差。现已经清楚一些种类的 PID 可能是 EBV 感染严重或持续活动的原因，可涉及数种基因突变。

自身免疫疾病是指机体对自身抗原发生免疫反应而导致自身组织损害所引起的疾病。常见儿童自身免疫疾病包括系统性红斑狼疮、川崎病、过敏性紫癜等。系统性红斑狼疮（SLE）是儿科领域较危重的疾病之一。其病因不清，国际研究一般认为是遗传因素、性激素和环境因素相互作用引起机体免疫调节功能紊乱，导致 B 细胞功能亢进，并被多克隆激活，产生大量自身抗体，细胞因子失衡，这些因素共同作用导致 SLE 的发生。至今尚无儿童 SLE 诊断标准，通常参照成人标准。

感染性疾病目前是儿童的最大杀手，每年全球有 1300 余万儿童死于感染性疾病，占儿童死亡的 63%。病毒是儿童感染最常见的病原，并且多种病毒都可以引起慢性病毒感染，如 EB 病毒；某些病毒感染与肿瘤的发生、发展有密切关系，如 CMV 与宫颈癌，EBV 与鼻咽癌。EBV 在发达国家主要有 1～6 岁和 14～20 岁两个感染高峰，而在发展中国家感染发生较早。EBV 的感染与鼻咽癌、Burkitt 淋巴瘤、霍奇金淋巴瘤密切相关。

（八）儿童血液/肿瘤疾病

Vijayakrishnan 等发现染色体 10q26.13（rs35837782，LHPP）和 12q23.1（rs4762284，ELK3）是儿童 B 前体急性淋巴细胞白血病（ALL）的危险因素；Waanders 等研究显示 TYK2 基因的胚系激活突变是儿童 ALL 的易感危险因素；Francis 等发现宫内巨细胞病毒感染与儿童 ALL 发病相关，为阐明儿童白血病发病机制提供了线索。

微小残留病（MRD）水平在儿童白血病中具有重要的临床指导价值。美国 St Jude 儿童医院的研究指出，MRD 水平在 ALL 不同亚型中和检测时间点对于预后的意义并不相同。意大利 AIEOP-AML 协作组研究显示，儿童急性粒细胞白血病（AML）中第一个诱导治疗末 MRD ≥ 0.1% 是无病生存率的独立预后因素。欧洲流式细胞术协作组提出标准化的 8 色抗体组合和实验室检测流程，用于前体 B 细胞 ALL 中 MRD 检测，为白血病治疗方案中 MRD 的应用进一步奠定了基础。

复发仍然是儿童白血病研究的难点。通过对 P2RY8-CRLF2+儿童 ALL 的全外显子测序，显示 IKZF1 突变是白血病细胞自我更新、进入骨髓龛的关键因素。欧洲 BFM 协作组研究显示，对 IKZF1 缺失阳性的中危儿童 ALL 采用长春新碱-地塞米松强化的维持治疗方案并不能减少复发、改善预后。婴儿 MLL 阳性白血病复发率高、预后差，Kerry 等的研究显示 MLL-AF4 融合蛋白可扩散至某些靶基因内，导致产生异常染色质信号，并且对 H3K79 甲基转移酶 DOT1L 抑制剂敏感，为发现新的治疗靶点提供了思路。

嵌合抗原受体修饰 T 细胞（CAR-T）治疗研究是近年来细胞治疗领域的热点。美国西雅图儿童研究院采用 CD19 CAR-T 治疗 45 例儿童、青少年复发或难治性 B-ALL，分子缓解率达到 89%，并且安全性较好。然而 Fischer 等研究发现，在诊断时就存在的 CD19 亚型可使白血病细胞逃逸 CART-19，并在治疗过程中演化为耐药的主要克隆，从而导致治疗失败。

两个独立的研究均指出，在霍奇金淋巴瘤、低γ球蛋白血症患者的 B 细胞中存在 CD70 的遗传突变，导致 EB 病毒转化的 B 细胞激活 T 细胞的能力降低，可能是相关淋巴瘤的重要发病机制之一，CD70-CD27 通路也成为 B 细胞肿瘤的治疗靶标。

法国的研究者采用数字 PCR 方法对儿童朗格汉斯细胞组织增生症（LCH）诊断和治疗中 BRAFV600E 突变进行检测，发现循环中的非细胞 BRAFV600E 可作为评估高危 LCH 患儿治疗反应的分子标志。

（九）儿童成人慢性病

1. 世界卫生组织终止儿童肥胖行动

2014 年世界卫生组织成立“终止儿童肥胖委员会”，并于 2016 年出版《终止儿童肥胖报告》，提出了终止儿童肥胖的科学建议，应对日趋严重的儿童肥胖问题及其带来的急迫且严重的健康挑战。

2. 美国提出心血管健康（cardiovascular health score，CVH）概念

近年美国多个专业学会先后发布了《儿童肥胖、血脂异常和高血压筛查和防治指南》。美国心血管病学会（AHA）建议评估青少年 CVH 状态，评估体系包括两个方面：健康指标和行为指标。健康指标包括健康的体重、血压、血脂和血糖，行为指标包括膳食、运动、吸烟、饮酒和睡眠等。

（十）社区儿童健康管理

2014 年世界卫生组织、联合国儿童基金会及其合作伙伴联合发布了第一个全球计划，旨在 2035 年前终结可预防的新生儿死亡和死产问题，呼吁所有国家采取举措，提供基本的、有成本效益的保健服务，特别是在分娩前后，以及为弱小和患病的婴儿改善护理质量。

（十一）儿童生长发育评价

生长评价标准的更新和发展变化如下所述。①从普适性（通用）发展到适合特定年龄阶段或者生理和疾病情况的量表，如根据不同胎龄建立的宫内生长曲线、根据青春期发育不同时相建立的青春期生长曲线、根据月经初潮是否发生建立生长参照标准、根据特殊疾病制定的特定生长曲线。②生长曲线拟合方法的巨大进步促进参照标准制定的规范化。③一些新制定的曲线图新添或更改百分位线，以适应临床工作需要。④肥胖和消瘦的筛查标准研究：2000 年、2007 年和 2012 年分别推出 2～18 岁儿童超重肥胖筛查 BMI 界值点、消瘦筛查 BMI 界值点、病理性肥胖界值点（在 18 岁时与成人 BMI 35 接轨）。

（十二）儿童早期营养健康

生命早期营养状况不仅可决定儿童即刻的生长发育和健康，还决定着成年期一些慢性非感染性疾病的发生风险。因此提出疾病防治的关口应前移至生命前 1000 天，甚至育龄期父母。

近年来儿童早期营养的研究围绕儿童营养是社会可持续发展的核心，2014 年世界卫生组织提出“孕产妇和婴幼儿营养全面实施计划”，从生命早期开始保证提供充足的营养，确保良好身体和智力发育以及长期健康的关键，通过理想的母乳喂养方式和适宜的辅食添加来提高儿童营养状况。2016 年《柳叶刀》发表儿童营养专题之母乳喂养系列论文，基于高质量文献的荟萃分析衡量母乳喂养对生长发育、智力和认知表现、预防感染性疾病发生、保护降低非传染疾病罹患危险等受益的程度，确定母乳喂养是最佳的社会公平性和经济效益的健康干预措施。

三、国内最新研究进展

（一）儿童社区获得性肺炎

1. 全国多中心儿童社区获得性肺炎病原学及耐药方面的研究

儿童呼吸道感染性疾病研究北京市重点实验室依托国家呼吸疾病临床医学研究中心（儿童），开展了全国多中心社区获得性肺炎重要细菌及病毒的病原学及耐药相关研究。发现肺炎链球菌是5岁以下儿童社区获得性肺炎最常见的细菌病原；而常见前三位呼吸道病毒病原为鼻病毒/肠道病毒、呼吸道合胞病毒和人偏肺病毒，病毒病原总检出率约为 51.4%。耐药研究发现，肺炎链球菌对大环内酯类抗生素几乎100%耐药，对头孢曲松、左氧氟沙星和万古霉素等则具有较高敏感性，三级甲等医院 β-内酰胺类抗生素的耐药率与县级医院相似，但耐药水平更高。该结果为临床合理选择药物治疗，避免不必要抗生素使用，以及制定我国儿童常见呼吸道感染性疾病预防策略提供理论依据，同时也为病毒感染流行趋势的预测预警奠定基础。

2. 难治性肺炎支原体肺炎的治疗研究

MP 肺炎好发于学龄期儿童，近年来 5 岁以下儿童 MP 肺炎有增多的现象，其中难治性肺炎支原体肺炎更是影响儿童生命健康的疾病。2013 年，重庆 Luo Z 等报道称治疗难治性肺炎支原体肺炎患儿，氢化可的松联合阿奇霉素效果优于阿奇霉素单独疗法。软式支气管镜的治疗价值在于通过局部灌洗通畅气道，结合异物钳或活检钳、细胞毛刷等，清除下呼吸道分泌物与痰栓。考虑到多数炎症性病变的可逆性及支气管镜尤其是介入治疗的侵入损伤性，该类患儿的介入治疗应严格掌握指征。

（二）儿童结核病

1. 我国儿童结核病流行特点研究

结核病是严重危害儿童健康的重要疾病，但由于儿童结核病的特殊性，不同国家儿童结核病的研究都相对匮乏。为了明确我国儿童结核病的流行和耐药情况，北京市儿科研究所呼吸感染疾病北京市重点实验室开展相关研究。通过选取全国不同地区来源的结核分枝杆菌临床分离株 450 株，进行药物敏感性试验和基因分型检测。研究显示，儿童结核病分离株的总耐药率和耐多药率分别为 55%和 22%，提示儿童耐药结核病的疫情严重。该课题组还发现，MLVA15 位点组合适合对我国各年龄组人群结核分枝杆菌进行基因分型。上述研究结果为初步了解我国儿童结核病的流行特点奠定了基础，也为儿童结核病的防控提供了基础数据。

2. 结核分枝杆菌利福平耐药补偿机制研究

MTB 发生耐药相关基因突变后，通常伴随有一定程度的适合度代价，影响其生存能力，最近的研究发现一些具有补偿功能的非同义突变可以改善细菌的适合度代价。为了解我国 MTB 临床分离株中利福平耐药相关补偿突变 rpoA 和 rpoC 的突变情况及其在耐药菌株传播中的作用，北京市儿科研究所呼吸感染疾病研究室选取了京津冀地区 2011～2013 年的 332 株 RIF 耐药菌和 178 株 RIF 敏感菌，进行 rpoA/B/C 基因突变检测及菌株成簇分析，发现在 RIF 耐药菌株中 27.8%的菌株发生了 rpoA/C 非同义突变，以 rpoC 突变为主；rpoC 突变多发生于新发病例中，且与 rpoBS531L 突变密切相关；另外，rpoC 基因的突变可促进耐多药菌株的传播。该研究结果为明确 MTB 的流行和传播机制提供了理论依据，也为新型抗结核药物的研发提供了新视角。

3. 儿童结核病特异性分子诊断标志物的研究

由于儿童结核病患儿痰菌量低，其诊断在世界范围内具有挑战性。北京市儿科研究所呼吸感染疾病研究室研究团队，建立了基于L-缬氨酸、丙酮酸和三甲铵乙内酯3个代谢物的决策树模型，诊断的敏感度和特异度分别为 85.7%和 94.6%，ROC 曲线下面积为 0.984，评价了代谢组学研究在儿童结核病诊断中的应用价值，并于 2016 年发表在 *J Proteome Res* 上。

（三）儿童睡眠呼吸障碍

1. 轻度儿童 OSAS 治疗

余爵波等研究认为虽然手术及保守治疗均可以明显改善轻度OSAS并提高患儿的生活质量，但手术疗效与保守治疗疗效间并无明显优势；因此推荐首选保守治疗。

2. OSAS 筛查

研究显示 Watch-PAT 便携式睡眠监测仪（简称 PAT）与 PSG 监测结果在中重度 OSAS 学龄儿童中有较高的一致性。此外还有学者发现可以应用基于氧减指数和特异性症状联合评分的方法筛查 OSAS。

3. OSAS 对认知功能的影响

学龄期 OSAS 患儿睡眠结构改变更为明显，Ⅰ期、Ⅱ期睡眠延长，慢波睡眠缩短，且睡眠过程中唤醒指数、呼吸暂停低通气指数均增加，患儿的行为认知能力受到影响。

4. OSAS 与全身炎症反应关系

OSAS 患儿机体的高敏 CRP 水平上升，临床上应对此加以关注，并进行尽早干预治疗，以免诱发心血管类病症。

（四）儿童气道过敏性疾病

在我国与国际接轨的《儿童慢性持续哮喘规范化诊治指南》虽历经十余年推广和持续更新，《过敏性鼻炎诊治指南》出台尚不足 3 年，但是实验室评估技术的发展却相应滞后，如上下气道功能评估技术、过敏源诊断技术和上下气道无创炎症监测技术等均有待标准化。

（五）儿童头颈部实体瘤疾病

国内儿童头颈肿瘤研究进展因组学研究技术的发展而随之进步。国内学者通过国外对高加索人群 NB 的 GWAS 研究结果，在中国汉族人群中验证。结果显示，由于人种不同，只有部分相关 SNP 与 NB 关联。甲状腺癌研究主要集中在成人，且以流行病学研究为主。一些标志物已可用于临床辅助诊断。且由于这些研究大多是对于成人组织学标本进行的研究，因此对儿童甲状腺癌患者来说，这些测试的意义仍然未知。

（六）儿童遗传代谢性疾病

1. 高通量测序技术的临床诊断研究和诊疗规范化进展

在北京、上海等大型医院，高通量测序技术应用于遗传病的临床诊断已经广泛开展。2014 年底至 2015 年初，国家卫计委医政管理局陆续发布了基因测序临床试点名单，试点工作的推行将促进遗传诊断实验室的工作标准与规范的制定。

2. 遗传代谢病的新生儿筛查及儿科遗传病突变谱的研究

在我国串联质谱新生儿筛查技术仍在推广中，国内对不同儿科遗传代谢病的酶学及基因分析也日益深入，针对中国人群的特征突变谱陆续有报道。

科技部“精准医学研究”和“生殖健康及重大出生缺陷防控研究”重点专项，2016 年与 2017 年审批立项中，均有不同课题方向聚焦新生儿遗传代谢病的筛查与防治。

（七）儿童免疫性疾病

临床诊断和基因诊断对于 PID 患儿后续治疗尤为重要，目前变异性免疫缺陷病、联合免疫缺陷病、X-连锁无丙种球蛋白血症和 X-连锁慢性肉芽肿在我国部分医院已经是常规临床诊断和基因诊断病种。同时，PID 疾病发病机制方面，国内也有多项研究报道了不同 PID 疾病的多种新的基因突变位点。目前，大多数 PID 疾病的发病机制仍然未知，这对于其后续的筛查诊断以及治疗都有较大的阻碍，所以 PID 发病机制是目前的关注重点之一，而 PID 的筛查诊断、有效治疗改善患儿生存质量也是我国 PID 临床研究的努力方向。

目前儿童系统性红斑狼疮病因不清，其通常参照成人诊断标准。我国学者发现补体 C1q 抗体与儿童系统性红斑狼疮具有较强的相关性，对疾病诊断具有较高的特异性，有助于抗 dsDNA 抗体阴性的儿童 SLE 的诊断，为儿童 SLE 的早期诊断提供经验。治疗方面，国内对儿童系统性红斑狼疮的去激素化治疗也有相关研究，将生物靶向主导的免疫治疗融入合成类免疫抑制剂联合糖皮质激素的治疗模式中。

对于儿童感染性疾病，国内研究分析了 CRP、PCT、WBC 等炎性反应指标对多种儿童感染性疾病的早期诊断价值；另外，炎性细胞因子，如 IL-1β、IL-6、TNF-α 等对儿童感染性疾病的诊断意义也在研究中。我国学者发现锌缺乏、维生素 A 缺乏、维生素 D 缺乏均与儿童感染性疾病高度相关。

（八）儿童血液/肿瘤疾病

重庆医科大学附属儿童医院的研究显示，β-Arrestin1 与 P300-Sp1 结合后调控 hTERT 的转录，延迟了 ALL 初始细胞的衰老过程。江苏淮安人民医院的研究发现，在儿童急性髓细胞白血病中 miR-183 高表达，并且通过靶基因 PDCD6 影响白血病细胞增殖。

中华医学会儿科分会血液学组淋巴瘤协作组对国内 10 家医院 2009～2014 年 80 例儿童间变性大细胞淋巴瘤进行回顾性研究，3 年无事件生存率达到（65±6）%。四川大学华西医院在国内报道了 2 例儿童种痘水疱病样淋巴瘤。四川成都妇儿医院对 34 例儿童 LCH 的临床特征和预后进行了分析，3 年总生存率达到 86%。湖南湘雅医院报道了儿童 LCH 肝脏受累的影像学特征。

（九）儿童成人慢性病

1. 儿童肥胖病因和发病机制的研究

多家机构已对肥胖病因和发病机制进行深入研究。南京医科大学的郭锡镕教授和北京市儿科研究所齐可民教授等发现肥胖的发生受多种机制的调控，包括表观遗传、基因表达改变、瘦素抵抗及肠道菌群紊乱等。

2. 儿童成人慢性病相关队列研究

北京儿童血压研究（BBS）始于 1987 年，重点探讨儿童期持续血压偏高、BMI 偏高分别与成年期高血压靶器官损害、代谢综合征和糖尿病的关联性，已累积随访 10 次，其中成年期随访 2 次，最近一次随访为 2013～2014 年。同期开始的还有陕西省汉中农村儿童血压的前瞻性队列研究，其重点关注盐敏感儿童成年期高血压的发病风险。

3. 儿童成人慢性病横断面研究

2013～2015 年中国儿童青少年心血管健康研究（CCACH）对我国 7 个市（直辖市）（长春、银川、北京、济南、上海、重庆、成都）的 6～18 岁儿童青少年心血管健康及病理机制开展研究，从健康指标、行为指标、体成分等角度全面评估我国城市儿童 CVH 状况，更新了城市儿童成人慢性病流行现况，并建立了精确评估健康状况的儿童体脂发育参照标准、骨骼肌发育参照标准、骨密度参照标准等。

（十）社区儿童健康管理

2006 年国务院发布的《关于发展城市社区卫生服务的指导意见》指出，开展在城市和农村中以社区卫生服务中心为基础的 0～6 岁儿童健康管理服务，内容主要包括新生儿访视、婴幼儿健康管理、生长发育评估、健康指导以及疾病筛查等服务，以促进卫生服务的公平、效率和可及性。2009～2013 年国家基本公共卫生服务项目阶段性评估报告指出，国家基本公共卫生服务项目的实施，有效降低儿童发病率和病死率，促进儿童健康指标的改善。

2015 年国家卫计委网上公开数据显示，我国婴儿、5 岁以下儿童死亡率分别从 2010 年的 13.1‰、16.4‰下降到 2014 年的 8.9‰和 11.7‰，纳入国家免疫规划的疫苗接种率达到了 90%以上。2013 年我国 6 岁以下儿童生长迟缓率为 8.1%，男童、女童分别为 8.7%和 7.4%；低体重率为 2.5%，男童、女童分别为 2.6%和 2.4%；贫血患病率为 11.6%，城市为 10.6%，农村为 12.4%，其中 2 岁以内儿童贫血问题突出；超重率为 8.4%，男童、女童分别为 9.4%和 7.2%。

（十一）儿童生长发育评价

2009 年继我国第一份 0～18 岁儿童青少年生长图表和发育与营养评价系统之后，首都儿科研究所相继提出 2～18 岁儿童超重、肥胖筛查 BMI 界值点，获得我国 2～7 岁儿童超重、肥胖筛查 BMI 界值点并实现了与中国肥胖问题工作组（WGOC）7～18 岁 BMI 界值点的合理对接。首都儿科研究所已牵头开展“第五次（2015 年）中国九市儿童体格发育调查研究”，将调查对象向前扩展至出生胎龄 24 周的新生儿，为进一步更新和丰富我国儿童生长评价参照标准体系提供重要依据。

（十二）儿童早期营养健康

基于国内外的最新的研究结果，中国营养学会于 2016 年相继发布《6 月龄内母乳喂养指南》《7～24 月龄婴幼儿喂养指南》《备孕期妇女膳食指南》《孕期妇女膳食指南》《哺乳期妇女膳食指南》和《学龄前儿童膳食指南》，该系列指南应用于我国妇幼人群膳食营养指导，以促进个体和民族的近期和长远健康。需进一步针对不同地区制定更细化和适于基层人员使用的指导规范。

针对我国部分地区婴幼儿微营养素缺乏深入进行流行性病学研究，发现以无症状的亚临床缺乏为主，确定 0～3 岁年龄组和冬季为维生素 A 和 D 缺乏的高危因素，指出营养干预措施的重点。另外，广州妇儿医院等单位建立 2010 年新生儿出生队列研究，确定妊娠期饮食、血糖代谢异常等影响因素与儿童出生体重的关联，提出地区性生命早期营养环境改善的重点内容和方法。

四、北京最新研究进展

（一）儿童社区获得性肺炎

1. 社区获得性肺炎重要病毒的病原学诊断技术研究

北京市儿科研究所的病毒研究室依托儿童呼吸道感染性疾病研究北京市重点实验室，基于 Illumina

Hiseq 4000 的高通量测序平台和基因扩增技术，建立了敏感、特异、快速的病毒病原监测方法，并应用于儿科常见的呼吸道病毒（如呼吸道合胞病毒、流感病毒 A/B、副流感病毒 1～3 型、腺病毒、鼻病毒、偏肺病毒）的检测。该研究实现了社区获得性肺炎重要病毒病原的规范化分子学诊断。

2. MP 检测技术的开发以及 MP 肺炎的治疗和耐药研究

首都医科大学附属北京友谊医院北京热带医学研究所辛德莉课题组，近些年来，通过临床儿童咽拭子标本，建立了利用环介导等温扩增（LAMP）技术、荧光定量 PCR 技术等检测肺炎支原体的实验室诊断方法，具有较好的应用前景。另外，该课题组的研究显示，中西医结合方法对 MP 感染有一定疗效，有利于改善临床症状，加快病情恢复。北京市儿科研究所的呼吸感染疾病研究室依托儿童呼吸道感染性疾病研究北京市重点实验室，对肺炎支原体 RNA（MP-SAT）检测在儿童肺炎支原体肺炎疗效监测中的应用价值进行了研究，发现该技术可作为评价儿童肺炎支原体肺炎转归以及判断大环内酯类药物疗效的指标。该课题组还对大环内酯类耐药和敏感的肺炎支原体肺炎的临床特点进行了病例对照研究，发现 MP 的耐药率较高，MP 耐药患儿发生双侧肺病变的风险增高、总病程及发热时间显著延长，早期诊断并及时应用大环内酯类药物治疗仍能缩短大环内酯类耐药患儿的病程和发热时间。

（二）儿童结核病

1. 儿童结核病诊断技术的评价研究

γ 干扰素释放试验（IGRAs）和 Xpert MTB/RIF 诊断技术在全球范围内得到了广泛推广。但关于 IGRAs 技术是否可应用于 5 岁以下儿童，以及 Xpert MTB/RIF 技术是否适用于儿童结核病的早期病原学诊断目前研究数据较少。北京市儿科研究所开展的相关研究发现在 5 岁以下儿童中，IGRAs 仍然具有较好的诊断准确性，可用于儿童结核病的辅助诊断，该研究结果为 IGRAs 在 5 岁以下儿童中的应用提供了循证依据，为 WHO 制定新版儿童结核病指南提供了基础数据；另外，还发现采用支气管灌洗液行 Xpert MTB/RIF 可以早期快速诊断儿童肺结核，有助于患儿早诊断、早治疗，改善疾病的治疗结局。

2. 儿童结核病的遗传易感和病因学研究

北京市儿科研究所呼吸感染疾病研究室近些年来开展了儿童结核病的易感和风险评估，发现基因多态性变异可增加儿童结核病的发病风险。该课题组利用 MassARRAY 高通量基因分型检测技术，对单个易感候选基因与儿童结核病易感相关性进行探讨，发现了 SPTPA1 基因的 rs1914633 是我国汉族儿童结核病易感性相关的多态性位点。另外，还发现多个易感基因与儿童结核病的发病相关，包括 TLR1 基因（rs5743618）、IL-4 基因（rs2243268、rs2243274）、CISH 基因启动子区、IL-6R 基因 3′UTR 区。

（三）儿童睡眠呼吸障碍

1. 不同年龄正常儿童睡眠呼吸生理正常值

北京儿童医院首次获得了国内不同年龄儿童的睡眠呼吸生理正常值，填补了国内此领域的空白。

2. 开发基于中国儿童数据的 OSAS 筛查量表

参考美国儿童睡眠问卷（PSQ）以及香港地区儿童睡眠障碍问卷，首都医科大学附属北京儿童医院睡眠中心开发基于中国儿童数据的筛查量表“简体中文版 PSQ”，其信度、效度和区分度均在满意水平。

3. 对儿童 OSASPSG 诊断标准探讨

1999 年，美国胸科学会提出了儿童 OSAS 的 PSG 诊断标准，以呼吸暂停低通气指数（AHI）＞5 或阻塞性呼吸暂停指数（OAI）>1 为界值。2005 年，美国睡眠研究会在国际睡眠疾病分类（ICSD）中提出，儿童阻塞性呼吸事件（OAHI）≥1 并伴有打鼾及 OSAS 的临床表现即可以诊断 OSAS，并在 2014 年的 ICSD 第三版中沿用了这一标准。目前我国使用的是 2007 年制定的 AHI>5 或 OAI>1 的诊断标准。北京儿童医院研究发现介于 ICSD 和 ATS 诊断标准之间的打鼾儿童夜间症状明显、日间行为表现受到影响、PSG 参数与 OSAS 相似，应将 OAHI≥1 作为儿童 OSAS 的 PSG 诊断界值。

（四）儿童气道过敏性疾病

在北京儿童医院建立多学科联动机制，已开始尝试儿童过敏性鼻炎和哮喘转诊式联合管理，并已建立全年龄段全套肺功能分析、气道过敏因素评价、无创性下气道炎症评价和药物/运动诱发气道高反应性评价的平台建设工作，同时开始实施过敏性鼻炎和哮喘疾病资源库平台建设。在传统常规肺功能技术基础上，早期联合攻关研发声阻抗肺功能技术，进一步引进脉冲震荡新技术、体积描记新技术，已成熟建立和应用新型肺功能技术评估从新生儿至学龄儿童覆盖全年龄段全套呼吸功能分析，包括全肺容量、功能残气、通气功能、气道阻力、肺顺应性、弥散功能，对于各类气道阻塞性病变、气道和肺限制性病变以及间质性肺疾病的诊断鉴别诊断及病情严重度评估发挥了重要作用，特别是将脉冲震荡技术用于支气管舒张试验为小年龄儿童非典型性哮喘诊断提供帮助，联合气道激发试验和呼出气一氧化氮测定来为缓解期哮喘患儿的抗炎治疗提供指导，联合肺 CT 和全套肺功能分析用于胸外科患儿胸廓发育异常度及其术前风险和术后恢复度的精准评估。应用定量过敏源分析、全年龄段全套肺功能分析、呼出气 NO 分析技术和儿童哮喘诊治指南来进行儿童哮喘全面诊治和长期抗炎治疗、肺功能和气道炎症监测管理，相关技术对重症哮喘和难治性哮喘提供了先进的技术平台。与此同时，在国内儿科领域首批开展标准化屋尘螨特异性免疫治疗的临床应用研究，全程随访接受免疫治疗的患儿，对治疗适应证、耐受性、联合药物治疗的疗效均进行了系列应用研究，并对治疗前后体液免疫和细胞免疫变化进行深入探讨，获得了中国哮喘儿童特异性免疫治疗病例较为完整的临床和免疫调控研究资料，在哮喘个体化治疗方面提出优化治疗方案的新理念。

（五）儿童头颈部实体瘤

1. 儿童甲状腺癌

为了揭示儿童甲状腺癌与成人甲状腺癌发病机制的差异，北京儿童医院耳鼻咽喉头颈外科研究室通过研究儿童甲状腺恶性肿瘤与成人甲状腺恶性肿瘤表达谱差异，明确儿童与成人甲状腺癌发病机制差异，为儿童甲状腺恶性肿瘤早期诊断提供理论依据。结果发现：与成人甲状腺癌组织比较，儿童甲状腺癌低表达蛋白质合成及运输过程相关基因；高表达 RNA 转录和加工过程相关基因。此外，儿童、成人表达差异基因 RRS1 可影响甲癌增殖、凋亡、细胞周期等进程，并可能成为潜在的临床诊断标志物。该课题的完成将对阐释儿童甲状腺癌作出重要贡献。

2. 神经母细胞瘤

研究发现，位于人类染色体 2q35 区域的 BARD1 基因上的 SNP 位点与 NB 相关。此外，还有多个基因的 SNP 被证实与 NB 相关，这些基因包括 LMO1、DUSP12、HSD17B12、DDX4、IL31RA、HACE1 和 LIN28B。此外，北京儿童医院耳鼻咽喉头颈外科研究室还挑选位于 MYCN 靶基因转录调控区目的 SNP，系统地研究其与神经母细胞瘤发生、发展的关系。研究结果说明，位于MYCN 结合位点 TGFBR3L 基因启动子区的单核苷酸多态 rs11669203 G>C 与中国人群患 NB 风险明显相关，TGFBR3L 基因可能是儿童 NB 肿瘤易感基因。

3. 肿瘤药理学研究

文献报道生物信息学预测说明 microRNA 可调控 CYP2B6，但至今缺乏系统的研究和实验室证据。北京儿童医院耳鼻咽喉头颈外科研究室课题组系统地筛选了可能调控 CYP2B6 的 microRNA，最终发现 hsa-miR-25-3p 对其表达起主要调控作用。hsa-miR-25-3p 还可抑制环磷酰胺诱导的 CYP2B6 表达。此外，还发现 AGO4 可介导 hsa-miR-25-3p 与 CYP2B6 相互作用。该课题揭示了 microRNA 与 CYP2B6 的调控关系以及 mircroRNA 调控 CYP2B6 与环磷酰胺代谢之间的关系，为肿瘤化疗疗效和药物不良反应提供指导和理论依据。

（六）儿童遗传代谢性疾病

利用高通量测序技术对各类遗传病患儿进行遗传代谢病致病基因检测，发现多个新致病突变位点。并且通过基因型-临床表型分析，发现基因型-临床表型之间的相关性，为临床诊疗方案的确立提供理论依据。例如，北京大学第一医院儿科张宏文等探讨了 NPHS2 基因突变所致激素耐药型肾病综合征的临床特点。发现对于激素耐药性肾病综合征男性患儿，伴多发疝或睾丸发育异常等肾外表现时，应注意除外 NPHS2 基因突变所致遗传性肾病综合征可能。首都医科大学附属北京儿童医院内分泌及遗传代谢中心徐茜面等以 56 例先天性高胰岛素血症（CHI）患儿及其家系为研究对象，回顾性分析患儿的围生期情况、临床表现、相关辅助检查以及治疗、预后等临床资料，并应用 PCR-DNA 直接测序技术或二代测序技术对 CHI 相关致病基因进行测序分析，发现 ABCC8 基因突变和 GLUD1 基因突变是 CHI 的主要致病基因，GCK 和 SLC16A1 基因突变所致 CHI 为罕见类型。多数 ABCC8 基因突变和 KCNJ11 基因突变对二氮嗪治疗无效。北京大学第一医院儿科薛姣等对 12 例吡哆醇依赖性癫痫（PDE）患儿的临床表现、诊治过程、脑电图及神经影像学资料进行回顾性分析；采用 Sanger 测序或靶向捕获二代测序技术进行 ALDH7A1 基因检测；采用气相色谱-质谱（GC-MS）方法测定 PDE 患儿的尿液哌啶酸浓度，并检测非 PDE 患儿的尿液哌啶酸作为正常对照。发现 PDE 患儿多在新生儿早期起病，IVS11+1G＞A 突变出现率较高，可能为我国 PDE 患儿的热点突变。多数患儿癫痫发作控制后遗留不同程度的智力、运动发育落后，出生史异常者提示预后较差。未发现诊断延迟时间与智力、运动发育情况之间存在相关性。尿液哌啶酸浓度经吡哆醇长期维持治疗后可能恢复正常。北京大学第一医院儿科李溪远等对 13 例枫糖尿症患儿进行血液氨基酸、血清支链氨基酸测定，并进行基因分析，共检出 14 种突变，其中 BCKDHA 基因突变 7 种，BCKDHB 基因突变 5 种，DBT 基因 2 种突变。发现了枫糖尿症的临床、治疗及基因突变特点。

（七）儿童免疫性疾病

一些基于功能学或蛋白质水平的快速诊断 PID 患儿的手段在北京市各个医院已建立，其主要利用流式细胞术检测。干细胞移植作为一种 PID 根治手段，在 PID 患儿中得到越来越多应用。北京儿童医院、首都儿研所等单位近年开始采用造血干细胞移植治疗部分 PID 的探索。

目前北京市学者研究发现补体及其相应抗体、血清铁蛋白等分子是潜在的具有儿童 SLE 诊断价值的指标。另外，基因多态性分析对于 SLE 的易感性和保护性也具有指示价值。SLE 治疗方案需根据疾病活动和脏器损害程度而定。对于重症狼疮或狼疮危象，足量糖皮质激素加免疫抑制剂治疗是降低病死率的关键。首都儿研所学者研究发现多靶点免疫抑制剂和单克隆抗体对于 SLE 具有较好的治疗效果。而采用干细胞移植技术对其治疗是近年来国际上较为先进的治疗探索；国内对于难治性 SLE 也进行了自体 $CD34^+$干细胞移植术治疗的尝试，取得了较好的效果。

北京市儿科研究所致力于儿童 EB 病毒相关疾病的病原学研究，同时开展了多种病毒感染的实验室检测，包括巨细胞病毒、EB 病毒等。国际上研究表明机体依靠 $CD8^+$ T 细胞和 NK 细胞清除病毒感染细胞和监视肿瘤细胞，然而异常的细胞毒活性不能有效清除病毒感染细胞，却会导致抗原持续性刺激 $CD8^{+}$ T 细胞和 NK 细胞增生。免疫系统功能受损会导致慢性活动性 EB 病毒感染，目前北京儿童医院主要采用单克隆抗体、免疫抑制剂以及自体细胞毒性T淋巴细胞回输用于其治疗，而异基因造血干细胞移植是慢性活动性 EB 病毒感染的最终治愈方法。

（八）儿童血液/肿瘤疾病

北京儿童医院血液肿瘤中心的研究发现编码MTX 转运蛋白基因的多态性影响HDMTX的药物代谢和治疗反应，SLCO1B1 rs4149056 CC 基因型的预后明显差于 TT 型或 TC 型，SCL19A1 rs2838958 AA 型的预后明显差于 AG 型或 GG 型。北京大学第一医院儿科回顾性分析了应用左旋门冬酰胺酶治疗儿童 ALL 的不良反应及其应对措施，以期对未来用药提供借鉴。

（九）儿童成人慢性病

1. 儿童慢性病队列追踪研究

北京市儿科研究所营养研究室在婴幼儿期抗生素和益生菌应用与儿童肥胖和生长发育关系的队列研究，初步发现生命早期期钙、Ω-3 多不饱和脂肪酸等营养素摄入状况会对婴儿肠道菌群发育以及体重产生影响。

首都儿科研究所米杰团队建立了“宫内发育与成人疾病”、“儿童高血压”和“儿童代谢综合征”3 个队列人群的健康数据库、生化标本库和遗传资源库，揭示从儿童到成人的疾病发育循证证据。该团队在儿童成人慢性病领域建立队列追踪，发现北京市儿童超重及肥胖的检出率高达 17.1%和 11.9%，已接近西方发达国家，且男生高于女生；同时有 20%～60%并发高血脂、高血压、胰岛素抵抗等代谢紊乱。

2. 建立针对儿童青少年人群的心血管健康（CVH）监测体系

首都儿科研究所牵头的 CCACH 研究初步搭建全国城市儿童成人慢性病防治监测网络开展常规监测，建立精确反映中国儿童青少年骨密度和体脂肪状况的参照标准，从健康指标及生活方式角度综合全面评估儿童青少年 CVH 状况，发现我国城市儿童青少年总体心血管健康水平较低，其中理想膳食评分和理想体力活动是最亟待提高的方面。根据已经发现的问题，2017 年在京津冀地区启动了“学龄儿童心血管和骨健康促进项目（SCVBH）”，期望在“十三五”末期，实现干预地区儿童心血管和骨健康水平及行为的初步改善。

3. 儿童肥胖发病机制研究

北京市儿科研究所营养研究室针对儿童肥胖的发病机制，从瘦素抵抗、表观遗传调控、脂肪细胞分化、肠道菌群以及生命早期营养状况（钙、维生素 D、脂肪酸）等方面进行了长期系统研究，发现学龄前肥胖儿童许多基因DNA 甲基化发生改变，在排名前20的基因中有50%是癌症相关的基因，揭示儿童期肥胖可能会增加成年期癌症的发生风险。同时发现学龄前肥胖儿童粪便菌群构成发生了改变，主要表现为拟杆菌门减少而变形菌门增多，还存在一些肥胖特有菌群。充足的钙摄入在预防儿童青少年肥胖发生方面具有一定的积极作用。针对一直困扰大家的肥胖瘦素抵抗的研究发现，表观遗传参与了其发生发展，为肥胖的发病机制提供了新的研究思路。

（十）社区儿童健康管理

为促进儿童的全面发展，北京市于 2009 年按照原国家卫生部的统一要求，开展了国家基本公共卫生服务，对儿童提供免费的健康管理服务。根据2014年北京市卫生工作统计资料简编，北京市0～6岁儿童系统管理率为94.1%，各项儿童健康指标均优于全国水平，新生儿死亡率和婴儿死亡率分别为1.46‰、2.33‰，北京市户籍5岁以下儿童死亡率为2.9‰，常住儿童免疫接种率高于90%，0～2岁（佝偻病）患病率为0.03%；0～2岁贫血患病率为4.77%，3～6岁贫血患病率为0.56%。

首都儿科研究所陈博文及其团队在国家卫生计生委的领导下，组织编写了《国家基本公共卫生服务规范》（2009年版、2011年版、第三版）和国家卫生行业标准《0～6岁儿童健康管理技术规范》（WS/T 479-2015）。该课题组关注国内外医学最新进展，将儿童保健技术与我国目前基层医疗卫生服务发展水平相协调，充分发挥基层卫生服务机构特点，注重科学性、可行性与可操作性，在此基础上研发了儿童健康管理相关的5项适宜技术，该适宜技术已在全国15个省34家城乡基层医疗卫生机构进行推广和应用。这些适宜技术的实施对于转变基层卫生服务模式、规范基层卫生服务人员行为、提高居民对社区卫生服务的整体满意度等有较强的促进作用。课题组初步探讨了与之相适应的基层卫生服务模式和相关的监测评价体系，使得儿童保健适宜技术能够真正在基层得以落实和实施。

（十一）儿童生长发育评价

在推广应用“中国0～18岁儿童青少年生长曲线”的基础上，首都儿科研究所的研究团队在北京地区通过连续追踪观察，发现儿童青少年的身高增长轨迹具有一定的规律，并通过比较青春期不同发育时相下身高及体重生长模式的变化，进一步证实了建立青春期分时相生长标准对于准确评估青春期生长发育状况的必要性和重要性。这一系列研究结果对精确识别生长偏离及预测未来身高发展趋势具有重要的理论价值及临床实际应用价值。

（十二）儿童早期营养健康

北京市儿童保健管理系统位居全国前列，在保证儿童生长发育和健康方面发挥了巨大作用；然而营养监测系统亟须完善。目前北京市儿童均衡营养计划已启动实施，希望很快出台关于北京市儿童营养健康监测、均衡营养的指导规范；为进一步提升儿童营养健康、促进生长发育和健康提供保障。

生命早期1000天与儿童发育营养组学研究方面，首都儿科研究所2016年从核糖体生物合成角度，阐明叶酸缺乏通过影响组蛋白甲基化修饰介导转录因子参与核糖体DNA异常转录调控；通过补充叶酸调整lncRNA表达并调控细胞因子信号可改善肥胖引起的心功能损伤。蛋白激酶（Mark2）通过修饰组蛋白去乙酰化酶而影响其表达，导致组蛋白乙酰化调控异常，影响相关基因DVL的表达。陆续推进了叶酸等B族维生素的代谢在出生缺陷一级预防作用中的分子机制认识，为儿童生命早期的营养保障提供了前沿的科普理论支持。

同时，该实验室在应用营养学方面，在国内开展北方农村家庭离乳食干预队列研究，证实早期和规范的家庭指导干预具有改善喂养和营养的效果，并且符合卫生经济学规律。首都儿科研究所对北京市常住0～6岁儿童的调研确定本市儿童维生素缺乏的流行特点和重点干预方向。

2016年10月，首都儿科研究所与中国医学科学院共同成立“中国医学科学院儿童发育与疾病研究中心”，聚焦在儿科疾病的发生机制、示范干预和国家儿童发育保障服务及新技术发展需求方向上开展系列研究。同期，生命早期1000天儿童发育营养组学研究的方向性研究进展，于2016年获得“营养干预的理论基础与应用研究”首届妇幼健康科技奖自然科学奖一等奖。

北京市儿科研究所营养研究团队就生命早期脂肪酸（短链、长链Ω-3多不饱和脂肪酸）、钙等营养素对肥胖、脑发育等的影响进行长期、系统研究。证实生命早期摄入适量Ω-3多不饱和脂肪酸有助于促进脑发育，脑发育所需的DHA量比目前的膳食推荐摄入量要大；同时胎儿期良好的DHA营养状态对于减轻缺血缺氧脑损伤也发挥积极作用。生命早期Ω-3多不饱和脂肪酸的缺乏对脑发育相关基因表达的不良影响是长远而持久的，即使后期补充也无法逆转。进一步证实，早期营养素影响后期生长发育和健康的机制在于表观遗传学的改变。

（倪　鑫　罗　毅　李　巍　吴建新　陈博文　申阿东　米　杰　李　辉　谢正德　郭永丽　桂晋刚　姚开虎　张延峰　齐可民　于　洋　李志刚）

参 考 文 献

关宏岩，殷妍，金春华，等，2017. 肉块模型辅助农村离乳期儿童膳食定量评估和喂养指导的效果研究. 中国儿童保健杂志，25（6）：561-563.

李辉，宗心南，季成叶，等，2010. 中国 2～18 岁儿童青少年超重和肥胖筛查体重指数界值点的研究. 中华流行病学杂志，31（6）：616-620.

马冠生，米杰，马军，2017. 中国儿童肥胖报告，北京：人民卫生出版社.

阎雪，徐佳琛，韩笑，等，2017. 石家庄地区儿童血清 25-羟 VD 水平的季节和年龄变化. 营养学报，39（1）：37-40.

张亚钦，李辉，侯冬青，等，2014. 女童青春期线性生长与性发育时相的定量关系研究. 中国儿童保健杂志，22（5）：459-463.

周转宁，张敬旭，2017. 北京某社区户籍与流动 8 月龄婴儿喂养和营养状况比较研究. 中国儿童保健杂志，25（4）：405-408.

宗心南，李辉，张亚钦，等，2014. 儿童青少年身高生长轨迹的回顾性混合纵向研究. 中华儿科杂志，52（9）：655-661.

Chen S，Zhang Q，Bai B，et al，2016. MARK2/Par1b insufficiency attenuates DVL gene transcription via histone deacetylation in Lumbosacral Spina Bifida. Mol Neurobiol，54（8）：6304.

Cole TJ，Lobstein T，2012. Extended international（IOTF）body mass index cut-offs for thinness，overweight and obesity. Pediatr Obes，7（4）：284-294.

Dong H，Yan Y，Liu J，et al，2017. Alarming trends in ideal cardiovascular health among children and adolescents in Beijing，China，2004 to 2014. Int J Cardiol，231：264-270.

Francis SS，Wallace AD，Wendt GA，et al，2017. In utero cytomegalovirus infection and development of childhood acute lymphoblastic leukemia. Blood，129（12）：1680-1684.

Fraser CS，Jha A，Openshaw PJ，2017. Vaccines in the prevention of viral pneumonia. Clin Chest Med，38（1）：155-169.

Ghosh A，Schlecht H，Heptinstall LE，2017. Diagnosing childhood-onset inborn errors of metabolism by next-generation sequencing. Arch Dis Child，102（11）：1019-1029.

Iskandar A，Nursiloningrum E，Arthamin MZ，et al，2017. The diagnostic value of urine lipoarabinomannan（LAM）antigen in childhood tuberculosis. J Clin Diagn Res，11（3）：EC32-EC35.

Liang Y，Hou D，Zhao X，et al，2015. Childhood obesity affects adult metabolic syndrome and diabetes. Endocrine，50（1）：87-92.

Liu SG，Gao C，Zhang RD，et al，2017. Polymorphisms in methotrexate transporters and their relationship to plasma methotrexate levels，toxicity of high-dose methotrexate，and outcome of pediatric acute lymphoblastic leukemia. Oncotarget，8（23）：37761-37772.

Ma F，Li W，Tang R，et al，2017. Long non-coding RNA expression profiling in obesity mice with folic acid supplement. CELL PHYSIOL BIOCHEM，42（1）：416-426.

Rollins NC，Bhandari N，Hajeebhoy N，et al，2016. Why invest，and what it will take to improve breastfeeding practices? Lancet，387（10017）：491-504.

Steliarova-Foucher E，Colombet M，Ries LAG，et al，2017. International incidence of childhood cancer，2001-10：a population-based registry study. Lancet Oncol，18（6）：719-731.

Sun L，Li JQ，Ren N，et al，2016. Utility of novel plasma metabolic markers in the diagnosis of pediatric tuberculosis：a classification and regression tree analysis approach. J Proteome Res，15（9）：3118-3125.

Theunissen P，Mejstrikova E，Sedek L，et al，2017. Standardized flow cytometry for highly sensitive MRD measurements in B-cell acute lymphoblastic leukemia. Blood，129（3）：347-357.

Villar J，Cheikh IL，Victora CG，et al，2014. International standards for newborn weight，length，and head circumference by gestational age and sex：the Newborn Cross-Sectional Study of the INTERGROWTH-21st Project. Lancet，384（9946）：857-868.

WHO，2015. Health in 2015：from MDGs to SDGs. Geneva：WHO.

Xie Q，Li C，Song X，et al，2017. Folate deficiency facilitates recruitment of upstream binding factor to hot spots of DNA double-strand breaks of rRNA genes and promotes its transcription. Nucleic Acids Res，45（5）：2472-2489.

Yan Y，Hou D，Liang Y，et al，2016. Tracking body mass index from childhood to adulthood for subclinical cardiovascular diseases at adulthood. J Am Coll Cardiol，67（8）：1006-1007.

Yubero D，Brandi N，Ormazabal A，et al，2016. Targeted next generation sequencing in patients with inborn errors of metabolism. PLoS One，11（5）：e0156359.

本节更多参考文献获取

第八节 老年疾病领域国内外研究进展

一、最新流行概况

目前中国人口老龄化已经迈入快速发展阶段，除青海、新疆、西藏等地外，各地均已进入老龄化社会。2016 年 4 月 20 日，国家统计局发布的《2015 年全国 1%人口抽样调查主要数据公报》显示，目前全国 60 岁及以上人口约为 22 182 万，占总人口的 16.15%，其中 65 岁及以上人口为 14 374 万，占 10.47%，与 2010 年全国第六次人口普查相比，60 岁及以上人口比例上升 2.89%。预计到 2030 年，我国老年人口将达到 4 亿，相当于欧盟 15 国人口总和，占世界全部老年人口的 30%。联合国《世界人口老龄化 1950～2050》报告指出，2010～2040 年中国人口老龄化的速度和数量将高居世界榜首！因此，人口老龄化已经成为我国面临的、亟待解决的重大社会问题！

人口日益老龄化带来的最直接问题就是老年人的健康保障。随年龄增高，老年人患病率和残疾率显著升高，且老年人更容易患慢性疾病。据 2015 年 4 月国家卫生计生委官网发布消息，2014 年底我国 65 岁以上老年人慢性病患病率达 53%左右。2016 年 4 月，中国老年医学学会在第二届中国老年医学与科技创新大会上表示，老年人是我国慢病的高发群体，其中 70%以上的老年人患有慢性病，76.5%的老人患有共病，80 岁以上的老年人共病率更是高达 80%，而且慢性病、共病常导致老年人身体多系统受累，最终引发多器官衰竭，是导致老年人死亡的最主要原因。据统计，北京市三级医院中，老年患者占住院患者的 50%以上，其中 70%同时患有三种以上慢性疾病。这些疾病治疗难度较高，多数无法彻底治愈，因此医疗费用相对较高。调查显示，老年患者次均诊疗费用比普通患者高出近 40%。国内患者中占 30%的老年患者却消耗了 70%的医疗资源，老年患者临终前 1 个月的医疗费用占其一生医疗资源花费的 60%。因此，老年人是我国医疗资源的主要消耗群体，也恰恰是没有得到充分、合理的医疗服务的群体。

老年健康问题包括四大类。①老年人特有的疾病：阿尔茨海默病、帕金森病、老年精神障碍、老年骨关节病、白内障等。②老年人常见的疾病：心脑及全身血管病、糖尿病、恶性肿瘤、老年慢性支气管炎等。③老年综合征：认知障碍、跌倒和平衡障碍、动脉硬化、骨质疏松、前列腺肥大、视听嗅感觉障碍。④老年疾病管理共性问题：综合评估、多病共患、多脏器病变、合理用药、围术期并发症等。这些问题往往容易集中发生于一个老年患者，呈现出多病共存的状态。

近年来，针对老年健康的重大问题，按照慢病防治、精准医疗、高端设备研制等方面需求，国内外开展了一系列政策、理论、技术等方面的研究探索。

二、国际最新研究进展

（一）老年神经系统疾病研究进展

WHO 指出 2016 年全世界有 4750 万痴呆症患者。随着低收入和中等收入国家的痴呆症患者人数不断增加，据预测 2030 年痴呆症患者总数将达到 7560 万，2050 年将达 1.355 亿。目前世界上对阿尔茨海默病等神经退行性疾病的研究日益加深，认知功能进行性减退是阿尔茨海默病的主要特征。认知功能障碍是老年人常见疾病，主要表现为记忆障碍、失语、失认、失用、视空间障碍等，还可发生焦虑、抑郁、激越等情感障碍，这些认知和情感障碍能够使老年人最终丧失独立生活的能力，轻度认知功能损害（mild cognitive impairment，MCI）可进展为阿尔茨海默病。

1. 虚拟现实技术已被应用到阿尔茨海默病的诊断、预防和认知功能锻炼中

目前，世界上虚拟现实（virtual reality，VR）技术已被应用于阿尔茨海默病的诊断、预防和认知功能锻炼中。2016 年中国发布国民经济和社会发展“十三五”规划，正式将 VR 技术作为新兴行业纳入其中。目前现有 VR 技术在阿尔茨海默病患者认知功能训练中的研究，主要是将新兴技术（VR 技术）与传统的认知功能训练方法（音乐疗法、划消实验等）相结合，通过高仿真场景模拟给用户带来沉浸式体验的同时完成标准化设计的任务，以改善或维持特定方面的认知功能为主要目的。国内外针对阿尔茨海默病患者的认知功能训练主要集中在认知和生活自理能力两个方面，其中认知方面的训练主要针对记忆力、注意力、空间定向力、语言能力、判断和解决事情的能力展开。近年来，有研究者利用 VR 技术或与传统认知训练结合的方法（划消实验、康复系统等），对老年人进行认知训练，均在一定方面取得了良好的效果，一定程度上改善了老年人的记忆力、生活能力等。

2. 新研究发现治疗神经退行性疾病的关键蛋白

一项最新发表在 *PNAS* 上的研究发现了一种可能帮助开发神经退行性疾病药物的关键蛋白，在包括帕金森、亨廷顿、阿尔茨海默病以及肌萎缩性脊髓侧索硬化症（ALS）等一系列疾病中发挥重要作用。这些疾病都是由于脑部蛋白功能异常导致，这些构象异常的蛋白质会聚集在神经元中，造成神经元损伤和死亡。在这项最新研究中，来自格莱斯顿研究所的 Steven Finkbeiner 博士领导的团队发现 Nrf2 蛋白可以维持这些致病蛋白的正常结构，从而防止细胞死亡。

在这项新研究中，他们使用了多功能干细胞诱导而来的大鼠及人神经元，然后对这些细胞进行基因改造，使之表达 Nrf2 以及突变的 LRRK2 或 α-突触核蛋白。通过给神经元进行标记，可以观察细胞蛋白表达水平以及细胞健康状况。研究发现 Nrf2 以不同的方式帮助细胞清除突变的 LRRK2 或 α-突触核蛋白：Nrf2 可以促进突变 LRRK2 的聚集，但是不破坏其结构；Nrf2 通过加速突变 α-突触核蛋白的破坏和清除来降低其在细胞内的含量。

研究人员提示 Nrf2 本身或许难以成为药物靶点，因为它涉及许多细胞信号通路，现在他们正聚焦于 Nrf2 蛋白的下游通路，希望找到在 Nrf2 下游通路中发挥重要作用、更可能成为药物靶点的蛋白质。

3. 艾伯维 tau 单抗 ABBV-8E12 治疗神经退行性疾病进入Ⅱ期临床开发

美国生物技术巨头艾伯维（AbbVie）近日宣布，启动 2 个Ⅱ期临床研究项目，评估一种实验性抗 tau 单抗药物 ABBV-8E12 治疗早期阿尔茨海默病（AD）和进行性核上性麻痹（PSP）的潜力。由于极度缺乏治疗方案，美国 FDA 之前已授予 ABBV-8E12 治疗进行性核上性麻痹的快车道地位（fast track designation）；此外，FDA 和欧洲药品管理局（EMA）均已授予 ABBV-8E12 治疗进行性核上性麻痹的孤儿药地位（orphan drug designation）。

已经完成的临床前研究和一项Ⅰ期 PSP 研究的数据，支持了 ABBV-8E12 治疗早期阿尔茨海默病和进行性核上性麻痹的进一步临床开发。经过与 FDA 和 EMA 商议，艾伯维计划启动 ABBV-8E12 的Ⅱ期临床研究项目。

4. 大脑中的酶可以预防阿尔茨海默病及其他神经退行性疾病

保护大脑免受氧化损伤的酶也能预防蛋白黏斑的形成，从而起到预防阿尔茨海默病、帕金森和其他神经退行性疾病的作用。这是由印第安纳大学的研究者们得出的实验结果，他们相信这一发现将为认知功能保护类新药的研发提供新的方向。

该研究团队分析了 500 多例老年死者的大脑，这些老年人生前都参与过拉什记忆与衰老项目，在此项目中，每位参与者的认知功能每年都被评估。研究者们关注烟酰胺单核苷酸腺苷酰转移酶 2（简称 NMNAT2）的水平，该酶可以生成尼古丁腺嘌呤二核苷酸（NAD），从而保护我们的大脑免受神经细胞活动过多导致的氧化损伤。通过分析，研究者们发现脑部 NMNAT2 水平较高的成年人认知下降的可能性较低，而该酶水平较低的人更有可能患阿尔茨海默病。这一发现表明除了保护大脑免受氧化压力伤害，NMNAT2 还可以保护大脑免受记忆和学习能力的损伤。

研究人员发现在阿尔茨海默病患者的脑部，NMNAT2 的水平比正常人的少 50%，因此，他们推断加强 NMNAT2 的功能可能为保护认知功能提供有效的治疗方法。总之，研究者们相信这一发现可能为很多神经退行性疾病的治疗提供新的思路和方法。

5. 神经退行性疾病与细胞治疗研究现状

随着社会的老龄化加剧，神经退行性疾病成为不容忽视的医学问题和社会问题，药物治疗和手术治疗只能缓解症状，至今无法达到令人满意的治疗效果。近年来分子生物学与医学研究进展促进了对神经退行性疾病发病机制的深入了解，为其基因治疗策略提供了理论和实验依据，另外，干细胞移植替代疗法为神经退行性疾病的治疗提供了新的途径。

目前动物实验已证明干细胞移植可在一定程度上补救神经功能损伤，移植到损伤大脑的外源性神经干细胞可以成功地生成新的有功能的神经链接。更重要的是，这些试验表明，模型动物的运动功能得到了恢复。所以，干细胞移植治疗神经退行性疾病是一项很有前景的治疗方案。

目前，用于临床治疗的细胞有成熟和仍具有一定增殖能力的未成熟功能细胞、间充质类细胞（包括骨髓、周围血或脐带血的单个核细胞等）以及具有全能、多能性的诱导干细胞等；但目前临床上采用干细胞疗法治疗神经退行性疾病非常有限，尚待更多的临床病例证实。

（二）老年心血管系统疾病研究进展

1. 高血压的控制标准与药物治疗

2011 年，美国心脏病学院基金会（ACCF）/美国心脏协会（AHA）的老年高血压专家共识建议：老年高血压患者应避免出现收缩压＞130mmHg、舒张压＜65mmHg 的情况。药物治疗方面，共识推荐小剂量噻嗪类利尿剂、钙拮抗剂、肾素-血管紧张素一醛固酮系统（RAAS）阻滞剂可作为老年高血压患者的首选治疗。

2. 多喝红酒可软化动脉血管

近期，一项研究显示：红酒、花生、浆果和红葡萄皮中的天然成分白藜芦醇（resveratrol）能软化 2 型糖尿病患者的动脉血管。在一项纳入数名动脉硬化患者的临床试验表明，日服高剂量白藜芦醇能将患者的主动脉硬化度下降 9.1%，而低剂量的白藜芦醇使得下降程度为 4.8%，并且，改善程度明显优于安慰剂组。众所周知，随着人年龄的增长，血管会老化和硬化，从而导致中风和心脏病的概率增大。随后通过动物实验，研究人员发现白藜芦醇可通过激活SIRT1基因的表达，而达到延迟血管硬化的疗效。此项研究公布于美国心脏协会动脉粥样硬化 2017 年会（American Heart Association's Arteriosclerosis 2017 Scientific Sessions）。

3. 小块皮肤贴片，中风患者的福音

研究人员发现一种皮肤贴片有望变革中风的治疗，极大提高中风患者的生存。该小块贴片含硝酸甘油（glyceryl trinitrate），能降低血压和疏通血管，帮忙降低中风后的损伤。近期，在英国心脏基金会（British Heart Foundation，BHF）资助下，诺丁汉大学（The University of Nottingham）的研究人员与数家紧急医疗服务中心开展合作，以探讨上述皮肤贴片在病患前往医院途中的缓解紧急病症的作用。此项小型皮肤贴片通过改善中风患者脑内的血流状况，短时间内显著提高患者的存活。此项研究成果倘若表现良好，势必将变革中风等心血管事件的突变情况的应对措施，同时，该项研究成果也将在全球进行推广。

4. 饮食不规律，心脏病风险提高 2 倍

溜溜球式饮食（Yo-yo dieting），即忽上忽下的饮食和生活方式，会使已有心脏类疾病的患者心血管疾病事件的概率提高 2 倍。这项研究成果发表在 *New England Journal of Medicine* 上。研究人员搜集整理 9509 名患有重大心脏类疾病的患者在过去几年的体重数据。研究结果发现，体重变化幅度高达 8.6 磅的患者，其患心脏病、中风或死亡等不良事件的概率明显高于体重变化幅度较小的患者人群。并且，前者进展新发糖尿病的概率也明显高于后者。美国亚利桑那大学（University of Arizona）的首席心脏病学专家，美国心脏病协会的发言人Martha Gulati博士表示，可能是由于溜溜球饮食容易使患者产生过多的应激激素皮质醇，而这对于血压水平和胆固醇水平有直接促进作用，而这两者都是心脏病和中风等心血管疾病的高风险因素。不过，该项研究的作者表示，此项研究属于追溯性研究，只能反映溜溜球式饮食与心血管疾病的关联性，而非存在直接因果关系。

5. 心衰新指南，有望改善健康

近期，美国心脏协会（American Heart Association）发布最新指南囊括一项新型的心衰测试，有助于指导心衰的诊断和防护，已达到降低死亡时间和住院时间的目的。该项无创性血检或尿检能够检测出心衰疾病所特有的几款生物标志物。其中，肌钙蛋白（troponin）是一款用于心脏病诊断的成熟的生物标志物。另外，新房利钠肽（natriuretic peptides）也是一常用的生物标志物，反映出心脏所承受压力，帮助进行心衰诊断。目前，研究人员正集中精力，来对上述几种生物标志物进行联合使用，已制订出针对不同患者类型的个性化生物标志物联合方案。

（三）老年骨质疏松症研究进展

1. 骨质疏松与年龄相关

有文章统计数据显示 40 岁以上成年人平均髋骨骨折率和骨质疏松性骨折率分别为 0.5%和 5.3%，50 岁以上增长为 9%和 7.4%，据评估大于 50 岁成年人中 95%～97%股骨颈骨质疏松症和骨量低的概率均有提高。研究结果表明骨折发生率与年龄变化有显著的关系。

2. 唾液钙和碱性磷酸酶与骨代谢相关

对骨的常用诊断参数可能涉及侵入性血液检查、昂贵的骨密度测量过程或尿液分析。最近 Arjmandi BH 等研究者指出，在骨量减少和骨质疏松症病例中，唾液钙和碱性磷酸酶显著增高。因此，筛选唾液样本可能是检测骨代谢的有效指标。这种分析方式由于其非侵入性及程序简单，可作为一种替代检测方法。

3. 酸梅对绝经后妇女骨质流失起到骨保护作用

骨质疏松症是一种与年龄相关的慢性疾病，其特征是骨量和质量的下降，增加脆性骨折的风险。绝经后妇女因卵巢激素分泌停止而导致骨质疏松的风险最大，导致骨丢失加快。随着人口老龄化的转变，越来越多的绝经后妇女会患上骨质疏松症。众所周知，某些生活方式，包括营养和运动，可以减少骨质疏松的风险，在骨骼健康中起着重要的作用。在营养方面，越来越多的证据表明，酸梅（*Prunus domestica* L.，欧洲李）是一个潜在的预防和逆转去卵巢大鼠骨质疏松模型骨量和骨结构损耗的有效干预，同样对绝经后骨质疏松的妇女有效。研究者们提供了有力证据支持梅干在啮齿类动物模型和人类卵巢激素缺乏的人体中预防和逆转骨丢失的疗效。研究结果表明，绝经前妇女每天消耗100克干酸梅，进行为期一年的临床试验，发现比对照组更大程度地保留了5年前的骨矿物质密度。研究强调可能是梅中的生物活性化合物在发挥骨保护作用。总体而言，酸梅是一种有前途的和有效的功能性食品疗法，对绝经后妇女防止骨质流失，具有潜在的持久的骨保护作用。

（四）老年视力障碍研究进展

1. 老年白内障

白内障摘除和人工晶状体植入术是目前最常见的眼科手术。传统白内障摘除术虽具有良好的视力矫正效果，但术后缺少了晶体的支撑，玻璃体活动变大，容易发生瞳孔变性、视网膜脱落以及晶体后囊混浊等多种并发症，增加继发性白内障的发病概率。现代白内障囊外摘除术可达到与囊内摘除术同样程度的增视效果，同时很好地保留了晶体后囊，避免了角膜内皮与玻璃体接触，减轻了角膜内皮损伤及术后眼内震颤的发生率，但仍具有切口大、术后散光高、恢复时间长等弊端。随着眼显微外科技术的进步以及手术材料的不断完善提高，超声乳化联合人工晶体植入术被越来越多地用于白内障的临床治疗，并取得良好的疗效。

2. 老年黄斑变性病及治疗

老年黄斑变性（ADM）在临床上又被称为年龄相关性黄斑变性，变性对患者构成的主要威胁是导致视力下降，对于老年患者来说，其生活质量严重下滑。根据相关数据统计，ADM 是位居世界第 3 位不可逆性致老年患者失明的一种病因。

3. 阿柏西普已被批准作为一种抗 VEGF 药物，对治疗 AMD 效果佳

新生血管渗出性年龄相关性黄斑变性（AMD）可引起老年患者显著的获得性视力丧失。玻璃体腔注射贝伐单抗和雷珠单抗注射液经常被用来作为抗血管内皮生长因子（VEGF）药物来治疗 AMD。许多随机研究显示，这些药物对保护视力和预防失明有重大影响。阿柏西普已被批准作为一种抗VEGF药物。它能与VEGF家族的成员结合，包括所有VEGF-A、VEGF-B亚型，以及胎盘生长因子（抗体），贝伐单抗和雷珠单抗注射在一年内对视力（VA）的影响相当，而阿柏西普治疗有利于AMD患者多次注射贝伐单抗或雷珠单抗后复发或渗出性改变的患者。研究中还通过回顾性数据统计证明了阿柏西普对患者的视力提高及预防复发更有优势。

4. 干/祖细胞对视网膜变性病的治疗表现出巨大的潜力

AMD 是视网膜变性（RD）病的一种。虽然湿性 AMD 可以通过抗血管内皮生长因子治疗防止进一步的进展，但仍没有令人满意的治疗方案可用于这类疾病，主要是因为视网膜和视网膜色素上皮细胞

（RPE）不能再生。目前，干/祖细胞治疗方法表现出巨大的潜力，RD 治疗使用的策略主要是拯救和更换光感受器和 RPE。干/祖细胞分为两大类：①眼源性祖细胞，如视网膜祖细胞；②非眼源性干细胞，包括胚胎干细胞、诱导多能干细胞和间充质干细胞。目前已经有研究者利用干/祖细胞进行 RD 动物模型的临床试验。不过，干/祖细胞治疗 RD 仍然有一些缺点，如有限的增殖能力和（或）体外分化能力（除 RPE）、有限的长期生存能力和体内移植的功能性不够完善等问题。尽管存在这些挑战，但干/祖细胞治疗 RD 在不久的将来仍是最有前景的治疗方法。

5. 老年青光眼

（1）青光眼的早期诊断，视网膜细胞凋亡检测（DARC）技术

青光眼是多因素神经退行性疾病。各类青光眼的共同特征是视网膜神经节细胞（RGC）死亡。然而，当我们发现视觉缺陷时，20%～40%的 RGC 可能已经丢失，这会非常不幸地导致青光眼的诊断延迟 10 年。为了解决这个问题，一个新的尖端技术，被称为视网膜细胞凋亡检测（DARC）的技术正在开发中。这种技术能够在细胞水平上进行非侵入的、实时的细胞凋亡变化的可视化。它可以在非常早期阶段发现青光眼的细胞损伤，甚至在细胞开始凋亡时发现，从而可以在视野改变前进行干预。

（2）GDF15：美国科学家发现新的青光眼生物标志物

目前为止尚没有一种可靠的方法来预测哪些青光眼患者有严重视力丧失的风险。近日，Rajendra S. Apte 等发现了一种与青光眼严重程度相关的生物标志物。一改以往青光眼测试中测量细胞是否死亡的做法，该标志物测量的是细胞所受到的压力，根据压力的大小就能够提前预知细胞的生存情况，也就提前预知患者是否有视力丧失的风险，就有可能挽救细胞以挽救视力。

研究人员首先在患有青光眼的小鼠眼睛中发现了一种分子，称为生长分化因子 15（GDF15），随着小鼠逐渐长大和视神经损伤逐渐加剧，该分子的含量也逐渐增加。随后在大鼠青光眼模型中研究人员也观察到了同样的结果。

在对比正常人和青光眼白内障等患者的眼睛后，研究者发现青光眼患者眼睛的液体中也有显著升高的 GDF15。而且其含量越高，眼功能结果越差。因此研究人员初步认为：该生物标志物与青光眼的严重程度相关，并且判断 GDF15 的增高不会导致视网膜细胞的死亡，它只是视神经细胞所受压力的表征，是对细胞未来死亡的预兆。

该研究潜在的缺陷在于，只是一次性地提取了眼睛中的液体然后检测该分子含量，缺乏该分子含量随时间变化的数据。因此在进一步的试验中，研究人员计划在几个月或几年内对眼睛进行前瞻性研究，在不同时间点提取样液测量标志物，以进一步确定标志物的水平随着疾病的进展而增加。更重要的还将检测治疗后的眼睛中 GDF15 的水平是否有所改变，这一点很有可能有利于更有效地保护青光眼患者的视力。

三、国内最新研究进展

（一）老年神经系统疾病研究进展

现今中国逐渐步入老龄化社会。阿尔茨海默病是老年人精神残疾的首要原因和主要死因。国家卫生计生委疾控局副局长介绍了近年我国精神障碍主要趋势：其中，阿尔茨海默病患病率呈上升趋势。研究结果显示，在 65 岁及以上人群中，阿尔茨海默病患病率为 5.56%。与人均期望寿命较高的其他国家比较，我们低于美国、日本、韩国等国家的水平。

1. 阿尔茨海默病的诊断与治疗

阿尔茨海默病的诊断进展重在早期诊断，依次为正常、症状前期、早期轻度认知损害、晚期认知损害、阿尔茨海默病。采取的诊断手段包括神经心理量表、生物标志物（血液、尿液及脑脊液）、神经影像学（主要是分子影像学）、基因检查等。同时寻找可能快速引起认知功能下降的因素。阿尔茨海默病的治疗策略包括：拟胆碱活性药物、钙离子拮抗剂、脑细胞代谢活性药、抗精神病药物、神经营养因子、中药、改善脑供血和康复锻炼等。

2. 一种新的乙酰胆碱酯酶抑制剂“琥珀酸”对轻度至中度阿尔茨海默病有疗效

我国有研究者通过一项Ⅱ期多中心随机对照试验，患者为患有轻度至中度阿尔茨海默病，通过每日给予不同剂量的琥珀酸（octohydroaminoacridine），后通过AD量表-认知（ADAS-cog）评定开始到16周中AD患者的变化情况。研究发现，高剂量组患者在研究结束时有更好的日常生活能力评分。琥珀酸的作用呈剂量依赖性，在16周内治疗有效，且无副作用。该研究结果表明，琥珀酸能显著改善有轻度至中度AD患者的认知功能和行为，这种作用呈剂量依赖性。

3. β分泌酶1（BACE1）活性可能是患阿尔茨海默病风险的标志物

轻度认知障碍（MCI）和疑似阿尔茨海默病患者脑组织和脑脊液中β分泌酶1（BACE1）活性增强，我国研究者招募705名疑似阿尔茨海默病患者、96名轻度认知障碍患者和53名年龄性别匹配的健康人，并检测其体内BACE1活性，发现与对照组相比，BACE1活性在MCI患者中增加了53.2%，而在疑似AD患者中为68.9%。而后对这些患者进行随访，结果显示，较稳定的MCI和AD患者相比，MCI发展为AD患者的BACE1活性更强。这项研究证明，等离子体BACE1活性可能是患AD风险的标志物，可以对进展为AD进行预测。

（二）老年心血管疾病研究进展

心血管疾病是长期困扰中老年居民的主要疾病类别之一，对中老年居民的健康状况造成严重危害，给个人家庭和整个社会带来巨大的经济负担。报告数据显示，2013年急性心肌梗死住院总费用为114.70亿元，颅内出血为192.38亿元，脑梗死为398.08亿元，并保持持续高速增长。有文章统计数据显示，我国中老年居民自报心血管系统慢性病总和患病率为40.15%，心血管病已经成为我国重大公共卫生问题。

1. 我国高血压防治标准

2010年《中国高血压防治指南》和新公布的《2011年老年高血压的诊断与治疗中国专家共识》对老年人的降压治疗提出了具体指导意见。基于现有临床证据，推荐将血压＜150/90mmHg作为老年高血压患者的血压控制目标值，若患者能够耐受可将血压进一步降低至140/90mmHg以下。

2. 我国老年人糖尿病概况

老年糖尿病指年龄≥60岁（WHO＞65岁）的糖尿病患者，包括60岁以前和之后诊断的糖尿病患者。统计显示：我国糖尿病患病率随年龄增长而显著升高。2016年4月7日，世界卫生组织（WHO）发出警告，中国约有1.1亿名糖尿病患者，约占中国成年人总数的1/10。2007～2008年全国糖尿病调查报告数据显示：60岁以上老年人糖尿病患病率为20.4%，估算约为3538万人，占总患病人数的38.1%。中国老年糖尿病的特点：患病率高，胰岛素抵抗普遍存在，低血糖风险大、危害严重，心血管并发症是死亡的主要原因。合理选择降糖药物是老年糖尿病管理的重要环节，2013年《中国2型糖尿病防治指南》推荐二甲双胍作为一线首选用药。老年糖尿病患者低血糖发生率随年龄增加而增加，可导致严重后果。患者常常在没有任何征兆的情况下发生低血糖昏迷，往往因错过抢救时机导致严重脑损伤甚至死亡，此外还可诱发心肌梗死及脑卒中。因此治疗中要控制高血糖避免低血糖，降低并发症及死亡风险。老年糖尿病的治疗应遵循指南。

3. 我国高血脂症的药物治疗

高血脂症不但是冠心病发病的独立危险因素，而且其导致的心血管风险随年龄增加呈指数增加。目前上市的调脂药物有多种，其中，他汀类药物能明显降低心脑血管病的患病率、病死率和心脑血管事件的发生率。作为最强的调脂药物，他汀类药物已成为各国血脂异常管理指南推荐的主要治疗措施，是老年人高胆固醇血症的首选药物。心血管事件风险越高的老年人，血脂控制的要求越严格。部分老年人血脂虽在“正常范围”，却很可能没有“达标”，仍需服用药物。血脂控制通常需要长期药物治疗，他汀类药物长期应用具有良好的安全性和耐受性，仅有极少数老年患者出现肝功能异常、肌酶异常和肌病等不良反应，多发生于用药后的1～3个月，并与用药剂量相关，随着用药剂量增加，不良反应也相应增加。

4. 瑞金心血管学科团队合作完成 TAVI 手术一例

2016 年，上海交通大学医学院附属瑞金医院心血管学科团队为一名主动脉瓣狭窄患者顺利实施了经皮主动脉瓣置换术（TAVI）。

患者为 70 岁老年男性，既往有高血压、糖尿病、冠心病及慢性阻塞性肺疾病病史，曾行心脏永久起搏器植入术及冠脉支架植入术，无法耐受外科手术治疗。经心内科、心外科、麻醉科及放射科等多学科联合讨论，对患者病情进行了充分评估，制订了详细的手术计划，并成功为患者植入人工瓣膜，术后心超检查显示，患者主动脉瓣跨瓣压差由术前的 55mmHg 降至 10mmHg，目前该患者已康复出院。

主动脉瓣狭窄，尤其是老年钙化性主动脉瓣狭窄，由于患者高龄、合并多系统疾病、心功能差等无法耐受外科手术治疗，预后差，死亡率高。TAVI 通过经血管径路送入介入导管，将人工心脏瓣膜输送至主动脉瓣区打开，从而完成人工瓣膜置入，恢复瓣膜功能。手术过程无需开胸，创伤小，术后恢复快。TAVI 技术的问世被心血管学界认为是继经皮冠状动脉介入治疗后介入心脏病学的又一里程碑式的突破。我国目前仅有少数几家医院开展了此项技术。TAVI 对技术及手术团队有较高的要求。

5. 在中国成人中，建立 10 年动脉粥样硬化性心血管疾病（ASCVD）风险分布

中国疾病预防控制中心一项研究，应用 2013 年美国心脏病学会/美国心脏协会汇集队列方程（PCEs）对我国 10 年 ASCVD 风险进行评估，从 2010 年中国慢性病及其危险因素监测的 61 541 个参与者中获得数据，年龄为 40～79 岁。研究还将 10 年 ASCVD 风险与缺血性心血管病（ICVD）风险进行比较，这种计算方式使用了《中国心血管疾病预防指南》推荐的简化评分表（中国模式）。

结果显示，基于 PCE 计算，平均 10 年 ASCVD 风险的成年人中没有中风或心肌梗死的占 12.5%。约 24 700 万（47.4%）和 10 700 万（20.6%）的成年人分别有≥7.5% 和＞20%年的 ASCVD 风险。10 年 ASCVD 风险＞20%在男性中较高，还有受教育程度较低的人、吸烟者、饮酒者和不爱运动的人与同龄人相比 10 年 ASCVD 风险高。通过这项研究确定了中国成年人 10 年 ASCVD 风险分布情况。除此之外这项研究通过比较证明了 PCE 预测的 10 年 ASCVD 风险情况要高于中国模式预测的 ICVD 危险情况。进一步的后续研究是要在中国建立更合适的风险评估方法。

（三）老年骨质疏松症研究进展

随着人口老龄化进程的发展，老年人骨质疏松症患病率逐渐升高。有研究统计，我国 40 岁以上人群骨质疏松症总体患病率为 13.2%，其中男性占 11.8%，女性占 14.2%。随着年龄增加，骨质疏松症患病率逐渐升高。

目前对于骨质疏松症的治疗方法主要有几个方面。①对症治疗：有疼痛者可适量给予非甾体类镇痛剂（如阿司匹林片、吲哚美辛片或桂美辛）。骨畸形者应用局部固定或采用其他矫形措施防止畸形加剧。骨折者应予以牵引、同定、复位或手术治疗，同时尽早辅以物理疗法和康复治疗，努力恢复运动功能等。②基础治疗：如适当运动、补钙、补充维生素 D 以及一定的预防。③药物治疗：目前临床治疗骨质疏松的药物有双膦酸盐、降钙素、选择性雌激素受体调节剂、锶盐、甲状旁腺激素、denosumab（RANKL 人单抗）进行药物治疗。

一项研究中指出更年期激素治疗（MHT）对围绝经期和绝经期中国女性骨质疏松具有一定作用。这项临床研究是一项前瞻性、双盲、随机、平行安慰剂对照研究。围绝经期和绝经早期妇女被随机分配到治疗组或安慰剂组。所有受试者接受 5 年的干预治疗。鉴定 MHT 对骨密度（BMD）和骨代谢的影响以及 MHT 对糖脂代谢、安全性乳腺癌和心血管疾病的影响。结果表明，5 年连续进行雌激素和孕激素治疗可增加或维持绝经过渡期和绝经早期妇女的骨密度。该方案对糖脂代谢无不良影响，不会增加乳腺癌和心血管事件风险。

（四）老年视力障碍研究进展

1. 目前老年眼病的治疗方法

常见老年眼病包括白内障、黄斑变性、青光眼和糖尿病视网膜病变等。当前，白内障手术切口呈微创趋势，最新技术为 1.8mm 微小切口折叠人工晶体。之所以考虑微切口白内障手术，主要因为以下几点：更小的术源性散光，手术切口更完整，更好的切口自闭性，减少眼内感染风险，可以和屈光性白内障手术（多焦/散光晶体）相匹配，为个性化治疗白内障提供了“另一种选择”。白内障手术开启了眼科精准时代。老年黄斑变性在 60～69 岁发病率为 6.04%～11.19%。随着中国人口老龄化的加快，该病有明显的上升趋势。2004 年以后，湿性黄斑变性的治疗思路快速发展，哌加他尼、安维汀玻璃体注射、雷珠单抗、阿伯西普、康柏西普等先后获准应用于湿性黄斑变性的治疗。糖尿病视网膜病变，如果患者的视网膜功能尚好，主要由于玻璃体出血、机化等原因造成失明的，可以考虑做玻璃体切割术。总之，目前眼科手术变得更加微创，更加精准，新的治疗方法给眼病患者带来福音，玻切手术因技术的提高而不再可怕。

2. 我国科学家发现湿性老年黄斑变性的新易感基因

湿性老年黄斑变性是全世界老年人致盲的主要原因之一，主要分为脉络膜新生血管（CNV）和息肉状脉络膜血管病变（PCV）这两种亚型。但此前发现的湿性老年黄斑变性易感基因均为两者共有，尚没有一个公认的两种亚型独自特有的易感基因，不利于疾病早期诊断和有效治疗。

2016 年杨正林研究团队通过全外显子组测序，在随后的验证工作及基因功能研究中，发现位于 FGD6 基因上的稀有变异，在氨基酸的第 329 位，由赖氨酸变为精氨酸，该位点与东亚人群的息肉状脉络膜血管病变显著相关，但与脉络膜新生血管这一亚型无关。

四、北京最新研究进展

（一）北京市老年病研究概况

北京人口老龄化程度高、增速快，据北京市统计局数据显示，2006～2011 年老年人口比例持续上升。2011 年北京市常住人口 2018.6 万，暂住人口总数为 825.8 万，全市户籍总人口为 1277.9 万，其中 60 岁及以上户籍人口 247.9 万（19.4%），80 岁及以上户籍人口 38.6 万（3%）。

有文章统计，北京老年人慢性病的患病率为 80.31%。65 岁以上（含 65 岁）各年龄组老年人的慢性病患病率均明显高于 60～64 岁年龄组，女性老年人的慢性病患病率高于男性老年人。老年人的慢性病普查结果显示，患病率最高的为高血压（64.58%），其次为骨关节病（34.70%）和脑血管病（26.08%）。除了慢性阻塞性肺疾病以外，女性老年人多种慢性病的患病率明显高于男性。郊区的山区和平原的老年人躯体功能障碍、残疾和认知障碍的检出率高于城区。

（二）老年病临床研究进展

1. 老年神经系统疾病研究进展

有文章对北京市中老年人群对阿尔茨海默病相关知识的知晓情况及对该病预防知识的宣教需求进行调研，采用随机抽样的方法对北京市 230 名中老年人进行问卷调查。结果显示阿尔茨海默病危险因素的知晓率为 6.6%，原发症状和并发症的知晓率分别为 34.9% 和 1.3%，有 31.9% 的中老年人知道轻度认知功能障碍（MCI）患者是阿尔茨海默病的高危人群；76.9 % 的中老年人希望通过社区宣教学习如何训练脑力；对于宣教形式，63.8%的人选择专家讲座。调查结果可以看出中老年人的阿尔茨海默病相关知识比较欠缺，宣教需求较大。

2. 谷胱甘肽 S 转移酶（GST）为 AD 治疗的新靶点

近期，北京大学卫生科学中心研究者的一篇文章中指出，通过高效液相色谱质谱分析，发现在 AD 患者海马区中谷胱甘肽 S 转移酶（GST）包括 Gsta3、GSTM1、Gstm5、GSTM3、GSTκ1 和 GSTP1 有显著加强，从而证明，GST 作为 AD 治疗靶点具有重要价值。该研究为 AD 的诊断机制和药物发现提供了有价值的信息。

3. 京尼平苷增强胆碱能神经传递，可能有助于增强记忆

阿尔茨海默病是一种以记忆减退和认知衰退为特征的渐进性神经变性疾病。Aβ 沉积和胆碱能缺陷被认为是学习记忆障碍的潜在机制。栀子苷是传统中药栀子的主要活性成分，产生神经保护作用，减轻炎症反应和氧化损伤。在这项研究中，研究者们从胆碱能标记水平、糖基化终产物受体（RAGE）、RAGE 依赖信号转导通路和 AD 模型小鼠的淀粉样蛋白沉积等水平上研究栀子苷的保护作用。京尼平甙可抑制 MAPK 信号通路过度激活的 β-RAGE 相互作用，减少大脑海马区 Aβ 积累并改善胆碱能缺失。此外，在培养的初级海马神经元中，京尼平甙通过增加乙酰胆碱能的水平和活性、减少乙酰胆碱脂能活性，抑制了寡聚 Aβ1-42 引起的胆碱能缺陷的毒性作用，这些结果表明，京尼平甙增强胆碱能神经传递，这可能有助于增强记忆。

（三）老年心血管系统疾病研究进展

北京成人脂质累积产物（LAP）与高血压、糖尿病有关。北京阜外医院心血管实验室研究人员探讨脂质蓄积产物与高血压、糖尿病的关系。研究中挑选年龄 18～79 岁，有代表性的北京居民 19 606 名，进行横断面研究。通过性别特异性假设的最小腰围（WC）来计算，以此获得更适用的 LAP 公式。应用多因素逻辑回归分析 LAP，计算 LAP 和体质指数（BMI）与高血压和糖尿病的关联。北京地区成人 LAP 公式进行计算，公式如下：LAP（男）=（WC−61.3）×TG 和 LAP（女）=（WC−55.6）×TG。数据显示，在 LAP 增加的男性和女性组，高血压和糖尿病的风险有明显增加的趋势。这项研究结果说明 LAP 水平升高与北京成人高血压和糖尿病风险增加相关，提示 LAP 可能是高血压和糖尿病的重要预测因子。

（四）老年骨质疏松症研究进展

1. 天舟一号抗骨质疏松研究

中国科学家将利用天舟一号货运飞船的微重力环境，试验专门为航天员开发的一种骨质疏松干预药物在真实太空中的作用，这种药未来让普通人也能受益。

清华大学生命科学学院合成与系统生物学中心主任陈国强介绍，这是中国首次在太空对抗骨质疏松治疗药物 3-羟基丁酸（3HB）开展试验。3-羟基丁酸是一种天然存在于哺乳动物体内酮体的主要成分之一，是 PHA（聚羟基脂肪酸酯）的降解产物，以前曾被用于治疗癫痫。目前发现这种药物对骨形成具有促进作用，能够促进成骨细胞增殖、分化及矿化，抑制破骨细胞的异常活化，在模拟微重力条件下作用明显，是潜在的抗骨质疏松症药物。

2. 强骨胶囊在治疗原发性骨质疏松症的临床实践（POP）中的安全性

近年来，中成药强骨胶囊，已广泛应用于原发性骨质疏松症的临床实践（POP）。北京望京医院研究者对研究近年来强骨胶囊使用的安全性进行总结。

通过数据检索与比较，联合效应表明，强骨胶囊加钙尔奇 D 对腰椎骨密度（BMD）、股骨颈 BMD，股骨大转子骨密度均优于钙尔奇 D。Meta 分析显示出强骨胶囊与 α-D3 胶囊比较，对股骨颈骨密度和股骨粗隆部骨密度有显著的抗骨质疏松作用。但服用强骨胶囊后会出现便秘和口干等常见药物不良反应。因此，虽然研究证明强骨胶囊可以提高骨密度，但仍需谨慎使用。

3. 老年髋部骨折患者 1 年死亡率

2016 年底，解放军陆军总院对北京市老年髋部骨折患者死亡率进行了统计。目的是评估北京市人口数据库中，60 岁或以上的髋部骨折患者的发病率和死亡率。

该研究检索了北京市 2013 年医疗保险数据库，确定受益人为至少大于 60 岁人群总数口，并获得了一年内的死亡人数。在这些人中，挑选出一年中遭受髋部骨折的人群，并确定在此期间死亡人数。髋部骨折的年发病率、死亡率和多余的死亡率进行了计算并按性别和年龄分层。结果显示，在 2013 年间，北京老年髋部骨折的年发病率为 0.27%，1 年死亡率为 23.44%。三个年龄组的男性和女性死亡率的比值分别为男性 2.23（60～69 岁，95% CI，1.43～3.49）、2.99（70～79 岁，95% CI，2.57～3.50）和 1.90（≥80 岁，95% CI，1.64～2.22），女性 3.12（60～69 岁，95% CI，2.04～4.79）、1.93（70～79 岁，95% CI，1.64～2.27）和 1.36（≥80 岁，95% CI，1.21～1.55）。肺并发症是死亡的主要原因，占 52.27%。与对照人群相比，北京老年人 1 年中髋部骨折造成了大约 2 倍的超额死亡率。目前老年人骨质疏松引起的骨折越来越受到广泛关注，未来需要探索更有效的方法来优化髋关节骨折的恢复。

（五）老年视力障碍研究进展

1. 一种新型氧化铈可对年龄相关性黄斑变性提供更好的治疗效果

年龄相关性黄斑变性（AMD）是 65 岁以上人群尤其是发展中国家不可逆失明的首要原因。已证实氧化应激反应在 AMD 的发病机制中起着关键的作用。因此，中和氧化应激是治疗这种疾病的一种有效途径。由于纳米氧化铈（nanoceria）的自动更新性能，已被作为一种非酶抗氧化剂广泛应用在氧化应激相关疾病治疗中。然而，由于其水溶性差，缺乏可靠的追踪方法等弊端，潜在的临床应用已大大受阻。生物相容性药物的水溶性和表面工程是制药产品和精密医学的基础。这篇报道中，研究者报告了一种具有水溶性、生物相容性以及可追踪的氧化铈，富含抗氧化活性，可清除细胞内的活性氧（ROS）。体外和体内研究表明，这种抗氧化是可以自动更新的，并且对抑制激光诱导的脉络膜新生血管的活性更强，这种作用是通过减少 ROS 诱导的促血管生成的血管内皮生长因子（VEGF）的表达来完成的，氧化损伤累积、内皮前体细胞的募集并不表现出任何毒性反应。这种新型氧化铈可对氧化应激诱导的疾病提供更好的治疗效果，如 AMD。

2. 脉络膜视网膜的厚度与年龄、认知功能、视盘区大小、闭角型青光眼等相关

北京眼研院有 3468 名年龄在 50 岁以上的受试者。用谱域光学相干层析成像，测量了视盘周围脉络膜大血管层（LVL）和中小血管层（SMVL）厚度，以视神经中枢为中心，以 3.4mm 直径循环扫描 8 个点，彼此间等距（45°）。计算 SMVL 厚度与 LVL 厚度比值。

最终测量结果可用人数为 3000（86.5%）（平均年龄 64.4±9.6 岁；范围 50～93 岁）。SMVL[平均厚度：（31±7）μm；范围：17～70μmol/L]和 LVL[平均厚度：（103±48）μm；范围：9～313μm]的厚度占明显优势，其次是颞区、鼻区、下区。SMVL 厚度（回归系数 R：0.33）与低年龄、较高的认知功能、短轴长度、厚透镜、较小的盘区、较小的周边 β/γ 区和闭角型青光眼患病率低有关。LVL 厚度（r 0.45）与低年龄、认知功能、短轴长度、厚透镜、较小的盘区、较小的视盘 α 区、较小的 β/γ 区和闭角型青光眼的患病率较低有关。SMVL 与 LVL 厚度比例高与高年龄、较长的眼轴长度、较低的最佳矫正视力（BCVA）、较大的视盘面积和更大的 β/γ 区相关。

研究结果表明，SMVL 和 LVL，薄厚度与调整闭角型青光眼的轴向长度及患病率、年龄和认知功能相关，随年龄和认知功能的增加而增加。高年龄中，有较长的眼轴长度、较大的视盘面积和较大的 β 区，此时 LVL 厚度比 SMVL 小。从此项研究中也可以看出，脉络膜、视网膜厚度和认知功能之间存在一定关系，未来值得我们进一步关注。

（王朝东　梁　阔　陈　彪）

参 考 文 献

中国高血压防治指南修订委员会，2011. 中国高血压防治指南 2010. 中华高血压杂志，19：701-743.

中国老年学学会心脑血管病专业委员会，中国医师协会循证医学专业委员会，2011. 老年高血压的诊断与治疗中国专家共识（2011 版）. 中国心血管病研究，9：801-808.

Abbvie，2017. Abbvie initiates phase 2 clinical trial programs for ABBV-8E12，an investigational anti-Tau antibody，in early Alzheimer’s disease and progressive supranuclear palsy. https://news.abbvie.com/news/abbvie-initiates-phase-2-clinical-trial-programs-for-abbv-8e12-an-investigational-anti-tau-antibody-in-early-alzheimers-disease-and-progressive-supranuclear-palsy.htm[2017-01-25].

Ali YO，Allen HM，Yu L，et al，2016. DNMNAT2：HSP90 complex mediates proteostasis in proteinopathies. PLoS Biol，14（6）：e1002472.

American Heart Associations Arteriosckrosis 2017 Scientific Sessions，2017. Can the antioxidant resveratrol reduce artery stiffness in diabetics? http://newsroom.heart.org/news/can-the-antioxidant- resveratrol-reduce-artery-stiffness-in-diabetics[2017-12-30].

Appleton JP，Sprigg N，Bath PM，2017. Therapeutic potential of transdermal glyceryl trinitrate in the management of acute stroke. CNS Drugs，31（1）：1-9.

Arjmandi BH，Johnson SA，Pourafshar S，et al，2017. Bone-protective effects of dried plum in postmenopausal women：Efficacy and Possible Mechanisms. Nutrients，9（5）：496.

Aronow WS，Fleg IL，Pepine CJ，et al，2011. ACCF/AHA 2011 expert consensus document on hypertension in the elderly. Circulation，123（21）：2434-2506.

Ban N，Siegfried CJ，Lin JB，et al，2017. GDF15 is elevated in mice following retinal ganglion cell death and in glaucoma patients. JCI Insight，2（9）. pii：91455.

Bangalore S，Fayyad R，Laskey R，et al，2017. Body-weight fluctuations and outcomes in coronary disease. N Engl J Med，376

（14）：1332-1340.

Chow SL，Maisel AS，Anand I，et al，2017. Role of biomarkers for the prevention，assessment，and management of heart failure a scientific statement from the american heart association. Circulation，135（2）：e1054-e1091.

Huang L，Zhang H，Cheng CY，et al，2016. A missense variant in FGD6 confers increased risk of polypoidal choroidal vasculopathy. Nat Genet，48（6）：640-647.

Li S，Sun T，Liu Z，et al，2016. Excess mortality of 1 year in elderly hip fracture patients compared with the general population in Beijing，China. Arch Osteoporos，11（1）：35.

Lin W，Zhang J，Liu Y，et al，2017. Studies on diagnostic biomarkers and therapeutic mechanism of Alzheimer's disease through metabolomics and hippocampal proteomics. Eur J Pharm Sci，105：119-126.

Manera V，Chapoulie E，Bourgeois J，et al，2016. Afeasibility study with image-based rendered virtual reality in patients with mild cognitive impairment and dementia. PLOS One，11（3）：e0151487

Mitra RN，Gao R，Zheng M，et al，2017. Glycol chitosan engineered autoregenerative antioxidant significantly attenuates pathological damages in models of age-related macular degeneration. ACS Nano，11（5）：4669-4685.

Miyamoto N，Mandai M，Kojima H，et al，2017. Response of eyes with age-related macular degeneration to anti-VEGF drugs and implications for therapy planning. Clin Ophthalmol，11：809-816.

Ran SY，Yu Q，Chen Y，et al，2017. Prevention of postmenopausal osteoporosis in Chinese women：a 5-year，double-blind，randomized，parallel placebo-controlled study. Climacteric，19：1-6.

Saha MK，Agrawal P，Saha SG，et al，2017. Evaluation of correlation between salivary calcium，alkaline phosphatase and osteoporosis-a prospective，Comparative and Observational Study. J Clin Diagn Res，11（3）：ZC63-ZC66.

Shen Y，Wang H，Sun Q，et al，2018. Increased plasma beta-secretase 1 May predict conversion to Alzheimer's disease dementia in individuals with mild cognitive impairment. Biol Psychiatry，83（5）：447-455.

Skibinski G，Hwang V，Dale Michael Ando OM，et al，2017. Nrf2 mitigates LRRK2- and {alpha}-synuclein–induced neurodegeneration by modulating proteostasis. PNAS，114（5）：1165-1170.

Wei X，Xu A，ShenH，et al，2017. Qianggu capsule for the treatment of primary osteoporosis：evidence from a Chinese patent medicine. BMC Complement Altern Med，17（1）：108.

White PJ，Moussavi Z，2016. Neurocognitive treatment for a patient with Alzheimer's disease using a virtual reality navigational environment. J ExpNeurosci，10：129-135.

Xiao S，Wang T，Ma X，et al，2017. Efficacy and safety of a novel acetylcholinesterase inhibitor octohydroaminoacridine in mild-to-moderate Alzheimer's disease：a Phase Ⅱ multicenter randomised controlled trial. Age Ageing，17：1-7.

Xu J，Wang YX，Jiang R，et al，2017. Peripapillary choroidal vascular layers：the Beijing Eye Study. Acta Ophthalmol，95（6）：619-628.

Zhang M，Jiang Y，Wang LM，et al，2017. Prediction of 10-year atherosclerotic cardiovascular disease risk among adults aged 40-79 years in china：a Nationally Representative Survey. Biomed Environ Sci，30（4）：244-254.

Zhao C，Zhang H，Li H，et al，2017. Geniposide ameliorates cognitive deficits by attenuating the cholinergic defect and amyloidosis in middle-aged Alzheimer model mice. Neuropharmacology，116：18-29.

Tang Z，Zhang Y，Wang Y，et al，2017. Progress of stem/progenitor cell based therapy for retinal degeneration. J Transl Med，15（1）：99.

第五章　中医药学领域研究进展

一、国内最新研究进展

（一）人工麝香研制及其产业化

由中国医学科学院药物研究所等单位完成的“人工麝香研制及其产业化”项目获国家科学技术进步奖一等奖。采用现代分析技术，首次系统地阐明了天然麝香的主要化学成分，分离出六大类、100 多种化合物并表征了结构；建立了反映神经内分泌、心脑血管、抗炎、免疫等 16 种动物模型和 29 种指标的现代药理学方法，首次表达了天然麝香的功效，填补了天然麝香功效现代药理学资料空白，解决了人工麝香评价难题；发现了天然麝香中大分子多肽类主要药效物质及其代用品，解决了人工麝香研制面临的最大难点；项目基于“化学成分类同性、生物活性一致性、理化性质近似性、安全、低毒性”的仿生学思路，创新提出人工麝香组方策略，经临床前及临床试验，成功研制出与天然麝香功效与安全性相近的人工麝香，获国家 I 类新药证书；攻克了影响产品生产系列技术难关，确定了关键工艺条件和技术参数，创新性地建立了产业化核心技术，成功实现规模化生产。从根本上解决了麝香长期供应不足的历史性难题，保证了含麝香中成药品种正常生产，满足了国家重大需求。目前，人工麝香市场占有率 99%以上，累计销售超过 90 吨，相当于少猎杀了 2600 多万头野生麝；年用药病患者超 1 亿人次，降低费用 30%～50%，惠及民生。

（二）以桂枝茯苓胶囊为示范的中成药功效相关质量控制体系创立及应用

解决中成药标准落后、质量可控性差的问题，是推动中药产业化、国际化进程的关键，为此，中医药科研工作者进行了不懈探索，十年磨一剑，由康缘药业牵头完成的“以桂枝茯苓胶囊为示范的现代中药功效相关质量标准体系创立及应用”项目获得 2015 年度国家科技进步二等奖。该项目以源于经典方剂的桂枝茯苓胶囊为示范，率先提出并构建了复方中药与功效相关的质量控制体系，实现了以“功效物质群与临床疗效一致性”为质控目标的生产全过程质量控制，显著提升了中成药的质量稳定性，保证了产品有效性，将有力推动中药标准化、国际化进程。

（三）慢性阻塞性肺疾病中医诊疗关键技术的创新及应用

慢性阻塞性肺疾病（COPD）呈气流受限持续存在并进行性发展，患病率高、致残率高、死亡率高，疾病负担重，已成为呼吸系统重大慢性疾病。目前缺乏理想有效的治疗方法。河南中医学院李建生项目组围绕 COPD 病机、证候标准、诊疗方案、疗效评价、诊疗指南等中医药临床关键难题，历经 10 余年深入研究，取得了创新性成果：①阐明了 COPD 症候规律，首次研制了证候分类与诊断标准并通过学会发布；②基于证候规律，创建了 COPD 稳定期中西医结合治疗方案；③建立了病证结合疗效评价指标体系，研制了 2 个测评工具；④研制了 COPD 循证中医诊疗指南并通过学会发布。获得发明专利 4 项，著作权 4 项，发表代表性论文 77 篇，其中 SCI、EI 收录 20 篇。项目成果规范了 COPD 临床诊疗，有力推动了诊疗水平的提高，提高了临床疗效，减轻了疾病负担，社会和经济效益显著。该项目获得国家科学进步二等奖。

（四）藏药现代化与独一味新药创制、资源保护及产业化示范

“藏药现代化与独一味新药创制、资源保护及产业化示范”项目，首次将现代药学科学技术引入藏药研究，在对藏药深入研究及系统梳理的基础上，开辟并示范了藏药现代化研究新模式；首次发现藏药独一味的三重独特功效；创新性研制了独一味系列现代化藏药新药，并建立了国家标准。

（五）中药及天然药物活性成分分离新技术研究与应用

由中国药科大学完成的“中药及天然药物活性成分分离新技术研究与应用”通过创建色谱和波谱技术自动连接的制备分离和结构识别一体化的中药化学成分分离系列新技术，积极推动了中药物质基础的阐明、基于中药和天然药物活性成分的新药发现、中药质量控制标准的完善和提高等方面的研究工作，显著提升了我国中药化学学科的研究水平和新药创制能力。将新技术应用到药物研发和生产实际中，提高了新药创制水平，成功地解决了关键技术难题，为我国中药行业提供了强有力的技术支撑，产生了极其显著的社会效益。

（六）补肾益精法防治原发性骨质疏松症的疗效机制和推广应用

上海中医药大学附属龙华医院王拥军教授带领的“补肾益精法防治原发性骨质疏松症的疗效机制和推广应用”研究团队长期坚持中医药防治原发性骨质疏松症（简称“POP”）的临床与应用基础研究，形成5项创新性成果，包括证明POP患者以“肾阳虚”和“肾阴虚”为主要证候，为临床规范化方案制定奠定基础；率先构建 POP“证病结合”风险评估模型，用于高危人群筛查和早期防治，形成富有中医特色的临床流行病学研究方法；率先建立“证病结合，分型论治”POP 的临床规范化方案和综合评价指标体系，科学性指导临床试验研究和指南制定；率先建立“肾骨系统基因调控网络”，揭示了“骨代谢动态调控规律”的新机制；率先发现温肾阳和滋肾阴中药都具有“双重调节骨代谢平衡”的作用规律，形成了“调和肾阴、肾阳”防治 POP 的整体观思想。成果已在 2110 余家医院及社区卫生服务中心推广应用。另外，研究组成员在全国建立“中医骨健康服务体系”，通过“名老中医进社区”、“中医医疗联合体”和“健康直通车”等方式，推动了技术成果进一步转化应用。

（七）热敏灸技术的创立及推广应用

江西中医药大学陈日新项目组通过临床与实验检验证实热敏穴位的客观存在性与灸疗效应特异性，创立了“探感定位，辨敏施灸”的热敏灸“辨敏定位”技术，建立了“量因人异、敏消量足”为标准的热敏灸“消敏灸量”新技术，为临床充分发挥灸疗疗效提供了量学标准，首次实现了灸疗时间标准化与个体化的有机统一，获国家科技进步二等奖。

（八）国际化导向的中药整体质量标准体系创建与应用

由中国科学院上海药物研究所果德安研究员领衔的“国际化导向的中药整体质量标准体系创建与应用”获得国家科学技术进步二等奖。该项目围绕“中药整体质量标准体系”构建的目标进行了相关技术与方法的创新性研究，主要包括三个方面：①用于判别真伪的整体鉴别策略，包括对照物质制备技术、对照图谱整体鉴别方法；②用于评价优劣的系统定量分析策略，包括全成分化学数据库建立的方法、待测成分的确定方法、多成分含量测定方法及与化学计量学相结合的分析方法；③在此基础上形成系列指导原则并应用到《中国药典》和国际主流药典中药标准的起草工作中。加强国际社会对中药的认同，显著提升了《中国药典》中药标准质控水平，推动了中药产业的标准化和健康发展，首次自主制定了《美国药典》和《欧洲药典》中药质量标准，引领了中药国际标准的发展方向，实现了技术上引领、标准话

语权的突破，用中药标准化开拓了中药国际化之路。

二、北京最新研究进展

（一）取得的科技成果

1. 中国中医科学院屠呦呦研究员获 2016 年度国家最高科学技术奖

屠呦呦的科学贡献是发现青蒿素。她从中医古籍中得到启迪，改变青蒿传统提取工艺，创建的低温提取青蒿抗疟有效部位的方法，成为青蒿素发现的关键性突破；率先提取得到对疟原虫抑制率达 100%的青蒿抗疟有效部位“醚中干”，并在全国“523”会议上做了报告，从此带动了全国对青蒿提取物的抗疟研究；她和她的团队最先从青蒿抗疟有效部位中分离得到抗疟有效单一成分“青蒿素”；率先开展“醚中干”、青蒿素单体的临床试验，证实了其治疗疟疾的临床有效性；并与合作单位共同确定青蒿素的化学结构，为其衍生物开发提供了条件。她和她的团队按国家药品新规，将青蒿素开发为我国实施新药审批办法以来第一个新药。青蒿素是与已知抗疟药化学结构、作用机制完全不同的新化合物，改写了只有含 N 杂环的生物碱成分抗疟的历史，标志着人类抗疟药物发展的新方向。从 20 世纪 90 年代起，世界卫生组织（WHO）推荐以青蒿素类为主的复合疗法（ACT）作为治疗疟疾的首选方案。现已为全球疟疾流行地区所广泛使用，近年来 ACT 年采购量达 3 亿人份以上。据 WHO《2015 年世界疟疾报告》，由于采取有效防治措施，包括 ACT 的治疗，从 2000 年全球疟疾发病 2.14 亿例、死亡 73.8 万人，到 2015 年发病率、死亡率分别下降 37%和 60%，挽救了大约 590 万名儿童的生命。

屠呦呦及其团队因研制青蒿素获得多项国内外重要奖励。1978 年她领导的卫生部中医研究院中药研究所“523”研究组受到全国科学大会表彰，1979 年“抗疟新药青蒿素”获得国家发明奖二等奖。2011 年屠呦呦以“发现了青蒿素，一种治疗疟疾的药物，在全球特别是发展中国家挽救了数百万人的生命”，获美国拉斯克临床医学奖；2015 年 10 月，屠呦呦又以“从中医药古典文献中获取灵感，先驱性地发现青蒿素，开创疟疾治疗新方法”，获得诺贝尔生理学或医学奖。近年来，屠呦呦研究团队在开展青蒿素功效的拓展研究方面，获得了新进展。

2. 基于活性成分中药质量控制新技术及在药材和红花注射液等中的应用

北京大学药学院屠鹏飞教授团队完成的研究成果“基于活性成分中药质量控制新技术及在药材和红花注射液等中的应用”荣获 2015 年度国家科学技术进步奖二等奖。建立了 LC/DAD/MSn、NMR 等结构识别与高通量活性识别相结合的中药活性成分快速发现新技术，提升活性成分研究效率，阐明 41 种常用中药药效物质，不仅为质量标准构建奠定了物质基础，也为创新药物发现提供活性分子和有效组分。集成先进分析技术，建立中药活性组分检测与评价的新技术和新方法，攻克中药复杂体系高效分析和整体质量控制关键技术难题，为中药质量标准引领国际发展作出了重要贡献。建立和完善基于活性成分和整体质控技术的药材、饮片、中成药质量标准，全面提升相关中药的质控水平，为保障临床用药安全有效和市场开拓提供支撑，实现科技引领标准发展，标准促进产业提升的目标。

3. 冠心病“瘀毒”病因病机创新的系统研究

中国中医科学院西苑医院陈可冀院士团队对冠心病“瘀毒”病因病机进行了系统的创新研究，成果获得 2015 年度国家科技进步二等奖。理论创新：创新发展了冠心病“瘀毒”病因病机理论及辨证标准。首次提出“瘀为常、毒致变”的冠心病“瘀毒”病因学说。通过系统文献研究、大样本队列研究、随机对照研究，证明中重度心绞痛、重度口苦、舌下络脉紫红、hs-CRP＞3 等 28 项指标与发生心血管事件密切相关，建立了冠心病稳定期患者发生事件的预警体系和因毒致病的辨证量化诊断标准。且临床研究证实，在活血基础上结合解毒药可进一步抑制炎症反应、降低 hs-CRP 水平，验证了“瘀毒”学说的科学性。模式创新：采用“文献-临床-实验”相互印证的中医病因病机研究模式，针对如何预防冠心病稳定期再发心血管事件这一重大问题，在系统文献研究基础上，提出病因病机假说；应用现代临床流行病学研究方法，结合蛋白质组学技术探索冠心病稳定期再发心血管事件相关表征和指标，构建了冠心病稳定期患者再发事件的预警指标体系和因毒致病的辨证量化诊断标准。为中医病因病机学研究提供了示范。方法创新：多因子降维和复杂网络阐释冠心病“瘀毒转化”病机及证候演变规律。基于多中心、大样本前瞻性队列研究，以心血管事件为最终指标，采用多因子降维和复杂网络方法研究冠心病稳定期证候演变和再发心血管事件的关系，发现毒证转化为气虚、血瘀，出现瘀毒互结时易发生心血管事件，阐释了冠心病“因瘀致毒、毒瘀互结、因毒致虚、因毒致变”的病因病机。实验创新：阐释活血解毒与单纯活血作用机制差异，发现“毒”证潜在分子标志物。从整体、组织和细胞水平模拟“瘀毒互结”的病理过程，建立了“因瘀致毒”、“因毒致瘀”、“瘀毒互结”、“瘀毒致变”的系列动物和细胞模型，证实活血配伍解毒药抑制炎症、稳定斑块作用优于活血药，并阐释了活血解毒与单纯活血作用机制的差异；基于蛋白质组学，发现活血解毒与单纯活血药干预不稳定心绞痛患者的差异蛋白——ITIH4，并在大样本研究中证实其与再发心血管事件相关。

4. 中草药 DNA 条形码物种鉴定体系

由中国中医科学院中药研究所研究团队与王老吉联合完成“中草药 DNA 条形码物种鉴定体系”项目荣获国家科学技术进步二等奖。该项目在国际上首次验证提出核基因组序列 ITS2 作为植物通用 DNA 条形码，该原创发现明显优于国际生命条形码联盟推荐的 rbcL 和 matK 联合条形码，为陆地植物 DNA 条形码的筛选提供了新的视角。中草药 DNA 条形码物种鉴定体系为中草药建立了“基因身份证”，解决中国千百年来中药材物种真伪鉴定方法缺陷的难题，推动中药鉴定学迈入崭新的标准化基因鉴定时代，该鉴定体系改变了中药鉴定学科技术上被动追赶植物学的局面。中药材 DNA 条形码鉴定数据库包含 100 余万条草药及其易混伪品 DNA 条形码序列，可实现对《中国药典》及美国、日本、欧盟、韩国和印度等国药典收载的几乎所有草药物种进行鉴定。

5. 益气活血法治疗糖尿病肾病显性蛋白尿的临床与基础研究

中日友好医院等单位完成的“益气活血法治疗糖尿病肾病显性蛋白尿的临床与基础研究”项目获得国家科技进步二等奖。该针对益气活血法治疗糖尿病肾病显性蛋白尿做了深入的循证和药物治疗的机制研究。总结继承名老中医经验，遵循病证结合、医药结合的原则，引入系统生物学方法，开展了中医药治疗糖尿病肾病显性蛋白尿的临床与基础研究，证明中药疗效优于现代西医公认的治疗方法，发现了不同中医证候与疾病进展过程之间的代表性生物标志物，构建了一种客观表征糖尿病肾病中医证候的系统生物学新方法，建立了一个能够反映中医药辨证论治特点的糖尿病肾病临床疗效评价模式。

6. 中医治疗非小细胞肺癌体系的创建与应用

中国中医科学院广安门医院项目组在既往扶正培本治疗肿瘤学术思想的指导下，创新性地提出了中医药治疗 NSCLC 的“固本”“清源”理论。其中“固本”主要体现在机体内环境的平衡，包括免疫机能、炎性因子、血管生成等方面的调节作用；而“清源”主要体现在中医药对肿瘤细胞的控制方面，包括促进凋亡、抑制增殖、调节肿瘤干细胞功能等方面，极大地丰富了非小细胞肺癌中医药治疗相关理论和学说；形成了“固本清源”理论指导下的“非小细胞肺癌中医治疗体系”；通过 2606 例患者多中心、大样本临床系列研究证实，以“固本清源”为指导的“非小细胞肺癌中医治疗体系”提高了临床疗效，表现为应用中西医结合治疗后晚期非小细胞肺癌患者的中位生存期优于单纯西医治疗组；降低了术后非小细胞肺癌的复发转移率；减少了放化疗等治疗手段的不良反应；提高了患者的生活质量等。通过现代生物学手段，诠释了“固本清源”理论的科学内涵。实践证明“固本清源”理论指导下的“非小细胞肺癌中医药治疗体系”符合中医药治疗的特色与优势，以此理论为导向，将有利于中医药在非小细胞肺癌治疗中优势的发挥和发展。从临床疗效、方案确立、机制研究、创新理论等层面明确中医药在 NSCLC 治疗中的优势与特色。

7. 基于肺肠疾病关联与药物归经的“肺与大肠相表里”理论实证研究

北京中医药大学高思华教授团队的“基于肺肠疾病关联与药物归经的‘肺与大肠相表里’理论实证研究”获得 2016 年度中国中西医结合学会科学技术奖一等奖。该项目对“肺与大肠相表里”理论的科学诠释和创新升华丰富和发展了中医脏腑相关理论，结合运用中医学、西医学、生物学、药理学以及数据挖掘等方法从理论、临床、药物等方面开展该理论的多角度研究，对推动脏腑相关理论的深入研究起到了很好的示范作用。

8. 中药药性认知模式构建与实践

北京中医药大学张冰教授团队“中药药性认知模式构建与实践”荣获 2015 年度华夏医疗保健国际交流促进科技奖一等奖，是本年度唯一一项中医药类一等奖项目。该项目围绕中药药性认知展开系统研究，从药性临床发生角度梳理药性形成诸因素，提出“药性是药物作用于机体状态的，与化学成分相关的，生物相应的概括和归纳”的工作假说，构建了基于“三要素”的药性认知模式，并采用多学科分析手段，阐释了示例药物寒热药性的科学实质。建立了基于循证医学的中药寒热药性临床验证方法，实现“三要素”认知模式指导下的寒热药性应用实践，明晰了“寒者热之、热者寒之”的内涵，推动了临床合理用药。中国医促会设立和主办的华夏医疗保健国际交流促进科技奖，经科技部和国家科学技术奖励办公室批准，是由社会力量设立的面向全国医药卫生行业的科学技术奖。

9. 著名中医学家刘渡舟学术思想和临床经验的传承创新研究

北京中医药大学王庆国教授团队“著名中医学家刘渡舟学术思想和临床经验的传承创新研究”获得 2015 年度中华中医药学会科学技术奖二等奖。课题组通过全面整理、深入发掘刘渡舟教授学术经验，总结提炼“燕京刘氏伤寒”理论精华，凝练升华了刘渡舟教授临床诊疗经验，创新了刘渡舟教授的学术观点，开展半夏泻心汤、芍药甘草汤、小青龙汤、麻黄附子细辛汤等经方治疗常见病、疑难病研究，揭示其配伍原理和效应机制，拓展了经方现代临床应用新方法，创建了诠释经方现代科学内涵的新思路与新技术科研方面实现新的突破。

10. 健脾疏肝法治疗非酒精性脂肪性肝病的研究

北京中医药大学李军祥教授团队的“健脾疏肝法治疗非酒精性脂肪性肝病的研究”获得 2015 年度中华中医药学会科学技术奖二等奖。该研究首先提出“脾虚痰浊，气滞血瘀，肝体用失调”和“痰浊瘀阻，郁而化热，肝体用失调”分别是单纯性脂肪肝以及由其演变的脂肪性肝炎的关键病机，创立健脾化湿、清热化痰、活血化瘀法和疏肝健脾、活血化浊、清热解毒法治疗单纯性脂肪肝和脂肪性肝炎，很好地解决临床实际问题，提高了临床疗效。

11. 中医药临床疗效评价循证证据的产生与方法学规范研究

北京中医药大学循证医学中心刘建平教授团队“中医药临床疗效评价循证证据的产生与方法学规范研究”获得 2015 年度中华中医药学会科学进步三等奖。研究将循证医学最高级别证据随机对照试验的 Cochrane 系统综述方法引入中医药疗效评价，同时采用国际公认的循证医学系统评价技术和方法对中医药防治传染病、心血管疾病、糖尿病、代谢异常、妇科病等 34 种疾病的疗效和安全性进行评价研究，推动了中医药临床研究成果的国际化进程；针对中医药特点对系统综述研究中发现的重要方法学问题进行探索和研究，提出相关的方法学建议并制定适合中医药干预措施（中药及针刺）的系统综述报告方法，并发表相关的系列方法学文章，以指导中医药作为干预措施的系统综述研究；针对系统综述中纳入文献的质量偏低的情况，建立符合国际规范的中医药循证医学临床研究技术支撑平台，继而为中医药临床研究提供选题、设计、国际注册、过程监管、测量、评价等技术支撑，从源头上确保中医药原创性临床研究的质量。

（二）制定并发布指南

1. 中医药/中西医结合临床研究的方法学指南制定和发布

为了指导中医药研究人员规范地进行临床研究，北京中医药大学循证医学中心编写了《中医药/中西医结合临床研究的方法学指南》，中文版分别发表于《中国中西医结合杂志》和在人民卫生出版社出版，英文版发表于国际 SCI 收录杂志 *Complementary Therapies in Medicine*。该指南被推广至全国中医药领域应用，成为全国中医药/中西医结合临床研究首个方法学规范。该指南分别由中国医师学会中西医结合分会和中国中西医结合学会循证医学专业委员会共同发布（人民卫生出版社出版）。

2.《中成药治疗普通感冒的循证临床实践指南》制订

2016 年，北京中医药大学循证医学中心受中华中医药学会标准化办公室委托，制订了《中成药治疗普通感冒的循证临床实践指南》，被 2016 年国际 Cochrane 年会（循证医学领域最高级别的国际会议）邀请进行会议交流。

3. ISO/TC249 艾灸器国际标准出台

北京中医药大学赵百孝教授的“艾灸疗法的技术创新及标准化应用”研发了一种新型艾灸装置，该装置解决了传统施灸及现有灸器存在的操作不便、烟雾大、易烫伤等问题，对艾灸器具的创新及艾灸行业的发展具有较大意义。目前该技术已获得中国大陆和国际授权专利多项，研制的 ISO/TC249 艾灸器国际标准历时 4 年时间，23 个国家专家参与，于 2015 年 11 月出台，属国际艾灸领域的首个标准。

（三）研究成果获国际认可

1. 针灸有效性和安全性的临床研究

刘保延团队在中国 15 家医院开展一项随机、平行、假手术对照试验以确定电针对慢性重症功能性便秘的疗效。结果表明，8 周的电针治疗增加了患者完全自发肠运动，并且对慢性重症功能性便秘的治疗是安全的。该团队另一项前瞻性随机平行对照试验比较电针与洛伐他汀治疗腹泻型肠易激综合征和功能性腹泻的有效性。结果表明，电针与洛哌丁胺作用相当，均明显减少了腹泻型肠易激综合征和功能性腹泻患者排便频率。此外，刘保延团队进行了一项交叉研究，以验证一种新型安慰剂针的致盲作用。研究表明该安慰剂针比实针更容易被接受，其外观与常规针灸针相似，对受试者产生了良好的致盲作用，并且在使用时没有皮肤穿透。实用的安慰剂针是对针灸研究的有效控制。

2. 复方中药的疗效和作用机制研究

田佳星等开展一项随机、双盲、两部分平行剂量控制的对照临床试验，观察葛根芩连汤中黄连、葛根的剂量改变与 2 型糖尿病患者疗效之间的关系。研究结果表明改变葛根芩连汤的黄连剂量与血糖控制有剂量效应关系。黄连是治疗 2 型糖尿病患者的葛根芩连汤的主要药物。赵志正等研究证实复方苦参注射液单独使用或与化疗相结合，可减轻癌症相关性疼痛。其抑制癌症疼痛机制与阻断 TRPV1 信号并抑制肿瘤生长有关。一项为期 24 个月的随机安慰剂对照研究调查了复方中药补肾胶囊对遗忘型轻度认知障碍患者认知功能和脑连通性的长期治疗效果。研究结果表明复方中药补肾胶囊治疗超过 24 个月可以改善多个认知领域，增加默认模式网络内局部（右前脑）功能和全局连通性。

3. 中药配伍机制研究

海藻玉壶汤是广泛用于治疗各种甲状腺相关疾病，包括碘缺乏性甲状腺肿的多组分中草药配方。其中包含的药对海藻和甘草是所谓的“十八反”之一。林娜等探讨海藻玉壶汤作用于碘缺乏性甲状腺肿的药理机制，为海藻玉壶汤中海藻和甘草药对的潜在作用提供证据。结合微阵列基因表达谱，网络分析和实验验证的综合研究为海藻玉壶汤通过调节甲状腺激素合成来减轻碘缺乏的甲状腺肿提供了令人信服的证据，并解释了海藻玉壶汤中海藻和甘草药对的必要性。

人参和藜芦是两千多年来在中医文献中记录的“十八反”中不宜配对的代表之一。林娜等基于人参的雌激素样效应，使用切除卵巢小鼠模型探讨人参和藜芦相互作用对雌激素活性的影响，提供了藜芦降低人参雌激素活性的证据。

4. 其他研究

庄百溪等证实使用新的紫杉醇涂层的气囊导管显著改善了大多数晚期外周动脉闭塞性疾病患者的血管造影和临床结局。

胡镜清等开展了舌苔与微生物群关系的研究，纳入 13 例典型黄苔的慢性糜烂性胃炎患者和 10 例具有薄白舌苔的健康志愿者，并为有典型黄苔的慢性糜烂性胃炎患者提供服用 2 个疗程半夏泻心汤的针对性治疗，以评估慢性糜烂性胃炎典型黄苔与微生物群之间的关系。结果显示芽孢杆菌与典型黄舌苔密切相关。部分揭示舌诊的生物学基础和舌苔类型及微生物之间的关系。

（李　萍　刘卫红　赵京霞　陈朝霞）

参 考 文 献

Jia X，Zhang J，Zhuang B，et al，2016. Acotec drug-coated balloon catheter：randomized，multicenter，controlled clinical study in Femoropopliteal arteries：evidence from the AcoArt I Trial. JACC Cardiovasc Interv，9（18）：1941-1949.

Liu B，Xu H，Ma R，et al，2014. Effect of blinding with a new pragmatic placebo needle a randomized controlled crossover study. Medicine（Baltimore），93（27）：e200.

Liu Z，Yan S，Wu J，et al，2016. Acupuncture for chronic severe functional constipation：a randomized，controlled trial. Ann Intern Med，165（11）：761-769.

Tian J，Lian F，Tong X，et al，2016. Safety and effectiveness of different herbal medicine dosage of Gegen Qinlian Decoction in Chinese patients with type 2 diabetes a double-blind，two-part，randomised controlled trial. Lancet Diabetes Endocrinology，4（1）：S25.

Xu Y，Ding J，An JN，et al，2016. Effect of the Interaction of Veratrum Nigrum with Panax Ginseng on Estrogenic activity *in vivo* and *in vitro*. Sci Rep，6：26924.

Ye J，Cai X，Yang J，2016. Bacillus as a potential diagnostic marker for yellow tongue coating. Sci Rep，6：32496.

Zhang J，Liu Z，Zhang H，et al，2016. A two-year treatment of amnestic mild cognitive impairment using a compound chinese medicine：a placebo controlled randomized trail. Sci Rep，6：28982.

Zhang Y，Li Y，Mao X，et al，2016. Thyroid hormone synthesis：a potential target of a chinese herbal formula Haizao Yuhu Decoction acting on iodine-deficient goiter. Oncotarget，7（32）：51699-51712.

Zhao Z，Fan H，Higgins T，et al，2014. Fufang Kushen injection inhibits sarcoma growth and tumor-induced hyperalgesia via TRPV1 signaling pathways. Cancer Lett，355（2）：232-241.

Zheng H，Li Y，Zhang W，et al，2016. Electroacupuncture for patients with diarrhea-predominant irritable bowel syndrome or functional diarrhea a randomized controlled trial. Medicine（Baltimore），95（24）：e3884.

第六章　公共卫生领域国内外研究进展

一、2016 年北京市人群健康基本状况

2016 年北京市户籍居民期望寿命为 82.03 岁，比 2015 年上升了 0.08 岁。其中，男性为 79.83 岁，女性为 84.31 岁，女性高于男性 4.48 岁。全年法定传染病报告发病率为 561.85/10 万（与 2015 年相比上升 12.6%），报告死亡率为 0.84/10 万；其中甲乙类传染病报告发病率为 137.99/10 万，报告死亡率为 0.80/10 万。报告发病数居前十位的病种依次为痢疾、肺结核、梅毒、病毒性肝炎、猩红热、淋病、麻疹、艾滋病、布病和百日咳，占甲乙类传染病报告发病数的 99.73%；报告死亡数居前三位的病种依次为：病毒性肝炎、艾滋病、肺结核。

随着我国人口老龄化和人们生活方式的改变，以心脑血管疾病、癌症、慢性肺部疾病、糖尿病等疾病为主的慢性病已成为影响我国居民健康的重要因素和严重挑战。2016 年北京市户籍居民的主要死亡原因仍为慢性非传染性疾病，前 3 位死因分别为恶性肿瘤、心脏病和脑血管病，共占全部死亡人数的 72.29%。标化死亡率较 2015 年度上升的疾病分别为神经系统疾病、损伤和中毒及内分泌、营养和代谢疾病。男女两性主要死因及死因顺位均不相同。男性前 3 位死因是恶性肿瘤、心脏病、脑血管病；女性是心脏病、恶性肿瘤和脑血管病。2016 年北京市户籍居民主要慢性非传染性疾病（恶性肿瘤、心血管疾病、糖尿病和慢性呼吸系统疾病）30～70 岁（不含 70 岁）早死概率为 10.9%，比 2015 年（11.1%）下降了 1.8%。其中，男性和女性重大慢性病过早死亡率分别为 14.5 %和 7.3%。

2015 年北京市居民健康素养水平为 28.0%，比 2012 年的 24.7%提高 3.3 个百分点。从人群特征来看，女性居民健康素养水平（29.7%）高于男性（26.4%）；20～29 岁、30～39 岁年龄组居民健康素养水平高于其他年龄组；城市居民健康素养水平（29.5%）高于农村（19.0%）。北京市居民基本知识和理念、健康生活方式与行为、基本健康技能三个方面素养水平分别是 32.1%、24.8% 和 39.2%，其分布规律与 2012 年相同，从高到低依次是基本健康技能素养、基本知识和理念素养、健康生活方式与行为素养。与 2012 年相比，在健康素养涵盖的健康生活方式、行为素养水平、基本健康技能、基本知识和理念四个方面北京市居民都有较大增幅，其中健康生活方式、行为素养水平增幅较大。

二、国际最新研究进展

（一）传染病防治研究在不同层面取得突破进展

1. 发现抗击 H7N9 禽流感病毒新抗体

2015 年 *Nature Communications* 在线发表了中国医学科学院和北京协和医学院研究人员应用单克隆抗体治疗 H7N9 禽流感病毒的最新研究进展。通过采集 H7N9 禽流感恢复期患者外周血单个核细胞，研究人员建立了 Fab 噬菌体抗体库，并从中筛选出 2 株具有高度中和活性的抗 H7N9 人源单克隆抗体。研究人员使用小鼠模型证实，在 H7N9 病毒感染前预防性使用这两株单克隆抗体可以增强免疫系统对抗 H7N9 病毒的能力，并能够显著降低肺部感染病毒的滴度。而在感染后进行单克隆抗体治疗，也可以提供有效保护，降低病毒的致死性。这项研究对于 H7N9 禽流感病毒预防和治疗，预防 H7N9 禽流感病毒大流行具有

重要意义。

2. 传染病疫苗研究不断深入

H5N1 禽流感疫苗研究取得突破进展，中国科学院上海巴斯德研究所抗感染免疫与疫苗研究课题组与匹兹堡大学儿童医院研究人员将 miRNA 技术和腺病毒载体结合，构建了一条靶向 H5N1 HA 基因的 miRNA，即 HA1405，对 H5N1 病毒具有高效拮抗功能，其中在细胞水平对 clade 2.3.2H5N1 亚型病毒的抑制效果高达 96.7%。因此，科研人员将 HA1405 克隆至复制缺陷型腺病毒载体 AdC68 的 E1 缺失区，获得重组腺病毒 AdC68-HA1405，以重组腺病毒免疫小鼠，可以使 4 种不同 H5N1 分支流感病毒染毒后在鼠肺中的含量下降 3～40 倍，对 clade 2.3.2、clade 2.3.4 分支的 H5N1 流感病毒的保护效果分别为 70% 和 40%。研究证明，靶向禽流感病毒 HA 基因的 microRNA 可发展为防治禽流感的新手段。

2016 年 12 月，Henao-Restrepo 等在《柳叶刀》发表了 VSV-ZEBOV 疫苗的Ⅲ期临床试验的最终研究报告，近 1.2 万直接或间接接触过埃博拉患者的人参与了试验。2016 年 12 月 23 日，世界卫生组织宣布，由加拿大公共卫生局研发的疫苗可实现高效防护埃博拉病毒。这是世界上第一种可预防埃博拉出血热的疫苗，这一疫苗通过了世卫组织领导的临床试验。

目前针对寨卡病毒尚无特效疫苗。2016 年 8 月，美国 NIH 的一项研究表明已有 3 种寨卡疫苗能为猴子提供完全的保护；11 月，美国沃尔特里德陆军研究所启动了寨卡纯化灭活病毒疫苗的临床（Ⅰ期）研究。接下来数月中，还将启动 4 批不同的临床（Ⅰ期）实验，分别由不同的单位实施。

3. 诺如感染机制研究

诺如病毒体外培养取得突破，人诺如病毒过去无法在体外进行细胞分离培养，美国贝勒医学院 Mary K. Estes 教授团队攻克了这个世界性难题，利用类肠道组织和胆汁构建的培养系统可支持诺如病毒感染和繁殖，产生感染性病毒颗粒。华盛顿大学医学院 Orchard 等首次发现鼠诺如病毒的功能受体 CD300lf，该受体是病毒黏附细胞和在细胞内复制的关键受体，缺失该受体不能感染鼠诺如。

（二）与新媒体结合的慢性病干预研究

新加坡开发了一款针对冠心病（coronary heart disease，CHD）的手机软件，应用新媒介在职业人群中开展了一项为期 4 周的探索性干预项目（a smartphone-based coronary heart disease prevention，SBCHDP）。前期的小规模实验共纳入 80 名研究对象，调查 CHD 的认识、感知压力以及行为危险因素等基线资料，随后研究对象随机分组，实验组研究对象的手机安装“Care4Heart”软件，软件包含 CHD 基本知识，个人体重、血脂水平等体检指标的评估，个人 CHD 患病风险评估，饮食能量摄入计算，健康运动处方等内容；对照组不安装该软件。实验组研究对象对于 CHD 的知识有了明显提高，行为方面对血脂的积极控制好于对照组。此外另一项针对老年冠心病患者的小规模研究发现，相比于传统纸质的宣传材料，老年人更乐于接受电子软件以提高自身服药依从性。

（三）环境污染与人群健康

国际层面的研究主要关注空气污染与心血管系统疾病、呼吸系统疾病、出生缺陷等疾病的相关性研究。

空气污染与心血管系统疾病相关性研究进展发现，颗粒物污染会导致心血管疾病发生率增加。2015 年 ESCAPE 研究一项 Meta 分析统计了 1997～2007 年共 100 166 人，平均随访 11.5 年，研究发现 PM2.5 每增加 5μg/m^3，发生急性冠脉事件风险增加 13%（95%CI：0.98～1.30），PM10 每增加 10μg/m^3，发生急性冠脉事件风险增加 12%（95%CI：1.01～1.25），当把 PM2.5 控制在 25μg /m^3 以下，PM10 控制在 40μg/m^3

以下后，急性冠脉事件风险降低。

空气污染与呼吸系统疾病相关性研究报道了其对肺功能及慢性阻塞性肺病的影响，发现空气污染可以降低各年龄段人群的肺功能，如著名的 Framingham 心脏随访发现 PM2.5 每上升 2μg/m^3，FEV1 下降 13.5ml（95%CI：-26.6～-0.30），平均每年下降 2.1ml（95%CI：-4.1～-0.2）；交通污染中的多环芳烃暴露作为颗粒物的一个重要组分，其对肺功能的影响得到了广泛关注，瑞士出生队列研究发现婴儿在出生第一年暴露于高浓度的交通污染，对青少年的肺功能仍存在显著影响。空气污染与出生缺陷的相关性研究方面，Warren 等在 2016 年的研究中发现，妊娠后 2～8 周如果母亲暴露于 PM2.5 条件中不利于胎儿心脏的发展，在设计研究中，暴露于 PM2.5 的情况下，在第 53 天与肺动脉狭窄相关，而在第 50～51 天与法洛四联症相关。空气污染与其他结局的相关性研究进展显示，空气污染虽然会对认知功能和心理健康产生一定负面影响，但影响的严重性程度受到群体的社会脆弱性和心理韧性的影响。

（四）食品安全

近年来国际上有关风险-受益评估的研究主要应用于临床、微生物、环境及生态等研究领域，而基于食物和食物中某种成分的风险-受益评估研究则起步较晚，是食品安全领域的一项新课题。目前，风险-受益评估（分析）相关模型有欧盟的 BRAFO（Benefit-Risk Analysis of Food）计划、QALIBRA（Quality of life-Integrated Benefit and Risk Analysis）计划和 BENERIS（Benefit-Risk Assessment for Food：an Iterative Value-of-information Approach）计划、美国的风险受益指数（RBI）方程等。目前的研究主要集中在鱼类中营养物质和有毒物质之间的效应-风险研究。除鱼类之外，一些食物的获益-分析也得到研究：德国研究人员发现花椰菜中有助于抗癌的硫代葡萄糖苷衍生降解产物异硫氰酸酯和吲哚与可能有基因毒性的芥子油苷衍生降解产物，巴西研究人员对坚果的营养与黄曲霉毒素的研究，捷克研究人员对蘑菇硒等有益物质与镉、铅、汞、砷、放射性的研究等。

2016 年 2 月 16 日，国家食品安全风险评估中心重点实验室主任吴永宁在《美国医学会期刊》上发表了中国人盐摄入量的最新评估数据。通过对 2000 年第 3 次总膳食研究以来中国人对食盐和钠的消费量进行分析，研究结果表明：2000～2009 年，中国居民食盐消费量从 11.8g/d 下降到 9.2g/d，下降了约 22%；实验室检测得出的钠摄入量是 5.4g，这个数字距离目前的推荐限量（钠摄入量 2g/d）还有相当大的差距。研究同时指出，“高血压等慢性疾病的发病率持续上升也提示严格控制并持续降低盐摄入量的必要性，尽管中国人的平均盐摄入量自 2000 年以来不断下降，但仍远高于世界卫生组织推荐量”。

2016 年，“十二五”国家科技支撑计划“食品化学危害健康风险表征与膳食暴露评估技术研究”课题通过验收，课题组向 WHO 提交了基于个体膳食数据的长期暴露的中国人群国家统计数据进入了 the FAO/WHO chronic individual food consumption database – summary statistics（CIFOCOss），是 26 个入库的国家数据之一，提升了中国食品安全的国际地位。

（五）放射卫生在电离辐射剂量学的新进展

国际辐射单位与测量委员会（ICRU）2016 年发布了最新的第 90 号报告《电离辐射剂量学的关键：测量标准及应用》，并不断更新换代发展的人体体素模型（voxel phantom）、面元模型（BREP phantom），以及蒙特卡罗模拟计算方法，为电离辐射剂量学的深入发展注入了生机。

三、国内最新研究进展

（一）新发突发传染病预防研究在分子生物学层面取得新突破

2015 年 5 月，高福院士领导的研究团队在 H6N1 亚型禽流感病毒感染人的分子机制上取得新的突破。

研究人员从一名感染了 H6N1 禽流感病毒的患者体内分离到病毒，并进行了基因序列测定，结果显示此病毒的变化经历了三个阶段：其最初偏好结合禽类受体，然后获得了结合人类受体的能力，最后偏好结合人类受体。该结果揭示 E190V 和 G228S 的突变对于病毒获得结合人类受体的能力具有关键的作用，并且 P186L 的突变使病毒结合禽类受体的能力降低。研究结果表明人感染 H6N1 病毒正在向偏好结合人类受体的方向演变。

军事医学科学院微生物流行病研究所 2016 年使用寨卡病毒分离株皮下注射恒河猴建立了非人灵长类寨卡病毒感染模型，病毒注射后动物出现发热和病毒血症，以及尿液、唾液和泪液中大量的病毒 RNA 分泌，2 例动物尸检显示急性期的全身感染包括中枢神经系统和内脏器官感染。寨卡病毒主要侵犯肠道、脾脏、腮腺，并在感染后 10 天仍可在脾脏和淋巴结中存在。在所有动物模型中均可诱导寨卡特异性免疫反应。此非人灵长类动物感染模型的建立为寨卡病毒感染病理学研究和疫苗与药物评价提供了有价值的平台。

埃博拉病毒对人类的威胁日益增大，对其的研究也日益深入。埃博拉病毒感染机制的研究层面，2017 年 1 月 15 日，国际权威学术期刊 *Cell* 在线发表中国科学院微生物研究所、中国疾病预防控制中心高福院士研究团队的文章“埃博拉病毒糖蛋白结合内吞体受体 NPC1 的分子机制”，该研究团队率先解析了 NPC1 分子的腔内结构域 C 的三维结构，发现其具有一个由 α 螺旋和 β 折叠组成的球状核心结构域和两个突出来的环状结构。随后，研究人员解析出激活态糖蛋白与腔内结构域 C 的复合物三维结构，发现结构域 C 主要利用两个突出来的环状结构插入激活态糖蛋白头部的疏水凹槽里，从而发生相互作用。这一重大发现预示着人们能够针对激活态糖蛋白头部的疏水凹槽设计小分子或多肽抑制剂，来阻断埃博拉病毒的入侵过程。进一步的分析发现，激活态糖蛋白与腔内结构域 C 结合后，会发生构象变化，使得糖蛋白的融合肽更容易暴露出来，插入内吞体膜上，从而启动膜融合过程。该研究团队从分子水平阐释了一种新的病毒膜融合激发机制（第 5 种机制），这种新型机制与之前病毒学家们熟知的 4 种病毒膜融合激发机制都大为不同，成为近年来国际病毒学领域的一大突破；该研究还为抗病毒药物设计提供了新靶点。在埃博拉病毒疫苗研究方面，2016 年 12 月 22 日，军事医学科学院的研究团队将 Ad5-EBOV 疫苗Ⅰ期临床试验加强免疫的研究结果发表在《柳叶刀全球卫生》上，研究结果表明在初免疫后 6 个月进行同种疫苗加强免疫能够引起强烈而持久的抗体反应。同时将在塞拉利昂开展的 Ad5-EBOVⅡ期临床试验结果发表于《柳叶刀》，该研究表明 Ad5-EBOV 疫苗在塞拉利昂健康成年人中是安全的，且具有高免疫原性，以低剂量（8.0×10^{10}VP）进行接种最佳。我国研制的这种重组埃博拉疫苗，为全球首个 2014 基因型，其针对性强，且首创冻干粉剂型，37℃环境下可稳定存储 3 周以上，适合应急条件下的广泛使用，现已具备大规模生产的技术条件。

（二）环境污染与人群健康

国内的主要研究成果体现在空气污染防治措施效果评估、人群健康风险预测、疾病负担分析、空气质量健康指数的研制等方面。2015 年中国一项研究结果表明，排放控制措施对周边 OVOC（oxygenated volatile organic compounds）的影响分别为甲醛浓度降低 12.9%、乙醛浓度降低 15.8%、甲乙酮降低 17.1%、甲醇下降 19.6%。广州的一项研究通过第 16 届亚运会举办前的第一次、第二次演习和运动会期间三次调查和比较分析发现，2 项交通管制措施使得 CO、HC、NO_x 和 PM10 的浓度分别降低约 42%、46%、26%和 30%。大多数研究均通过构建相应的预测模型来实现空气污染与人群健康风险预警的目的，构建的模型主要包括时间序列模型、多元回归模型、Meta 回归模型等。2016 年的一项研究通过多元 Meta 回归模型较好地预测中国 73 个城市空气污染物和死亡率之间的联系。

中国疾病预防控制中心 2015 年公布，2010 年中国 5 岁以下儿童下呼吸道感染中有 38.9%（95%CI：27.0%～49.4%）是由室外空气污染造成的；25 岁以上人群中，27.2%（95%CI：10.2%～37.5%）的肺癌、

29.9%（95%CI：25.8%～34.2%）的冠心病、35.0%（95%CI：27.4%～41.1%）的脑卒中和 21.0%（95%CI：10.7%～30.3%）的 COPD 归因于室外空气污染。

王文韬等基于广州、上海、西安、北京、沈阳近 3 年 PM2.5、O_3 数据，构建 5 城市空气质量健康指数（AQHI），并将其健康风险分布特征与 PM2.5、O_3 各单污染物浓度分布进行比较，探讨 AQHI 在我国应用的科学性及可行性。AQHI 健康风险提示 5 个城市以低风险、中风险为主，其中高风险频率以北京市夏季最高，为 5.69%，极高风险以西安市冬季最高，频率为 1.63%。

（三）食品安全

2016 年 9 月 19 日，国家食品安全风险评估中心承担课题"食品加工过程安全性评价及危害物风险评估"，课题针对加工过程中产生的丙烯酰胺、盐酸水解蛋白质调味液中氯丙醇、酒中氨基甲酸乙酯等 4 种典型潜在危害物，利用组学技术手段提出基于毒性通路的 TT21C（21 世纪毒理学测试技术）的中国技术路线图，研究其在生物体内转运的机制，获得评价氨基甲酸乙酯、丙烯酰胺、3-氯丙二醇及其脂肪酸酯和反式油酸毒性效应的敏感生物标志；建立了暴露评估模型和风险表征模型 3 套，获得 4 危害物的风险评估的中国国家数据，并被国际组织采纳；完成了丙烯酰胺和氨基甲酸乙酯的膳食暴露风险评估报告。

（四）放射卫生

在核与辐射卫生应急研究方面，中国 CDC 辐射安全所于 2017 年 3 月负责修订的《生物样品中放射性核素的 γ 能谱分析方法》进一步完善了生物样品预处理方法、γ 能谱测量和数据处理手段，解决了传统样品处理方法工作量大等问题，丰富了核事故监测技术手段，并初步完成《公众成员的放射性核素年摄入量限值》。在介入放射防护方面，国内更加深入研究介入操作人员手部和眼晶体的防护问题，出版的 ICRP118 中调整了职业照射眼晶体当量剂量限值，黄卓等探索了直读式电子剂量计测量介入放射学操作人员眼晶体的受照剂量，以实现介入放射学人员眼晶体实时剂量的监测和高剂量率报警。研究表明，直读式剂量计测量眼晶体剂量的刻度方法可行，测读结果可用于介入放射学职业人员眼晶体剂量实时监测。

（五）其他公共卫生方面的研究

1. 毒理学研究成果

随着世界范围内绿色环保理念在社会生产、生活各领域深入人心，具有可持续发展性、有利于降低浪费和化学品暴露的绿色毒理学（green toxicology：a strategy for sustainable chemical and material development）观念也被提出并越来越受到重视，新方法、新策略的发展则进一步充实了这一观念，包括替代方法的研发，基于计算机技术的各种毒性预测技术应用，与生命科学领域前沿技术交叉所衍生的毒性转录组学、毒性蛋白质组学、毒性代谢组学数据的获得；化合物的神经毒性、内分泌毒性和发育毒性以及新材料，如纳米材料毒性的评价等也日益受到重视。国内卫生毒理学的学科发展也及时跟上了国际发展潮流，在毒性评价方法和人类生活、生产中涉及的重要化学物质毒性鉴定以及毒性效应机制探讨等领域取得了很大进展。

2. 慢性病风险研究

中国医学科学院阜外医院顾东风教授团队，开发出针对国人的新的风险预测工具—— China PAR 风险预测模型，以评估 10 年内发生动脉粥样硬化性心血管病（ASCVD）的风险，该研究已在 2016 年 9 月 28 日 *Circulation* 上在线发表。应用 China-PAR 研究中平均随访超过 10 年的近 3.5 万人群队列，发现我国北方地区的男性、年龄段在 55 岁以上的男性或女性，10 年内 ASCVD 发病风险均超过 5%，属于心脑血管病防治的重点人群。

四、北京最新研究进展

（一）研发多个控制技术研究平台，有效控制新发突发传染病

1. 建立快速鉴定技术平台

为有效控制流感，北京市预防医学研究所中心建立了一套针对新型流感病毒的快速鉴定技术方案，包括病毒核酸检测、病毒序列测定、计算机分析模拟等多项先进技术方法，并整合了一项项目组自主研发的发明专利，大幅度缩短了新型流感病毒的鉴定时间，为疫情防控争取时间、提供依据，首次在北京市鉴定识别出 H6N2 亚型禽流感病毒，并对病毒特性进行了相关分析，提升了新型流感病毒鉴定能力水平；快速识别分析了北京市 4 例人感染 H7N9 病毒，72h 内完成了北京市首例输入性黄热病病毒全基因组测序分析，新型流感病毒快速鉴定技术平台的建立，实现病毒早期识别评估，为中东呼吸综合征冠状病毒、寨卡病毒、黄热病毒等新发突发传染病病原识别提供了重要技术支撑。

积极推进传染病预警分析适宜技术的创新与改进，开展实验室诊断技术研究，提高传染病病例早期发现和预警能力。早在巴西的寨卡疫情开始肆虐之时，北京市疾病预防控制中心、北京市预防医学研究所中心已完成检测方法及配备相应试剂进行技术储备。2016 年 5 月 14 日实验室确诊首例输入病例，其后分别于 5 月 22 日与 5 月 28 日分别检测到 2 例输入病例，实验室诊断技术的发展实现了寨卡病例的早期诊断，从而有效地控制疫情。

2. 基于日常监测平台，开展传染病危险因素研究

北京市疾病预防控制中心、北京市预防医学研究所中心利用 2009～2014 年手足口监测数据进行了时空扫描统计、空间自相关分析以及热图分析研究，结果显示，手足口发病率的空间分布不呈随机分布，高发区域主要集中在城乡接合部，近似呈环形带分布特点。为估算北京市手足口的实际病例数，该研究采用计算机辅助电话系统开展了电话调查，估算出手足口病例的就诊率约为 77.4%。基于此参数，最终估算了北京市 5 岁以下儿童手足口的实际病例数为 40 165 例，发病率为 5.6%。利用北京市 2011～2015 年手足口监测报告的轻症病例数、重症病例数和死亡病例数，经估算，2011～2015 年，北京市平均每年因手足口而导致的经济损失合计为 5014.3 万元，其中直接损失为 2829.0 万元，间接损失为 2185.2 万元。此外，EV71 和 CVA16 的血清学调查结果显示，EV71 抗体阳性率为 10.3%，CVA16 抗体阳性率为 65.3%，3 岁以下儿童的抗体阳性率较低，之后随着年龄的增长，CVA16 和 EV71 的抗体阳性率呈上升趋势，且在入托后，上升速度加快。

建立了严重急性呼吸道感染病例（SARI）监测系统，获得了病例临床特征。监测结果显示 SARI 病例中流感病毒的检出率约为 18%，发现 SARI 病例以 5 岁以下儿童和 60 岁以上的老人为主，而重症和死亡患者以 65 岁以上的老年人为主，患有慢性心血管疾病可能是导致重症和死亡的危险因素。

3. 建立疫苗快速研发平台

为快速有效应对新发传染病，北京市疾病预防控制中心、北京市预防医学研究所中心免疫预防所研究团队通过多年的研究，目前已成功构建了由新城疫病毒（NDV）和仙台病毒（SeV）等多个载体组成的疫苗快速研发平台，并成功制备了以 NDV 为基础的 Ebola、MERS、Zika 等多个疫苗株。在疫苗评价方法方面，该研究团队已在全国疾控系统中率先完成了肺炎链球菌荚膜多糖血清特异性抗体 IgG（007 Pn PS ELISA）和肺炎链球菌荚膜多糖特异性抗体多型调理吞噬杀菌实验（MOPA）两种疫苗血清学评价方法的构建。

（二）食品安全研究

北京市预防医学研究所中心邵兵研究团队构建了一套基于 B/S 模式中毒毒物数据库，库容量包括近 3000 种毒物，实现中毒症状的逆向查询，建立了超过 2000 种毒物的高分辨质谱数据库和中毒样品前处理程序，并在多起不明原因中毒事件中成功应用，实现化学性食物中毒从定向检测向非定向筛查的理念和实践的转变。采用双柱串联技术实现了复杂食品基质中 50 种激素同时高灵敏检测，采用在线捕集分离技术解决了多类食品中壬基酚、双酚 A 及其类似物的准确定量难题。首次开展我国居民膳食中壬基酚、双酚 A 和四溴双酚 A 暴露评估研究，揭示了特定人群的高暴露风险，发现高暴露风险的新型内分泌干扰物双酚 S，支持了国家制定婴幼儿奶粉中壬基酚临时限量标准和开展全国风险监测，为政府实施风险交流和风险管理提供了科学基础。

（三）启动空气污染与人群健康的队列研究

2016 年北京市预防医学研究所中心启动《空气污染与人群健康影响关系的队列研究》项目，该项目以空气污染与人群健康为议题，拟通过前瞻性随访观察研究区域人群个体空气污染暴露与健康结局，在群体水平和个体水平上验证不同空气污染物和人群健康效应的关系，为降低敏感人群疾病发生率、个体化防护和有效健康教育提供科学基础。该研究涵盖环境卫生、环境化学、信息统计、毒理学、放射等多个专业。其中在大气细颗粒物（PM2.5）健康效应研究方向上，利用线虫技术平台，开展了 PM2.5 的毒性效应及毒效机制研究；在常规大流量空气气溶胶采集的基础上，对 23 个典型日雾霾颗粒物总放射性水平与相应的 AQI、PM2.5 和 PM10 等进行了关联分析。

（四）消毒方法学研究及病媒学研究

在消毒检测方法学研究方面，北京市预防医学研究所中心进行了《叠氮溴化丙啶与 real time-PCR 结合用于传染病现场消毒效果评价方法的研究》的相关研究，该研究获得了北京市自然基金的支持。该方法采用 RT-PCR 和 PMA 相结合的方法，能够在 2～3h 内对传染病消毒后的效果进行评价，为疫情的及时控制、被消毒设施和物品的进一步投入使用提供了及时的数据支持，也为将来消毒效果评价在传染病现场，特别是移动 BSL2 级实验室中检测提供了可能性。“GFP 标记的复制缺陷型腺病毒在消毒效果评价中的应用研究”旨在研发用于消毒效果评价的指示病毒，建立一种快速、安全、准确的消毒效果评价方法。

在病媒学研究方面，开展了《利用迷宫对鼠饵适口性及毒饵盒的使用的研究》等工作，以提高鼠药的灭鼠效果，降低鼠药的使用量，减少残余鼠药对环境的污染；开展蟑螂抗药性研究。通过对蟑螂转录组进行第二代测序，获取其转录组信息，定制了抗药性检测基因芯片，建立了准确、快速的蟑螂抗药性基因检测技术平台，进而对北京市不同地理种群蟑螂抗药性基因的频率进行监测，构建了北京市蟑螂抗药性基因时空变化分布图。开展了基于蟑螂味觉感知的行为抗性监测研究，建立了蟑螂行为抗性的监测方法，作为现有抗性监测方法的补充，可有效评估现有防治技术的有效性。

（五）毒理学研究

近年来北京在卫生毒理学研究领域取得阶段性成果，这些成果涉及毒理学数据基础上的风险评估，新型材料包括纳米材料在内的毒性评价，环境、职业和食品中化学物暴露的毒性评价，以及一些毒性效应的机制研究等方面，同时关注于标准制定、修订，新型模式生物在毒性评价及毒理学机制研究中的应用，体外替代毒理学技术的发展，重金属锰的神经毒性研究以及社会广泛关注的 PM2.5 健康效应及毒性机制研究等。

北京市预防医学研究所中心已完成食品安全国家标准《哺乳动物骨髓细胞染色体畸变试验》和《体外哺乳类细胞染色体畸变试验》制（修）订，并负责新国标指南的撰写。建立了国内疾控系统第一个利用秀丽隐杆线虫开展毒性评价以及毒性机制研究的技术平台，并与中国科学院上海分析计算所合作建立了实现全生命周期染毒的线虫芯片（worm farm）技术，利用线虫平台对化学品毒性进行评价，尤其是对小量低浓度混合性长时间暴露化合物的毒性评价，并开始建立化学品毒性数据库。

（六）放射卫生研究

在食品放射性监测及风险评估方面，自 2011 年日本福岛核电站事故以来，持续加强了北京地区食品放射性监测及其风险评估研究工作，2015～2017 年重点开展北京地区核设施周围食品中放射性污染风险监测。对采集到的食品样品采用高纯锗 γ 谱仪结合马林杯干样的方法测量样品中 10 种放射性核素的含量分析，根据《食品中放射性物质限制浓度标准》（GB 14882—94），所有样品 γ 能谱检测的 10 种核素的含量均未超出标准限值，在日常食用中不会对健康造成危害。

（庞星火　刘秀颖　曹若湘　王全意　董　忠　李　刚　赵　耀　宁钧宇
吴　疆　邵　兵　佟　颖　张　勇　白　冰）

参 考 文 献

北京市人民政府，2016. 2015 年度北京市卫生与人群健康状况报告. 北京：人民卫生出版社，2016.

刘世炜，周脉耕，王黎君，等，2015. 1990 年与 2010 年中国归因于室外空气污染的疾病负担分析. 中华预防医学杂志，49（4）：327-333.

王文韬，孙庆华，覃健，等，2017. 中国 5 个城市 2013～3015 年空气质量健康指数模拟研究：中华流行病学杂志，38（3）：314-319.

王小莉，林长缨，张海艳，等，2015. 北京市入托体检健康儿童肠道病毒 71 型和柯萨奇病毒 A 组 16 型感染状况及就诊行为调查. 中华流行病学杂志，36（7）：730-733.

周小洁，张勇，刘美德，等，2017. 蟑螂胶饵适口性快速量化评价方法初探. 中华卫生杀虫药械，23（1）：18-21.

Cesaroni G，Forastiere F，Stafoggia M，et al，2014. Long term exposure to ambient air pollution and incidence of acute coronary events：prospective cohort study and meta-analysis in 11 European cohorts from the ESCAPE Project. BMJ，348：f7412.

Chen Z，Wang J，Bao L，et al，2015. Human monoclonal antibodies targeting the haemagglutinin glycoprotein can neutralize H7N9 influenza virus. Nat Commun，6：6714.

Henao-Restrepo AM，Camacho A，Longini IM，et al，2016. Efficacy and effectiveness of an rVSV- vectored vaccine in preventing Ebola virus disease：final results from the Guinea ring vaccination，open-label，cluster-randomised trial. Lancet，S0140-6736（16）：32621-32626.

Li J，Hou L，Meng F，et al，2016. Immunity duration of a recombinant adenovirus type-5 vector-based Ebola vaccine and a homologous prime-boost immunization in healthy adults in China：final report of a randomised，double-blind，placebo-controlled，phase 1trial. Lancet Glob Health，S2214-109X（16）：30367-30369.

Li XF，Dong HL，Huang XY，et al，2016. Characterization of a 2016 clinical isolate of Zika virus in non-human primates. Ebiomedicine，12：170-177.

Liu Y，Yuan B，Li X，et al，2015. Impact of pollution controls in Beijing on atmospheric oxygenated volatile organic compounds（OVOCs）during the 2008 Olympic Games：observation and modeling implications. Atmos Chem Phys，15：3045-3062.

Rice MB，Ljungman PL，Wilker EH，et al，2015. Long-term exposure to traffic emissions and fine particulate matter and lung function decline in the Framingham heart study. Am J Respir Crit Care Med，191：656-664.

Schultz ES，Hallberg J，Bellander T，et al，2016. Early life exposure to traffic-related air pollution and lung function in adolescence. Am J Respir Crit Care Med，193：171-177.

Tang X, Zhang H, Song Y, et al, 2016. Hemagglutinin-targeting artificial microRNAs expressed by adenovirus protect mice from different clades of H5N1 infection. Mol Ther Nucleic Acids, 5: e311.

Wang F, Qi J, Bi Y, et al, 2015. Adaptation of avian influenza A (H6N1) virus from avian to human receptor-binding preference. EMBO J. 34 (12): 1661-1673.

Wang H, Shi Y, Song J, et al, 2016. Ebola viral glycoprotein bound to its endosomal receptor Niemann—PickC1. Cell, 164 (1-2): 258-268.

Wang X, Wu X, Jia L, et al, 2014. Estimating the number of hand, foot and mouth disease amongst children aged under-five in Beijing during 2012, based on a telephone survey of healthcare seeking behavior. BMC Infect Dis, 14 (1): 437.

Warren JL, Stingone JA, Herring AH, et al, 2016. Bayesian multinomial probit modeling of daily windows of susceptibility for maternal PM2.5 exposure and congenital heart defects. Statistics in Medicine, 35 (16): 2786-2801.

Xueli Yang, Jianxin LI, Dongsheng Hu, et al, 2016. Predicting the 10-year risks of atherosclerotic cardiovascular disease in Chinese population: The China-PAR Project (prediton for ASCVD risk in China). Circulation, 134 (19): 1430-1440.

Yao Z, Zhang Y, Shen XB, et al, 2013. Impacts of temporary traffic control measures on vehicular emissions during the Asian Games in Guangzhou, China. Journal of the Air & Waste Management Association, 63: 11-19.

Zhou X, Qian K, Tong Y, et al, 2014. De novo transcriptome of the hemimetabolous German Cockroach (Blattellagermanica). PLoS One, 9 (9): e106932.

Zhu F, Wurie A, Hou L, et al, 2017. Safety and immuno-genicity of a recombinant adenovirus type-5 vectorbased Ebola vaccine in healthy adults in Sierra Le-one: A single-centre, randomised, double-blind, placebo-controlled, phase 2 trial. Lancet, 389 (10069): 621-628.

本章更多参考文献获取

第七章　脑认知与脑医学领域国内外研究进展

一、最新流行概况

脑科学研究是目前最富有挑战性的重大科学问题，也是当前国际前沿科学的研究热点，具有重大的科学意义和广阔的市场需求。已经被多个国家列为科技发展的重要战略方向，并各自启动了宏大的脑科学研究计划。2012年，美国6位科学家提出一项名为“人类大脑活动图谱”的计划，经修订后上升为美国国家层面的大科学计划。2013年4月，奥巴马宣布启动这项旨在揭开人类大脑奥秘的研究计划——推进创新神经技术脑研究计划（简称“脑计划”）。2014年1月，欧盟委员会宣布，人脑工程成为欧盟“未来新兴旗舰技术项目”之一，并将在未来 10 年内获得 10 亿欧元的科研经费。2014 年 10 月，日本启动了“使用整合性神经技术制作有助于脑疾病研究的大脑图谱”研究计划。2016年3月，全国人民代表大会审议通过了中国“十三五规划纲要”，启动了以探索大脑认知原理的基础研究为主体，以发展类脑人工智能的计算技术和器件及研发脑重大疾病的诊断干预手段为应用导向的“中国脑计划”。中国脑计划研究涵盖了从基础理论研究到转化为社会生产力的各个领域，主要包括三大领域。①脑认知神经基础原理领域：包括脑认知功能的神经环路和工作原理，绘制人脑宏观神经网络图谱和模式动物介观神经网络的结构性和功能性全景式图谱。②脑重大疾病诊疗领域：包括阐述脑重大疾病的致病机制、确定脑重大疾病预警和早期诊断指标、早期干预、治疗和康复的新手段和器件的研发、构建非人灵长类动物的疾病模型等。③类脑研究领域：类脑计算理论和新一代人工神经网络计算模型、类神经形态的处理器和类脑计算机、类脑计算系统所需要的软件环境和应用平台、可自我学习和能适应环境而成长的机器人、脑机接口和脑机融合的新模型新方法、脑活动调控技术等。

北京在脑科学与类脑领域从基础研究到创新应用，均处于国内领先的地位，在脑认知、脑医学以及类脑计算领域拥有全国最完整的学科布局、多支实力雄厚的科研队伍、国际一流的实验条件、丰富的临床病例资源。为整合现有科研资源，集合优势力量开展脑科学与类脑研究，2015 年 9 月，北京市科委启动“脑科学研究”专项工作，该专项分为“脑认知和脑医学”以及“脑认知与类脑计算”两个专项。

“脑认知和脑医学”专项中脑认知旨在通过研究揭示大脑在生理和病理状态下的工作机制，寻找治疗与预防相关脑疾病的方法。脑医学主要指人类的脑部医学，研究脑部的疾病治疗。目前，虽然相关领域已经取得了一系列重要的研究成果，但未来仍然面临巨大的挑战。

二、国际最新研究进展

（一）帕金森病的早期诊断

目前帕金森病（Parkinson’s disease，PD）的诊断主要靠主观临床运动症状，包括运动动作慢、震颤和肌肉僵硬。而新的 Braak 病理分级把帕金森病分成无症状的临床前期、非运动症状为主的前驱期和以运动症状为特征的临床期。2015 年 11 月国际帕金森及运动障碍病协会发表了《帕金森病临床前驱期诊断研究框架》，列出针对发病相关遗传、环境及生活习惯暴露相关因素、非运动症状及疾病各个阶段潜在的生物标志物；以及基于朴素贝叶斯算法的风险计算方法。鉴于研究发现约 15%生前运动功能正常的老人去世后已存在突触核蛋白异常聚集等帕金森病特征性病理改变，提出早期诊断和尽早干预有可能延缓乃至阻断疾病的发生，从而达到降低发病率、患病率和致残率的目的。

（二）基于大样本的脑影像资源数据库与脑图谱构建

为了全面系统研究人类脑机构与脑功能，随着磁共振成像等脑影像技术手段的不断发展进步，2009～2015年美国政府投资了4500万美元完成了人脑连接组计划（Human Connectome Project，HCP）。该计划项目核心目标是建立正常美国人脑影像数据库并构建人脑功能图谱。HCP 项目在过去五年的时间里，利用磁共振脑成像技术（MRI）对 1200 名成人志愿者进行了脑部功能成像，获得了高时空分辨率的数据，为深入了解人类脑部神经环路的连接情况和功能信息提供了宝贵的脑影像资源数据库。美国国立卫生研究机构（NIH）的16个研究所和中心对该计划给予了联合资助。美国和欧洲10个研究机构超过100名研究人员参与了HCP计划。目前基于HCP项目的脑影像数据库已经产生了丰硕的研究成果，最近许多发表在 *Nature*、*Science*、*Nature Neuroscience* 等国际顶级学术期刊上的脑图谱文章数据都源自 HCP 数据库。

（三）可穿戴设备辅助诊断研究

在帕金森病临床诊断和检测方面：2014 年 8 月，英特尔与迈克尔 J 福克斯基金会（Michael J Fox Foundation，MJFF）合作，开始进行帕金森病可穿戴设备采集数据的研究。2015 年 3 月，苹果公司发布 Research Kit，其中一款 mPower 是针对帕金森病患者采集其声音、手指运动、步态等信息的 APP。澳大利亚一家公司上市一款智能腕表，用于监测患者的震颤与异动症情况，通过佩戴腕表 6～10 天采集一定量数据后，由诊所医生上传数据，由公司进行数据分析后反馈给医生。

在注意力缺陷多动症临床诊断和检测方面：一款英国研究者推出的名为“XOX”的腕带集成了多种生物传感器来追踪 ADHD 患者的生理变化数据；面向脑电信息的“EMOTIV”头盔可以监测被测者在不同情绪下的脑电信号；还有专门针对幼儿的“lCalm”设备绑在幼儿的脚上，来追踪脚部行为动作，用于构建 ADHD 患儿的行为特征。另外，还有 MIT 研究的“Sifteo”积木，该积木有内置的传感器和交互屏幕，在小孩玩的过程中能够获取交互数据从而用于儿童行为数据的收集。

（四）精神分裂症生物标志物研究

澳大利亚墨尔本精神研究中心的 Christos Pantelis 教授及其团队多年来一直致力于采用结构和功能脑成像研究方法探讨精神病超高危群体中的早期识别指标，研究发现了包括脑结构体积、皮层沟回褶皱、脑功能连接等多方面的潜在指标。同时纵向追踪研究对了解精神分裂症的早期识别指标具有重要作用。英国剑桥大学苏里博士及其所在的精神病学系利用其多通道脑成像分析方法在精神疾病患者群体中发现特有的脑结构和功能变化，并利用纵向追踪设计发现了与疾病症状和秉承具有独特相关关系的脑结构和功能改变。精神分裂症患者阴性症状的核心表现之一就是体验愉快事件或活动能力的丧失，此症状叫作快感缺乏（anhedonia）。国外最近的研究表明快感缺乏包含了即时性和期待性愉快体验缺乏两个成分。随着 Knutson 发展了金钱延迟奖赏任务（Monetary Incentive Delay Task，MID），研究者开始关注精神分裂症是否存在与期待愉快体验和即时性愉快体验相关的神经机制异常。Gard 等发现自我报告的期待性愉快体验在精神分裂症中出现损伤，而即时性的愉快体验则保持完好。

（五）脑静脉系统异常与脑卒中和脑损伤

近年来，脑静脉系统与脑卒中和脑损伤的关系日益受到关注。美国得克萨斯大学西南医学中心一项对大面积脑梗死患者进行的研究报道了 14 名大脑中动脉梗死的患者中 5 例出现致死性脑水肿，而这 5 名患者中有 4 名是在发病 48 小时内产生致命水肿，并且均存在病灶同侧静脉回流异常。该研究表明脑静脉引流在脑水肿形成中起了重要作用。这为脑卒中后病灶周围脑损伤形成机制的研究方向提供了新思路。目前对脑卒中与脑静脉回流进行相关研究数量有限，且每个研究的病例均较少，但是静脉回流异常已经越来越受到人们的关注。韩国一项研究报道了未破裂型动静脉畸形患者脑水肿的情况。结果有 13/329 的未破裂动静脉畸形患者存在脑水肿。此外还发现在这些存在脑水肿的患者中，静脉血栓、静脉扩张或狭窄以及引流静脉对比停滞发生率明显高于无脑水肿组，进一步证明静脉回流异常与脑水肿密切相关。韩国蔚山大学医学院 Byeong Sam Choi 博士所在团队应用双倍剂量钆增强脑 MRI 评估深部脑刺激治疗患者的脑血管系统，发现直窦、上矢状窦、丘脑支脑内静脉、前尾状核静脉尺寸均有所减小。其认为双侧丘脑底核深部脑刺激可影响脑静脉血流，脑静脉系统在脑功能变化中可能也起到一定作用。

三、国内最新研究进展

（一）绘制全新人类脑图谱

中科院自动化所研究团队成功绘制出全新的人类脑图谱：脑网络组图谱。该图谱包括 246 个精细脑区亚区，以及脑区亚区间的多模态连接模式，突破了 100 多年来传统脑图谱绘制思想，引入了脑结构和功能连接信息对脑区进行精细划分和脑图谱绘制的全新思想和方法，比传统 Brodmann 图谱精细 4～5 倍，具有客观精准的边界定位，第一次建立了宏观尺度上的活体全脑连接图谱。脑网络组图谱已经在网站（http://atlas.brainnetome.org）开放共享，以在线显示以及软件下载的方式提供给国内外相关研究领域的科研人员和临床医生免费使用。欧盟人脑计划（Human Brain Project，HBP）已在其神经信息平台（Neuroinformatics Platform，NIP）公开发布该图谱，国际神经信息学协调委员会（International Neuroinformatics Coordinating Facility，INCF）已在第一时间在线发布了人类脑网络组图谱（https://scalablebrainatlas.incf.org/human/BNA）。此外，一些国际著名神经影像分析软件平台，如 SPM、FSL 等都将脑网络组图谱作为主要人类脑图谱提供给用户使用。

（二）全球首建自闭症猴模型

中科院神经所研究团队通过构建携带人类自闭症基因 MECP2 的转基因猴模型及对 MECP2 转基因猴进行分子遗传学与行为学分析，发现 MECP2 转基因猴表现出类人类自闭症的刻板行为与社交障碍等行为。首次建立了携带人类自闭症基因的非人灵长类动物模型，为深入研究自闭症的病理与探索可能的治疗干预方法提供了重要基础。

（三）精神分裂症患者的听觉认知加工缺陷研究

几乎所有精神分裂症患者均有听觉认知加工缺陷，70%患者在精神病急性发作时出现幻听症状，基于该缺陷的生物标志物可以客观反映精神分裂症的感知觉异常。国际上将考察听觉整合的失匹负波（MMN）和考察听觉门控的前脉冲抑制（PPI）两项听觉认知加工缺陷作为精神分裂症生物标志物研究的重要方向。目前国内已陆续开展了一些 MMN 研究，最近进行的 meta 分析表明，该指标在中国精神分裂症患者中存在稳定损害，可作为辅助诊断的生物标志物。继续开展统一标准和规范的 MMN 多中心大样本研究，将有助于临床推广应用。北京安定医院研究团队自主设计的 PPI 注意增强范式，引入知觉空间分离的辨别，不但得到慢性精神分裂症患者独立样本的验证，而且针对精神病超高危人群的识别，效应值达到 1.21。

（四）儿童青少年脑结构与功能发育研究及常模计算平台研发

中国科学院心理研究所具有丰富的儿童与青少年发育研究经验，在脑结构与发育方面，相关科研团队已经初步开展为期5年名为"彩巢计划"的儿童青少年脑常模研究，致力于自2012年开始到2017年结束追踪192名健康儿童与青少年（6～18岁）的脑结构与功能发育，完成768次脑成像数据采集，为更大规模的脑发育常模研究提供预研数据资料。目前，"彩巢计划"已经完成第2次脑发育追踪，基于首次采集的脑结构与功能数据，已经开展了初步的研究，取得了一些阶段性的成果。"彩巢计划"的样本分布在重庆地区，它的顺利进行与完成将为在其他地区进一步扩大常模绘制所需数据提供研究经验与积累。与此同时，为了满足脑连接组学研究对大量神经科学数据进行高效、稳定、可重复处理和分析的要求，借鉴基因组学的发展，科研团队开发了一个易于使用的多模态脑成像整合计算平台系统（Connectome Computation System，CCS）。当前，CCS处于测试阶段，主要用于处理宏观尺度上的人脑多模态磁共振影像（MRI）数据，包括对结构形态图像、静息态功能磁共振图像和结构弥散张量图像的"清理和预处理"、"个体连接组图谱绘制和挖掘"、"基于数据的知识探索"三大等级模块。通过将矩阵论中"稀疏矩阵分块计算算法"和"现代脑科学中人脑连接组功能模块划分图谱"进行有机结合，CCS实现了高性能的人脑功能连接组计算。在此基础上，CCS对于连接组计算的"质量控制"、"重测信度和可重复性"、"可视化"设计了各自的功能模块。使用CCS，完成了对"彩巢计划"已采集数据进行了人脑网络的结构与功能发展轨线的初步生长曲线建模。

四、北京最新研究进展

北京在脑科学与类脑领域学科布局完整，科研团队实力雄厚，并拥有国际一流的实验条件与丰富的临床病例资源。2011年开始，国际数据集团公司（International Data Group，IDG）捐资分别与清华大学、北京大学与北京师范大学共同建立三家麦戈文脑科学研究院。清华大学-IDG/麦戈文脑科学研究院旨在致力于推动我国神经科学的发展，并在抗衰老药物的发现、脑起搏器开发等方面也取得重要进展。北京大学-IDG/麦戈文脑科学研究院致力于了解大脑认知功能并揭示大脑运行机制。北京师范大学-IDG/麦戈文脑科学研究院旨在促进神经科学尤其是发展神经科学方面的研究，特别是儿童青少年心理发展与脑发育、学习与脑的可塑性、儿童青少年脑功能障碍等。2012年，首都医科大学牵头成立了北京脑重大疾病研究院，以脑重大疾病转化医学研究为重点，强化学科的协同创新，推动脑科学研究的发展。同时，科技部和国家自然科学基金委员会等部委对脑科学研究也有相应投入，如"脑功能和脑重大疾病的基础研究"、"神经发育的基础研究"两项研究已列入国家"973计划"和"863计划"，"攀登计划"中也有相关脑科学研究的课题被列入。

（一）重大共性技术平台建设

初步完成神经调控共性技术平台的搭建，解决了脑深部电信号获取和实时传输问题，研制出全球首个具有脑电图功能的脑起搏器，并实现临床应用。多模态磁共振影像的脑结构和功能数据分析和结果可视化技术平台建设已全部完成，预计2017年11月可完成全部工作并对外提供试运行。已面向社会公开发布了临床科研型功能磁共振成像数据采集标准，并提供免费下载。初步建立脑重大疾病动物模型平台，并同步建设了脑重大疾病动物模型资源信息网站，将于近期将对用户开放，解决动物模型平台信息同步共享问题，为相关疾病研究提供一站式服务。

（二）阿尔茨海默病研究

1. 海马星形胶质细胞自身NMDA受体亚单位GluN2A和GluN2B抑制Aβ1-40的突触毒性作用

阿尔茨海默病（Alzheimer's disease，AD）早期病理改变包括淀粉样蛋白β（Amyloid-β，Aβ）寡聚体引起的突触功能障碍和 NMDA 受体的参与。北京脑重大疾病研究院的科研团队研究表明星形胶质细胞表达 NMDA 受体，并可能修饰了 Aβ 突触毒性活动。首次发现了星形胶质细胞自身 NMDAR 亚单位 GluN2A 和 GluN2B 介导了突触保护作用，揭示了 AD 的病理机制中星形胶质细胞和 NMDA 受体具有重要角色。这区别于以往更多关注神经元 GluN2A 和 GluN2B 在神经退变中的调节作用，差异化理解星形胶质细胞和神经元的 NMDAR 亚单位在突触存活的作用。同时还发现星形胶质细胞自身 NMDAR 亚单位 GluN2A 和 GluN2B 的作用与一种星形胶质细胞分泌的神经营养因子 β-NGF 相关。这些结果提示了在 AD 早期中星形胶质细胞有可能是阻止突触丢失的理想药物、治疗靶点。该研究结果发表于 *Journal of Alzheimer's Disease*，成为期刊网站主页推荐论文。

2. 通过多肽导向的泛素-蛋白酶体降解途径特异性地调控胞内的 Tau 蛋白水平

在 AD 患者大脑神经元细胞中，Tau 蛋白水平异常升高且过度磷酸化，由 Tau 形成的神经纤维缠结是 AD 最重要的病理特征之一。Tau 蛋白的大量存在能够介导 AD 另一重要病理蛋白 Aβ 的神经毒性。因此，降低细胞内 Tau 蛋白的水平是一种可能的治疗 AD 的策略。但是 Tau 蛋白是一种非酶蛋白，且没有固定的结构，很难找到小分子来调节 Tau 蛋白的降解。正常的细胞可以通过泛素化底物蛋白来调控蛋白通过细胞质量控制系统被降解，从而调控胞内蛋白的水平。受此启发，北京脑重大疾病研究院的科研团队设计和合成三组分的多功能多肽分子用于化学调控胞内 Tau 蛋白的含量。通过组合不同的 Tau 蛋白识别片段、E3 连接酶招募片段和连接体（linker），筛选出 TH006 分子能有效降低过表达 EGFP-Tau 融合蛋白的 N2a 细胞的 GFP 荧光强度。TH006 分子包含优化的 Tau 蛋白识别片段、E3 连接酶招募片段和跨膜片段，该分子可以跨越细胞膜和血脑屏障，招募 E3 连接酶对 Tau 蛋白进行多聚泛素化修饰，增强蛋白酶体对 Tau 蛋白的降解，从而降低胞内及脑内的 Tau 蛋白含量。该工作为 Tau 蛋白的性质研究以及 AD 的治疗提供了新的策略，被选为 *Cell Chemical Biology* 的封面。

（三）帕金森病研究

1. 帕金森病抑郁与帕金森病常见易感基因相关性研究

与正常老年人群相比，帕金森病（PD）患者甚至其一级亲属更易患抑郁。PD 患者抑郁严重影响其生活质量，而目前针对 PD 患者是否会发生抑郁的风险预测仍具挑战性。宣武医院课题组对中国神经变性病 863 数据库中 1134 名 PD 患者的抑郁发生率及其与常见易感基因的相关性进行分析，并进一步建立了 PD 抑郁的风险预测模型。结果发现此大队列 PD 患者中的抑郁发生率达 19.8%，且其中仅 6.8% 的患者接受了抑郁治疗。PD 易感基因 GBA L444P 变异携带者抑郁发生的风险更高，而另一 PD 易感基因位点 SNCA-Rep1（CA）12/12 基因型可降低抑郁的发生风险。逐步回归模型显示女性、PD 统一评定量表第二部分评分、GBA L444P 及 SNCA Rep-1 变异与 PD 抑郁发生最为相关。该研究明确了除临床因素外，PD 易感基因也与 PD 抑郁相关，有助于临床实践中更为准确地预测 PD 患者抑郁风险，并对未来 PD 抑郁患者进一步的靶向治疗提供一定的线索。

2. PD 序列效应神经机制研究

序列效应是 PD 常见的临床症状，表现为重复运动时速度和幅度逐渐减小，序列效应的神经机制不清楚，药物治疗无显著疗效。军事医学科学院课题组利用功能磁共振研究 PD 序列效应相关的神经活动及网络连接模式，以及关注和多巴胺治疗对序列效应的作用。结果显示序列效应是由于基底节运动环路功能损伤及前辅助运动区、前扣带回运动区、小脑网络失连接共同作用导致。通过调节关注网络可改善序列效应。多巴胺治疗可改善基底节运动环路功能活动，但不能修复前辅助运动区、前扣带回运动区、小脑网络间连接。该研究首次揭示了序列效应的神经机制，发现序列效应是由于基底节运动环路及前辅助运动区、前扣带回运动区、小脑网络共同作用导致，而不能修复前辅助运动区、前扣带回运动区、小脑网络连接是多巴胺治疗不能改善序列效应的重要原因。该研究对阐明 PD 运动症状机制具有重要意义，文章被 *Brain* 编辑重点推荐。

（四）精神分裂症研究

1. 颞叶在调节原始听觉记忆中的作用

原始听觉记忆（primitive auditory memory，PAM）是指在听觉系统的瞬态记忆保持过程中，最早期的时间链，用来完整无损耗地保持原始声音的精细结构信号，保持时间最长可达 20～30ms。北京脑重大疾病研究院的科研团队主要针对 PAM 的神经基础开展研究。通过探查在一段噪声中插入不相关片段（break in interaural correlation，BIC）存在与否，来判断是否存在原始听觉记忆，通过改变双耳先后播放的时间差，来获取最长耳间间隔（也就是耳间延迟阈值），以此来探究原始听觉记忆的时长。将正常人与接受单侧前颞叶切除以治疗颞叶癫痫的患者进行对比，来探究颞叶在调节原始听觉记忆中的作用。结果显示，单侧颞叶切除的患者仍然能够探查到 BIC 的存在，即使在引入双耳时间差后，患者仍能够探测该项内容。然而，患者群体的双耳延迟阈限的组平均值有差异，即对侧耳领先情况下对 BIC 的探查要比同侧耳领先情况下的结果差。综上，结果表明虽然颞极不是整合双耳信号的必要条件，但是对于自上而下调节原始听觉记忆是有效果的，尤其体现在对侧信息的精细结构信号的保持方面。

2. 精神分裂症性别差异分析

精神分裂症是一种最严重的精神疾病之一，发病率为 1%。临床现象显示精神分裂症的发病率、症状、治疗反应等方面存在一定的性别差异。最近北京脑重大疾病研究院李人教授等的遗传研究显示不同性别在精神分裂症中存在较大差异。但需要更多的研究来验证精神分裂症的性别差异的因果作用，并开发出这种严重的精神疾病的特异性治疗。男性表现出发病较早，更高的倾向，阴性症状，较低的社会功能，和共同病态的物质滥用比，而女性表现相对较晚发病的疾病有更多的情感症状。大多数的研究表明，女性发病比男性通常晚 3～5 年。目前较为一致的观点为男人存在单一的发病高峰年龄，即在 21～25 岁，女性则存在两个高峰发病年龄，一个在25～30 岁，另一个在45 岁后。精神分裂症发病的性别差异的潜在分子机制尚不清楚，神经系统的早期发展一直是一个有趣的假设。该最新研究表明 DNA 甲基化可能是导致性别差异的一个病因。转化生长因子（TGF-β）遗传多态性的研究表明，年龄相对于 TGFB1 869t/C 多态性在女性精神分裂症患者的精神病发病有显著差异。目前关于性别差异研究较多的主要有两方面，一方面是性激素相关因素，另一方面为性染色体异常的相关因素。在未来研究中对这两方面进行进一步的研究将有益于寻找新的治疗靶点。

（五）感知觉神经环路发育、功能和疾病研究

1. 发现人类化学信号可在个体间有效传递性别信息

中科院心理所研究人员发现，雄甾二烯酮和雌甾四烯可在个体间有效传递性别信息，为人类性信息素的存在提供了有力证据。论文发表在 *Current Biology*，并引起媒体广泛关注，*Science*、*Scientific American*、*Time* 等国际知名媒体予以深度报道，该文的 Altmetric 分数（公共指数）为 266，这在该期刊历史上发表的所有文章中排名 26，跨期刊全部发表文章中排名位于前 1%。

2. 发现数字的本质是基于拓扑性质确定的知觉物体

中科院生物物理所研究人员获取支持视觉认知基本单元的拓扑学定义的脑功能联结组证据；通过

脑功能成像研究发现拓扑性质激活杏仁核，支持“大范围首先”理论假设的神经表达可能是皮层下通路。

（王晓民　高家红　左西年　陈楚侨　陈　彪　陈益强　王传跃　赵性泉）

参 考 文 献

He L，Zhou K，Zhou T，et al，2015. Topology-defined units in numerosity perception. PNAS，112（41）：E5647-5655.

Kim BS，Sarma D，Lee SK，et al，2009.Brain edema associated with unruptured brain arteriovenous malformations. Neuroradiology，51（5）：327-335.

Wang J，Yang N，Liao W，et al，2015. Dorsal anterior cingulate cortex in typically developing children：Laterality analysis. Dev Cogn Neurosci，15：117-129.

Xu T，Yang Z，Jiang L，et al，2014. A Connectome Computation System for discovery science of brain. Sci Bull，60（1）：86-95.

Yu W，Rives J，Welch B，et al，2009. Hypoplasia or occlusion of the ipsilateral cranial venous drainage is associated with early fatal edema of middle cerebral artery infarction. Stroke，40（12）：3736-3739.

Zhou W，Yang X，Chen K，et al，2014. Chemosensory communication of gender through two human steroids in a sexually dimorphic manner. Curr Biol，24（10）：1091-1095.

第八章　北京医学科技工作进展

一、十大疾病科技攻关与管理工作

（一）实施背景

2010 年，以科技引导市民健康为导向，市科委、市卫生计生委（原市卫生局）在市委市政府指导下，启动实施“首都十大疾病科技攻关与管理工作”，以应对重大传染病和慢病的双重挑战。这也是首个在全国各省市内专门针对医疗卫生领域制定的最大规模的、系统的科技管理工作。

该项工作分三期实施，第一期（2010～2012）年，重点为夯实基础，掌握各疾病真实的流行状况及危险因素，并进行干预，搭建临床研究所必需的研究平台；第二期（2013～2015）年，重点为引领临床，制定临床急需的诊疗规范和适宜技术，提高北京地区的医疗质量；第三期（2016～2020）年，目标为占领国际学术高地，开展多中心、大规模的循证医学研究，为修改国际指南提供证据，建设具有全球影响力的医学科技创新中心。目前，前两期工作已经顺利完成，三期工作已经开始，重点围绕落实全国科技创新中心的战略定位、科技创新中心建设总体方案以及“十三五”加强全国科技创新中心建设规划的开展具体工作。

（二）主要成效

“首都十大疾病科技攻关与管理工作”实施以来，临床研究网络成员单位扩展到 149 家；建立了全国规模最大的“北京重大疾病临床数据和样本资源库”，现保存病例 7 万余例，样本 70 万余份；形成 20 项国际有影响力的创新性成果，研发了 300 余项新技术、新方法，共制订 136 项诊疗技术规范和标准，其中 55 项成为国家行业标准、指南和规范；筛选了 170 项科技成果共向 5000 家（次）医疗机构推广；10 余项研究成果转化成政策或为制定政策提供了理论依据。

二、首都临床特色应用研究专项

（一）实施背景

北京市科委于 2010 年启动实施了首都临床特色应用研究专项（以下简称“首都特色”专项），以医疗机构为主体，以临床需求为导向，支持北京地区具有传统优势特色或潜在优势领域开展临床技术的创新性研究。

“首都特色”专项通过支持首都临床优势特色和新兴特色领域开展诊疗技术、方法等方面的创新性研究，形成一批特色临床优势领域、培养一批创新能力强的临床研究骨干人才。专项与“首都十大疾病科技攻关与管理工作”配同衔接，形成北京医疗卫生科技发展“点面结合”的互补格局，促进北京临床医疗技术的发展。

（二）主要成效

“首都特色”专项实施 8 年来，共申报课题 4618 项，1373 项科研课题获得支持，累计投入科技经费

2.9 亿元。已在北京地区逐渐形成自己的品牌。目前，专项共支持了 70 个领域 162 个国家临床重点专科的发展，国家临床重点专科的覆盖率达到 71.7%，专项已成为培养青年科研人才的重要途径，是临床医生的第一桶金。其中，“首都特色”专项的课题负责人中青年科研人员的比例达到 40%以上，首次承担临床研究课题的科研人员占比超过 50%，培养硕士研究生 1000 多名，博士生 500 多名，科研骨干人才 600 余人，为将来临床研究人才梯队的建设培养了大批高素质的骨干人才和潜质优良的后备队伍。专项研究基本涵盖了严重威胁首都市民健康的常见病和多发病，一批临床诊疗新技术、新方法等研究成果陆续应用于临床。“首都特色”专项成果形式包括临床诊疗新技术、新方法，诊疗规范、操作指南等，形成 35 项达到国际先进水平的临床诊疗新技术、新方法，形成350项左右处于国内领先水平的临床诊疗新技术、新方法。

三、生命科学前沿创新培育专项

（一）实施背景

生命科学前沿技术作为 21 世纪引发新科技革命的重要推动力量，不但是未来高技术更新换代和新兴产业发展的重要基础，国家高技术创新能力的综合体现，更直接关系到社会发展、国民经济增长、城乡人民健康水平和生活环境质量的改善。

北京作为全国的科技创新中心，科技资源丰富，汇集了全中国 50%的科研工作者，为充分发挥北京丰富的科研资源，北京市科委自 2011 年开始启动生命科学领域前沿技术培育专项，围绕结构生物学、生物芯片、干细胞与组织工程等十个重点方向，形成了以“高端人才+战略前沿方向”的组织模式，目前科技经费总投入约为 1.51 亿元，资助 77 项技术研究。带动企业、高校院所及医疗机构投入经费 6500 余万元。

（二）主要成效

1. 个体化诊疗

个体化诊疗是当今医学界的重要命题，具有深刻的学术与实践内涵，预示着未来医学的发展方向。世界卫生组织在《迎接 21 世纪的挑战》报告中指出，21 世纪的医学将从“疾病医学”向“健康医学”发展，从群体治疗向个体治疗发展。

北京大学人民医院血液科黄晓军团队依托北京市科委前沿项目资助课题，在急性髓性白血病治疗方面，发现了与急性髓性白血病临床预后相关的标志物，验证了标志物对于治疗预后的意义和复发的危险因素，建立新的危险分层体系，达到国际最好的疗效，为急性髓系白血病的个体化治疗提供了很好的基础。在急性早期早幼粒细胞白血病（APL）方面，研究首次证实“不化疗、不输液、仅用 2 个口服药物 8 个月治疗 APL” 新方案，避免化疗带来的多种副作用，大大提高了患者的生存质量，同时减轻了患者医疗费用负担。

北医三院乔杰教授团队与北京大学生物动态光学成像中心谢晓亮以及汤富酬教授团队合作，首次实现对单个卵母细胞极体基因组的高精度测序，成功对人类基因组进行分型，建立了世界首个人类女性个人遗传图谱，成功攻克在胚胎着床前同时诊断出单基因疾病和染色体异常疾病这一世界难题。项目组进一步开发了新的胚胎单基因疾病诊断方法——MARSALA 方法，2014 年 9 月 19 日，世界首例经 MALBAC 基因组扩增高通量测序进行单基因遗传病筛查的试管婴儿在北京大学第三医院诞生。在国内 MARSALA 技术已应用于 20 余家生殖中心，给长期遭受遗传疾病困扰的家庭带来了拥有健康后代的希望。

2. 干细胞与组织工程

干细胞技术作为 21 世纪最重要的十项研究领域之首，是继人类基因组大规模测序之后最具活力、最有影响和最有应用前景的生命科学领域，神经性疾病、糖尿病、心血管疾病、肾脏疾病、肝脏疾病、癌症和艾滋病等重大疾病都可望借助干细胞及组织工程技术得到康复。

中国食品药品检定研究院汪巨峰团队依托“人诱导多能干细胞的心肌分化技术及其在药物心脏毒性评价中的探索性研究”课题，建立的多能干细胞定向分化成的心肌细胞体外毒性筛选模型，与国际水平同步，符合国际毒理实验的发展趋势，能够早期介入新药研发过程，缩短研发周期，减少或避免新药研发中的重复试验；还可以大大降低研究费用，有效提高药物研发的成功率，在药物安全评价，尤其是安全药理学研究领域正在逐渐获得广泛推广和进一步的应用。

3. 分子医学影像

分子医学影像学被美国医学会评为未来最具有发展潜力的十个医学科学前沿领域之一，被誉为 21 世纪的医学影像学，是与生命科学交叉的研究方法和手段的突破与创新。

北京华科创智健康科技股份有限公司周智峰团队，依托“内窥镜超声成像系统及微型高频超声探头研发”课题通过产学研医检紧密合作，突破了 12～20MHz 高频微弱超声信号非接触接收发射、动态超声图像阻抗补偿、多介质超声耦合等关键技术，攻克了 360° 高柔性旋转超声探头、探头驱动器及 200MHz 超声内镜图像处理器、纳米耦合液等核心部件设计制造瓶颈，申报取得了发明专利、软件著作权等自主知识产权，建立了超声内镜研发测试平台，为研发成果产业化奠定了良好技术基础，目前课题承担单位正在加速成果转化。

清华大学苑纯团队依托“脑血管疾病预警的多模态影像学技术研究”课题联合心脑血管医学成像领域的专家，建立了磁共振黑血成像技术、超声弹性成像方法、磁共振血流动力学测量方法等国际领先的关键技术方法，为心脑血管病病因研究和预防控制策略提供重大的科学依据。目前，以该课题为基础研发的脑血管影像解决方案已经在北京医院、天坛医院等全国多家医院应用与推广。

4. 纳米医学

纳米材料和纳米技术是 20 世纪 80 年代以来兴起的一个崭新的领域，随着研究的深入和技术的发展，纳米材料开始与许多学科相互交叉、渗透，显示出巨大的潜在应用价值，并且已经在一些领域获得了初步的应用，纳米技术和材料的发展将给医学领域带来一场深刻的革命。

中科院过程所马光辉团队依托“新型膜乳化技术制备均一曲普瑞林长效纳微球缓释制剂的研究”课题突破了国际上采用均质、超声、喷雾干燥、熔融挤出等剧烈的常规制备方法，采用具有独立知识产权的新型膜乳化技术，通过膜孔径调控微球粒径，成功制备了粒径均一、大小可控，CV<15%的醋酸曲普瑞林微球，大大减轻患者痛苦的同时显著提高临床顺应性。同时，还完成了制备工艺的优化和验证，成功将包埋率由初期的 50%提高到 90%以上（药典标准包埋率大于 80%即可），且制备重复性好，在 30 天内可持续释放药物，释放率达 80%，有效保证了药物的利用度。并研制了相应的仪器设备，将醋酸曲普瑞林制备规模从实验室阶段逐步推进到小试和中试阶段，有效保证制备重复性和产品质量一致性。

国家纳米科学中心的王浩研究员及其团队通过“防治后发性白内障的纳米修饰人工晶体的研究”课题的实施，通过设计并开发了一种光热纳米材料区域修饰的人工晶状体，首先制备具有形状记忆型的人工晶状体，同时制备具有光热效应并能够有效杀死上皮细胞的纳米材料，通过纳米材料选择区修饰到人工晶状体的赤道部位，对上皮细胞的可控清除，实现对后发性白内障的防治，这是纳米材料与人工晶状体材料的首次结合。

5. 基因治疗

基因治疗被认为是医学和药学领域的一次革命，是当今生物医学发展的重要里程碑。与其他治疗方法相比，基因治疗的特点在于直接通过基因水平的操作和介入来治疗疾病，从根本上治愈疾病，消除或减少了用于改善症状的花费。

北京大学王世强团队依托“基于 JP2 蛋白和小 RNA-24 的心衰早期基因治疗新技术研究”课题，建立了通过静脉注射腺相关病毒对心肌细胞进行靶向基因导入的关键技术，实现了对心肌细胞 microRNA-24 的特异性干扰抑制以及JP2的表达增强。通过动物心衰模型心脏收缩功能指标的跟踪测量以及兴奋收缩耦联关键蛋白的表达变化分析，证明 microRNA-24 的抑制和 JP2 的表达均能够对心衰模型的心脏收缩功能有显著改善，对剂量进行优化后没有明显提高动物死亡率，证明该基因治疗模型具有较好的可行性、有效性和安全性，这些发现为探索心衰的基因治疗对策提供了新思路，为未来临床应用提供了重要的前期实验基础。

北京大学苏晓东团队依托“基于融合基因 ZM 的脑胶质瘤生物标志物功能及临床验证研究”课题针对中国脑胶质瘤人群特有的 PTPRZ1-MET（ZM）融合基因进行研究，在细胞及动物实验中证实了 ZM 融合基因使得 cMET 致癌基因呈活性形式高表达，成功制备了可用于筛选 cMET 磷酸化水平较高患者的抗体，为 cMET 双磷酸化抗体转化为临床检测试剂盒奠定基础，该项工作未来有望能为脑胶质瘤患者的诊断及个体化治疗提供有效的指导。

6. 数字化医疗

数字医疗是把现代计算机技术、信息技术应用于整个医疗过程的一种新型的现代化医疗方式，是公共医疗的发展方向和管理目标，作为一个新兴高科技产业，近年来在世界上迅速崛起。

中国科学院电子学研究所、首都医科大学宣武医院和北京世纪德辰通信技术有限公司通过“脑深部核团的纳米生物双模检测技术研究”课题的协同创新研究，针对帕金森等脑部疾病检测和脑功能研究需求，探索研制出灵长类动物脑深部核团高通量、高信噪比神经电生理和递质化学信息（简称“双模”）检测新型原理样机及一体化长型（25mm）植入式神经微纳电极阵列，实现了食蟹猴脑深部核团神经信息双模检测，创新获得了帕金森模型食蟹猴造模前后电生理和递质化学的动态变化双模信号，发现帕金森食蟹猴与正常食蟹猴相比，其脑深部核团纹状体的多巴胺含量减少了 90%，动作电位发放频率明显加快，场电位在 0～10Hz 范围内能量分布异常，皮层区域表现尤为明显。此课题的研究成果为脑深部手术靶点递质识别定位与检测提供了新方法，为脑科学研究提供了新工具新手段。

7. 生物医学材料

生物医学材料是当代材料学科的重要分支，专指用于临床治疗，与人体组织发生直接接触且用于发挥、增强或替代人体组织功能的各种生物材料，随着生物技术的快速发展，生物医用材料已成为科研人员竞相进行研究和开发的热点。

北京大学第三医院余家阔团队依托“3D 打印技术在全膝置换用人工关节设计和加工中的应用研究”课题通过利用建立的大样本中国人膝关节数据库，分析中国人的解剖特点，设计符合中国人的个性化膝关节假体，采用 3D 打印技术制造假体，同时通过设计个性化辅助手术工具，简化手术步骤，缩短学习曲线，使个性化膝关节假体的个性化设计和制造成为可能。

四、北京脑认知与脑医学研究专项

（一）实施背景

脑科学旨在了解人类大脑的结构和功能及两者的相互关系，是最具挑战性的基础科学命题之一，是当前国际重要前沿领域，一般认为由认识脑、保护脑和模拟脑三个方向组成。北京从基础研究到创新应用，均处于国内领先的地位，在脑认知、脑医学以及类脑计算领域拥有全国最完整的学科布局、多支实力雄厚的科研队伍、国际一流的实验条件、丰富的临床病例资源。自 2015 年起，北京先期启动了“脑科学研究”专项，重点布局“脑认知与脑医学”和“脑认知与类脑计算”；目前已经部署了三批项目，投入经费 2.77 亿元。充分调动了北京地区脑科学研究力量的协同攻关和重大共性技术平台的建设，取得了一系列具有国际影响力的研究进展。

（二）主要做法

1. 指导思想与基本原则

重点关注脑认知和脑疾病两个重要领域，聚焦具有科学突破前景、临床转化潜能的研究项目，将自主创新作为战略基点，加强多学科间的交叉融合，基础、应用、开发研究整体部署，汇集北京优势力量集智攻关，在北京优势领域产出国际领先的标志性研究成果，为北京建设全国科技创新中心做出贡献。

聚焦脑科学研究的核心关键问题及北京优势研究基础，在脑认知研究和脑疾病防控领域，加强顶层设计和目标导向，进一步强化脑发育和脑疾病的发生发展机制研究及转化应用研究，确保在若干研究方向上形成国际领跑格局。整合北京前期优势研究基础，在病例样本资源库、患者临床数据库、实验动物生物标本库等方面，搭建有利于资源共享、集成攻关的研究平台。鼓励北京地区研究团队与国内外领先团队合作共研，强化与欧美脑计划开展深度国际合作，推动北京地区脑科学研究科技攻关实现多点突破。

2. 组织方式

组织方式灵活多变，根据每年项目实施的具体情况，采用公开发布征集指南、定向组织及专家评审等方式。以公平公正为原则，公开征集与专家评审背靠背相结合，由不参与评审的工作人员在拟定专家备选库中邀请。课题按照北京市科委科技计划课题立项管理办法进行答辩论证，综合评估申报课题方向与指南吻合度、技术水平与创新性、临床应用前景、研究基础、考核指标等要素，并对答辩课题进行投票和打分。

3. 落实各方职责

建立顾问专家组、首席专家、创新团队相结合的运行机制，顾问专家组负责研究方向论证和进度检查督导，首席专家负责团队建设和项目组织实施，创新团队负责研究内容实施和研究成果报道。

4. 建立滚动支持与淘汰机制

在项目论证阶段和实施阶段，建立滚动支持和淘汰机制相结合的管理方式，制订客观合理的指标体系，定期对研究团队的进行能力评估和绩效考核，激发研究人员的创新活力。

（三）主要成效

1. 神经调控技术研究中心

完成了神经调控共性技术平台的搭建；以清华脑起搏器作为载体，进行脑科学临床研究、前沿技术研究以及基础研究，研发出 2～3 种新的神经调控技术方法；研制成功带有感知功能的脑起搏器，能够在疾病治疗的同时长期、实时采集脑深部电信号数据，建立基于人脑的数据获取平台，为脑科学研究中的功能神经疾病机制研究奠定脑深部数据基础。

2. 脑重大疾病数据研究中心

以阿尔茨海默病、帕金森病、癫痫、精神性疾病（抑郁与精神分裂）、儿童孤独症及青少年学习障碍等脑重大疾病为研究对象，通过建立相关疾病临床数据与生物样本质量管理体系，建立符合国际标准及规范的脑重大疾病样本队列及多元大数据平台。

3. 多模态脑影像技术研究中心

针对当前临床和研究使用最广泛的多模态磁共振脑影像技术，建立多模态磁共振脑影像数据采集和分析规范，搭建多模态磁共振脑影像数据结果可视化和海量影像数据处理和共享平台，实现数据共享。

4. 脑重大疾病动物模型研究中心

建立基于啮齿类和非人灵长类动物的转基因和基因敲除等基因修饰技术，实现 9 种啮齿类和 3 种以上非人灵长类脑疾病动物模型及相关技术规范。初步建成规范化的脑重大疾病啮齿类和非人灵长类动物模型资源库和数据共享体系，形成具有自主建模能力的脑重大疾病啮齿类和非人灵长类动物模型技术研究中心。整合各优势单位在脑电信号采集分析、SPECT/CT 脑部成像、双光子活体脑成像、神经认知功能和行为学分析评价等关键技术平台，形成以脑疾病动物模型为核心的开放共享实验服务平台，初步建立合理可行的平台运行管理和开放服务工作机制。

5. 关键技术领域

在脑疾病发病机制与预警技术领域，基于儿童癫痫临床治疗筛选出 2 种新的癫痫致病/易感基因的候选基因（KCNH3 和 KCNC4），已经被动物实验证明，为临床诊断提供依据；建立了一种新型阿尔茨海默病大鼠模型（三基因敲入模型）并通过病理学鉴定成功，比已有大小鼠模型尤其是传统的过表达动物模型有明显的优势，该模型的建立为研究阿尔茨海默病的突触缺损和认知损伤的修复提供了非常好的研究对象。在脑疾病早诊早治技术领域，用于阿尔茨海默病诊断标志物检测的 MesoScale Tau 试剂盒核心技术自有化，降低检测成本和检测下限，节省 2～4 倍的脑脊液用量，为我国研发自主知识产权的检测试剂盒奠定基础，是分子标志物检测产品国产化的开端。

在脑疾病相关神经功能环路图谱技术领域，基于脑网络图谱的难治性抑郁症精确重复经颅磁刺激（TMS）治疗探索，发现 sACC 脑区可能是鉴别难治性抑郁症（TRD）与重度抑郁症（rMDD）的脑影像学标志物；在此基础上，基于解剖连接寻找 TRD 患者经颅磁刺激（TMS）治疗的脑区，发现前额皮层（PFC）可能是与 sACC 功能连接最强的脑区，是潜在的刺激靶标。

在认知老化与障碍技术领域，首次证明了间歇性低氧对阿尔茨海默病模型小鼠的认知障碍的改善作用，有可能为临床阿尔茨海默病患者提供一种无创、便捷的预防和干预的辅助治疗方法；首次为国内授权和引进了轻度行为损害测评工具（mild behavioral impairment，MBI）并在做中文信效度评估研究，推动了国内阿尔茨海默病神经认知评估的进步。

在基于感知觉加工、注意机制的认知、情绪障碍客观诊断与治疗技术领域，首次创新性的提出，通过工作记忆训练改善愉快体验脑功能研究，揭示了工作记忆训练改善高快感缺失个体愉快体验加工的作用及其神经机制，为临床诊断与治疗提供一种新的可能。

在儿童青少年脑认知技术领域，应用机器学习新技术，构建了基于多维磁共振脑白质特征的个体识别模型，并实现了对阅读障碍儿童个体的高精度自动判别（识别准确率达到 83%），为相关认知障碍儿童青少年的自动识别提供了新手段；首次证明了汉语阅读障碍在脑结构水平上同样存在病因学相关的异常，同时表明特定脑区神经指标的异常表现会随年龄不同发生改变，提示对阅读障碍的探索必须纳入对发展因素更加细致的考察。

在睡眠障碍研究技术领域，发现在睡眠过程中抹除痛苦记忆的新方法，明确海马、腹内侧前额叶皮层网络、背外侧前额叶（DLPFC）、前扣带回（ACC）及脑岛等功能脑区对睡眠异常状态下认知功能的调控机制。在智能医疗与药物研发技术领域，通过系统的筛选、化学改造、成药性评价，发现并申请专利保护了一系列改善阿尔茨海默病的小分子化合物，其中50561作为最优的备选化合物正在进行临床前资料准备，该发现将是中国第一个基于新机制，新靶点的1.1类治疗阿尔茨海默病的药物；首次在国内严格按照 CFDA 要求完成氟[^{18}F]丙那嗪和氟[^{18}F]贝吡正电子药物的临床试验备案申请，质量标准通过中检院复核检验，备案申请通过CFDA组织的专家评审会，实现了这两个药的临床转化研究。

五、首都卫生发展科研专项

（一）实施背景

为提高防病治病水平，通过科技支撑提升医疗卫生整体服务能力，推动首都卫生健康事业协调发展，2011 年原市卫生局和市财政局本着支持行业、立足北京、体现公益、促进发展的原则，设立并启动实施了“首都卫生发展科研专项”（以下简称“首发专项”）。确定了五个重点方向：一是支持行业应用基础研究，主要包括北京地区常见、多发性疾病和感染性疾病的病因学、病原学、生物治疗学等研究；二是支持行业重大公益性技术前期预研，主要包括关键技术与核心方法的前瞻性研究、重大疾病流行病学研究、传染性疾病与慢性非传染性疾病的监测预警体系建设、运行机制与干预措施研究、国内外医学科学技术进展追踪与循证医学研究等；三是支持行业实用技术研究和推广，主要包括疾病临床诊治技术、城乡社区卫生服务适宜技术和管理策略、突发公共卫生事件医学应急技术及防护对策、健康教育与健康促进传播技术的研究和推广等；四是支持行业技术标准和管理规范研究；五是支持基于生物医药健康产品研发为主要目标的临床转化医学研究。

（二）主要成效

首发专项已组织开展了三轮项目的申报与立项工作，共计支持30个学科领域、133个单位的784个项目，支持财政资金近3亿元。至今已解决722项临床和公共卫生领域的实际问题，优化了145项诊断方法和62项治疗措施，制定或更新指南20部，发现了25个新的影响相关疾病预后的因素，为提高医疗服务质量提供了17个解决方案和29项政策建议，申请专利99项，其中半数已经获得授权。

附　　录

附录1　北京加强全国科技创新中心建设总体方案

为深入贯彻党的十八大和十八届三中、四中、五中全会精神，全面落实全国科技创新大会精神和《国家创新驱动发展战略纲要》、《京津冀协同发展规划纲要》部署要求，坚持和强化北京全国科技创新中心地位，在创新驱动发展战略实施和京津冀协同发展中发挥引领示范和核心支撑作用，制定本方案。

一、总 体 思 路

按照党中央、国务院决策部署，坚持创新、协调、绿色、开放、共享发展理念，根据京津冀协同发展的总体要求，以中关村国家自主创新示范区为主要载体，以构建科技创新为核心的全面创新体系为强大支撑，着力增强原始创新能力，打造全球原始创新策源地；着力推动科技和经济结合，建设创新驱动发展先行区；着力构建区域协同创新共同体，支撑引领京津冀协同发展等国家战略实施；着力加强科技创新合作，形成全球开放创新核心区；着力深化改革，进一步突破体制机制障碍，优化创新创业生态。塑造更多依靠创新驱动、更多发挥先发优势的引领型发展，持续创造新的经济增长点，为把我国建设成为世界科技强国、实现"两个一百年"奋斗目标提供强大动力。

二、发 展 目 标

按照"三步走"方针，不断加强北京全国科技创新中心建设，使北京成为全球科技创新引领者、高端经济增长极、创新人才首选地、文化创新先行区和生态建设示范城。

第一步，到 2017 年，科技创新动力、活力和能力明显增强，科技创新质量实现新跨越，开放创新、创新创业生态引领全国，北京全国科技创新中心建设初具规模。

第二步，到 2020 年，北京全国科技创新中心的核心功能进一步强化，科技创新体系更加完善，科技创新能力引领全国，形成全国高端引领型产业研发集聚区、创新驱动发展示范区和京津冀协同创新共同体的核心支撑区，成为具有全球影响力的科技创新中心，支撑我国进入创新型国家行列。

第三步，到 2030 年，北京全国科技创新中心的核心功能更加优化，成为全球创新网络的重要力量，成为引领世界创新的新引擎，为我国跻身创新型国家前列提供有力支撑。

三、重 点 任 务

充分发挥北京高端人才集聚、科技基础雄厚的创新优势，统筹利用好各方面科技创新资源，积极协同央地科技资源，深入实施军民融合发展战略，完善创新体系，优化提升首都创新核心功能，突出重点，在基础研究、原始创新和国家急需的领域取得突破，全面服务国家重大战略实施。

（一）强化原始创新，打造世界知名科学中心

加大科研基础设施建设力度，超前部署应用基础及国际前沿技术研究，加强基础研究人才队伍培养，建设一批国际一流研究型大学和科研院所，形成领跑世界的原始创新策源地，将北京打造为世界知名科学中心。

1. 推进三大科技城建设

统筹规划建设中关村科学城、怀柔科学城和未来科技城，建立与国际接轨的管理运行新机制，推动央地科技资源融合创新发展。加强北京市与中央有关部门会商合作，优化中央科技资源在京布局，发挥高等学校、科研院所和大型骨干企业的研发优势，形成北京市与中央在京单位高效合作、协同创新的良好格局。中关村科学城主要依托中国科学院有关院所、高等学校和中央企业，聚集全球高端创新要素，实现基础前沿研究重大突破，形成一批具有世界影响力的原创成果。怀柔科学城重点建设高能同步辐射光源、极端条件实验装置、地球系统数值模拟装置等大科学装置群，创新运行机制，搭建大型科技服务平台。未来科技城着重集聚一批高水平企业研发中心，集成中央在京科技资源，引进国际创新创业人才，强化重点领域核心技术创新能力，打造大型企业集团技术创新集聚区。

2. 超前部署基础前沿研究

北京发挥科教资源优势，加强与国家科技计划（专项、基金等）衔接，统筹布局重点领域原始创新，集中力量实施脑科学、量子计算与量子通信、纳米科学等大科学计划，引领我国前沿领域关键科学问题研究。瞄准国际科技前沿，以国家目标和战略需求为导向，整合优势力量，在明确定位和优化布局的基础上，建设一批重大科研创新基地。围绕国家应用基础研究领域部署，加强对信息科学、基础材料、生物医学与人类健康、农业生物遗传、环境系统与控制、能源等领域的支撑，取得一批具有全球影响力的重大基础研究成果，引领国际产业发展方向。

3. 加强基础研究人才队伍建设

坚持高起点、高标准，建设结构合理的创新人才团队，造就一批具有国际影响力的科学大师和以青年科学家为带头人的优秀研究群体。支持高等学校、科研院所和有条件的企业共建基础研究团队，加快科学家工作室建设，创新青年人才支持模式，形成一批从事基础研究的杰出青年科学家队伍。在全球范围内吸引一批能够承接重大任务、取得尖端成果、作出卓越贡献、形成“塔尖效应”的顶尖人才。在统筹考虑现有布局和国家对外科技合作总体部署基础上，鼓励以我为主发起国际大科学计划和大科学工程，吸引海外顶尖科学家和团队参与。

4. 建设世界一流高等学校和科研院所

推进新兴交叉学科建设，促进基础学科与应用学科、自然科学与人文社会科学交叉融合，积极推动网络数据科学、量子信息学、生物医学、纳米科学与技术、核科学与技术、航空宇航科学与技术、生物信息学等学科发展与完善，加快世界一流高等学校和科研院所建设。建设国际马铃薯中心亚太中心。创新科研院所运行体制机制，推广北京生命科学研究所等管理模式。

（二）实施技术创新跨越工程，加快构建“高精尖”经济结构

围绕国家经济社会发展重大需求，深入实施“北京技术创新行动计划”、“《中国制造 2025》北京行动纲要”、“‘互联网+’行动计划”等，突破一批具有全局性、前瞻性、带动性的关键共性技术，加强重要技术标准研制，培育具有国际竞争力的研发创新体系，加快科技成果向现实生产力转化，在北京

经济技术开发区等打造具有全球影响力的创新型产业集群。

1. 夯实重点产业技术创新能力

以智能制造、生物医药、集成电路、新型显示、现代种业、移动互联、航空航天、绿色制造等领域为重点，依托优势企业、高等学校和科研院所，建设一批对重点领域技术创新发挥核心引领作用的国家技术创新中心，突破与经济社会发展紧密相关的关键共性技术和核心瓶颈技术，形成一批具有竞争力的国际标准。推动科技与产业、科技与金融、科技与经济深度融合，培育一批具有国际竞争力的创新型领军企业，聚集世界知名企业技术创新总部，构建跨界创新合作网络。完善技术创新服务平台体系，加强研究开发、技术转移和融资、计量、检验检测认证、质量标准、知识产权和科技咨询等公共服务平台建设，打造高端创业创新平台。利用中关村政策优势，推动国防科技成果向民用领域转移转化和产业化。

2. 引领支撑首都“高精尖”经济发展

在新一代信息技术、生物医药、能源、新能源汽车、节能环保、先导与优势材料、数字化制造、轨道交通等产业领域实施八大技术跨越工程，重点突破高性能计算、石墨烯材料、智能机器人等一批关键共性技术，培育先导产业和支柱产业。推动以科技服务业、“互联网+”和信息服务业为代表的现代服务业向高端发展，促进服务业向专业化、网络化、规模化、国际化方向发展。深化科技与文化融合发展，推进“设计之都”与中关村国家级文化和科技融合示范基地建设。以北京国家现代农业科技城为依托，加快推进高端农业创新发展。

3. 促进科技创新成果全民共享

实施首都蓝天行动，推动能源结构向清洁低碳转型，深化大气污染治理，持续改善空气质量。实施生态环境持续改善行动，加强水资源保护与污水治理、垃圾处理和资源化利用，提升城市生态功能。实施食品安全保障行动，建立对食品生产经营各环节的科学高效监督管理体系，保障食品质量安全。加强重大疾病科技攻关，在疾病预防、诊断、精准医疗等领域形成一批创新成果并转化应用，打造具有国际影响力的临床医学创新中心。实施城市精细化管理提升行动，强化城市综合运行监控与重点行业安全保障能力，提高巨灾风险防范与应对能力。推动大数据与社会治理深度融合，不断推进社会治理创新，提升维护公共安全、建设平安中国的能力水平。组织实施科技冬奥行动计划，加强北京市、河北省与国家相关部门科技创新资源整合，聚焦绿色、智慧、可持续三个重点领域，集成应用和展示最新科技成果，为冬奥会提供科技支撑。

（三）推进京津冀协同创新，培育世界级创新型城市群

贯彻落实《京津冀协同发展规划纲要》等战略部署，充分发挥北京全国科技创新中心的引领作用，构建京津冀协同创新共同体，打造世界级创新型城市群。积极参与和服务“一带一路”倡议，长江经济带等发展战略，有力支撑国家创新驱动发展战略实施。

1. 优化首都科技创新布局

全力推进高端产业功能区和高端产业新区建设，优化中关村国家自主创新示范区“一区多园”布局，提升产业技术创新水平，带动各园区创新发展。推动首都各区精细化、差异化创新发展，形成功能清晰、导向明确、秩序规范的发展格局。首都自主创新中心区（城六区）重点推进基础科学、战略前沿高技术和高端服务业创新发展；首都高端引领型产业承载区（城六区以外的平原地区）重点加快科技成果转化，推进生产性服务业、战略性新兴产业和高端制造业创新发展；首都绿色创新发展区（山区）重

点实现旅游休闲、绿色能源等低碳高端产业创新发展；首都军民融合示范区重点打造前沿探索、基础研究、系统集成、示范应用、推广转化、产业发展的军民融合发展链条。加强统筹协调，对非首都功能疏解后的空间进行合理再布局，建设研发创新聚集区。

2. 构建京津冀协同创新共同体

整合区域创新资源，打造京津冀创新发展战略高地。加强宏观指导和政策支持，结合产业链布局需要，培育具有产学研协同特征的科技企业集团，推进其在京津冀地区联动发展。完善协同创新体制机制，推动科技创新政策互动，建立统一的区域技术交易市场，实现科技资源要素的互联互通。建设协同创新平台载体，围绕钢铁产业优化升级共建协同创新研究院，围绕大众创业万众创新共建科技孵化中心，围绕新技术新产品向技术标准转化共建国家技术标准创新基地，围绕首都创新成果转化共建科技成果转化基地等。实施协同创新工程，围绕生态环境建设、新能源开发应用、废弃资源利用等重点领域开展联合攻关，围绕钢铁、建材等传统产业转型发展共同开展创新试点，围绕工业设计、科技服务业、文化创意等领域共同组织新技术应用示范等。

3. 引领服务全国创新发展

发挥北京全国科技创新中心的辐射引领作用，搭建跨区域创新合作网络，加强与其他地区的科技创新合作。与上海、江苏、浙江、安徽等长江中下游省市重点推进基础研究和战略高技术领域合作；与广东、福建等东南沿海省份重点推进产业关键技术、创新创业等领域合作；与东北、中西部等地区重点推进技术转移、成果转化、产业转型升级等方面合作；加强与港澳台全方位科技交流合作。面向全国开放共享创新资源，推广"一站一台"（首都科技条件平台合作站和北京技术市场服务平台）等合作模式，建立跨区域科技资源服务平台，推动科技人才、科研条件、金融资本、科技成果服务全国创新发展。支持国家科技传播中心建设，打造国家级科学文化公共服务平台和全国"双创"支撑平台。

（四）加强全球合作，构筑开放创新高地

坚持"引进来"与"走出去"并重、引智引技和引资并举，集聚全球高端创新资源，以创新提升区域发展层级，使北京成为全球科技创新的引领者和创新网络的重要节点。

1. 集聚全球高端创新资源

吸引符合北京功能定位的国际高端创新机构、跨国公司研发中心、国际科技组织在京落户，鼓励国际知名科研机构在京联合组建国际科技中心，努力使北京成为国际科技组织总部聚集中心。面向全球引进世界级顶尖人才和团队在京发展。引导和鼓励国内资本与国际优秀创业服务机构合作建立创业联盟或成立创新创业基金。发挥中国国际技术转移中心等平台作用，完善市场化、国际化、专业化的服务体系，吸引国际高端科技成果在京落地，形成面向全球的技术转移集聚区。

2. 构筑全球开放创新高地

在研发合作、技术标准、知识产权、跨国并购等方面为企业搭建服务平台，鼓励企业建立国际化创新网络。构筑全球互动的技术转移网络，加快亚欧创新中心、中意技术转移中心、中韩企业合作创新中心等国际技术转移中心建设，推动跨国技术转移。推进海外人才离岸创新创业基地建设，为海外人才在京创新创业提供便利和服务。鼓励国内企业在海外设立研发机构，加快海外知识产权布局，参与国际标准研究和制定，抢占国际产业竞争高地。鼓励国内企业通过对外直接投资、技术转让与许可等方式实施外向型技术转移。鼓励拥有自主知识产权和品牌的企业开拓国际市场，培育以技术、标准、品牌、质

量、服务为核心的外贸竞争优势，提高产业在全球价值链中的地位。促进服务创新国际化，深化北京市服务业扩大开放综合试点，加快推进服务标准、市场规则、法律法规等制度规范与国际接轨。

（五）推进全面创新改革，优化创新创业环境

深入落实创新驱动发展与体制机制改革系列重大部署，充分发挥中关村国家自主创新示范区改革“试验田”的作用，加快推进京津冀全面创新改革试验，破除制约创新的制度藩篱，形成充满活力的科技管理和运行机制，以深化改革促进创新驱动发展。

1. 推进人才发展体制机制改革

实施更具吸引力的海外人才集聚政策，突破外籍人才永久居留和创新人才聘用、流动、评价激励等体制和政策瓶颈，推进中关村人才管理改革试验区建设，开展外籍人才出入境管理改革试点，对符合条件的外籍人才简化永久居留、签证等办理流程，让北京真正成为人才高地和科技创新高地。开展人才引进使用中的知识产权鉴定制度试点。深入实施北京市“雏鹰计划”、“高层次创新创业人才支持计划”、“科技北京百名领军人才培养工程”等人才计划，完善人才梯度培养机制，推进人才结构战略性调整。建立灵活多样的创新型人才流动与聘用模式，鼓励高等学校和科研院所人才互聘，允许高等学校、科研院所设立一定比例流动岗位，吸引企业人才兼职。研究制定事业单位招聘外籍人才的认定标准，探索聘用外籍人才的新路径。鼓励科研人员潜心研究，激发科研人员创新动力和积极性，完善市场化的人才评价激励机制，创新评价标准和办法。完善事业单位内部分配机制，推进绩效工资向关键岗位、业务骨干和有突出贡献的人员倾斜。优化人才服务保障体系，在住房条件、子女就学、配偶就业、医疗服务等方面为高层次人才提供便利。落实教学科研人员因公临时出国相关管理政策。

2. 完善创新创业服务体系

加快发展高端创业孵化平台，构建集创业孵化、资本对接、营销服务等为一体的众创空间，提供集约化、专业化、社区化的创新创业环境。建立便捷高效的商事服务机制，推动集群注册登记、“先照后证”等改革，降低创业门槛。实施中关村大街改造提升工程，加快北京市海淀区“一城三街”建设，以创新创业打造经济社会发展新动力。深入推进国家科技服务业区域试点、服务业扩大开放综合试点、中关村现代服务业试点，探索科技服务业促进创新创业的新模式和新机制。发挥首都科技条件平台、首都科技大数据平台、中关村开放实验室等公共服务平台作用，推广创新券等科技资源开放共享的市场化机制，促进重大科研基础设施、大型科研仪器和专利基础信息资源向社会开放。加快推进研究开发、技术转移和融资、知识产权服务、第三方检验检测认证、质量标准、科技咨询等机构改革，构建社会化、市场化、专业化、网络化的技术创新服务平台。探索推动产业协同创新共同体建设，助力产业转型升级和大众创业万众创新。充分利用现有资源，统筹建设全国知识产权运营公共服务平台，建设国家知识产权服务业集聚发展示范区。

3. 加快国家科技金融创新中心建设

完善创业投资引导机制，通过政府股权投资、引导基金、政府购买服务、政府和社会资本合作（PPP）等市场化投入方式，引导社会资金投入科技创新领域。结合国有企业改革建立国有资本创业投资基金制度，完善国有创投机构激励约束机制。按照国家税制改革的总体方向与要求，对包括天使投资在内的投向种子期、初创期等创新活动的投资，研究探索相关税收支持政策。支持“新三板”、区域性股权市场发展，大力推动优先股、资产证券化、私募债等产品创新。开展债券品种创新，支持围绕战略性新兴产业和“双创”孵化产业通过发行债券进行低成本融资。推动互联网金融创新中心建设。选择符合

条件的银行业金融机构在中关村国家自主创新示范区探索为科技创新创业企业提供股权债权相结合的融资服务方式；鼓励符合条件的银行业金融机构在依法合规、风险可控前提下，与创业投资、股权投资机构实现投贷联动，支持科技创新创业。

4. 健全技术创新市场导向机制

加快营造公平竞争市场环境。探索药品、医疗器械等创新产品审评审批制度改革试点。改进互联网、金融、节能、环保、医疗卫生、文化、教育等领域的监管，支持和鼓励新业态、新商业模式发展。严格知识产权保护，加快形成行政执法和司法保护两种途径优势互补、有机衔接的知识产权保护模式，健全知识产权举报投诉和维权援助体系。探索建立符合国际规则的政府采购技术标准体系，完善新技术、新产品首购首用风险补偿机制。建立高层次、常态化的企业技术创新对话、咨询制度，发挥企业和企业家在创新决策中的重要作用。市场导向明确的科技项目由企业牵头联合高等学校和科研院所实施。健全国有企业技术创新经营业绩考核制度，加大技术创新在国有企业经营业绩考核中的比重。

5. 推动政府创新治理现代化

依法全面履行政府职能，建立权力清单和责任清单制度。深化行政审批制度改革，提高行政效能，建立创新政策调查和评价制度，加快政府职能从研发管理向创新服务转变，为各类创新主体松绑减负、清障搭台。建立科技创新智库，提升对创新战略决策的支撑能力、科技创新政策的供给能力、创新理念的引领能力，推进决策的科学化和现代化，探索政策措施落实情况第三方评估机制。大力发展市场化、专业化、社会化的创新服务机构和组织，逐步建立依托专业机构管理科研项目的市场化机制。建立健全科技报告制度和创新调查制度，加强公共创新服务供给。建立健全创新政策协调审查制度。推动创新薄弱环节和领域的地方立法进程，构建适应创新驱动发展需求的法治保障体系。深化科技项目资金管理改革，建立符合科研规律、高效规范的管理制度，强化对科研人员的激励。

6. 央地合力助推改革向纵深发展

在中关村国家自主创新示范区内，允许在京中央高等学校、科研院所在符合国家相关法律法规的前提下，经主管部门授权，试行北京市的相关创新政策。充分发挥北京市和中央在京单位的改革合力，探索新一轮更高层面、更宽领域的改革试点，进行新的政策设计，在充分调动科技人员创新创业积极性上再形成新一批政策突破，解放和发展生产力。深入落实促进科技成果转化法，在京中央高等学校、科研院所依法自主决定科技成果转移转化收益分配。着力打破创新资源配置的条块分割，支持北京市统筹用好各类创新资源，鼓励市属和中央高等学校协同创新。完善高等学校与企业开展技术开发、技术咨询、技术服务等横向合作项目经费管理制度，鼓励开展产学研合作，其支出依据合同法和促进科技成果转化法执行。探索创新创业人才在企业与机关事业单位之间依法自由流动，并做好社会保险关系转移接续工作。鼓励在京企业、高等学校和科研院所承担国防科技前沿创新研究工作，并给予相关配套优惠政策。探索开展事业单位担任行政领导职务的科技人员参与技术入股及分红激励试点，并根据领导干部职务明确审批程序。

四、保障措施

（一）强化组织领导

在国家科技体制改革和创新体系建设领导小组领导下，国家有关部门与北京市共建北京全国科技创新中心建设工作机制，在顶层设计、改革保障等方面实现上下联动，统筹运用各部门资源建设北京全国科技创新中心。北京市建立北京全国科技创新中心建设统筹机制，形成促进科技创新的体制架构，分解改革任务，明确时间表和路线图，推动各项任务落到实处。

（二）加强资金保障

加大财政科技投入力度，明确财政资金投入重点。切实加强对基础研究的财政投入，完善稳定支持机制。北京市设立战略性新兴产业技术跨越工程引导资金，加大对产业关键共性技术和贯穿创新链科技创新项目的支持力度。深化科技与金融结合，健全政府引导、企业为主、社会参与的多元化科技投入体系。

（三）完善监督评估机制

加强监督考核，改革完善创新驱动发展的评价机制。研究建立科技创新、知识产权运用和保护与产业发展相结合的创新驱动发展评价指标体系，将本方案任务落实情况纳入北京市各级领导干部绩效考核体系。健全决策、执行、评价相对分开、互相监督的运行机制，强化对本方案实施进展情况的监督和问责机制。发挥第三方评估机构作用，定期对本方案落实情况进行跟踪评价，依据评价结果及时调整完善相关政策。

附录 2　北京市“十三五”时期加强全国科技创新中心建设规划

一、把握新机遇，全国科技创新中心迈向新征程

（一）形势与使命

加强全国科技创新中心建设要引领创新方向，抢占国际竞争制高点，打造全球创新网络关键枢纽。当前，世界范围内新一轮科技革命和产业变革正在孕育兴起，信息技术、生物技术、新材料技术、新能源技术等广泛渗透，带动了以绿色、智能、泛在为特征的群体性技术突破，重大颠覆性创新时有发生，对国际政治、经济、军事和安全等产生深刻影响，科技创新成为重塑世界经济结构和竞争格局的关键。为此，世界各国纷纷加强创新部署，美国创新战略、日本新成长战略、德国工业 4.0 战略等相继应运而生。坚持和强化北京全国科技创新中心定位，必须站在世界科技创新前沿，坚持全球视野，坚持创新自信，积极融入全球创新网络，全面增强自主创新能力，实现从“跟跑”、“并跑”向“领跑”转变。

加强全国科技创新中心建设要支撑新常态下经济发展和社会进步，成为科技与经济结合的典范。我国经济发展进入新常态，表现出速度变化、结构优化、动力转换三大特点，发展动力正在从主要依靠资源和低成本劳动力等要素投入转向创新驱动。北京加强全国科技创新中心建设，必须主动适应、积极引领新常态，率先形成有利于大众创业、万众创新的良好局面，发动创新的“新引擎”，推动改革的“点火系”。依靠科技创新提高全要素生产率，大力推动供给侧结构性改革，通过科技创新形成新产品、新业态、新产业，创造新供给，引导新消费，实现创新驱动内涵式增长。

加强全国科技创新中心建设要有力支撑京津冀协同发展等国家战略，引领创新驱动发展新方向。北京是京津冀协同发展的核心，通过建立健全创新体系，努力打造技术创新总部聚集地、科技成果交易核心区、全球高端创新中心及创新型人才聚集中心，并推动创新资源带动津冀、服务全国。同时，全力加快京津冀协同创新共同体建设，联合打造创新发展战略高地和自主创新源头，让科技创新成为支撑经济社会可持续发展的原动力，勇当区域协同发展和创新驱动发展的先行者。

（二）基础与条件

高端创新要素不断聚集。截至 2015 年底，在京两院院士 766 人，约占全国的 1/2。各类科研院所 412

家，位居全国首位。国家重点实验室 120 余家，国家工程技术研究中心近 70 家，分别约占全国的 1/3 和 1/5。国家高新技术企业超过 1.2 万家，约占全国的 1/6。创业投资和股权投资管理机构 3800 家，管理资金总量约 1.6 万亿元。2015 年，研究与试验发展（R&D）经费投入占北京地区生产总值的比重达到 5.95%，居全球领先水平。

自主创新能力显著增强。承接了 11 个国家科技重大专项，涌现出北斗卫星导航系统、超大规模集成电路、第三代核电技术、碳基集成电路、遗传诊断技术、三维感知技术等一批处于国际前沿水平的重大科技成果。子午工程、凤凰工程等 6 个科技基础设施在京建设，国家蛋白质科学中心（北京基地）开始运行。截至 2015 年底，万人发明专利拥有量达到 61.3 件。“十二五”期间，累计获得国家科学技术奖项目数量占全国的比重超过 30%，中关村企业累计创制国际标准 184 项。

“高精尖”经济结构初步显现。六大高端产业功能区创造了全市 45.2%的地区生产总值。2015 年，科技服务业增加值 1820.6 亿元，年均增速达到 14.1%，占北京地区生产总值的比重达到 7.9%。中关村国家自主创新示范区增加值达到 5557.4 亿元，占北京地区生产总值的 24.2%。金融、信息、科技服务三大优势产业对经济增长贡献率超过 70%。“十二五”时期，针对“大城市病”治理难题，大力推动科技成果示范、应用和推广，单位地区生产总值能耗、水耗累计分别下降 24.5%和 20.2%。

体制机制不断创新。先后出台《关于深化科技体制改革加快首都创新体系建设的意见》、《关于进一步创新体制机制加快全国科技创新中心建设的意见》等重大改革措施，“京校十条”、“京科九条”等政策突破了一系列机制障碍，创新政策体系不断完善。在中关村国家自主创新示范区率先实施“1+6”、“新四条”等先行先试政策，其中 10 余项试点政策在全国推广。涌现出一批基于“互联网+”的融合式发展新业态。率先开展服务业扩大开放综合试点、三网融合试点、电子商务试点。诞生了一批以众创空间为代表的创新型孵化器，创业孵化服务新兴业态初步显现。

辐射引领能力不断增强。2015 年，北京技术合同成交额达到 3452.6 亿元，占全国的 35.1%，其中 70%以上的技术辐射到国内其他省区市和国外地区，持续推动首都科技资源向社会开放。联合国教科文组织创意城市网络“设计之都”建设稳步推进。与 40 多个国家的 400 多个国际技术转移机构建立长期合作关系。“北京市国际科技合作基地”达到 370 余家。连续成功举办中国（北京）跨国技术转移大会和中意创新合作周等系列活动，品牌效应明显提高。

但同时，本市在推进全国科技创新中心建设过程中，仍面临一些突出问题。如：全球高端创新要素集聚能力、原始创新能力尚需进一步提升；科技创新在支撑“高精尖”经济结构、治理“大城市病”、发现和培育新经济增长点等方面还需进一步强化；市场配置创新资源的决定性作用发挥不够充分，政府服务创新水平有待提高，企业创新动力和活力还需进一步增强。因此，进一步促进科技创新与经济社会各方面的深入融合，增强全社会共同参与科技创新的积极性和主动性，仍是“十三五”时期北京建设全国科技创新中心的重要使命。

二、总体思路、基本原则和发展目标

（一）总体思路

深入贯彻落实党的十八大和十八届三中、四中、五中全会精神，深入学习贯彻习近平总书记系列重要讲话和对北京工作的重要指示精神，按照“五位一体”总体布局和“四个全面”战略布局，牢固树立创新、协调、绿色、开放、共享的发展理念，从供给侧和需求侧两端发力，全面落实创新驱动和京津冀协同发展战略，以《北京加强全国科技创新中心建设总体方案》为指导，以人才为第一资源，以全面创新改革为主线，以中关村国家自主创新示范区为主要载体，更加注重增强原始创新能力，更加注重推动科技创新与经济社会发展紧密结合，更加注重服务全国和国际开放合作，更加注重营造良好创新创业生态环境，努力把北京建设成为科技创新引领者、高端经济增长极、创新人才首选地、文化创新先行区和生态建设示范城，为把我国建设成为世界科技强国作出更大贡献。

（二）基本原则

坚持全面改革。将改革贯穿于全国科技创新中心建设的各个领域和环节，统筹推进科技体制改革和经济社会各领域改革衔接，实现科技创新、制度创新、开放创新的有机统一和协同发展。

坚持市场主导。充分发挥市场配置创新资源的决定性作用和更好地发挥政府作用，破除制约创新的体制机制障碍，建立公平、开放、透明的市场规则，激发创新主体和全社会创新创业的活力与潜能，强化科技和经济社会发展的紧密结合。

坚持人才优先。将人才作为创新的第一资源，充分释放人才红利，更加注重对国内外高端人才的吸引，更加注重创新人才的培养与优化配置，更加注重完善创新人才的激励机制，更加注重营造有利于人才创新的社会文化氛围。

坚持开放合作。将北京的发展置于京津冀协同发展乃至全国创新驱动发展的大局中加以谋划和推进，积极融入全球创新网络，立足世界前沿科技和全球产业链高端环节，实现区域发展新跨越和国际影响力持续提升。

（三）发展目标

到 2020 年，北京全国科技创新中心的核心功能进一步强化，成为具有全球影响力的科技创新中心，支撑我国进入创新型国家行列。积极争取国家实验室在北京建设，在基础研究和战略高技术领域抢占全球科技制高点。建成中关村科学城、怀柔科学城、未来科技城，形成国际一流的综合性大科学中心。突破一批具有全局性、前瞻性、带动性的关键、核心和产业共性技术，率先形成以创新为引领的产业体系。初步建成京津冀协同创新共同体，创新驱动发展体制机制基本完善，创新创业生态系统更加优化。

1. 原始创新能力显著提高

基础研究经费占研究与试验发展（R&D）经费的比重达到 13%。万人发明专利拥有量达到 80 件。高被引论文数占全国比重达到 30%。通过专利合作协定（PCT）途径提交的专利申请量年均增长率保持在25%左右。

2. 科技对经济社会发展的贡献更加突出

规模以上工业企业研发投入占企业销售收入比重超过 1.3%。科技服务业收入达到 1.5 万亿元。技术交易增加值占地区生产总值的比重保持在 9%左右。诞生一批具有全球影响力的创新型企业和品牌，培育一批技术创新、应用服务创新和商业模式创新相融合的新业态。

3. 开放协同取得新突破

全面服务“一带一路”倡议，京津冀协同发展、长江经济带等重大国家战略。输出到京外的技术合同成交额占北京技术合同成交额的比重保持在 70%左右。围绕产业链布局一批具有产学研协同特征的科技企业集团，推进其在京津冀地区联动发展。

4. 创新创业生态系统进一步优化

聚集一批站在国际前沿、具有国际视野的战略科学家、科技领军人才、企业家、创新创业团队和企业研发总部。全社会研究与试验发展（R&D）经费支出占地区生产总值比重保持在 6.0%左右。各类孵化机构在孵企业数量超过 10 000 家。全市公民科学素养达标率达到 24%。

三、实施知识创新中心计划，建设全球原始创新策源地

（一）央地协同，共建国家原始创新中心

1. 全面对接国家科技重大专项和科技计划

主动服务国家创新战略，全力配合国家科技重大专项实施，争取更多重大任务在京实施。鼓励和支持在京企业、高等学校和科研院所承接重大专项项目。以应用基础研究为重点，加大对资源环境、人口健康、能源交通、信息、材料等领域国家重点研发计划的配套支持力度。鼓励市自然科学基金与国家自然科学基金成立联合基金，共同资助若干优势领域和方向的基础研究。

2. 服务国家重大科技基础设施建设

争取更多的重大科技基础设施落户北京，完善相关配套政策措施，提供全方位服务保障。积极配合综合性国家科学中心布局，加快推进高能同步辐射光源、综合极端条件实验、地球系统数值模拟等大科学装置建设，为原始创新提供开放共享平台。积极推动转化医学国家重大科技基础设施建设。建成支撑未来网络基础研究开发和产业创新的基础性公共平台。

3. 推进首都科技资源融合发展

以国家战略目标和需求为导向，推动建设跨学科综合型国家实验室。继续深化与国家有关部委会商合作，全力推动中关村科学城、怀柔科学城、未来科技城建设。深化与中国科学院的院市合作机制，积极配合“率先行动计划”，重点支持卓越创新中心建设。促进与中央企业和民营科技型企业等合作，支持重点实验室、工程（技术）研究中心等高水平研发中心建设。加强军民融合，鼓励在京企业、高等学校、科研院所承担国防科技前沿创新工作，促进国防科技成果向民用领域转移转化。

专栏 1：“三大科技城”的主要功能及特点

中关村科学城。依托中国科学院有关院所、高等学校和中央企业，聚集全球高端创新要素，实现基础前沿研究重大突破，形成一批具有世界影响力的原始创新成果。聚集产学研创新主体和产业高端要素，集中建设下一代互联网及应用技术创新园、航天科技创新园、航空科技园、宽带技术产业创新园等专业园区，打造新型特色产业园和产业技术研究院。在信息科学、基础材料、环境、能源等领域，开展基础及应用研究，为创新发展提供储备和支撑；在信息、生物医药、先进制造、导航等技术领域，突破一批关键共性技术，增强高技术产业的国际竞争力；在第五代移动通信（5G）技术、类脑芯片、第三代半导体、三维（3D）打印、智能机器人等领域，推动技术创新跨越工程实施，为经济社会发展孕育新兴产业增长点，形成国家知识创新和战略性新兴技术重要源头。

怀柔科学城。以建设大科学装置为核心，重点拓展与中国科学院的合作，共同建设高能同步辐射光源、综合极端条件实验、地球系统数值模拟等大科学装置。依托重大科技基础设施集群和中国科学院怀柔科教产业园，搭建大型科技服务平台，建设综合性国家科学中心，建设世界一流的科技人才聚集区，建设综合型和专业型国家实验室。汇聚优势科研机构，不断涌现原始创新成果，打造我国科技综合实力的新地标。

未来科技城。集聚一批高水平企业研发中心，集成在京科技资源，引进国际创新创业人才，强化重点领域核心技术原始创新能力，打造大型企业集团技术创新集聚区。围绕能源、材料、电子、信息、民用飞机设计等领域，产生国际先进的科技成果。成为一流科研人才的聚集地、引领科技创新的研发平台

和全新运行机制的人才特区。建成代表我国相关产业应用研究技术前沿水平、引领产业转型升级的创新高地。

（二）超前部署，抢占世界未来科技发展制高点

1. 坚持需求导向，开展应用基础研究

紧扣国家科技发展战略需求，重点部署围绕信息科学、材料科学、生物医学、农业科学、环境科学、能源科学等领域关键问题开展原始创新、集成创新和引进消化吸收再创新，为经济社会发展提供基础研究支撑和技术储备。

专栏 2：需求导向的基础研究领域和方向

信息科学。包括电子系统与软件基础理论、人机交互理论、网络安全与信息安全理论、新型电子器件与传感器设计理论等。

材料科学。包括基础材料改性优化的理化基础、新材料的物理化学性质、材料基因组研究、先进材料制备科学、新材料设计及新工艺机理与方法等。

生物医学。包括脑医学、重大疾病分子与细胞基础、病原体传播、变异规律和致病机制、药物在分子（细胞）与整体调节水平上的作用机理、中医药学理论体系、恶性肿瘤的发病机制和干预、心脑血管疾病的发病机制和干预、重大传染病与新发突发传染病、生物大分子结构、干细胞发育与分化、生物种质资源、生物信息学基础等。

农业科学。包括农业生物基因和功能基因组学、生物多样性与新品种培育的遗传学基础、农业生物与生态环境的相互作用、现代育种理论与方法、农产品质量安全、农林草综合系统的可持续发展等。

环境科学。包括生态与环境演变、环境污染的机理与控制、大气规律和气候变化、城市化的资源环境效应研究等。

能源科学。包括高性能热功转换及高效节能储能中的关键科学问题、新能源和可再生能源规模化利用的基础研究、节能的新理论与新方法、智能电网的基础研究等。

2. 把握新科技革命机遇，部署前沿技术研究

面向未来高技术更新换代和新兴产业发展需求，重点部署一批科技前沿和战略必争领域研究项目，突破一批关键共性技术，取得一批重大原始创新成果，增强破解重大技术瓶颈能力。发挥科技引领未来发展的先导作用，提升高技术研究能力和高技术产业国际竞争力。

专栏 3：前沿技术研究领域和方向

信息技术。重点研究量子计算与量子信息、光子信息处理、海量数据处理、智能感知与交互等重点技术，开展未来互联网，智能数据感知、采集、存储与应用，卫星移动通讯，下一代广播电视等重大技术系统和战略产品研发。

生物医药技术。重点研究基因组学及新一代测序技术、基于干细胞的人体组织工程技术、生物治疗技术、分子诊断和分子影像技术、生物信息技术、药靶发现与药物分子设计技术等。

先进制造技术。围绕绿色制造和智能制造，开展微纳制造技术、重大装备技术、仿生制造、增材制造、数字化设计与制造技术、智能机器人等研发。

资源环境技术。重点研究新型污染物治理技术与装备、清洁空气技术、大气环境预报预警技术、生态环境监测技术等。开展再生能源、节能技术等研发。

新材料技术。开展纳米器件、超导材料、新型功能与智能材料、高效能源材料、生态环境材料等研发。

新能源技术。重点围绕能源高效、清洁利用和新型能源开发，开展氢能源、能源转换、新型储能技

术等研发。

导航技术。在先进遥感、地理信息系统、导航定位、深空探测等领域，开展全球空间信息主动服务、导航定位与位置服务等系统研发。

3. 面向全球产业变革，实施大科学计划

加强顶层设计，将基础研究与前沿技术应用紧密结合，集中力量实施脑科学计划、量子计算与量子通信研究计划、纳米科学研究计划等大科学计划，力争取得一批具有国际影响力的原始创新成果。

专栏 4：解决重大科学问题的未来研究与应用计划

脑科学研究计划。以"脑认知与脑医学"中的重大科学与临床问题为研究重点，建立跨部门、跨学科的脑认知与脑医学研究支撑平台，研发一批创新性关键技术，为脑重大疾病的预测、预防、诊断、治疗到康复提供技术支撑。在"脑认知与类脑计算"方面，建成支撑脑认知与类脑计算基础研究和技术研发的公共平台，着力在类脑计算理论基础研究、类脑计算机研制和类脑智能三方面取得重要突破，形成类脑计算机软硬件研制系统。

量子计算与量子通信研究计划。基于卫星的广域量子通信以及大尺度量子计算、量子信息技术应用，研究远距离量子通信与空间尺度量子关键技术等。

纳米科学研究计划。围绕纳米技术及材料，针对纳米光电子器件、碳材料、碳基纳米器件、纳米药物、纳米生物医学材料、纳米能源、纳米生物效应与安全、纳米技术标准、表征技术、环境纳米材料等开展研究。

（三）夯实基础，强化学科、基地和团队建设

1. 推进新兴交叉学科建设，完善学科布局

部署前沿探索和跨学科研究工作，培育新兴交叉领域，开辟新的学科方向。加强基础学科与应用学科、自然科学与人文社会科学的交叉融合，推动网络数据科学、量子信息学、生物医学、纳米科学与技术、生物信息学等学科的建立与完善。鼓励高等学校开展国际评估，扩大交流合作，推进国际化进程。重视基础研究与教学结合，使科技和教育形成合力，以基础研究推动学科建设，以学科发展促进世界一流大学建设。

2. 推动多方共建研究基地，夯实基础研究根基

支持企业、高等学校、科研院所共建基础研究和前沿技术研究基地。鼓励企业建立研发中心，开展应用基础研究和前沿技术研究，提前布局未来发展。以高端人才培养为核心，建设 20 个左右的"高精尖创新中心"。积极与国家自然科学基金合作，共同建立科学中心。争取国家支持，在京建立国际联合实验室、研究中心和研究网络。

3. 大力培育研究团队和人才，提升基础研发能力

坚持高起点、高标准，建设结构合理的创新人才团队，造就一批具有国际影响力的科学大师和学科带头人等优秀研究群体。在全球范围内吸引一批能够承接重大任务、取得尖端成果、做出卓越贡献、形成"塔尖效应"的顶尖人才。支持高等学校、科研院所和有条件的企业共建基础研究团队。鼓励发起国际大科学计划和大科学工程，吸引海外顶尖科学家和团队参与。

（四）创新机制，培育知识创新乐土

1. 创新支持模式和评价机制

转变项目支持方式，推动由项目支持向人才团队支持转变，由阶段支持向长期连续支持转变，由预

定目标向开放式探索研究转变。总结并推广北京生命科学研究所等管理模式经验，支持科研院所采用与国际接轨的管理和运行机制。加强企业和高等学校、科研院所的创新链接，建立基础研究成果的评价服务体系，形成充分体现创新价值的人才激励机制。

2. 加强国际学术交流合作

加强基础研究领域的开放共享，建立国际论坛和学术会议制度，邀请国际知名大学、科研机构以及相关组织和个人，定期开展学术交流活动。支持在京科学家和科研机构参与国际学术组织。围绕前沿科学问题，吸引非政府组织、国际科研机构等开展合作研究。积极参与人类基因组计划、脑研究计划和清洁能源计划等全球重大科学计划。

3. 营造适宜于潜心研究的良好氛围

强化尊重科学规律、宽容失败的社会共识。弘扬自由探索、大胆创新、勇攀高峰的研究精神。建立基础研究保障机制，对于探索性强、风险性高的非共识科研项目，给予管理体制和运行机制上的扶持，优化科研管理体系，创新基础研究管理制度，让研究者“坐得住、钻得进、研得深”，心无旁骛地开展研究。

四、实施技术创新跨越工程，建成国家创新驱动先行区

（一）推进生态文明建设，努力把北京建设成为国际一流的和谐宜居之都

1. 实施首都蓝天行动

推动区域大气污染联防联控，以科技手段破解首都大气治理难题。持续开展细颗粒物（PM2.5）、臭氧（O_3）等二次污染特征与成因研究，以及超细颗粒物（PM1）污染特征与成因前瞻性研究。开展重污染天气综合观测与区域雾霾成因分析，围绕提高重污染天气预报预测准确率和精细化水平开展关键技术研发与示范。继续围绕挥发性有机物（VOC）、氮氧化物（NO_x）、氨（NH_3）等特征污染物开展大气污染治理技术及装备开发，并在供暖、餐饮、石化、养殖以及农村散煤燃烧等重点污染源开展工程示范应用，推动一批成熟科技成果在津冀地区重点工业污染源治理工程中落地应用。开发室内典型污染物快速检测及净化技术，构建室内空气污染防治策略与技术规范体系。开发能源互联网、大规模储能、半导体照明等技术和产品。开展区域移动源排放特征、监管及控制技术研究。推动完善大气环境保护和污染物排放标准。配合推动京津冀车辆实现燃油排放标准统一。持续完善新能源汽车推广政策，营造新能源汽车推广应用的生态环境，打造新能源汽车推广应用典范城市。

2. 实施生态环境持续改善行动

贯彻落实国务院水污染防治、土壤环境保护和污染治理等行动计划，深入推进生态环境建设、水污染防治、土壤污染防治等，突破一批关键共性技术，进一步提高污水处理技术水平，扩大再生水利用规模，加快“海绵城市”建设，发展海水淡化技术，开展重点流域综合治理，建设节水型城市，保障首都水资源安全。推动符合首都特色的固体废物高附加值再利用技术开发，提高固体废物资源化利用率和管理水平。加快土壤修复技术在工业场地污染和农田污染治理中的应用。加快绿化新品种繁育，推进节约型园林建设，保护生物多样性，提高城市生态功能。开展新型污染物风险评价与治理、高品质再生水深度利用、复合型污染场地修复等前瞻性研究。加大政策支持力度，推广和鼓励垃圾分类、再生水与再生产品使用等，为完善生态环境标准体系提供技术支持。

3. 实施食品质量安全保障行动

构建京津冀食品安全协同防控科技服务体系，形成对食品安全生产经营各环节的科学、高效监督管理，保障食品质量安全。在食用农产品生产基地安全保障、食品生产加工质量安全保障、食品物流质量安全保障和食品质量安全检测监控等领域，重点开展新产品、新技术、新装备研发与应用，研发高通量、高精准、非定向检测技术，开发智能化、数字化新型快速检测试剂和设备等。

建立健全食品安全标准体系，搭建多品种、全方位、高效率的食品安全检测服务平台、物流全程追溯信息服务平台等，进一步提升食品生产加工及食品质量安全检测监控水平，实现肉蛋奶、米面油等重点产业食品安全全程可追溯。

4. 实施重大疾病科技攻关行动

深入落实“健康中国 2030”规划纲要，推动健康科技创新，建设健康信息化服务体系。以科技改善市民健康为理念，继续实施“首都十大疾病科技攻关与管理工作”，重点在脑认知与脑医学、精准医学、再生医学等前沿领域开展创新性研究。加强“首都十大疾病”预防、诊断、治疗、康复等不同阶段的关键技术研究，并推动重要研究成果的转化应用。注重中医及公共技术平台的搭建，完善北京重大疾病临床数据和样本资源库建设。针对罕见病、疑难疾病开展技术攻关，巩固和保持一批具有首都特色的优势学科的学术地位，为保障市民健康提供科技支撑，为建设具有国际影响力的临床医学创新中心做出贡献。推进致残基因筛查研究应用，探索建立残疾风险识别和预防干预技术体系，开发完善相关技术规范和标准。

5. 实施城市建设与精细化管理提升行动

围绕城市建设与综合运行、重点行业运行安全保障、应急救援能力提升、老龄化社会管理等方面，不断推进社会治理创新，提高智能化水平和信息服务能力，开展关键共性技术和产业研发，集成一批高效实用技术和装备，创制和完善相关技术标准规范。进一步推动建筑工业化，发展绿色建筑技术。开展交通大数据分析、评估和预测系统建设，推进交通设施和车辆物联网化，加快交通资源协同利用技术和管理创新，提高交通效率和低碳化水平，完善公众出行信息一体化服务。继续推动新技术、新产品在轨道交通建设运营中的示范应用，组织新一代轨道交通列车运行控制系统开发，支持大数据技术在城市轨道交通网络化运营、安全可靠保障等方面开展应用。强化城市综合运行监控与重点行业安全保障能力，完善应急救援装备体系，提高自然灾害风险防范与应对能力，推动城市应急保障由人力支撑型向科技支撑型转变。加快应急救援科技创新园、产业园和工程技术实验与研发基地建设。引导建立养老产业创新体系，加快技术攻关和产品设计研发，推进适老化改造，提升养老服务行业管理水平，建立养老科技创新示范基地。

（二）实现产业技术跨越，引领新经济发展

1. 瞄准“高精尖”领域，加快战略性新兴产业跨越发展

（1）实施新一代信息技术跨越工程

以新一代移动通信技术带动北京信息服务产业规模和竞争力提升。着力提升集成电路设计水平，在关系国家信息安全的核心通用芯片、网络空间安全等特定领域形成优势。掌握高性能计算、高速互联、先进存储、体系化安全保障等核心技术。全面突破第五代移动通信（5G）技术、未来网络核心技术和体系架构、智能网联驾驶关键技术等，推动量子计算、脑认知与类脑计算、云计算、虚拟现实和大数据等发展。突破智能设计与仿真、制造物联网与服务、工业大数据处理等高端工业软件核心技术，开发自主

可控的高端工业平台软件和重点领域应用软件，建立完善工业软件集成标准与安全测评体系。支持海淀区、北京经济技术开发区等建设移动互联网与下一代互联网、集成电路、新型显示、产业互联网应用等产业技术创新中心，推动朝阳电子城等园区和基地发展。鼓励技术创新与商业模式创新融合，推进数据平台共享，完善数据共享利益分配规则与政策，培育新兴业态。

（2）实施生物医药产业跨越发展工程

继续深化北京生物医药产业跨越发展工程（G20 工程），对“十二五”期间培育的重大创新医药品种加强跟踪服务，做好创新端和市场端的衔接，加快推动转化落地。加快医药创新品种开发，培育一批行业领军企业、一批创新引领企业、一批高端服务企业。在单克隆抗体生物新药、创新中药、多联多价新型疫苗、三维（3D）打印人工植入物、新型医用材料、高端医疗设备、创新制剂等领域实现重大技术和产品突破。针对恶性肿瘤、心脑血管病、新发突发传染病等重大疾病，开展高通量基因诊断、分子免疫、组织工程等前沿技术创新及应用。加强对用于预防、治疗、诊断罕见病的药品和儿童药的引导和培育。推进中药标准化、现代化，保持产业持续创新发展动力。

专栏 5：生物医药产业跨越发展（G20）工程

“十三五”时期，继续提升生物医药产业发展质量和规模，加强医药服务业与医药制造业协同，逐步完善具有国际影响力的生物医药创新生态体系。

到 2020 年，培育 3～5 项引领世界的生命科学领域原创性前沿技术；针对恶性肿瘤、心脑血管疾病等重大疾病，培育一批具有国际水平的 I 类新药和创新医疗器械品种，推动 100 个以上新品种申报或开展临床试验、20 个以上新产品投产上市；新增 10 个以上销售额达到 5 亿元的品种、5 个以上销售额达到 10 亿元的品种；培育 10 家以上具有国际先进技术水平的创新引领企业，5 家以上规模超过 50 亿元、行业竞争力国内领先的领军企业；培育 2～3 家国家重点实验室、国家工程实验室、国家工程（技术）研究中心；推动 1～2 个生命科学领域国家重大基础设施建设项目落地。医药行业利润率继续保持全国领先水平，产业规模突破 1800 亿元。

充分发挥注册审批、招标采购等市场端政策对创新的拉动作用。在北京经济技术开发区建设生物医药产业技术创新中心，继续巩固以北京经济技术开发区、大兴区和海淀、昌平区为主的“一南一北”产业格局。推动建立高端制造代工平台、高端通用名药一致性评价平台等行业急需的专业技术服务平台，进一步提高现有成熟平台的服务效率和技术水平。推动京津冀生物医药产业形成协同创新共同体，提高京津冀生物医药板块在全国的竞争力。

（3）实施能源产业技术跨越工程

加强京津冀能源产业协同发展，强化对全国能源科技发展的示范带动作用。开展新能源开发与利用关键共性技术和设备研发，重点推动太阳能、风能、生物质能等技术研发与示范应用，提高检验检测认证、设计咨询等技术服务能力。支持核电先进堆型关键技术研发和服务。推动昌平区能源产业创新发展，加快延庆、平谷区绿色能源技术和装备研发，优化新能源产业全链条资源布局。

（4）实施新能源汽车产业跨越发展工程

协同推进智能网联驾驶科技创新发展，将本市建设成为国内一流、国际领先的智能网联驾驶创新中心、测试中心、示范中心和产业基地。开展纯电动汽车关键共性技术研发、工程化及规模化示范应用。围绕全固态锂电池、锂硫电池、锂空气电池和电池环保回收等技术领域，集聚研发优势，突破核心技术，推进动力电池前沿技术从研发向产业过渡。创立电动汽车智能充换电服务平台和检验检测服务平台。推进新能源汽车公共专用、私人自用和社会公用充电设施建设，构建城区快速补电网络，打造京津冀区域一体化公用充电服务网络体系。强化新能源汽车利用的补贴政策，鼓励新能源汽车产业化示范、综合应用示范工程建设及新能源汽车运营商业模式创新。贯彻落实税收政策，完善融资、土地等产业扶持政策。

专栏 6：新能源汽车创新布局

聚焦市场需求，推进以整车为龙头的新能源汽车产业链、创新链和资金链布局，到 2020 年，建成国内最大的新能源汽车研发、应用中心，总体达到国际领先水平。同时，积极部署燃料电池汽车和智能汽车开发及示范，打造具有全球影响力的智能汽车创新中心。

智能网联汽车。推进建设国际一流的智能网联驾驶创新中心和产业基地，突破传感器、控制器、执行器、通信设备等关键基础技术研发与应用，形成智能网联驾驶关键零部件生产配套体系，建立健全关键技术标准体系、安全和隐私保护体系、智能网联数据平台和测试认证外场环境，形成智能网联驾驶技术自主研发的产学研合作体系和跨行业协同机制，开展特定领域智能网联驾驶示范运营。

新能源汽车整车。全面建成大兴、昌平、房山区三大新能源汽车产业基地，重点支持北汽集团、长安汽车等整车企业，全市纯电动汽车产能达到 50 万辆，实现整车单位质量能耗达到 8.9 千瓦时/100 公里·吨。

动力锂离子电池。形成 3～4 个核心企业，产能不低于 1000 万千瓦时，实现量产单体电池比能量≥300 瓦时/千克。

驱动电机。量产驱动电机比功率达到 4 千瓦/千克，电机寿命达到 15 年或 40 万公里；技术创新方面，实现硅基半导体功率模块（IGBT）及碳化硅芯片国产化，完成轮边轮毂电机整车集成及示范应用。

燃料电池汽车。完成燃料电池轿车工程化开发，车辆续时里程达到 500 公里；实现燃料电池商用车批量生产。

（5）实施节能环保产业技术跨越工程

推动京津冀区域节能环保产业协同发展，建立区域技术开发、装备制造、推广应用技术体系，支撑产业链上下游协同和高端化、规模化发展。以能源清洁高效利用、重点污染源污染控制等领域为重点，开展能源先进燃烧、余热回收利用、烟气深度处理等核心技术和设备研发、系统集成和推广应用。推动能源互联网产业技术创新基地建设，建立新型能源网络，实现能量交易与共享。推进先进适用的节水、治污、土壤修复、生态修复技术和装备产业化发展。在建筑、工业等重点耗能领域推动合同能源管理、合同环境管理等第三方治理模式发展，做大做强以咨询、设计、工程总承包为特色的节能环保科技服务业。加快节能环保企业在海淀、通州区等地聚集，鼓励在河北省联合建立装备制造基地，提高配套能力。完善建筑节能、公共机构节能等法规和节能产品惠民政策，以市场需求拉动技术创新，支持节能环保试点示范工程，促进节能环保产业向高端化发展。

（6）实施先导与优势材料技术跨越工程

以先导材料、优势材料为核心，加快三维（3D）打印材料、磁性超导材料，以石墨烯、碳纳米管等为代表的纳米材料和以碳化硅、氮化镓为代表的第三代半导体材料等新材料技术研发，提高特种材料自给能力。推动海淀区石墨烯技术研发和产业应用，推动怀柔区纳米材料、房山区石化新材料、顺义区第三代半导体材料产业发展。

搭建检验检测认证等共性技术服务平台，推动材料专业孵化机构、专业加速器建设，建立纳米材料产业技术研究院、第三代半导体和基因材料产业创新中心，设立产业发展基金，加快成果转化应用，带动京津冀产业转型升级。

专栏 7：第三代半导体全产业链部署

对接国家新材料重大科技任务部署，推动第三代半导体材料研发项目落地北京。围绕材料器件研发与应用，全链条部署、一体化实施。即“1234”总体布局：“1”个基地，即承接国家第三代半导体重大创新基地建设；“2”种材料，即重点聚焦碳化硅、氮化镓两种材料；“3”条主线，围绕光电子、电力电子、微波射频三条应用主线；“4”项任务，即关键技术突破、创新链条构建、成果孵化转化和产业集群建设。

（7）实施数字化制造产业技术跨越工程

抢占数字化制造技术全球制高点，促进高端装备制造业发展，提升产业总量规模和核心竞争力。加强数字化增材制造、智能机器人、高档数控机床等关键技术研发。重点推动智能制造信息化基础理论创新以及系统平台、关键部件开发，智能机器人整机技术、功能部件及成套装备开发，支持原创性技术突破。在北京经济技术开发区建设智能制造应用技术创新中心，引导智能制造产业在海淀、大兴、密云区等集群式发展，在中关村南部（房山）科技创新城布局智能制造创新集聚区。创新应用服务模式，搭建智能机器人整机性能检测评价公共服务平台，提升创新服务能力，推动全国智能机器人技术创新中心建设。

专栏 8：智能机器人产业链重点部署

坚持问题导向，以协同创新为抓手，针对重点需求，提升智能机器人技术创新能力，推动基础前沿技术突破和应用创新。支持机器人一体化关节和仿生手技术研究及示范、面向人机协作的轻型机器人研发等，以关键共性技术、功能零部件研发和整机与应用示范支撑产业技术创新。

（8）实施轨道交通产业技术跨越工程

依托已有研发和产业优势，支持轨道交通产业自主创新，形成特色鲜明的产业集群。围绕“一带一路”、京津冀协同发展等国家战略对轨道交通创新的需求，重点提升高端装备研制水平和工程技术服务能力。加大新一代绿色智能装备、高速重载轨道交通装备研发。开展通信、信号和运营管理系统开发。推进城际铁路、城市轨道新技术新产品示范应用，打造“北京创造”品牌产品和示范工程。

完善轨道交通产业投融资体制，加强试验验证、认证检测等公共服务平台建设，建立轨道交通产业技术研究院和产业创新中心，推动丰台、房山等区域轨道交通产业技术研发、孵化、技术交易等集聚发展，强化对全国的服务支撑作用。

2. 依托“互联网+”，推动现代服务业高端化发展

（1）促进科技服务业创新发展

从技术支撑、创业支持、优势引领、业态培育、市场拓展五大方面，推动科技服务业发展。完善创新创业服务体系，重点发展研究开发、技术转移、检验检测认证、创业孵化、知识产权、科技咨询、科技金融、科学技术普及等专业科技服务和设计服务、工程技术服务、科技文化融合等特色科技服务。培育支撑行业转型升级和服务全国市场的综合科技服务业。鼓励各类新型科技服务业态发展。促进科技服务业向专业化、网络化、规模化、国际化方向发展，扩大技术交易市场。优化空间布局，在高端产业功能区建设一批科技服务业综合基地。

（2）实施“互联网+”行动计划

顺应世界“互联网+”发展趋势，加快信息技术向传统产业融合渗透，促进基于互联网的产业组织、商业模式等创新，发展分享经济。大力拓展互联网与经济社会各领域融合的广度和深度，推动经济提质增效和转型升级，培育新兴业态，打造新的增长点。围绕创新创业、制造业、农业、金融业等重点领域推进“互联网+”行动。提升信息安全保障能力，建立基于自主可控基础软硬件的通用开发与运行支撑平台，以及信息安全研发等共性服务平台。

（3）提升信息服务业高端发展能力

大力推广应用物联网、大数据等新一代信息技术，推动信息数据资源开放共享，构建一批数字化公共服务平台。支持基于互联网的产业组织、商业模式、供应链、物流链创新，拓展开放共享的网络经济空间。发展北斗导航位置服务。继续支持软件服务业发展，打造全球软件业领先接包地和全国软件发包地。按照京津冀区域整体功能定位，对云计算、物联网、数字导航、数字高清等信息服务产业基地进行科学合理规划布局，促进信息服务业集群式发展。

3. 以“设计之都”建设为龙头，深化科技与文化融合发展

（1）全面推进“设计之都”建设

提升北京“设计之都”国际影响力，推进北京设计的全球化进程。以联合国教科文组织创意城市网络为平台，加强与教科文组织创意城市网络成员间的交流与合作。加快建设联合国教科文组织国际创意与可持续发展中心（ICCSD）（第2类），举办联合国教科文组织创意城市北京峰会等国际品牌设计活动。

聚焦设计产业优势领域，培育一批“设计之都”领军企业、示范企业以及特色企业。实施首都设计提升计划，鼓励设计服务与相关产业深度融合发展，推动优秀民族文化元素提取与现代创新设计，在开发利用中保护、传承、弘扬优秀传统文化。培育一批代表“北京设计”水平的设计创新中心，汇聚国内外高端设计、创意资源，吸引国际一流设计组织、跨国公司和境外著名设计机构来京设立设计中心或分支机构。

面向城市建设需求，鼓励通过设计集成新技术、新材料、新工艺的科技成果，提升城市品质。加快北京工业设计创意产业基地（DRC）、中国设计交易市场等园区建设。加强知识产权保护，建立快速维权机制。鼓励建立设计产业创新联盟，开展区域合作和创新交流。推动中国设计红星奖、北京国际设计周、“设计之都—设计之旅”等品牌活动，打造“设计之都”品牌群，提升影响力。

专栏9：“设计之都”建设

紧扣全国科技创新中心和文化中心城市功能定位，围绕“一个品牌，二条主线，四大环节”开展工作。即“设计之都”品牌；设计+制造、设计+城市发展等，技术+出版、技术+影视等两条主线；创意创作、设计制作、展示传播和消费体验等四大环节。聚焦设计产业自身提升和设计提升产业两方面，带动一批关键共性技术突破与成果推广应用，培育一批设计服务及文化科技领军企业。

（2）提升科技支撑文化发展水平

围绕文化产业科技需求，开展文化内容创意创作、设计制作、展示传播、用户体验等环节关键共性技术研究。强化科技成果转化应用，推动传统产业升级，加强文化艺术、文化传媒、影视科技、新闻出版、网络文化、健康医疗等行业关键设备与集成系统研发，提高重点文化领域的技术装备水平。培育一批特色鲜明、创新能力强的文化科技企业，推进文化科技创新。合理保护利用传统文化资源，将传统文化资源利用与现代设计产业发展有机融合，弘扬民族文化，带动文化消费。加快文化公共服务平台网络化和数字化建设，推动公共文化资源共享，加强历史文化资源数字化保护和开发利用，提升公共文化服务能力。

（3）鼓励新型文化业态发展

加强文化领域技术集成创新与模式创新，培育新兴文化产业。促进云计算、物联网、大数据等信息技术在文化产业的应用。推进国家级文化创意产业示范区建设，发展创意设计产业。大力培育发展动漫游戏、视听新媒体、绿色印刷等新型文化业态，以文化与科技融合催生更多的文化产品与服务新业态，重点推进新媒体、数字出版、智慧旅游等文化产业跨越发展。

（4）推进中关村国家级文化和科技融合示范基地建设

依托海淀、东城、西城、石景山、朝阳等重点文化产业集聚区，围绕中关村国家级文化和科技融合示范基地建设，打造“设计之都”核心区、数字内容集聚区、文化设计融合区。完善文化科技创新服务体系，搭建文化科技融合公共服务平台。鼓励建立文化科技融合产业技术创新战略联盟。推进专业孵化器建设，加强文化科技企业孵化、技术成果转移转化等服务体系建设。加快培育文化科技融合特色突出的市级文化创意产业示范园区，推动区域资源整合和产业协作。

4. 以北京国家现代农业科技城建设为抓手，引领现代农业创新发展

重点建设昌平、顺义、通州等农业科技园，实现一二三产业融合发展，发挥北京国家现代农业科技城对全国的辐射带动作用。

（1）加快推进现代种业发展

实施良种增产增效工程，以生物育种技术为支撑，以良种创制与种业交易中心为依托，以种业特色园区为载体，着力于作物、畜禽、林果蔬菜、花卉、水产、中药等六大种业体系科技创新，探索构建新型种业体系，推进培育、繁殖、推广一体化建设，提高种业自主创新能力和成果转化效率，促进种业做大做强，实现都市型现代农业增产增效。

（2）促进农业安全投入品及食品营养健康产业高端发展

实施农业安全投入品科技保障工程和食品制造业升级科技惠民工程，以生物制造技术为支撑，构建生物肥料、生物农药、生物饲料、兽用生物制品等安全投入品研发平台，促进成果产业化，做大做强生物农业。以农产品加工新技术为支撑，推动技术研发与升级，完善食品监测体系，强化功能食品、营养健康食品开发，提高本市食品的生产效率、安全水平和供给能力。

（3）推动农业装备制造业向智能化发展

实施农业智能装备应用科技促进工程，以互联网、物联网、大数据和云服务技术为支撑，着力推动设施农业和农机装备创新发展。开展关键共性技术和重大产品研发，强化成果示范应用，推动智能农业发展，促进劳动生产率和土地产出率稳步提高。

（4）发展节水节能高效生态农业

实施农业节水节能高效科技支撑工程和生态农业发展科技引领工程，以新材料技术为支撑，以节水和光伏农业为重点，提高农业资源利用效率，转变农业发展方式。以低碳循环技术为支撑，以清洁农业生产、减少面源污染、生物质能源高效利用为重点，着力发展生物燃气及循环农业，推动技术成果集成、示范和应用。着力构建与首都功能定位相一致，与二、三产业发展相融合，与京津冀协同发展相衔接的农业产业结构。

专栏 10：打造农业高端产业链

（三）制定科技冬奥行动计划，为 2022 年北京冬奥会做好科技支撑

深入贯彻“以运动员为中心、可持续发展、节俭办赛”的申办理念，制定实施 2022 科技冬奥行动计

划。打造北京北部和张家口、承德地区绿色生态走廊、绿色能源走廊、绿色交通走廊、绿色食品走廊，创建低碳、清洁、优美、安全、便捷的奥运会举办环境。在体育技术与设施、数字化观赛等领域加强科技攻关与转化应用。充分利用“互联网+”相关技术，构建能源、交通、安防等智能综合管理体系。开展冬奥会气象保障相关技术研究，强化对高山冰雪运动的气象保障能力。努力将 2022 年北京冬奥会办成精彩、非凡、卓越的奥运盛会，成为展示我国高新技术和创新实力的窗口和舞台。

五、服务区域发展战略，构建协同创新开放共享新格局

（一）优化首都创新布局，夯实协同创新发展基础

1. 加强空间统筹协调

优化首都科技创新空间格局，强化“三大科技城”和以北京经济技术开发区为代表的创新型产业集群的科技创新引领作用，加强六大高端产业功能区和四个高端产业新区的产业发展带动作用，明确中关村国家自主创新示范区各园区发展功能和产业定位，坚持综合性园区与专业化园区发展相结合，坚持主导产业和特色产业发展相结合。强化统筹协调，对非首都功能疏解后腾退出的空间进行合理再布局，统筹规划科研用地、中试用地和高端产业用地，优先建设研发创新聚集区。

2. 推进差异化发展

围绕全国科技创新中心建设总体目标，引导各区和重点园区结合各自功能定位、资源禀赋、发展阶段、优势特色和基础条件，形成主体功能清晰、发展导向明确、建设秩序规范的发展格局。首都自主创新中心区（城六区）重点推进基础科学、战略前沿高技术和高端服务业创新发展；首都高端引领型产业承载区（城六区以外的平原地区）重点加快科技成果转化，推进生产性服务业、战略性新兴产业和高端制造业创新发展；首都绿色创新发展区（山区）重点实现旅游休闲、绿色能源等低碳高端产业创新发展。

3. 推动产学研用协同创新

建立政府部门分工协作工作机制，实现部门协同，在基础研究、应用开发、中试、市场化等技术创新全链条为企业创新创业提供服务。加强创新战略、科技计划与科技政策的统筹协调。发挥政府引导作用，市场导向明确的科技项目由企业牵头、联合高等学校和科研院所共同实施。加强中关村国家自主创新示范区先行先试政策、北京经济技术开发区产业促进政策、北京天竺综合保税区税收和外汇政策等的政策统筹集成。

（二）建设京津冀创新共同体，形成区域协同创新中心

1. 优化协同创新格局

构建分工合理的京津冀创新发展格局。明确北京市、天津市、河北省科技创新优先领域，实现合理分工与有序协作，促进区域间、产业间循环式布局。北京市重点提升原始创新和技术服务能力，打造技术创新总部聚集地、科技成果交易区、全球高端创新中心及创新型人才聚集中心。天津市重点提高应用研究与工程技术研发转化能力，打造产业创新中心、高水平现代制造研发转化基地和科技型中小企业创新创业示范区。河北省重点强化科技创新成果应用和示范推广能力，建设科技成果孵化转化中心、重点产业技术研发基地、科技支撑产业结构调整和转型升级试验区。

2. 建立协同创新三大机制

建立政策互动机制。研究在京津冀区域实现高新技术企业互认备案、科技成果处置收益统一化、推行创新券制度等，探索风险共担和利益分享模式，推动中关村国家自主创新示范区政策在京津冀相关地区落地。研究自主创新示范区、自贸区、保税区等政策叠加对协同创新的激励方式，探索“负面清单”、“权力清单”等行政管理体制改革模式。研究促进创新人才跨区域流动的政策措施。

建立资源共享机制。整合京津冀地区科技信息资源，促进三地科技项目库、成果库、专家库、人才库等资源互动共享。利用中国（北京）跨国技术转移大会等国际创新合作平台，推动国际创新项目成果在京津冀地区落地。推动共享专家智库信息，定期开展京津冀人才培训班。推动成立产业、专业领域等多种形式联盟，发挥联盟在京津冀协同创新中的优势作用，通过联合引资引智引技，促进京津冀产业对接合作和优化升级。

建立市场开放机制。加强技术交易团队培养和技术转移机构培育，促进京津冀技术市场交易一体化，向京津冀地区全境辐射。支持新技术新产品（服务）和首台（套）重大技术装备服务京津冀三地生态环境治理、产业转型升级等重大需求。设立京津冀科技成果转化投资基金，引导社会资本投入，加快推进京津冀区域协同发展。

3. 构建协同创新三类平台

构建创新资源平台。共建技术市场，发挥北京科技创新资源优势，加速成果转移转化、技术交易、信息咨询等资源要素在京津冀地区对接共享。共建创新创业孵化中心，结合京津冀地区产业需求，引导投资机构、创业团队等投资创业。

构建创新攻关平台。促进京津冀重点实验室合作共享，选取共同关注的领域，推动三地重点实验室开放共享和产学研合作，联合开展战略研究和基础研究，共同设立京津冀基础研究专项。共建联合攻关研究院，组建京津冀地区科研团队，开展资源型产业可持续发展研究，为三地产业转型升级提供技术支撑和产业示范。

构建创新成果平台。共建创新成果中试基地，将北京相关创新主体的研发成果在京津冀地区进行中试、孵化，推进其产业化发展。共建科技成果转化基地，围绕京津冀地区企业、科研机构等技术需求，组织本市创新资源、科技成果进行对接，鼓励北京地区创业团队、投资机构等在三地进行成果转化。

4. 开展协同创新若干试点

在重点区域和重点领域，完成协同创新重点任务，形成一套可复制、可推广的建设经验，培育一批在京津冀科学布局的科技企业集团，带动京津冀区域协同创新发展。

开展先行先试政策推广试点。总结中关村国家自主创新示范区先行先试经验，将可复制、可推广的政策措施向河北省、天津市的高新技术产业园区及重点承接平台推广。鼓励京津冀国家级开发区共建跨区域合作园区或合作联盟，打造京津冀科技创新园区链。

开展产业转移升级试点。围绕新材料、生物医药、节能环保、新能源汽车等产业发展，引导北京创新成果在合作区域产业化，促进以创新驱动为主导的高端产业在京津冀地区逐步形成。围绕钢铁、电力、建材、服装纺织等传统型产业，发挥首都创新优势，以先进技术和设计理念全面助推区域产业转型升级。

开展生态文明建设先行试点。从食品安全、水源保护、矿产资源优化利用、绿色能源示范、大气环境治理、智慧旅游等多个方面提升张家口、承德地区的生态安全水平，为京津冀生态环境联动建设提供支撑。推动与河北省张家口、承德市共建生态文明先行示范区。

开展科技金融创新试点。建立科技金融合作平台，拓展投融资渠道，完善科技成果转化平台市场化运营机制，探索形成金融服务实体经济、促进经济结构调整和转型升级的新模式。

（三）促进区域资源成果共享，服务全国创新发展

1. 构建区域创新合作网络

搭建区域创新合作网络，加强与“一带一路”倡议、长江经济带、振兴东北老工业基地、西部开发等发展战略涉及的省区市在电子信息、量子通信、生物医药、新材料、先进制造、航空航天、新能源、节能环保、科技金融等重点领域的合作，引导科技资源的流动与利用。建立科技合作交流与协商机制，结合各地区特点和需求，设定具体合作目标。支持并规范各类科技服务机构发展，引导其参与区域创新合作。

2. 实施创新资源成果共享工程

全面推广“一站一台”合作模式。以首都科技条件平台区域合作站（一站）建设为核心，建立跨区域科技条件信息平台，推动北京与国内各区域创新资源对接与共享。以北京技术市场服务平台（一台）建设为核心，建立跨区域科技成果信息平台和成果转化对接与技术转移转让的绿色通道，促进技术交易、知识产权保护、创业投资协作及科技咨询服务的跨区域交流与合作。建设一批跨领域、跨区域的协同创新机构，促进与京外企业、高等学校、科研院所的联合，推动科技成果跨区域转移落地。推广北京—贵阳大数据应用展示中心模式，加大科技传播影响力。

3. 推进重点合作区域和领域优先发展

与上海、江苏、浙江、安徽等长江中下游省市重点推进基础研究和战略高技术领域的合作；与广东、福建等东南沿海省份重点推进产业关键技术、创新创业等领域的合作；与东北、中西部等地区重点推进技术转移、成果转化、产业转型升级等方面的合作；加强与港澳台全方位合作交流。深化与贵阳市在大数据产业等领域的科技创新合作，推动与赤峰市、昆明市、大同市等城市在科技资源开放共享、科技成果转移转化、科技人才交流等方面的合作。

（四）把握国际化重大机遇，形成全球开放创新核心区

1. 营造国际化创新环境

搭建高端合作交流平台。继续举办中国（北京）跨国技术转移大会、中国北京国际科技产业博览会、中国（北京）国际服务贸易交易会、联合国教科文组织创意城市北京峰会，引进国际知名的品牌展会在京落户，打造国际活动聚集之都。构筑全球互动的技术转移网络，推动中国国际技术转移中心、亚欧科技创新合作中心、中意技术转移中心、中韩企业合作创新中心等国际技术转移中心的建设，形成面向全球的技术转移集聚区。进一步整合科技与贸易服务优质政策资源，不断推进北京国际科技贸易基地建设，拓宽与美国、德国、日本等发达国家的科技合作领域。

优化国际化服务环境。加快推进与国际接轨的服务标准、市场规则、法律法规等制度规范建设。完善法治化、国际化、便利化的企业营商环境，建立便利跨境电子商务等新型贸易方式。吸引国际组织总部落户北京，将本市建设成为国际性智库集聚地和技术创新总部集聚地。充分发挥海关特殊监管区域政策功能优势，进一步提高投资贸易通关便利化水平。

2. 集聚全球创新资源

吸引全球高端人才和国际风险资本，促进国际高端科技成果在京落地。在全球范围引进诺贝尔奖获

得者、首席科学家等世界级顶尖人才和团队来京发展。放宽国外风险资本投资政策，吸引风险投资企业在京参与科技成果转化活动。完善外商投资创业投资企业相关规定，积极引导境外资本投向创新领域。研究保险资金投资创业基金的相关政策。

吸引国际高端创新机构来京发展。鼓励跨国公司在京设立研发中心，并升级成为参与母公司核心技术研发的大区域研发中心和开放式创新平台。引导国内资本与国际优秀创业服务机构合作建立创业联盟或成立创新创业基金。吸引国际科技组织在京聚集，支持北京地区高等学校、科研院所吸引国际科技组织在京设立分支机构。

3. 支持国际化科技创新合作

积极培育具有较强竞争力的本土国际品牌企业和跨国集团，形成一批行业龙头企业、创新型领军企业。加快海外知识产权布局，鼓励企业在海外布局研发中心，通过并购方式整合国外人才、技术、品牌等资源。鼓励企业通过对外直接投资、技术转让与许可等方式实施外向型技术转移。加大对创业投资机构境外投资的支持力度，研究建立境外投资信息引导平台。

支持服务创新国际化。完善市场化、国际化、专业化的服务体系，建立全球创新联络站，促进科技园区国际化，拓展国际合作窗口。深入实施北京市服务业扩大开放综合试点，放宽市场准入、改革监管模式、优化市场环境，形成与国际接轨的服务业扩大开放新格局，推动科技服务加快融入全球化进程。

六、深化全面创新改革，建成全球创新人才首选地

（一）打造中关村制度创新升级版

1. 系统推进新一轮改革试点

用足用好现有“1+6”和“新四条”等系列试点政策，强化中关村创新平台功能，完善“一区多园”统筹发展机制。深入开展政策实施效果评估，依据新形势、新需求对政策进行动态调整，增强政策的延续性、灵活性和实用性，并及时向全国推广。充分发挥北京市和中央在京单位的改革合力，探索新一轮更高层面、更宽领域的改革试点，进行新的政策设计，在充分调动科技人员创新创业积极性上再形成新一批政策突破。坚持问题导向和需求导向，着力在激发创新者动力和活力、深化开放创新、鼓励新兴业态和商业模式创新等方面实现突破。

2. 营造良好投资环境

加快国家科技金融创新中心建设。完善创业投资引导机制，通过政府股权投资、引导基金、政府购买服务、政府与社会资本合作（PPP）等市场化投入方式，引导社会资金投入高技术产业初创期、早中期科技型中小企业，培育相关产业发展。打造具有全球影响力的“前孵化”创新服务平台，推动国内外具有重大价值、技术尚处于应用探索或预先研究阶段的重大科技转化项目在京落地。扩大科技成果转化引导基金规模，完善战略性新兴产业创业投资引导基金、中小企业发展基金投入机制，带动社会资本支持科技创新领域。按照国家税制改革的总体方向与要求，对包括天使投资在内的投向种子期、初创期等创新活动的投资，研究探索相关税收支持政策。结合国有企业改革建立国有资本创业投资基金制度，完善国有创投机构激励约束机制。健全创新创业投融资机制，不断创新股、债、贷、担保、保险等科技金融产品和工具。选择符合条件的银行业金融机构在中关村国家自主创新示范区探索为科技创新创业企业提供股权债权相结合的融资服务方式；鼓励符合条件的银行业金融机构在依法合规、风险可控前提下，与创业投资、股权投资机构实现投贷联动。

发挥多层次资本市场作用，支持全国中小企业股份转让系统（“新三板”）和区域性股权市场发展，大力推动优先股、资产证券化、私募债等产品创新。推动互联网金融创新中心建设。完善社会资本筹集机制，鼓励“众筹、众包、众创、众扶”的融资模式。稳步推进科技型、创新型企业在上海、深圳证券交易所上市，推动企业通过发行债券、并购重组等方式做大做强。

3. 建设国际一流创新创业生态

落实国家“双创”政策，建设一批国家级创新平台和“双创”基地，实施“创业中国中关村引领工程”，鼓励龙头骨干企业、科研院所、高等学校建设市场化的众创空间，服务实体经济转型升级。引导众创空间自主探索、自我管理、自律发展。依托社会机构组织开展众创空间评选、创业项目遴选、业务指导和监督管理。实施中关村大街改造提升工程，加快海淀区“一城三街”建设，完善创新生态体系和创新链条。深入推进国家科技服务业区域试点、北京市服务业扩大开放综合试点、中关村现代服务业试点。降低科技服务领域外资准入门槛，引导和鼓励国内资本与境外资本合作设立新型创业孵化平台。

完善商事服务机制，全面推进“五证合一、一照一码”登记制度改革，推进全程电子化登记与审核服务。开展企业自治名称和经营范围以及科技类、文化创意类企业住所和经营场所分离登记管理试点，探索集群注册登记模式，积极推进“先照后证”改革，实现便捷登记。深入落实有限合伙制创业投资企业法人合伙人抵扣应纳税所得额的优惠政策，配合国家有关部门继续完善相关政策。

（二）建设全球创新人才港

1. 实施更具吸引力的海外人才集聚政策

深入推进“千人计划”、“海聚工程”等领军人才计划。实施“全球顶尖科学家及其创新团队引进计划”，建立人才与项目对接机制。通过国家科学中心等平台聚集一批从事国际前沿科技研究、带动新兴学科发展的科学家团队，引进一批掌握国际领先核心技术、有助于提升技术和产业发展主导权的高端人才，打造世界一流人才发展平台和人才制度高地。

深入落实中关村人才管理改革试验区各项政策，加快开展外籍人才出入境管理改革试点。对符合条件的外籍人才给予签证、居留和工作许可等便利。开展外籍高层次人才取得永久居留资格程序便利化试点，提供完善的医疗、子女教育等相关服务。规范和放宽技术型人才取得外国人永久居留证的条件。对持有外国人永久居留证的外籍高层次人才在创办科技型企业等创新活动方面给予中国籍公民同等待遇。探索中央在京和市属高等学校、科研院所等事业单位聘用外籍人才的新路径，研究制定事业单位招聘外籍人才的认定标准。

在中关村国家自主创新示范区开展外商投资人才中介服务机构放宽外资持股比例试点，引进一批具有国际先进水平的人力资源跨国机构。支持在本市注册的人力资源服务机构走向世界，在国（境）外设立分支机构。

2. 完善人才梯度培养机制

深入实施“北京市科技新星计划”、“科技北京百名领军人才培养工程”、“北京学者计划”、“高层次创新创业人才支持计划”、“中关村高端领军人才聚集工程”等人才计划，建立健全人才梯度培养机制。实施“优秀企业家集聚培养工程”，围绕提升首都企业国际竞争力，集聚培养世界级产业领袖、优秀企业家和专业管理人才。推动实施“高技能人才培养带动工程”，带动劳动者队伍的发展壮大和整体素质提高。探索实施差异化的人才扶持政策。

持续推进北京青少年科技创新“雏鹰计划”、“翱翔计划”，组织中小学生参加全国青少年科技创新大赛，提升创新实践能力。支持高等学校开展创业教育、创业训练营等活动，鼓励实施“大学生创业引领计划”，带动大学生自主创业。推进部分普通本科高校向应用型转变，探索校企联合招生、联合培养模式，拓宽校企合作育人的途径和方式。支持企业建立高等学校学生实践训练基地，强化产学研联合培养研究生的“双导师制”，增进教学与实践的融合。探索具有较好应用性学科基础和较强工程化能力的市属高校开展办学自主权试点。建立残疾人创业孵化基地，支持残疾人参与各类创新创业活动。

3. 探索人才自主流动机制

开展人才引进使用中的知识产权鉴定制度试点。探索建立灵活多样的创新型人才流动与聘用方式，破除人才流动的体制机制障碍，探索创业创新型人才在企业与机关事业单位之间流动时社保关系转移接续政策，进一步明确职工在机关事业单位与企业之间流动时养老保险的接续方式及补贴标准。制定高等学校、科研院所等事业单位专业技术人员离岗创业的实施细则。允许高等学校和科研院所设立一定比例流动岗位，吸引企业人才兼职，允许教师和科技人员兼职参与科技成果转移转化。试点将企业任职经历作为高校新聘工程类教师的必要条件。建立健全高校弹性学制管理办法，允许在校生休学创业。

4. 健全创新导向的评价激励机制

深化人才市场化评价机制，建立以科研能力和创新成果为导向的科技人才评价标准。探索职称制度分类改革，创新评价标准和办法，推动专利管理领域职称设置工作。引入专业性强、信誉度高的第三方社会机构参与人才评价。

实行以增加知识价值为导向的分配政策，构建体现智力劳动价值的薪酬体系和收入增长机制，充分调动和激发科研积极性和创造性。加大绩效工资分配激励力度，落实科研成果性收入等激励措施，完善分配机制，使科研人员收入与岗位职责、工作业绩、实际贡献紧密联系。深化科技成果转化决策机制改革，建立健全科技成果转化重大事项领导班子集体决策制度，单位领导在履行勤勉尽责义务、没有牟取非法利益的前提下，免除其在科技成果定价中因成果转化后续价值变化产生的决策责任。争取国家层面授权在京高等学校和科研院所执行本市出台的科技成果转化收益分配等政策措施。

（三）发挥市场配置资源的决定性作用

1. 加快营造公平竞争的市场环境

建立完善公平竞争审查机制，加大对不利于创新创业的垄断协议和滥用市场支配地位及其他不正当竞争行为的调查和处置力度。用好市场准入的倒逼机制，提高生产环节和市场准入的相关标准，形成统一权威、公开透明的市场准入标准体系。破除限制新技术新产品新商业模式发展的不合理准入障碍。探索药品、医疗器械等创新产品审评审批制度改革试点。改进互联网、金融、环保、医疗卫生、文化、教育等领域的监管，支持和鼓励新业态、新商业模式发展。进一步贯彻落实促进自主创新的普惠性税收优惠政策。完善全市企业信用信息体系，健全以信用管理为基础的创新创业监管模式。

优化知识产权保护机制。积极发挥知识产权法院的作用，健全知识产权维权援助体系。强化知识产权保护服务，加快形成行政执法、司法审判、调解仲裁等多渠道维权保护模式。加快推进知识产权运营服务试点工作。加强侵权犯罪情报信息交换互动，对反复侵权、恶意侵权的行为人建立黑名单，加大对知识产权侵权案件的查处力度。建立统一共享的小微企业名录，推进统一信用代码工作。

2. 强化企业技术创新主体地位

建立企业主导的产业技术创新机制，发挥企业和企业家在创新决策中的重要作用。市场导向明确的科技项目由企业牵头，更多运用后补助、间接投入等方式支持企业自主决策、先行投入开展研发攻关。鼓励大型企业发挥创新骨干作用，加快培育科技型中小企业。以企业为主导构建一批产业技术创新战略联盟，重点支持产业联盟搭建专利、标准、检测认证、展示推广及国际交流平台。引导企业增加研发投入、建立研发机构，鼓励跨国公司和有条件的民营企业在京设立研发总部。完善市属国有企业科技创新考核激励机制。进一步完善新技术新产品（服务）政府采购及推广应用政策，研究建立符合技术创新和产业发展方向的政府采购技术标准体系，建设面向全国新技术新产品（服务）政府采购应用推广平台，探索新技术新产品首购首用风险补偿机制。

3. 完善科技创新服务平台体系

深入推进首都科技条件平台、首都科技大数据平台、中关村开放实验室等公共服务平台建设，促进重大科技基础设施、大型科研仪器和专利基础信息等资源向社会开放。鼓励小微企业和创业团队通过创新券方式利用国家级、市级重点实验室、工程技术研究中心及北京市设计创新中心等开展研发活动和科技创新。引导科研院所和高等学校为企业技术创新提供支持和服务。加快院士专家工作站、院士专家服务中心建设。

加强研究开发、技术转移和融资、检验检测认证、质量标准、知识产权和科技咨询等科技服务平台建设。鼓励社会化新型研发机构发展，优化重点实验室、工程实验室、工程（技术）研究中心布局。支持创新型孵化器通过自建、收购、合作等方式，在海外设立跨境创业服务平台。加快发展高端创业孵化平台，提供集创业孵化、资本对接、营销服务等为一体的创新创业服务，为创业者提供集约化、专业化、社区化的创新创业环境。

（四）加快推动政府创新治理现代化

1. 强化科技创新法制保障

贯彻落实国家政策法规，统筹推进地方立法，加快完善涉及创新的法规规章体系。加快推进科技创新和科技成果转化地方立法工作，在先行先试的同时，积极探索立法实践，实现立法和改革决策相衔接，及时推动将成熟的政策经验固化上升为法律法规。

坚持依法履职，完善权力清单和责任清单制度。深化行政审批制度改革，规范行政审批行为，优化服务方式，提高行政效能。建立创新政策协调审查机制和调查评价制度。

2. 完善统筹协调机制

完善政府创新治理机制，发挥顶层设计、统筹协调、整体推进、督促落实的作用。加快政府职能从研发管理向创新服务转变，简政放权、放管结合、优化服务。统筹科技、经济、产业、金融等部门创新管理职能，加强创新资源的统筹配置以及科技政策和经济政策的有效衔接。加强首都新型高端智库建设，为首都科技改革发展提供决策支撑。

各相关部门、各区要依据本规划加强自身职能职责与全国科技创新中心建设任务的对接，围绕优先领域、重点任务、重大项目等加强统筹协调。研究制定规划年度实施方案和“折子工程”，逐年逐项细化分解规划目标和重点任务，明确责任分工，抓好督查落实，确保规划目标任务全面完成。

3. 深化财政科研项目和经费管理改革

发挥政府部门在战略、规划、政策、服务等方面的作用。优化整合全市科技计划（专项、基金等）布局，逐步构建全市统一的科技计划管理体系及信息平台，逐步建立与完善依托专业机构管理科研项目的机制。推进科技报告和创新调查制度常态化，建立健全覆盖全过程的监督和评估机制。加强科研信用信息的归集，健全科研信用管理体系。探索符合科技创新规律的财政科技资金投入方式，提高资金使用效率。赋予科研项目承担单位和科研人员开展科研更大的自主权。进一步完善市财政科研项目和经费管理，简化预算编制和评审程序，下放预算调剂、差旅会议咨询费管理和科研仪器设备采购管理等权限，扩大科研基本建设项目自主权；对科研人员因公出国进行分类管理，切实增强科研人员的获得感。

4. 充分发挥社会组织作用

建立创新治理的社会参与机制，发挥各类行业协会、基金会、科技社团等社会组织在推动创新驱动发展中的作用。改进创新治理的决策机制，完善决策程序，扩大决策参与范围，引入民间和社会公众力量参与决策。发挥学术咨询机构、协会、学会等社会组织力量对规划实施的监督与评估作用，实现创新决策、监督、执行分离，提高决策科学化和民主化水平。大力发展市场化、专业化、社会化创新服务机构和组织，深化科技创新类社会组织登记管理改革试点，推进社会组织诚信体系建设。

5. 培育全社会创新精神

深化实施“首都创新精神培育工程”，弘扬崇尚创新、包容失败的创新文化。充分发挥新媒体作用，宣传创新典型。倡导百家争鸣、尊重科学家个性的学术文化，增强敢为人先、大胆质疑的创新自信。树立创新光荣、创新致富的社会导向，强化勇于创新、不惧风险、志在领先的企业家精神。

加强科普服务能力，提升公众科学素养。实施科普惠及民生、科学素质提升、科普设施优化、科普产业创新、互联网+科普、科普助力创新、科普协同发展等引领工程。举办全国科技活动周暨北京科技周、北京“双创”活动周、创新创业大赛、发明大赛，开展院士专家校园行、企业行、社区行、京郊行等系列科普活动，形成全 社会人人关心创新、鼓励创新、尊重创新、保护创新的良好氛围。

附录 3 首都十大疾病科技攻关与管理实施方案（2016～2020 年）

为深入贯彻落实《北京技术创新行动计划（2014～2017 年）》和《北京市“十三五”时期加强全国科技创新中心建设规划》，强化北京作为全国科技创新中心的功能定位，根据“首都十大疾病科技攻关与管理工作”总体要求，在巩固和深化前两期工作的基础上，进一步加强前沿创新和技术创新，深入开展严重影响市民健康的十大疾病①科技攻关，促进首都市民健康水平明显改善。特制定本方案。

一、指导思想与工作目标

（一）指导思想

实施创新驱动发展战略，以“科技改善市民健康”理念为指导，针对首都十大疾病的预防、诊断、治疗和康复等不同阶段的科技需求开展研究，为提升北京医学科技创新水平、保障市民健康、推动北京成为具有全球影响力的医学科技创新中心做出贡献。

（二）工作目标

到 2020 年，形成 20 项以上有国际影响力的创新性成果，提升北京医学科技创新能力；制定 100 项诊疗技术规范和标准，形成 40 个处于国内领先地位的优势专业，为进一步提高医疗质量、解决疑难杂症提供技术支撑，保障市民健康。

---

①病毒性肝炎、艾滋病、结核病、新发突发传染病、心脑血管病、糖尿病、恶性肿瘤、精神分裂症和情感障碍、慢性肾脏病、脊柱和关节病。

二、重点任务

（一）加强前沿技术研究，提高医学科技竞争力

追踪国际生命科学前沿，突破一批创新技术和方法。重点开展脑认知与脑医学、个体化诊疗、干细胞与组织工程、纳米医学、生物芯片等前沿领域关键技术研究。

（二）巩固十大疾病诊疗研究，保障科技惠及民生

继续围绕十大疾病及相关并发症，开展大规模多中心临床研究，获得国人循证医学证据；开展规范化诊疗方案及适宜技术研究，提高各级医疗卫生机构的服务水平，让更多的人民群众享受到健康保障。

（三）深化首都临床特色医疗研究，加快临床转化应用

推动免疫系统疾病等近年发病率或死亡率增长快、潜在风险较大的重点疾病，罕见病等疑难疾病，以及眼科、口腔、消化系统疾病等首都临床优势学科开展诊疗新技术、新方法研究，通过实施首都临床特色应用研究和首都卫生发展科研专项，提高疑难杂症诊治能力。

（四）加强防控策略研究，提高科学决策能力

开展十大疾病健康促进策略研究、危险因素预测预警及干预控制策略研究；开展基于大规模人群队列的疾病流行病学研究；开展医学科技发展战略和技术预见研究，把握国际医学科技发展趋势，提高疾病防控理论水平，为科学决策提供重要科技支撑。

（五）发挥中医药原创优势，推动中西医协同创新

加强中医临床研究方法和理论研究，促进中医药创新发展；开展中医药治未病研究，发挥中医药未病先防的优势特色；开展中医药防治常见多发病研究，充分发挥中医药简、便、廉、验的特色诊疗优势。

（六）完善支撑条件，夯实医学研究基础

加强资源平台建设，进一步完善北京重大疾病临床数据库和样本资源库，推动实现临床研究资源的整合和共享，利用大数据分析技术开展数据挖掘分析获取循证医学成果；加强基础（前沿技术）研究与临床研究的紧密合作和互动，切实推动北京医学研究体系中不同阶段的紧密衔接和转化；加强实验平台建设，改善科研设施设备，促进开放共享，不断夯实医学研究基础。

（七）促进科技成果转化与应用，服务城市与社会发展

大力促进医学科技成果转化及应用，支持面向基层的卫生适宜技术研发，进一步加大对成果推广工作的支持力度，发挥首都医学领域创新优势，强化引领辐射带动作用，为人民健康与社会发展的保驾护航。

三、组织保障措施

（一）加强部门统筹协调，实现协同推进格局

建立“首都十大疾病科技攻关与管理”市级协调机制。市科委会同市卫生计生委统筹协调，共同组织需求

调研、项目征集和组织管理，充分调动多方资源，为首都医学科技创新工作提供有力的人才支持和经费保障，不断增强科技在提高首都居民健康水平工作中的支撑作用。深化军民融合，共同推动医学科技创新发展。

（二）推动研究资源整合，实现数据协同共享

依托十大病研究基础，充分利用北京临床病例资源丰富的优势，在进一步加强样本资源库等平台建设的基础上，提升临床研究规范化和资源建设数据标准化水平，重点推动生物数据、临床信息、样本资源的系统整合，探索医学研究数据开放共享的机制，为实现医学研究可持续发展奠定基础。

（三）强化全链条式布局，推动成果转化应用

进一步完善生命科学前沿技术、首都十大疾病科技攻关与管理、首都临床特色应用研究及首都卫生发展科研专项、首都十大疾病科技成果推广专项等工作的组织实施，实现北京医学科技领域科研的全链条式布局，推动重大成果向京津冀等更大范围辐射应用，让更多的人民群众享受到健康保障。进一步加强防治结合、基础与临床结合、技术与产业结合，推动医学科技创新成果应用到临床，最大限度惠及人民健康。

（四）注重人才团队培养，带动医学科技突破

以重大科研攻关项目为牵引，注重培养高层次、复合型的科技创新人才。鼓励与海外机构开展交流，支持全球高层次医学科技创新人才参与合作研究，营造开放、流动、竞争、协作的医学研究氛围，带动首都医学科研队伍整体素质提高。

附录4　2016年第三批国家临床医学研究中心入选名单

序号	临床研究中心领域	依托单位	地区
1	口腔疾病	北京大学口腔医院	北京
2	口腔疾病	第四军医大学口腔医院	陕西
3	口腔疾病	上海交通大学医学院附属第九人民医院	上海
4	口腔疾病	四川大学华西口腔医院	四川
5	老年疾病	中国人民解放军总医院	北京
6	老年疾病	北京医院	北京
7	老年疾病	首都医科大学宣武医院	北京
8	老年疾病	中南大学湘雅医院	湖南
9	老年疾病	复旦大学附属华山医院	上海
10	老年疾病	四川大学华西医院	四川

附录5　医疗卫生领域国家级重点实验室、工程技术研究中心

医疗卫生领域国家级重点实验室

序号	重点实验室名称	依托单位	负责人
1	天然药物与仿生药物国家重点实验室	北京大学	叶新山
2	分子肿瘤学国家重点实验室	中国医学科学院肿瘤医院肿瘤研究所	詹启敏

续表

序号	重点实验室名称	依托单位	负责人
3	蛋白质与植物基因研究国家重点实验室	北京大学	朱玉贤
4	生物大分子国家重点实验室	中国科学院生物物理研究所	许瑞明
5	生物膜与膜生物工程国家重点实验室	中国科学院动物研究所、清华大学、北京大学	王世强
6	微生物资源前期开发国家重点实验室	中国科学院微生物研究所	东秀珠
7	计划生育生殖生物学国家重点实验室	中国科学院动物研究所	周琪
8	医学分子生物学国家重点实验室	中国医学科学院基础医学研究所	刘德培
9	病原微生物生物安全国家重点实验室	中国人民解放军军事医学科学院	曹务春
10	传染病预防控制国家重点实验室	中国疾病预防控制中心	徐建国
11	脑与认知科学国家重点实验室	中国科学院生物物理研究所	何生
12	认知神经科学与学习国家重点实验室	北京师范大学	李武
13	蛋白质组学国家重点实验室	中国人民解放军军事医学科学院	贺福初
14	天然药物活性物质与功能国家重点实验室	中国医学科学院药物研究所	庾石山
15	真菌学国家重点实验室	中国科学院微生物研究所	刘杏忠
16	分子发育生物学国家重点实验室	中国科学院遗传与发育生物学研究所	杨维才
17	肾脏疾病国家重点实验室	中国人民解放军总医院	陈香美
18	心血管转化医学国家重点实验室	中国医学科学院阜外心血管病医院	胡盛寿
19	分子肿瘤学国家重点实验室	中国医学科学院肿瘤医院	詹启敏
20	国家生物医学分析中心免疫分析实验室	中国人民解放军三〇七医院	奚永志
21	心血管疾病国家重点实验室	中国医学科学院阜外心血管病医院	胡盛寿
22	肾脏疾病国家重点实验室	中国人民解放军总医院	陈香美
23	分子心血管学重点实验室	北京大学第三医院	王宪
24	中医内科学教育部重点实验室	北京中医药大学东直门医院	田金洲
25	耳鼻咽喉头颈科学教育部重点实验室	首都医科大学附属北京同仁医院	韩德民
26	国家重点学科–烧伤外科学	中国人民解放军总医院第一附属医院	柴家科
27	恶性肿瘤发病机制及转化研究	北京肿瘤医院	游伟程
28	耳鼻咽喉头颈科学教育部重点实验室	北京市耳鼻咽喉科研究所	韩德民
29	神经变性病教育部重点实验室	首都医科大学宣武医院	王晓民
30	儿科重大疾病重点实验室	首都医科大学附属北京儿童医院	杜忠东
31	慢性肾脏病防治重点实验室	北京大学第一医院	赵明辉
32	辅助生殖实验室	北京大学第三医院	乔杰
33	肿瘤靶向治疗和抗体药物教育部重点实验室	中国人民解放军总医院	焦顺昌
34	风湿免疫病学教育部重点实验室	中国医学科学院北京协和医院	张奉春
35	聋病教育部重点实验室	中国人民解放军总医院	杨仕明
36	热带病防治研究教育部重点实验室	北京市热带医学研究所	甘绍伯
37	心血管重塑相关疾病教育部重点实验室	首都医科大学附属北京安贞医院	杜杰
38	心血管重塑相关疾病教育部重点实验室	北京市心肺血管疾病研究所	杜杰
39	卫生部内分泌重点实验室	中国医学科学院北京协和医院	赵玉沛
40	心血管分子生物学和调节肽重点实验室	北京大学第三医院	高炜
41	肾脏疾病重点实验室	北京大学第一医院	赵明辉
42	卫生部精神卫生学重点实验室（北京大学）	北京大学第六医院	张岱
43	卫生部老年医学重点实验室	北京医院	黎健

续表

序号	重点实验室名称	依托单位	负责人
44	卫生部心血管药物临床研究重点实验室	中国医学科学院阜外心血管病医院	李一石
45	卫生部心血管病再生医学重点实验室	中国医学科学院阜外心血管病医院	胡盛寿
46	生物力学实验室	中国中医科学院望京医院	董福慧
47	中药药理（骨伤）实验室	中国中医科学院望京医院	孔焕宇
48	免疫（传染病）实验室	首都医科大学附属北京佑安医院	闫慧平
49	分子生物学（传染病）实验室	首都医科大学附属北京佑安医院	李宁
50	中药药理（心血管）实验室	北京市中西医结合医院	吴红金
51	肿瘤细胞生物学实验室	中国中医科学院广安门医院	林洪生
52	分子生物学实验室	中国中医科学院广安门医院	李敏
53	糖尿病血管功能检测实验室	中国中医科学院广安门医院	刘喜明
54	心血管病证结合关键技术实验室	中国中医科学院广安门医院	王阶
55	临床免疫（艾滋病）实验室	中国中医科学院广安门医院	危剑安
56	心血管病血瘀证与活血化瘀重点研究室	中国中医科学院西苑医院	史大卓
57	中药药效学研究与评价重点研究室	中国中医科学院西苑医院	刘建勋
58	心血管分子生物学三级实验室	中国中医科学院西苑医院	陈可冀
59	血液细胞学三级实验室	中国中医科学院西苑医院	麻柔
60	中药化学三级实验室	中国中医科学院西苑医院	任钧国
61	中药药理学三级实验室	中国中医科学院西苑医院	崔晓兰
62	中药复方药代动力学实验室	中国中医科学院西苑医院	林成仁

医疗卫生领域国家级工程技术研究中心

序号	工程技术研究中心名称	依托单位	负责人
1	国家新药开发工程技术研究中心	中国医学科学院药物研究所	蒋建东
2	国家生物防护装备工程技术研究中心	中国人民解放军军事医学科学院	徐卸古
3	国家应急防控药物工程技术研究中心	中国人民解放军军事医学科学院	钟武
4	国家眼科诊断与治疗设备工程技术研究中心	首都医科大学附属北京同仁医院	王宁利
5	国家心脏病介入诊疗器械及设备工程技术研究中心	乐普（北京）医疗器械股份有限公司	蒲忠杰
6	国家老年医学中心	北京医院	林嘉滨
7	口腔医学计算机应用工程技术研究中心	北京大学口腔医院	吕培军
8	中西医结合皮肤病中心	空军总医院	赵广
9	中西医结合脊柱软伤专病中心	空军总医院	冯天有
10	中西医结合代谢病专科中心	空军总医院	魏子孝
11	医疗信息化技术教育部工程研究中心	首都医科大学附属北京天坛医院	王晨
12	眼科诊疗设备与材料教育部工程研究中心	北京市眼科研究所	王宁利
13	心血管诊疗技术与器械工程技术研究中心	首都医科大学附属北京安贞医院	马长生
14	眼疾诊疗技术与设备教育部工程研究中心	首都医科大学附属北京同仁医院	王宁利
15	国家临床医学研究中心	北京医院	陈文祥
16	国家呼吸疾病临床医学研究中心	北京医院	王辰
17	国家眼科诊断与治疗工程技术研究中心	北京市眼科研究所	王宁利
18	国家眼科诊断与治疗设备工程技术研究中心	首都医科大学附属北京同仁医院	王宁利
19	国家消化疾病临床医学研究中心	首都医科大学附属北京友谊医院	张澍田

附录6　2016年医疗卫生领域北京市重点实验室、工程技术研究中心

医疗卫生领域北京市重点实验室

序号	重点实验室名称	依托单位
1	骨科机器人技术北京市重点实验室	北京积水潭医院
2	神经影像大数据与人脑连接组学北京市重点实验室	北京师范大学
3	脑功能重建北京市重点实验室	首都医科大学附属北京天坛医院
4	神经退行性疾病生物标志物研究及转化北京市重点实验室	北京大学第三医院
5	针灸神经调控北京市重点实验室	首都医科大学附属北京中医医院
6	结直肠癌诊疗研究北京市重点实验室	北京大学人民医院
7	临床合理用药生物特征谱学评价北京市重点实验室	首都医科大学附属北京世纪坛医院
8	肝衰竭与人工肝治疗研究北京市重点实验室	首都医科大学附属北京佑安医院
9	造血干细胞治疗及转化研究北京市重点实验室	中国人民解放军第三〇七医院
10	女性盆底疾病研究北京市重点实验室	北京大学人民医院
11	眼部神经损伤的重建保护与康复北京市重点实验室	北京大学第三医院
12	核医学分子靶向诊疗北京市重点实验室	中国医学科学院北京协和医院
13	出生缺陷遗传学研究北京市重点实验室	首都医科大学附属北京儿童医院
14	慢性心衰防治北京市重点实验室	中国人民解放军总医院
15	侵袭性真菌病机制研究与精准诊断北京市重点实验室	中国医学科学院北京协和医院
16	过敏性疾病精准诊疗研究北京市重点实验室	中国医学科学院北京协和医院
17	冠心病精准治疗北京市重点实验室	首都医科大学附属北京安贞医院
18	生物材料与神经再生北京市重点实验室	北京航空航天大学
19	动物衰老细胞生物学北京市重点实验室	北京生命科学研究所
20	病原微生物感染与免疫防御北京市重点实验室	北京生命科学研究所
21	慢性疾病的免疫学研究北京市重点实验室	清华大学

医疗卫生领域北京市工程技术研究中心

序号	工程技术研究中心名称	依托单位
1	北京市水溶性高分子凝胶贴膏剂工程技术研究中心	北京泰德制药股份有限公司
2	北京市人类重大疾病实验动物模型工程技术研究中心	中国医学科学院医学实验动物研究所
3	北京市肝炎与肝癌精准医疗及转化工程技术研究中心	北京市肝病研究所

附录7　2015年和2017年医疗卫生领域增选当选两院院士

2015年医疗卫生领域增选当选科学院院士

序号	科学院院士	依托单位
1	曹晓风	中国科学院遗传与发育生物学研究所研究员
2	李蓬	清华大学生命科学学院教授、副院长
3	邵峰	中国科学院生物物理研究所
4	王福生	中国人民解放军第三〇二医院感染病诊疗与研究中心主任
5	阎锡蕴	中国科学院生物物理研究所研究员
6	周琪	中国科学院动物研究所研究员

2015 年医疗卫生领域增选当选工程院院士

序号	工程院院士	依托单位
1	高长青	解放军心脏外科研究所所长
2	李松	军事医学科学院毒物药物研究所研究员
3	黄璐琦	现任中国中医科学院常务副院长

2017 年医疗卫生领域增选当选科学院院士

序号	科学院院士	依托单位
1	陆林	北京大学
2	陈晔光	清华大学
3	种康	中国科学院植物研究所
4	顾东风	中国医学科学院阜外医院
5	徐涛	中国科学院生物物理研究所
6	魏辅文	中国科学院动物研究所

2017 年医疗卫生领域增选当选工程院院士

序号	工程院院士	依托单位
1	董家鸿	清华大学附属北京清华长庚医院
2	乔杰	北京大学第三医院

附录 8　2016 年和 2017 年医疗卫生领域入选“科技北京百名领军人才培养工程”人员名单

2016 年医疗卫生领域入选“科技北京百名领军人才培养工程”人员名单

序号	姓名	工作单位
1	袁其朋	北京化工大学
2	徐平	北京蛋白质组研究中心
3	姜玉武	北京大学第一医院
4	梁爱华	中国中医科学院中药研究所
5	解云涛	北京肿瘤防治研究所

2017 年医疗卫生领域入选“科技北京百名领军人才培养工程”人员名单

序号	姓名	工作单位
1	高扬	北京贝瑞和康生物技术股份有限公司
2	宋宏彬	中国人民解放军疾病预防控制所
3	魏永祥	首都医科大学附属北京安贞医院
4	杨慧霞	北京大学第一医院
5	周永胜	北京大学口腔医院
6	庄志	北京怡和嘉业医疗科技有限公司

附录 9　2015～2017 年市科委医疗卫生领域重点项目课题列表

项目名称	课题名称	起止时间	课题承担单位	课题负责人
北京地区肺炎病原学动态监测和防控关键技术研究	非流感病毒性肺炎新型治疗方法研究	2015-01-01 至 2018-12-31	首都医科大学附属北京地坛医院	李兴旺
	各级综合医院病毒性肺炎筛查检测技术研究	2015-01-01 至 2018-12-31	中国疾病预防控制中心病毒病预防控制所	舒跃龙
	综合医院肺炎动态病原学监测和鉴别路径研究	2015-01-01 至 2018-12-31	中日友好医院	王辰
	"北京地区肺炎病原学动态监测和防控关键技术研究"项目的监查和质控	2015-07-21 至 2018-12-31	北京岐黄药品临床研究中心	崔天红
北京心血管病防控数据平台建设及示范应用研究	北京心血管病防控数据平台建设	2015-01-01 至 2018-12-31	北大医疗信息技术有限公司，首都医科大学附属北京安贞医院，北京市朝阳区卫生和计划生育委员会	董建增
	社区卫生服务利用情况及其与主要慢性病发病和死亡关系的大数据示范研究	2015-01-01 至 2018-12-31	北京大学	武阳丰
	常用心血管药物的不良反应监测研究	2015-01-01 至 2018-12-31	北京大学	詹思延
	心房颤动治疗状况的时间变化趋势及相关因素分析	2015-01-01 至 2018-12-31	首都医科大学附属北京安贞医院	杜昕
单细胞测序技术在胚胎发育机制与遗传诊断中的应用研究	人类囊胚细胞遗传特征分析	2015-01-01 至 2018-06-30	北京大学第三医院	李蓉
	单细胞测序技术的优化与探索性应用研究	2015-01-01 至 2018-06-30	北京大学	谢晓亮
	环形 RNA 在人胚胎发育中的作用及机制研究	2015-01-01 至 2018-06-30	北京大学	汤富酬
	卵极体细胞甲基化与人胚胎发育潜能的关系研究	2015-01-01 至 2018-06-30	北京大学第三医院	乔杰
高危脑血管病的病因和防治技术研究	轻型卒中和短暂性脑缺血发作氯吡格雷抵抗的抗血小板策略研究	2015-01-01 至 2018-12-31	首都医科大学附属北京天坛医院	王伊龙
	轻型卒中和短暂性脑缺血发作复发蛋白分子标记物研究	2015-01-01 至 2018-12-31	中国科学院生物物理研究所	李岩
	轻型卒中和短暂性脑缺血发作的病因和预后研究	2015-01-01 至 2018-12-31	首都医科大学附属北京天坛医院	董可辉
居民心理健康测评工具及促进技术研究	北京居民心理健康综合服务网络平台的构建	2015-01-01 至 2018-12-31	北京阳光易德心理学应用技术有限公司	王择青
	人际和谐心理健康促进技术研究	2015-01-01 至 2018-12-31	清华大学	樊富珉
	压力管理与情绪调节心理健康促进技术研究	2015-01-01 至 2018-12-31	中国科学院心理研究所	张建新
	自尊提升心理健康促进技术研究	2015-01-01 至 2018-12-31	北京大学	吴任钢
	北京居民心理健康评价指标的制定与心理健康测评工具的编制	2015-01-01 至 2018-12-31	首都医科大学附属北京安定医院	马辛
早期宫颈癌治疗技术规范的优化研究	宫颈癌患者Ⅲ型子宫切除术后盆底功能状况及盆底电刺激康复效果评价	2015-01-01 至 2019-12-01	北京大学人民医院	王建六

续表

项目名称	课题名称	起止时间	课题承担单位	课题负责人
早期宫颈癌治疗技术规范的优化研究	“早期宫颈癌治疗技术规范的优化研究”项目的监查和质控	2015-01-01 至 2019-12-31	北京大学	李会娟
	早期宫颈癌患者Ⅱ型和Ⅲ型子宫切除术的临床比较研究	2015-01-01 至 2019-12-31	中国医学科学院北京协和医院	沈铿
	局部晚期宫颈癌新辅助化疗联合手术的临床研究	2015-01-01 至 2019-12-31	首都医科大学附属北京妇产医院	吴玉梅
艾滋病检测技术及规范治疗研究	艾滋病快速确证试剂研发	2016-04-01 至 2020-04-01	北京金豪制药股份有限公司	张誌
	北京地区 HIV 毒株遗传多样性及其传播特征研究	2016-04-01 至 2020-04-01	北京市疾病预防控制中心（北京市化学物质毒性鉴定检测中心）（北京市健康教育所）（北京市性病防治所）	卢红艳
	北京地区艾滋病扩大治疗策略的评价研究	2016-04-01 至 2020-04-01	首都医科大学附属北京佑安医院	吴昊
	HIV/HBV 共感染研究	2016-04-01 至 2020-04-01	中国医学科学院北京协和医院	刘正印
	HIV 感染者接种乙肝疫苗的免疫原性与安全性研究	2016-04-01 至 2020-04-01	北京市疾病预防控制中心（北京市化学物质毒性鉴定检测中心）（北京市健康教育所）（北京市性病防治所）	庞星火
复杂脑血管病的外科诊疗关键技术研究	“复杂脑血管病的诊疗关键技术研究”项目的监查和质控	2016-01-01 至 2019-12-31	太阳圣华（北京）医疗科技有限公司	满娜
	复合手术治疗多种危险因素并存的复杂性脑血管病的临床研究	2016-01-01 至 2019-12-31	首都医科大学附属北京天坛医院	赵继宗
	综合微创外科技术治疗脊髓动静脉畸形的安全性和有效性研究	2016-01-01 至 2019-12-31	首都医科大学宣武医院	张鸿祺
	特定缺血性脑血管病血运重建术围手术期血压控制的安全性和有效性研究	2016-01-01 至 2019-12-31	首都医科大学宣武医院	焦力群
	口服阿司匹林对未破裂颅内动脉瘤合并脑缺血患者的临床获益及风险的研究	2016-01-01 至 2019-12-31	首都医科大学附属北京天坛医院	曹勇
	应用多模态影像技术评估功能区脑血管畸形手术风险的研究	2016-01-01 至 2019-12-31	首都医科大学附属北京天坛医院	王硕
脊柱脊髓损伤的急救、治疗与康复研究	陈旧性脊髓损伤硬膜囊内减压脊髓松解术的临床研究	2016-01-01 至 2020-03-31	中国人民解放军总医院	唐佩福
	“脊柱脊髓损伤的急救、治疗与康复研究”项目的监查和质控	2016-01-01 至 2020-03-31	北京凤展生物医药科技有限责任公司	赵伟
	脊髓损伤修复材料的临床研究	2016-01-01 至 2020-03-31	中国人民解放军总医院第一附属医院	侯树勋
	脊髓损伤术后院内康复及家庭康复模式的研究	2016-01-01 至 2020-03-31	北京脑重大疾病研究院	李建军
	脊柱脊髓损伤院前院内急救方案和规范研究	2016-01-01 至 2020-03-31	北京大学人民医院	姜保国

续表

项目名称	课题名称	起止时间	课题承担单位	课题负责人
乳腺癌早期筛查与规范化治疗关键技术研究	“乳腺癌早期筛查与规范化治疗关键技术研究”项目的监查和质控	2016-01-01 至 2020-05-30	北京天誉远医学技术发展有限公司	李仉
	乳腺癌术后即刻乳房重建规范化流程研究	2016-01-01 至 2020-05-30	首都医科大学附属北京朝阳医院	蒋宏传
	乳腺癌保留乳房手术联合术中放射治疗的队列研究	2016-01-01 至 2020-05-30	中国医学科学院肿瘤医院	王翔
	应用循环肿瘤 DNA 的分子肿瘤负荷指数监测乳腺癌疗效的研究	2016-01-01 至 2020-05-30	中国医学科学院肿瘤医院	徐兵河
	北京市适龄妇女乳腺癌筛查方案优化研究	2016-01-01 至 2020-05-30	中国医学科学院北京协和医院	孙强
	基于超声影像的乳腺病变诊断模型研究	2016-01-01 至 2020-05-30	北京肿瘤医院	欧阳涛
乙型肝炎免疫策略及抗病毒治疗研究	妊娠中晚期抗病毒治疗阻断乙型肝炎母婴传播的长期效果及安全性研究	2016-01-01 至 2019-12-31	首都医科大学附属北京佑安医院	张华
	北京市乙型肝炎疫苗免疫效果的评估及卫生经济学分析	2016-01-01 至 2019-12-31	北京市疾病预防控制中心（北京市化学物质毒性鉴定检测中心）（北京市健康教育所）（北京市性病防治所）	吕敏
	慢性乙型肝炎口服抗病毒治疗停药人群的队列研究	2016-01-01 至 2019-12-31	北京大学人民医院	魏来
	抗病毒治疗改善慢性乙型肝炎临床硬终点及医保政策实施效果的评估	2016-01-01 至 2019-12-31	首都医科大学附属北京友谊医院	贾继东
	“乙型肝炎免疫策略及抗病毒治疗研究”项目的监查和质控	2016-01-01 至 2019-12-31	北京斯丹姆赛尔技术有限责任公司	宋红
中医药防治肺癌等恶性肿瘤疗效与安全性评价研究	中医药维持治疗进展期非小细胞肺癌疗效与安全性评价	2016-01-01 至 2020-03-31	中国中医科学院广安门医院	侯炜
	中医药治疗晚期结直肠癌疗效与安全性评价	2016-01-01 至 2020-03-31	中国中医科学院西苑医院	吴煜
	中医药治疗去势抵抗性前列腺癌的疗效与安全性评价	2016-01-01 至 2020-03-31	中国中医科学院广安门医院	卢建新
	中医药对上消化道癌患者术后复发转移的干预研究	2016-01-01 至 2020-03-31	中国中医科学院西苑医院	蔡毅东
	中医药对三阴性乳腺癌患者术后复发转移的干预研究	2016-01-01 至 2020-03-31	首都医科大学附属北京中医医院	王笑民
	“中医药防治肺癌等恶性肿瘤疗效与安全性评价研究”项目的监查和质控	2016-01-01 至 2020-03-31	北京岐黄药品临床研究中心	欧阳绘天
骨关节炎早期防治技术研究	膝骨关节炎进展风险评估模型研究	2017-03-31 至 2021-03-31	北京大学第三医院	田华
	膝骨关节炎运动治疗与自我管理模式研究	2017-03-01 至 2021-03-31	北京大学人民医院	林剑浩
	针灸治疗膝骨关节炎技术规范研究	2017-03-01 至 2021-03-31	首都医科大学附属北京中医医院	刘存志

续表

项目名称	课题名称	起止时间	课题承担单位	课题负责人
骨关节炎早期防治技术研究	中医推拿治疗膝骨关节炎技术规范研究	2017-03-01 至 2021-03-31	中国中医科学院广安门医院	谢利民
	"骨关节炎早期防治技术规范研究"项目的监查和质控	2017-03-01 至 2021-03-31	北京岐黄药品临床研究中心	崔天红
结直肠癌早期防治与临床诊疗规范研究	结直肠癌筛查新技术的临床研究	2017-03-01 至 2021-03-31	中国人民解放军陆军总医院	盛剑秋
	早期结直肠癌内镜诊疗规范的研究	2017-03-01 至 2021-03-01	中国医学科学院肿瘤医院	王贵齐
	优化中低位直肠癌新辅助治疗模式的临床研究	2017-03-01 至 2021-03-31	中国医学科学院北京协和医院	林国乐
	腹腔镜技术治疗直肠癌安全性和有效性的应用研究	2017-01-01 至 2020-12-31	中国医学科学院肿瘤医院	王锡山
	"结直肠癌早期防治与临床诊疗规范研究"项目的监查和质控	2017-03-01 至 2021-03-31	北京岐黄药品临床研究中心	欧阳绘天
2 型糖尿病肾病鉴别诊断关键技术研究	2 型糖尿病肾病发生风险预测研究	2017-03-01 至 2021-03-31	北京大学第一医院	张俊清
	2 型糖尿病肾病临床表型和病理诊断的对应性研究	2017-03-01 至 2021-03-31	中国人民解放军总医院	陈香美
	2 型糖尿病肾病多学科一体化诊疗和管理模式的研究	2017-03-01 至 2021-03-31	中日友好医院	李文歌
	"2 型糖尿病肾病鉴别诊断关键技术研究"项目的监查和质控	2017-03-01 至 2021-03-31	北京精诚泰和医药信息咨询有限公司	乔娜
	微血管病变检测新方法对 2 型糖尿病肾病诊断价值的研究	2017-03-01 至 2021-03-31	首都医科大学附属北京同仁医院	杨金奎
	影像学诊断新方法对 2 型糖尿病肾病诊断价值的研究	2017-03-01 至 2021-03-31	中国人民解放军总医院	罗渝昆
北京心血管外科关键技术评价和医疗质量改进研究	冠心病和瓣膜病外科医疗质量改善研究	2017-03-31 至 2021-03-31	中国医学科学院阜外医院	郑哲
	No-Touch 技术获取静脉移植血管效果评价研究	2017-03-31 至 2021-03-31	中国医学科学院阜外医院	胡盛寿
	心脏瓣膜术后华法林新型抗凝管理模式研究	2017-03-31 至 2021-03-31	首都医科大学附属北京安贞医院	张海波
	主动脉弓部病变新型手术技术效果评价研究	2017-03-31 至 2021-03-31	中国医学科学院阜外医院	舒畅
	"北京心血管外科关键技术评价和医疗质量改进研究"项目的监查和质控	2017-03-31 至 2021-03-31	北京大学	谢高强
颅内大动脉狭窄诊疗关键技术研究	动脉粥样硬化性颅内动脉狭窄的他汀药物治疗研究	2017-03-01 至 2021-03-31	首都医科大学附属北京天坛医院	王伊龙
	症状性颅内动脉狭窄卒中风险的相关因素及预测模型研究	2017-03-01 至 2021-03-31	首都医科大学附属北京天坛医院	王拥军
	基于高分辨核磁共振技术的颅内动脉狭窄病因和粥样斑块进展预测研究	2017-03-01 至 2021-03-31	清华大学	赵锡海
	"颅内大动脉狭窄诊疗关键技术研究"项目的监查和质控	2017-03-01 至 2021-03-31	北京精诚泰和医药信息咨询有限公司	武海波

续表

项目名称	课题名称	起止时间	课题承担单位	课题负责人
北京重点人群乙型肝炎防治策略研究	北京社区乙肝表面抗原阳性人群抗病毒治疗影响因素研究	2017-03-31 至 2021-03-31	北京市疾病预防控制中心	吴疆
	北京地区部分乙肝病毒感染高风险人群乙肝疫苗免疫策略研究	2017-03-31 至 2021-03-31	北京市朝阳区疾病预防控制中心	马建新
	钠离子牛磺胆酸共转运蛋白 NTCP 对乙肝肝硬化及肝癌发生发展影响的研究	2017-03-31 至 2021-03-31	北京生命科学研究所	李文辉
	肝细胞癌早期诊断血清标志物研究	2017-03-31 至 2021-03-31	首都医科大学附属北京佑安医院	李宁
	乙型肝炎肝硬化不同类型失代偿患者抗病毒治疗效果研究	2017-03-31 至 2021-03-31	首都医科大学附属北京地坛医院	谢雯
	“北京重点人群乙型肝炎防治策略研究”项目的监查和质控	2017-03-31 至 2021-03-31	北京大学	汪海波
艾滋病功能性治愈的探索性研究	CAR-T 细胞功能性治愈艾滋病的临床前研究	2017-03-01 至 2021-03-01	清华大学	林欣
	干扰素受体阻断抗体抑制 HIV 储藏库的临床前研究	2017-03-01 至 2021-03-01	中国科学院生物物理研究所	张立国
	核酸酶技术治疗艾滋病的临床研究	2017-03-01 至 2021-03-01	清华大学	张林琦
	基于干细胞基因修饰的功能性治愈艾滋病的临床研究	2017-03-01 至 2021-03-01	北京大学	邓宏魁